# Medizinische Informatik und Statistik

Band 1: Medizinische Informatik 1975. Frühjahrstagung des Fachbereiches Informatik der GMDS. Herausgegeben von P. L. Reichertz. VII, 277 Seiten. 1976.

Band 2: Alternativen medizinischer Datenverarbeitung. Fachtagung München-Großhadern 1976. Herausgegeben von H. K. Selbmann, K. Überla und R. Greiller. VI, 175 Seiten. 1976.

Band 3: Informatics and Medecine. An Advanced Course. Edited by P. L. Reichertz and G. Goos. VIII, 712 pages. 1977.

Band 4: Klartextverarbeitung. Frühjahrstagung, Gießen, 1977. Herausgegeben von F. Wingert. V, 161 Seiten. 1978.

Band 5: N. Wermuth, Zusammenhangsanalysen Medizinischer Daten. XII, 115 Seiten. 1978.

Band 6: U. Ranft, Zur Mechanik und Regelung des Herzkreislaufsystems. Ein digitales Simulationsmodell. XV, 192 Seiten. 1978.

Band 7: Langzeitstudien über Nebenwirkungen Kontrazeption – Stand und Planung. Symposium der Studiengruppe „Nebenwirkungen oraler Kontrazeptiva – Entwicklungsphase", München 1977. Herausgegeben von U. Kellhammer. VI, 254 Seiten. 1978.

Band 8: Simulationsmethoden in der Medizin und Biologie. Workshop, Hannover, 1977. Herausgegeben von B. Schneider und U. Ranft. XI, 496 Seiten. 1978.

Band 9: 15 Jahre Medizinische Statistik und Dokumentation. Herausgegeben von H.-J. Lange, J. Michaelis und K. Überla. VI, 205 Seiten. 1978.

Band 10: Perspektiven der Gesundheitssystemforschung. Frühjahrstagung, Wuppertal, 1978. Herausgegeben von W. van Eimeren. V, 171 Seiten. 1978.

Band 11: U. Feldmann, Wachstumskinetik. Mathematische Modelle und Methoden zur Analyse altersabhängiger populationskinetischer Prozesse. VIII, 137 Seiten. 1979.

Band 12: Juristische Probleme der Datenverarbeitung in der Medizin. GMDS/GRVI Datenschutz-Workshop 1979. Herausgegeben von W. Kilian und A. J. Porth. VIII, 167 Seiten. 1979.

Band 13: S. Biefang, W. Köpcke und M. A. Schreiber, Manual für die Planung und Durchführung von Therapiestudien. IV, 92 Seiten. 1979.

Band 14: Datenpräsentation. Frühjahrstagung, Heidelberg 1909. Herausgegeben von J. R. Möhr und C. O. Köhler. XVI, 318 Seiten. 1979.

Band 15: Probleme einer systematischen Früherkennung. 6. Frühjahrstagung, Heidelberg 1979. Herausgegeben von W. van Eimeren und A. Neiß. VI, 176 Seiten. 1979.

Band 16: Informationsverarbeitung in der Medizin - Wege und Irrwege -. Herausgegeben von C. Th. Ehlers und R. Klar. XI, 796 Seiten. 1979.

Band 17: Biometrie – heute und morgen. Interregionales Biometrisches Kolloquium 1980. Herausgegeben von W. Köpcke und K. Überla. X, 369 Seiten. 1980.

Band 18: R.-J. Fischer, Automatische Schreibfehlerkorrektur in Texten. Anwendung auf ein medizinisches Lexikon. X, 89 Seiten. 1980.

Band 19: H. J. Rath, Peristaltische Strömungen. VIII, 119 Seiten. 1980.

Band 20: Robuste Verfahren. 25. Biometrisches Kolloquium der Deutschen Region der Internationalen Biometrischen Gesellschaft, Bad Nauheim, März 1979. Herausgegeben von H. Nowak und R. Zentgraf. V, 121 Seiten. 1980.

Band 21: Betriebsärztliche Informationssysteme. Frühjahrstagung, München, 1980. Herausgegeben von J. R. Möhr und C. O. Köhler. (vergriffen)

Band 22: Modelle in der Medizin. Theorie und Praxis. Herausgegeben von H.-J. Jesdinsky und V. Weidtman. XIX, 786 Seiten. 1980.

Band 23: Th. Kriedel, Effizienzanalysen von Gesundheitsprojekten. Diskussion und Anwendung auf Epilepsieambulanzen. XI, 287 Seiten. 1980.

Band 24: G. K. Wolf, Klinische Forschung mittels verteilungsunabhängiger Methoden. X, 141 Seiten. 1980.

Band 25: Ausbildung in Medizinischer Dokumentation, Statistik und Datenverarbeitung. Herausgegeben von W. Gaus. X, 122 Seiten. 1981.

Band 26: Explorative Datenanalyse. Frühjahrstagung, München, 1980. Herausgegeben von N. Victor, W. Lehmacher und W. van Eimeren. V, 211 Seiten. 1980.

Band 27: Systeme und Signalverarbeitung in der Nuklearmedizin. Frühjahrstagung, München, März 1980. Proceedings. Herausgegeben von S. J. Pöppl und D. P. Pretschner. IX, 317 Seiten. 1981.

Band 28: Nachsorge und Krankheitsverlaufsanalyse. 25. Jahrestagung der GMDS, Erlangen, September 1980. Herausgegeben von L. Horbach und C. Duhme. XII, 697 Seiten. 1981.

Band 29: Datenquellen für Sozialmedizin und Epidemiologie. Herausgegeben von R. Brennecke, E. Greiser, H. A. Paul und E. Schach. VIII, 277 Seiten. 1981.

Band 30: D. Möller, Ein geschlossenes nichtlineares Modell zur Simulation des Kurzzeitverhaltens des Kreislaufsystems und seine Anwendung zur Identifikation. XV, 225 Seiten. 1981.

Band 31: Qualitätssicherung in der Medizin. Probleme und Lösungsansätze. GMDS-Frühjahrstagung, Tübingen 1981. Herausgegeben von H. K. Selbmann, F. W. Schwartz und W. van Eimeren. VII, 199 Seiten. 1981.

Band 32: Otto Richter, Mathematische Modelle für die klinische Forschung: enzymatische und pharmakokinetische Prozesse. IX, 196 Seiten, 1981.

Band 33: Therapiestudien. 26. Jahrestagung der GMDS, Gießen, September 1981. Herausgegeben von N. Victor, J. Dudeck und E. P. Broszio. VII, 600 Seiten. 1981.

# Medizinische Informatik und Statistik

Herausgeber: K. Überla, O. Rienhoff und N. Victor

## 68

H.-K. Selbmann   K. Dietz (Hrsg.)

# Medizinische Informationsverarbeitung und Epidemiologie im Dienste der Gesundheit

32. Jahrestagung der GMDS
Tübingen, Oktober 1987
Proceedings

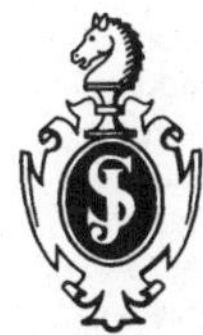

Springer-Verlag

Berlin Heidelberg New York London Paris Tokyo

**Reihenherausgeber**

K. Überla  O. Rienhoff  N. Victor

**Mitherausgeber**

P. Bauer  W. van Eimeren  P. Epstein  E. Greiser  S. Koller  J. Michaelis
J. R. Möhr  A. Neiß  G. Wagner  J. Wahrendorf  E. Wilde

**Herausgeber**

Hans-Konrad Selbmann
Klaus Dietz
Institutsgemeinschaft für Medizinische Biometrie und
Informationsverarbeitung der Universität Tübingen
Westbahnhofstraße 55, 7400 Tübingen

ISBN-13:978-3-540-19443-9     e-ISBN-13:978-3-642-83520-9
DOI: 10.1007/978-3-642-83520-9

CIP-Titelaufnahme der Deutschen Bibliothek.
Medizinische Informationsverarbeitung und Epidemiologie im Dienste der Gesund-
heit : Tübingen, Oktober 1987 ; proceedings / H.-K. Selbmann; K. Dietz (Hrsg.). –
Berlin; Heidelberg; New York; Tokyo: Springer, 1988
  (Medizinische Informatik und Statistik; 68) (... Jahrestagung der GMDS ; 32)
  ISBN-13:978-3-540-19443-9 (Berlin ...) brosch.

NE: Selbmann, Hans K. [Hrsg.]; 1. GT; Deutsche Gesellschaft für Medizinische Dokumentation, Informatik und Statistik: ... Jahrestagung der ...



2127/3140 – 543210

<u>**VORWORT**</u>

Die 32. Jahrestagung der Deutschen Gesellschaft für Medizinische Dokumentation, Informatik und Statistik e.V. fand vom 4. bis 6. Oktober 1987 an der Universität Tübingen statt. Es war das erste Mal, daß die GMDS ihre Jahrestagung nach Tübingen vergeben hatte, obwohl Tübingen auf dem Fachgebiet der medizinischen Biometrie und Informationsverarbeitung schon eine relativ lange Tradition besitzt. 1964 wurden dort an der medizinischen Fakultät einer der ersten Lehrstühle für medizinische Biometrie und 1968 eine der ersten Abteilungen für medizinische Dokumentation und Datenverarbeitung in der Bundesrepublik Deutschland eingerichtet.

Der vorliegende Band enthält die wichtigsten Referate und Poster dieser Tagung, die unter dem Thema "Medizinische Informationsverarbeitung und Epidemiologie im Dienste der Gesundheit" stand und über 500 Teilnehmer anlockte. Diese große Zahl von Teilnehmern war überraschend und erfreulich zugleich, zeigt sie doch, daß die Bedeutung der Epidemiologie und der Informationsverarbeitung in der Fachöffentlichkeit immer mehr erkannt wird. Die Erfassung und Bewertung von Gesundheitsschäden durch Umwelteinflüsse, die Evaluierung von Vorsorgemaßnahmen, die Qualitätssicherung ärztlichen Handelns oder das Verständnis der Ausbreitungsdynamik von AIDS sind nur einige der Themen, zu denen die Methoden der medizinischen Biometrie und Informationsverarbeitung wesentliche Beiträge leisten können. Die Themen zeigen aber auch, daß im Vordergrund epidemiologischen Bemühens immer die gesundheitlichen Probleme der Bevölkerung stehen.

Der Tagungsband ist in erster Linie eine Dokumentation der gegenwärtigen epidemiologischen Forschung in der Bundesrepublik Deutschland, so wie sie sich aus der Sicht der GMDS darstellt. Er will die Tagungsteilnehmer an das Gehörte und Diskutierte erinnern und den Nichtteilnehmern einen schnellen Überblick über das Gewesene vermitteln. Wir danken daher allen Autoren, daß sie sich bei der Abfassung ihrer Beiträge - oft schweren Herzens - an die gewünschte Kürze gehalten haben, und wir hoffen, daß die Lektüre dieses Bandes Auskünfte und Anregungen für eine Weiterentwicklung der Epidemiologie gibt.

Wir danken den Mitarbeitern der Tübinger Institutsgemeinschaft für Medizinische Biometrie und Informationsverarbeitung und des Medizinischen Rechenzentrums, daß sie durch ihr unermüdliches Engagement die Jahrestagung in Tübingen erst ermöglicht haben und Herrn Akad.Direktor H. Juranek für die exzellente Leitung des Organisationskomitees. Unser Dank gilt auch Frau Dipl.-Inform.Med. Ch. Maucher für die Unterstützung bei der Gestaltung dieses Tagungsbandes.

Tübingen, im März 1988

Hans-Konrad Selbmann                    Klaus Dietz

# INHALTSVERZEICHNIS

**Bildverarbeitung**

<u>EPIDEMIOLOGISCHE FORSCHUNG IN DER BUNDESREPUBLIK DEUTSCHLAND</u>
<u>- AUFGABEN UND GRENZEN -</u>

H.K. Selbmann
Institut für Medizinische Informationsverarbeitung
Westbahnhofstr. 55,   7400 Tübingen

## Definition der Epidemiologie

Einer klassischen Definition zufolge ist die Epidemiologie die
Wissenschaft von der Verbreitung von Krankheiten und deren Ursachen
in der Bevölkerung. Sie umfaßt neben der Beobachtung des Auftretens
und des Verlaufes von Erkrankungen und der statistischen Beschreibung ihrer Verbreitung auch die Erforschung ihrer Ursachen und ist
damit eine Untermenge der Medizinischen Statistik, die sich darüberhinaus z.B. auch der Messung der Effektivität präventiver,
diagnostischer und therapeutischer Maßnahmen annimmt.

## Aufgaben der Epidemiologie

Die Notwendigkeit einer Intensivierung der Medizinischen Statistik
und damit der Epidemiologie in der Bundesrepublik Deutschland ist
unbestritten. Die Aktualität der Themen der Tübinger Jahrestagung
der Deutschen Gesellschaft für Medizinische Dokumentation, Informatik und Statistik wie z.B. die medizinischen Orientierungsdaten, die
unerwünschten Arzneimittelwirkungen, die Ursachenforschung in der
Onkologie und bei den Herz- und Kreislauferkrankungen, die Aus-
breitung des AIDS oder die Qualitätssicherung ärztlichen Handelns
und die unerwartet große Zahl von Tagungsteilnehmern sind Beweis
genug. Das Programm der Tagung macht deutlich, daß sich die Epidemiologie keineswegs als Selbstzweck versteht, sondern primär immer
die medizinische Fragestellung im Auge hat, die es gilt, mit epidemiologischen Methoden zu beantworten. Durch die Unterstützung ärztlicher Erkenntnisgewinnung will sie zum Fortschritt der Medizin
beitragen.

Die Epidemiologie erzeugt Informationen und erarbeitet Wissen. Wenn
in der Industrie für einen Manager die Information der Produktions-
faktor Nummer 1 ist, warum sollte dies im Gesundheitswesen nicht
auch für einen Gesundheitspolitiker, einen ärztlichen Direktor oder
einen niedergelassenen Arzt, einen Krankenhaus- oder Versicherungs-
träger gelten? Aus der Medizinischen Informationsverarbeitung wissen
wir, daß man die Qualität eines Informationssystems daran mißt, ob
es in der Lage ist, die richtige Information zum richtigen Zeitpunkt
zum richtigen Empfänger zu bringen. Dies gilt gleichermaßen für
gesundheitspolitisches, administratives wie ärztliches Handeln.

## Bedarf an epidemiologischen Informationen

Die Frage, welche Informationen für ein funktionierendes und effek-
tives Gesundheitssystem notwendig sind, ist in vielen Bereichen noch
Gegenstand der Forschung, die bisweilen aber durch reines Versuchen-
und-Irren ersetzt wird (siehe z.B. die Einführung der Diagnosenstatistik). Es ist schon verwunderlich, wenn erst zwei Jahre nach dem
Erlaß der Bundespflegesatzverordnung vom gleichen Ministerium ein
Forschungsprojekt ausgeschrieben wird, in dem die Verwendbarkeit der
von der Verordnung vorgeschriebenen Diagnosenstatistik untersucht

werden soll. Im Erarbeiten geeigneter Parameter (Gesundheit, Lebensqualität, Effektivität und Effizienz diagnostischen und therapeutischen Handelns etc.) zur Beurteilung des Gesundheitssystems und Teilen davon liegt noch ein weites Forschungsfeld.

## Zuverlässigkeit epidemiologischer Informationen

Wie steht es um die Zuverlässigkeit epidemiologischer Informationen? Grundsätzlich müssen wir davon ausgehen, daß niemand - auch ein Epidemiologe nicht - die wissenschaftliche Wahrheit in der Medizin voll erschließen kann. Angaben über Krankheitshäufigkeiten in der Bevölkerung sind nie ganz exakt und Ursache-Wirkungsbeziehungen lassen sich oft nur unvollkommen beschreiben. Perfektionisten - eine Eigenschaft, die uns Deutschen besonders gerne nachgesagt wird - neigen in solchen Situationen dazu, lieber gar nichts zu unternehmen. Der von dem Mathematiker Karl Friedrich Gauß stammende Satz: "Nichts kennzeichnet so sehr mangelndes mathematisches Verständnis wie überschießende Schärfe im Zahlenrechnen" läßt sich sinngemäß auch auf die Epidemiologie übertragen. Der "Unschärfeforschung" muß in Zukunft größere Aufmerksamkeit geschenkt werden. So sind einerseits Methoden zu erarbeiten und bereitzustellen, mit denen die Genauigkeit epidemiologischer Informationen wie etwa der Mortalitäts- und Morbiditätsraten abzuschätzen ist,und andererseits Bedarfsanalysen vorzunehmen, die feststellen, wie genau denn die Informationen sein müssen, damit korrekte Folgerungen für Forschung, Krankenversorgung oder Gesundheitspolitik noch möglich sind. Ein "So genau wie irgend möglich" sich vorzunehmen, ist zwar bequem, können wir uns aber aus finanziellen, zeitlichen und manchmal auch aus rechtlichen Gründen oft nicht leisten.

## Wie schnell werden epidemiologische Informationen benötigt?

Die Geschwindigkeit epidemiologischer Informationen spielt zwar selten eine große Rolle, da ihr Bedarf meist eng mit dem begrenzten Reaktionsvermögen des Gesundheitswesens gekoppelt ist. In der Vergangenheit wurde meist erst nach Informationen gerufen, wenn das Kind schon im Brunnen lag. Dennoch gilt auch hier, daß eine richtige Information falsch sein kann, wenn sie zu spät kommt. Denken wir nur an die potentiellen Folgen von Tschernobyl oder an Angaben über die Prävalenz von HIV-Infizierten. An der vorausschauenden Planung epidemiologischer Informationen sollte sich das Fachgebiet der Medizinischen Dokumentation, Informatik und Statistik verstärkt beteiligen.

## Wer ist der richtige Empfänger epidemiologischer Informationen?

Da sich epidemiologische Informationen auf die Bevölkerung oder Teile davon beziehen, ist davon auszugehen, daß sich immer mehrere Interessenten für sie finden lassen. Auch der zukünftige nationale Gesundheitsbericht wird mehrere Empfänger haben. Die moderne Kommunikationstechnologie, die eine Integration der Informationen trotz räumlicher Dezentralisation ermöglicht, muß früher oder später zu einer Demokratisierung der Informationen führen. Es wird sich kaum vermeiden lassen, daß die leichtere und schnellere Verfügbarkeit einer Vielzahl von Informationsquellen eine Menge von Interpretationsproblemen und -unterschieden bringen wird. Den Umgang mit dem Mehr an Informationen werden wir alle wohl erst noch lernen müssen.

Hier liegt eine weitere zukünftige Hauptaufgabe unseres Fach-
gebietes.


## Grenzen epidemiologischer Forschung

Wenn man von Hoffnungen und Erwartungen redet, sollte man auch die
Grenzen der epidemiologischen Forschung nicht aus dem Auge
verlieren. Die Epidemiologie endet dort, wo Vermutung und Glauben
Platz greifen. Der viel zu früh verstorbene Hans Joachim Jesdinsky
hat es einmal so formuliert: "Die Epidemiologie bietet ein Terrain,
in dem nur Fakten zählen und wo Abwägen von Ergebnissen und unvor-
eingenommenes Urteil gepflegt werden." Die Objektivität ist das
Kapital des Epidemiologen. Eine Grenze der Epidemiologie liegt dort,
wo der Verlust der Objektivität droht.

Neben der Verifikation von Hypothesen sollte auch der Falsifikation
- ein in der Statistik gängiges und von Popper und Hill wiederholt
gefordertes Vorgehen der Erkenntnisgewinnung - in der Epidemiologie
mehr Bedeutung beigemessen werden, ohne daß die Epidemiologen, die
diesen Zugang wählen, gleich der Ignoranz bezichtigt werden. Zwar
gibt es unkonventionelle Methoden der Therapie, unkonventionelle
Methoden der Erkenntnisgewinnung gibt es nicht.


## Mangel an fähigen epidemiologischen Forschern

Ein Grund dafür, daß in der Bundesrepublik Deutschland fundierte
epidemiologische Forschungsergebnisse verhältnismäßig selten erarbeitet werden, ist sicher die dünne Decke fähiger Epidemiologinnen
und Epidemiologen. Dies mag an der Interdisziplinarität des Faches
liegen, die Verständnis für medizinische wie für statistisch-
methodische Belange fordert, ohne gleichzeitig eine intensive ärztliche Tätigkeit zu gestatten. Mancher epidemiologisch tätige Arzt
leidet unter der mangelhaften Akzeptanz seiner Tätigkeit durch die
klinisch tätigen Kollegen und unterliegt der Attraktivität
ärztlichen Handelns. Hinzu kommt, daß sich der Epidemiologe - unabhängig davon, ob er eine naturwissenschaftliche oder eine ärztliche
Basisausbildung besitzt - wegen der geforderten hohen Kompetenz auf
einige wenige medizinische Gebiete wie z.B. die Onkologie oder die
Umwelt beschränken muß, wodurch sich andere Gebiete wie etwa die
Allergologie oder die Rheumatologie seiner Aufmerksamkeit entziehen.
Die Einrichtung eines epidemiologischen Aufbaustudiums könnte dem
Bedarf an fähigen Epidemiologen abhelfen. Auch auf die oftmals ange-
kündigte Ärzteschwemme ist zu hoffen.


## Begrenzter Zugang zu medizinischen Daten und übertriebener Datenschutz

Der Rückstand der Epidemiologie in der Bundesrepublik Deutschland
gegenüber anderen europäischen Ländern mag aber auch in den Bedingungen begründet sein, unter denen unsere Epidemiologen bisweilen
arbeiten müssen. Gemeint sind die Zugangsmöglichkeiten zu existierenden Gesundheitsdaten und die Bereitschaft von Teilen der
Bevölkerung, ihre Daten für epidemiologische Untersuchungen zur Verfügung zu stellen. Extremes Datensicherheitsbedürfnis, das seine
Wurzeln wohl in unserer nationalen Vergangenheit hat, und mangelhaft
ausgebildeter Sinn für das Gemeinwohl lassen sich hierfür als Gründe
anführen. Zwar mögen ausreichend viele von einer Erkrankung
betroffene Patienten bereit sein, ihre Daten zu spenden, der Epide-

miologe benötigt oft auch die Daten von unausgewählten Vergleichspersonen, um z.B. Ursachenforschung betreiben zu können. Hinzu
kommt, daß durch das Einholen der Einwilligung zur Datenspende, das
z.B. bei 40% der Tumorpatienten wegen unvollständiger Aufklärung
nicht erfolgen kann, eine Selektion möglich ist, deren Einfluß auf
die epidemiologischen Schlußfolgerungen oft nicht abgeschätzt werden
kann. Das Wort von der Datenspende wurde bewußt gewählt, um darauf
hinzuweisen, daß die Bürger durch den sozialen Gebrauch ihres infor-
mationellen Selbstbestimmungsrechtes aktiv dazu beitragen können,
ihr Gesundheitswesen und damit ihre eigene ärztliche Versorgung zu
verbessern.

Niemand käme auf die Idee, die Autos abzuschaffen. Dabei gibt es
jährlich über 10 000 Verkehrstote, darunter viele ohne eigenes
Verschulden. An den Datenschutz werden derzeit ganz andere Maßstäbe
angelegt. Ein Anonymisierungsverfahren z.B., das nur mit erheblichem
Aufwand und Zusatzwissen eine eindeutige Reidentifikation von ganz
wenigen, allerdings mit ungewöhnlichen Charakteristika ausgestatte-
ten Personen (z.B. weibliche Hufschmiede) zuläßt, genügt nicht den
Ansprüchen mancher an den Datenschutz, obwohl der Epidemiologe fast
nie die konkrete Person als vielmehr nur den Fall im Auge hat. Es
ist an der Zeit, daß sich unser Verhältnis zum Datenschutz wieder
normalisiert, wie dies zum Beispiel in den skandinavischen Ländern
schon immer der Fall ist, und sei es, daß wir spezielle Regeln für
den Informationsverkehr (Verkehrsordnung) im Gesundheitswesen erarbeiten. Dazu möchte die Deutsche Gesellschaft für Medizinische Dokumentation, Informatik und Statistik als medizinisch-wissenschaft-
liche Fachgesellschaft ihren Beitrag leisten.


Schlußbemerkung

Die Lage der Epidemiologie und der epidemiologischen Forschung in
der Bundesrepublik Deutschland ist nicht ganz so hoffnungslos, wie
es gerade erscheinen mag, aber sie ist doch sehr verbesserungsbedürftig. Die von vielen Seiten angebotene finanzielle Unterstützung
bei der Durchführung epidemiologischer Studien, die wir dankbar
anerkennen, ist nur eine wichtige und notwendige, aber, wie gezeigt,
keine hinreichende Bedingung, die Situation zu verbessern.

# Mortalitätsdaten

## SÄUGLINGSSTERBLICHKEIT UND LEBENSERWARTUNG: EIN VERGLEICH AUSGEWÄHLTER STATISTIKEN FÜR LÄNDER DER EUROPÄISCHEN REGION DER WHO (EURO)

**Elisabeth Schach**
**Hochschulrechenzentrum**
**Universität Dortmund**

Die Arbeit hat zum Ziel, die Säuglingssterblichkeit der europäischen Länder in den 70er und den 80er Jahren und deren zeitliche Entwicklung über diesen Zeitraum hinweg zu untersuchen und einige Gedanken zu deren Beziehung zur Lebenserwartung bei der Geburt zu äußern.


Daten und Analysen

Die Analyse stützt sich auf Daten der europäischen Region der WHO (WHO, 1986), der zu diesem Zeitpunkt 33 Länder angehörten, nämlich (Abkürzungen in Klammern): Albanien (ALB), Österreich (AUT), Belgien (BEL), Bulgarien (BUL), ČSSR (CZE), DDR (DDR), Dänemark (DEN), Bundesrepublik Deutschland (DEU), Finnland (FIN), Frankreich (FRA), Griechenland (GRE), Ungarn (HUN), Island (ICE), Irland (IRE), Israel (ISR), Italien (ITA), Luxemburg (LUX), Malta (MAT), Monaco (MON), Marokko (MOR), Niederlande (NET), Norwegen (NOR), Polen (POL), Portugal (POR), Rumänien (ROM), San Marino (SMR), Spanien (SPA), Schweden (SWE), Schweiz (SWI), Türkei (TUR), UdSSR (SSR), Großbritannien (UNK), Jugoslawien (YUG). Von den genannten 33 Ländern hatten 32 (ohne SSR) Angaben zur Säuglingssterblichkeit und 31 Angaben zur Säuglingssterblichkeit und zur Lebenserwartung zum Zeitpunkt der Geburt (ohne SMR und SSR) in den Vergleichsperioden 1970-72 und 1982-84. Nur 26 Länder (ohne ALB, ISR, MON, MOR, SMR, SSR, TUR) berichteten Angaben zur Lebenserwartung im Alter 1, 15, 35 und 65.


Ergebnisse

Die Säuglingsterblichkeit variiierte 1970-72 in EURO zwischen 11,00 (SWE) und 140,00 (MOR) und 1982-84 zwischen 0,0 (MON) und 98,00 (MOR) pro 1000 Lebendgeborene. Während in der Beobachtungsperiode die Säuglingsterblichkeit in allen 32 Ländern von EURO abnahm, war die Abnahmegeschwindigkeit pro Jahr für die betrachteten Länder sehr unterschiedlich. Sie variiierte pro Jahr und Land (durchschnittliche lineare Veränderung) zwischen 2,6 (NET) und 7,69 (MON) %. Insbesondere war zu beobachten, daß für Länder mit bereits im Jahr 1970-72 niedriger Säuglingsterblichkeit noch beträchtliche Verminderungen bis zu den 80er Jahren zu verzeichnen waren. So reduzierte sich die Rate für Marokko, das Land mit der höchsten Säuglingssterblichkeit, von 140 pro 1000 Lebendgeborene im Jahr 1972 um jährlich 3,75% auf 98.0 (bis 1980) und die von Finnland (mit einer Rate von 13,20 im Jahr 1970) um jährlich 4,48% auf 6,1 im Jahr 1982. Tabelle 1 zeigt die Verteilung der Säuglingssterblichkeit in vier Klassen in den Jahren 1970-72 und 1982-84.

<u>Tabelle 1</u>. Säuglingssterblichkeit der Länder EUROs zwischen 1970-72 und 1982-84

Säuglingssterblichkeit pro 1000 Lebendgeborene

Jahre          0 - <10    10 - <20    20 - <30        ≥30

Anzahl Länder (von insgesamt 32)

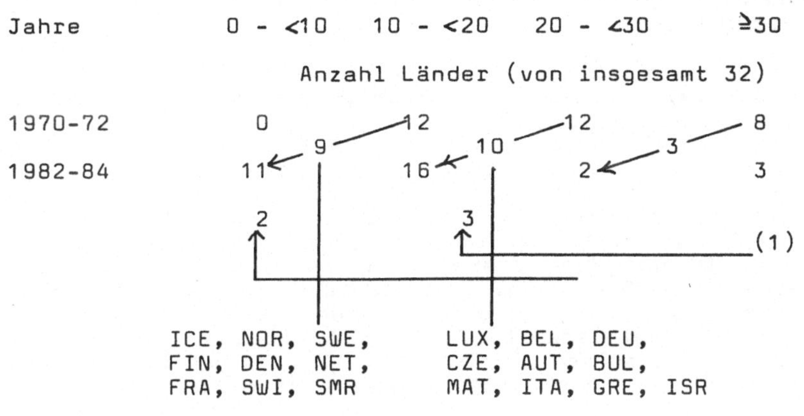


(1) ________ zeigt Wanderung zwischen 1970-72 und 1982-84

Diese Aufstellung zeigt, daß innerhalb von 10 - 12 Jahren in EURO alle Länder eine substantielle Verringerung der Säuglingssterblichkeit erreichten. Unter dem WHO-Ziel im Rahmen von Gesundheit 2000 von 15 Gestorbenen pro 1000 Lebendgeborene für Europa befanden sich in den 70er Jahren 7 (DEN, FIN, ICE, NET, NOR, SMR, SWE) aus 32 und in den 80er 22 (außer den schon 1970-72 genannten noch AUT, BEL, CZE, DDR, DEU, FRA, IRE, ISR, ITA, LUX, MAT, MON, SPA, SWI, UNK) aus 32 Ländern der WHO-Region EURO.

Bildet man die oben genannten Klassen der Säuglingsterblichkeit von bis zu 10, 10 bis unter 20, 20 bis unter 30 und 30 und darüber, so kann man die Veränderungen mittels der in Tabelle 1 gezeigten Pfeile verdeutlichen. Die Tabelle zeigt für 32 Länder deren Zugehörigkeit zu den höheren 3 der 4 Klassen in den Jahren 1970-72.

In den 80er Jahren (1982-84) gehört nur noch eine Minderheit von 3 Ländern unter den betrachteten 32 der Klasse von 30 und mehr gestorbenen Säuglingen pro 1000 Lebendgeburten an. Es war im betrachteten Zeitraum eine Wanderung zu beobachten, nach der die Mehrheit der Länder der Klasse von 10- unter 20 in den 70er Jahren sich in dem Zeitraum bis in die 80er Jahre in die Klasse von unter 10 pro 1000 Lebendgeborene bewegte. Die Mehrheit der Länder der Klasse von 20 bis unter 30 in den 70er Jahren reduzierte im selben Zeitraum die Raten der Säuglingssterblichkeit so daß sie in die Klasse darunter gelangten. Ein Vergleich der Länder von EURO hinsichtlich der Ränge der Säuglingssterblichkeit in den 70er und den 80er Jahren zeigt, daß die Ränge etwa gleich blieben, also die Länder im Vergleich beider Zeiten eine hohe Rangkorrelation aufwiesen. Hier scheint also eine systematische Veränderung vorzuliegen. Eine Vermutung könnte sein, daß, bei gleicher Definizion der Säuglingssterblichkeit, es Ländern mit einer größeren Bevölkerungszahl schwerer fallen könnte eine gleichmäßig niedrige Säuglingssterblichkeit zu erzielen als kleineren Ländern mit einer womöglich besseren Erreichbarkeit der Gesamtbevölkerung. Tatsächlich ist der Median der Bevölkeungen der 9 Länder, die zwischen 1970-72 und 1982-84  von der Klasse 10 bis unter 20 in die Klasse von 0 bis unter 10 wanderten mit 5,11 Mill. Einwohnern deutlich

niedriger als der Median der 10 Länder, die sich von der Klasse 20 bis
unter 30 (1970-72) in die Klasse 10 bis unter 20 bewegten (Median:
9,95 Mill.) Allerdings befinden sich unter esteren auch Länder wie
Norwegen mit geringer Bevölkerungsdichte und daher schlechterer
örtlicher Erreichbarkeit der Bevölkerung als Bevölkerungen von Ländern
mit höherer Bevölkerungsdichte.

Untersucht man nun die möglichen Beziehungen der Säuglings-
sterblichkeit und der Lebenserwartung zum Zeitpunkt der Geburt (ohne
Unterscheidung nach Geschlecht), so zeigt sich, analog zu den
Beobachtungen über die Säuglingssterblichkeit, auch für die
Lebenserwartung von Neugeborenen eine hohe Rangkorrelation der
europäischen Länder in den 70er und den 80er Jahren (Spearman
Rangkorrelationskoeffizient über 0,8) für 31 Länder (ohne SMR und SSR)
der europäischen Region der WHO. Länder mit hoher Lebenserwartung zum
Zeitpunkt der Geburt in den 70er Jahren sind also auch in den 80er
Jahren durch eine entsprechend hohe Lebenserwartung gekennzeichnet.
Für alle bis auf ein Land (BUL) wird eine Erhöhung der Lebenserwartung
im Beobachtungszeitraum festgestellt. Tabelle 2 zeigt , daß die Le-
benserwartungen für die einzelnen Alter 0, 1, 15, 35 und 65 über den
Beobachtungszeitraum hinweg hoch miteinander korreliert (Rangkorrelation).

<u>Tabelle 2</u>. Rangkorrelationen (Spearman) der Lebenserwartungen für 26
Länder von EURO 1970-72 und 1982-84 (26 Länder(1))


            Lebenserwartung 1982-84 im Alter von

Lebenserw.        0       1      15      35      65
1970-72
im Alter von
      0       0,84
      1               0,81
     15                       0,82
     35                               0,81
     65                                       0,88
(2) Folgende Länder fehlen: ALB, ISR, MON, MOR, SMR, TUR

Von Interesse in diesem Zusammenhang ist nun die Beziehung der
Lebenserwartung im Alter null zur Säuglingssterblichkeit. Über die betrachteten Länder hinweg gilt, daß die Lebenserwartung Neugeborener
dort geringer ist, wo eine hohe Säuglingssterblichkeit beoachtet wird.
Es handelt sich dabei um bekannte Beziehungen, die durch den allgemeinen Entwicklungsstand und Schwerpunktsetzungen im Gesundheitswesen erklärt werden können. Für die Länder Europas ergeben sich für die betrachteten zwei Zeiträume folgende Beziehungen:

für 1970-72

Lebenserwartung Neugeborener= -0,139*Säuglingssterblichkeit +74,58

für 1982-84

Lebenserwartung Neugeborener= -0,258*Säuglingssterblichkeit +76,77

Ein allgemein hohes Niveau der Lebenserwartung wird also erreicht,
wenn der absolute Ausdruck nur geringfügig reduziert wird. Dies ist
bei einer geringen Säuglingssterblichkeit der Fall. In den 70er Jahren
stand eine feste Reduktion der Säuglingsterblichkeit mit weniger

Variabilität in der Lebenserwartung Neugeborener in Beziehung als in
den 80er Jahren.

Ausgehend von der i.a. sehr niedrigen Säuglingsterblichkeit für EURO
ist die Frage, welche Folgen weitere Verringerungen für die Lebenserwartung hätten. Die Säuglinngssterblichkeit in einem Land hängt derzeit vor allem von dem Grad der Unreife der geborenen Säuglinge und
deren Versorgungsmöglichkeiten ab. Ist die Säuglingssterblichkeit gering, so wird die Restlebenserwartung im Alter 1 geringer sein als im
Alter Null, weil durch 'schlechte Risiken' die Überlebenszeit im Vergleich zum Alter Null verringert würde. Tatsächlich gilt, daß für die
Gruppe der 11 Länder (DEN, FIN, ICE, NOR, SWE, NET, FRA, SMR, SWI,
MON, SPA) mit den niedrigsten Säuglingssterblichkeiten in EURO von
kleiner 10 pro 1000 Lebendgeborene in den 80er Jahren 8 eine geringere
Lebenserwartung im Alter 1 als im Alter Null aufweisen (SMR und MON
fehlend; SPA Ausnahme). Die Tatsache, daß die Lebenserwartung im Alter
1 geringer als jene zum Zeitpunkt der Geburt ist, stellt sich also als
Indikator für und als Konsequenz einer niedrigen Säuglingssterblichkeit heraus. Bei niedrigen Raten der Säuglingssterblichkeit dürfte
auch die für Mädchen im Vergleich zu Knaben höhere Überlebenschance
einen Einfluß auf die Säuglingssterblichkeit haben. Es läßt sich z.B.
für die Länder der Bundesrepublik Deutschland zeigen, daß die Knaben-
Mädchenrelation bei der Geburt und die Säuglingssterblichkeit eine positive Korrelation aufweisen. Das bedeutet, daß Bundesländer mit er-
höhter Säuglingssterblichkeit einen erhöhten Knabenanteil zum Zeitpunkt der Geburt aufweisen. Auch aus anderen Studien ist bekannt, daß
Mädchen eine höhere Überlebenswahrscheinlichkeit haben als Knaben. Von
Interesse wäre es daher zu untersuchen, ob die Geschlechterrelation
der Säuglinge im europäischen Vergleich sehr unterschiedlich ist. Bei
der Interpretation von Unterschieden in Säuglingsterblichkeitsraten
müssen allerdings auch Ergebnisse aus Studien wie einer kürzlich veröffentlichten (Berman, Binkin, and Hogue, 1987) unter Zwillingen unterschiedlichen Geschlechts berücksichtigt werden, die besagt, daß
wenn Schwangerschaftsmonat, Gewicht des Säuglings und mütterliche
Risikofaktoren berücksichtigt werden, Knaben und Mädchen keine unterschiedliche Überlebenswahrscheinlichkeit aufweisen. Dies mag, so vermuten die Autoren, an den besonderen Bedingungen von Zwillinggeburten
bei unterschiedlichem Geschlecht der Zwillinge (eventuell der früheren Surfactantbildung, in deren Genuß auch die Knaben bei einer Zwil-
lingsgeburt kommen) liegen. Zur Klärung der Unterschiede von Raten der
Säuglingssterblichkeit zwischen den Ländern Europas und deren Beziehung zur Überlebenszeit bedarf es also noch weiterer gezielter Forschung.

Literatur

Berman, S., M., Binkin, N., J. and C.J. R. Hogue. 1987. Assessing sex
differences in neonatal survival: a study of discordant twins. Int J
Epid 16, p. 436-440

WHO. 1986.Indicators for monitoring progress towards Health For All.
Quantitative indicators for the European Region. WHO: Copenhagen. Off-
set.

STATISTISCHE ASPEKTE DER VERWENDUNG AMTLICHER MORTALITÄTSDATEN
FÜR DIE EPIDEMIOLOGISCHE FORSCHUNG

K.-H. Jöckel [1], R. Frentzel-Beyme [2]

[1] Abteilung Biometrie und EDV, Bremer Institut für Präventionsforschung und Sozialmedizin, St.-Jürgen-Str. 1, D-2800 Bremen 1

[2] Institut für Epidemiologie und Biometrie, Deutsches Krebsforschungszentrum, Im Neuenheimer Feld 280, D-6900 Heidelberg 1

**1. Einführung:** Die ursachenspezifischen Mortalitätsdaten der amtlichen Statistik sind wesentliche Indikatoren des Gesundheitszustandes der Bevölkerung und
werden demzufolge häufig (meist alters- und geschlechtsstandardisiert) für
Zwecke der deskriptiven Epidemiologie verwendet, vgl. z.B. Becker et al.
(1984). Aber auch in analytischen epidemiologischen Studien, wie z.B. der Deutschen Herz-Kreislauf-Präventionsstudie (DHP), s. GCP-Study-Group (1987) werden
sie zum Zweck der Evaluation eingesetzt. Ziel dieses Beitrags wird es sein, vor
dem Hintergrund der Herkunft und der Qualität dieser Daten aus statistischer
Sicht einen Beitrag zu der Frage ihrer Eignung für die epidemiologische Forschung zu leisten. Angeregt wurden diese Untersuchungen einerseits durch die
Auseinandersetzung mit der immer wieder geäußerten Kritik an der Verwendbarkeit
dieser Datenquelle, vgl. Höpker et al. (1984), sowie Frentzel-Beyme (1984) und
durch Überlegungen im Rahmen der Deutschen Herz-Kreislauf-Präventionsstudie,
vgl. Jöckel (1987).

**2. Entstehung und Qualität der Daten: Das Problem der Validität:**
Vom Eintritt eines Todesfalles, über das Ausfüllen der Todesbescheinigung bis
zum Eingang in die Todesursachenstatistik ist ein langer Weg (vgl. etwa die
Darstellung über den Berichtsweg bei Fassl (1982)), bei dessen Durchlauf auf
jeder Stufe noch zusätzliche Fehlermöglichkeiten bestehen. Giersiepen, Greiser
(1987) weisen, basierend auf den Ergebnissen einer Validierungsstudie, auf die
eingeschränkte Validität und Reliabilität dieser Daten hin. Aber bereits auch
global-statistische Untersuchungen dieser Daten, vgl. Jöckel (1987) geben Hinweise auf die fragliche Validität und Reliabilität eines Datenkörpers, der ur-
sprünglich nicht zum Zwecke der wissenschaftlichen Forschung geschaffen wurde,
sondern vielmehr legalen beziehungsweise kriminalistischen Zwecken dienen sollte. Besonders harte Kritik ist immer wieder von Pathologen geäußert worden, von
denen einige sogar die prinzipielle Verwendbarkeit in Frage stellen, vgl. Höpker et al. (1984). In der Tabelle 1 findet sich eine Aufstellung einer Reihe
von einschlägigen Autopsiestudien, die Hinweise auf die Qualität dieser Daten

geben können, wobei zu berücksichtigen ist, daß für einzelne Diagnosegruppen,
z.B. Krebs, die Verhältnisse deutlich günstiger liegen.

Tab. 1: Häufigkeit falscher Diagnosen auf der Todesbescheinigung
im Vergleich mit Autopsiebefunden (Studien ab 1930)

| Autor(en) [1] | Zeitraum | Autopsie-Rate (%) | Anzahl [2] | Rate falscher Diagnosen (%) |
|---|---|---|---|---|
| Swartout & Webster | 1933-37 | 40 | 8080 r | 21 |
| Wallgren | 1934-39 | niedrig | 1000 r | 49 |
| Munck | 1940-49 | 78 | 1000 r | 20 |
| Gruver & Freis | 1947-53 | 76 | 1106 r | 6 |
| James et al. | 1951-52 | 24 | 1889 r | 48 |
| Borris | 1952 | 50 | 1078 r | 33 |
| Landes & Zötl | 1954-64 | 48 | 1132 r | 48 |
| Wilson | 1958 | 53 | 265 r | 47 |
| Justin-Besancon et al. | 1958-61 | 79 | 1000 r | 30 |
| Haesman & Lipworth | 1959 | 65 | 9501 p | 55 |
| Otterland & Pihl | 1960 | 98 | 327 r | 28 |
| Schulz & Schaarschmidt | 1967 | 18 | 4652 r | 52 |
| Holler & de Morgan | 1970 | 50 | 200 r | 48 |
| Britton | 1970-71 | 96 | 383 p | 30 |
| Drexler et al. | 1976-77 | 64 | 1096 r | 19 |
| de Faire et al. | 1961-73 | 54 | 1156 r | 7,5 |

(1) Die genauen Literaturangaben können von den Autoren ange-
fordert werden.
(2) Erhebung pro- (p) / retrospektiv (r)


Berechnet man als deskriptives Maß für den Zusammenhang zwischen der Autopsie-
rate in der Studie und der gefundenen Rate falscher Diagnosen den Spearmanschen
Rangkorrelationskoeffizienten, so ergibt sich ein Wert von $-0.49$: ein deutlicher Hinweis darauf, daß Studien, in denen nur ein kleiner Teil des Kollektivs
obduziert wird, die Validität der Diagnosen auf Todesbescheinigungen unterschätzen. Dieses wird man als deutlichen Kritikpunkt an der bereits zitierten
Studie von Höpker et al. (1984) vermerken müssen. Hinzu kommt noch, daß
– ein hoher Anteil von Krebsverdachtsfällen im Obduktionsgut einen nicht
unerheblichen Verzerrungsfaktor darstellt,
– die fehlende Berücksichtigung von Alter und Geschlecht (Determinanten sowohl der Validität als auch der Obduktionsfrequenz) nur Pauschalaussagen zuläßt, deren Relevanz für die amtliche Todesursachenstatistik unklar bleibt.


Aufgrund des bisher Gesagten erscheint die globale Verurteilung der amtlichen
Todesursachenstatistik zumindest zweifelhaft, vor allem, wenn man bedenkt, welche bedeutenden wissenschaftlichen und gesundheitspolitischen Erkenntnisse bereits aus ihr gezogen werden konnten. Darüberhinaus bleibt zu fragen, inwieweit
die sicherlich vorhandene Invalidität tatsächlich bei speziellen Fragestellungen, z.B. bei Krebsrisikostudien in der Industrie, relevant wird.

Zu diesem Zweck wollen wir uns mit einem einfachen (fiktiven) Beispiel beschäftigen:

Soll in einer festen Alters- und Geschlechtsgruppe die Mortalität an einer speziellen Krankheit, z.B. dem Lungenkrebs, für eine Studienpopulation, z.B. eine bestimmte Region eines Landes, oder eine Kohorte von Arbeitnehmern, mit der des gesamten Landes auf der Basis der SMR (Standardized Mortality Ratio) verglichen werden, so findet man typischerweise die Situation der Tabelle 2 vor.

Tab. 2: Fiktives (vereinfachtes) Beispiel zur Ermittlung der SMR
einer Teilregion/Kohorte Y eines Landes X

Anzahl[1] der Totenscheine in X mit Lungenkrebsdiagnose

|  |  | 'falsch (0)' | 'wahr (1)' |  |
|---|---|---|---|---|
| Todesbe- | '0' | . A (a) | B (b) | A+B (a+b) |
| scheinigung | '1' | C (c) | D (d) | C+D (c+d) |
|  |  | A+C (a+c) | B+D (b+d) | A+B+C+D (a+b+c+d) |

E (e) Anzahl der Lebenden

-----

[1] Angaben für Teilregion/Kohorte Y in Kleinbuchstaben in Klammern

Dabei sind in der Praxis natürlich nur die Größen A+B, C+D, E, a+b, c+d, e dem Untersucher bekannt. Auf der Basis der Totenscheininformation berechnet sich dann die SMR zu

$$SMR = \frac{c+d}{a+b+c+d+e} \cdot \frac{A+B+C+D+E}{C+D}$$

Hingegen berechnet sich die 'wahre' SMR unter Kenntnis des 'wahren' Sachververhalts als

$$SMR' = \frac{b+d}{a+b+c+d+e} \cdot \frac{A+B+C+D+E}{B+D}$$

Somit ist

$$\frac{SMR}{SMR'} = \frac{c+d}{b+d} \cdot \frac{B+D}{C+D}$$

Dies bedeutet, daß eine Verzerrung höchstens dann zu erwarten ist, wenn das Verhältnis der 'wahren' Lungenkrebsfälle zu denen laut Todesbescheinigung als Lungenkrebs eingeordneten Diagnosen für die Teilregion und das gesamte Land unterschiedlich ist. Es zeigt sich weiterhin, daß eine isolierte Betrachtung von Raten falscher Diagnosen hier wenig hilfreich ist. Man beachte, daß die Varianz von SMR' natürlich kleiner als die von SMR ist (empirische Untersuchungen der Varianz von Mortalitätsraten finden sich bei Schach/Schach (1980)).

## 3. Probleme der Nennerproblematik: der Bevölkerungsaufbau

Ein Vergleich der Entwicklung der kardiovaskulären Mortalität, eingeschränkt
auf die Zielerkrankungen der DHP, das sind die ischämischen Herzkrankheiten
(ICD-9 410-414) und zerebrovaskulären Erkrankungen (ICD-9 430-438) für die Zeit
von 1970 - 1979 bei Männern zeigt in der Abbildung 1 deutliche Unterschiede
zwischen der Entwicklung der altersstandardisierten Raten und der altersspezifischen Rate der 50 - 54-jährigen.

Abb. 1: Altersstandardisierte versus altersspezifische kardiovaskuläre
        Mortalität in der BRD, 1970-1979 (Männer)

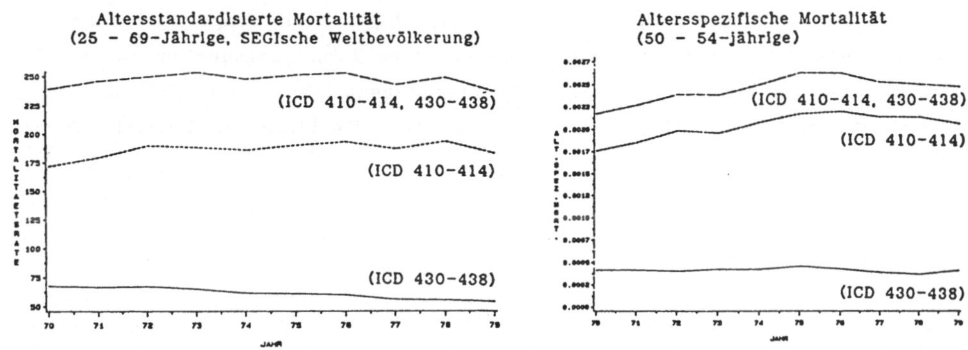


Auf den ersten Blick scheinen diese Ergebnisse auf ein starkes Wachsen der Mortalität jüngerer Männer hinzudeuten. Eine Betrachtung der Alterspyramide der
bundesdeutschen Bevölkerung zeigt jedoch, bedingt durch die Geburtenausfälle
des 1. und 2. Weltkrieges sowie der Weltwirtschaftskrise, auffällige Zacken. In
der Tabelle 3 ist für die Altersgruppe der 50 - 54-jährigen Männer die Konsequenz dieses Phänomens auf die Besetzung einzelner Altersjahrgänge ausgewiesen.

Tab. 3  Altersaufbau der Altersklassen der 50- bis 54-jährigen in der Bundes-
        republik (Männer) in den Jahren 1971 und 1976 (Durchschnitt nach Al-
        tersjahren)

| Alters-<br>klasse | Durchschnitt 1971<br>in 1000 | (1) in % | Durchschnitt 1976<br>in 1000 | (2) in % | Veränderung<br>(2)-(1) |
|---|---|---|---|---|---|
| 50-51 | 333,9 | 28,06 | 340,4 | 21,71 | - 6,35 |
| 51-52 | 293,5 | 24,66 | 315,6 | 20,12 | - 4,54 |
| 52-53 | 214,8 | 18,05 | 294,9 | 18,81 | + 0,74 |
| 53-54 | 171,0 | 14,37 | 301,8 | 19,24 | + 4,87 |
| 54-55 | 176,8 | 14,86 | 315,5 | 20,12 | + 5,26 |
| 50-55 | 1190,0 | 100,00 | 1568,2 | 100,00 | |

Quelle: Statistisches Jahrbuch der Bundesrepublik 1971, 1976

Es läßt sich nun zeigen, vgl. Jöckel (1987), daß ein solcher irregulärer Aufbau
der 5-Jahres-Altersklassen nicht ohne Konsequenzen für die Berechnung alters-
spezifischer Mortalitätsraten auf der Basis von 5-Jahres-Altersgruppen bleibt.
Unterstellt man beispielsweise, daß die logarithmierten 1-Jahres altersspezifischen Raten mit dem Alter linear verlaufen, so ergibt sich bei einem angenommenen Wachstumsfaktor von 1,2 eine rechnerische Erhöhung der Mortalität der
5-Jahres-Altersklasse der 50 - 54-jährigen von 1971 auf 1976 von 6,2%. Dies

bedeutet, daß alleine aufgrund der sich wandelnden Altersstruktur in einer 5-Jahres-Altersklasse auch ohne reale Veränderung der Mortalitätsverhältnisse eine scheinbare drastische Veränderung beobachtet wird, wenn man sich bei der Analyse allein auf 5-Jahres-Altersgruppen stützt. Die Forderung, die sich aus epidemiologischer Sicht hieraus ergibt, kann natürlich nicht der Verzicht auf die Verwendung von Mortalitätsdaten sein, sondern muß vielmehr in der Forderung bestehen, alters-adjustierte 5-Jahres-Mortalitätsraten zu erhalten.

4. Zusammenfassung: Wenn auch die amtliche Mortalitätsstatistik mit einer Reihe von Verzerrungsquellen belastet ist, so stellt dieses ihre prinzipielle Verwendbarkeit für die epidemiologische Forschung nicht in Frage. Viel mehr ist es erforderlich, eine genaue Kenntnis vorhandener Verzerrungsquellen zu erhalten, um dann im Rahmen des jeweiligen Forschungsansatzes soweit erforderlich (zumindest teilweise) dafür korrigieren zu können. Ein einfaches Beispiel hierfür stellt die oben genannte Verwendung alters-adjustierter 5-Jahres-spezifischer Mortalität dar. Selbst wenn dieses nicht gelingt, dürfte es möglich sein, aufgrund adäquater statistischer Modelle den dort beschriebenen Effekt zumindest partiell zu korrigieren, vgl. Jöckel (1987).


## Literatur


Becker, N., Frentzel-Beyme, R., Wagner, G. (1984): Krebsatlas der Bundesrepublik Deutschland. Altlas of Cancer Mortality in the Federal Republic of Germany. Springer-Verlag Berlin, Heidelberg, New York, Tokyo

Fassl, H. (1982): Mortalität. In: Schäfer, H. (Hrsg.): Umwelt und Gesundheit – Aspekte einer sozialen Medizin (Funkkolleg). Fischer Verlag Frankfurt

Frentzel-Beyme, R. (1984): Mortalitätsdaten – Bewertung, Auswertungsmöglichkeiten und Verbesserung der Qualität und des Zugangs zu dieser Datenquelle. (Expertise im Auftrag der Geschäftsstelle Gesamtprogramm zur Krebsbekämpfung, Bonn)

GCP-STUDY-GROUP (1987): The German Cardiovascular Prevention Study (GCP): Design and Methods. (Zur Veröffentlichung eingereicht)

Giersiepen, K., Greiser, E. (1987): Sind die Mortalitätsdaten der deutschen Bundesländer vergleichbar? – Untersuchungen zur Reliabilität von Mortalitätsstatistiken. (Vortrag d. 32. Jahrestagung der GMDS in Tübingen)

Höpker, W.-W., Burkhardt, H. U. (1984): Unsinn – und Sinn? – der Todesursachenstatistik. Dtsch. Med. Wochenschr. 109: 1264-1274

Jöckel, K.-H. (unter Mitarbeit v. K.-H. Witzko u. M. Zachcial) (1987): Evaluation von Mortalitätsstatistiken. (Expertise zum Forschungsbedarf im Rahmen der Deutschen Herz-Kreislauf-Präventionsstudie)

Schach, E., Schach, S. (1980): Zur Variabilität von Mortalitätsdaten. In: Köpcke, W., Überla, K. (Hrsg.): Biometrie – heute und morgen. Springer-Verlag Berlin, Heidelberg, New York

Statistisches Bundesamt (Hrsg.) (1971, 1976): Statistisches Jahrbuch für die Bundesrepublik Deutschland. Verlag W. Kohlhammer Stuttgart, Mainz

**Die APC-Analyse als Instrument der Prognose von Mortalität und Morbidität**

J. G. Brecht, F.-M. Niemann,
Institut für Gesundheits-System-Forschung Kiel

## 1    Problemstellung

Auf der Grundlage der Todesursachenstatistik wurden in der Vergangenheit auch in der Bundesrepublik Deutschland Mortalitätsdaten analysiert, um Effekte des Alters, der Geburtsperiode ("Kohorte") und des Sterbezeitraums isoliert voneinander zu *beschreiben*[1,2,3]. Für England und Wales liegen *Prognosen* zur Mortalität an Bronchialkrebs vor, die mit dieser Methode geschätzt wurden[4]. Mit einer ähnlichen Methode wurde die Bronchialkrebsmortalität in der Bundesrepublik Deutschland prognostiziert[5]. Die vorgelegten Prognosen sollen miteinander verglichen werden.

## 2    Material und Methode

Üblicherweise wird angenommen, daß die Anzahl der Sterbefälle $N_D$ einer bestimmten Todesursache, die während $N_P$ Personenjahren beobachtet worden ist, einer Poisson-Verteilung folgt. In der Age-Period-Cohort-Analyse (APC-Analyse) wird sodann das Modell

$$\log N_{Dij} = \log N_P + \alpha_i + \beta_j + \delta_k$$

mit $\alpha_i$ als Effektparametern des Alters, $\beta_j$ als Effektparametern der Kohorte und $\delta_k$ als Effektparametern des Sterbezeitraums zugrundegelegt. Ausführliche Diskussionen der Methodik und der Identifikationsprobleme dieser Parameter sind veröffentlicht[6,7,8] und sollen hier nicht wiederholt werden.

## 3    Ergebnisse

Dieser Ansatz wird für die Prognose der Mortalität im Zeitraum 1982 bis 1986 verwendet. Die Wahl fiel auf diese Todesursache Bronchialkrebs, weil geprüft werden soll, ob die gute Anpassung der Prognose an den tatsächlichen Mortalitätsverlauf, die mit englischen Daten ermittelt worden ist[4], auch in der Bundesrepublik Deutschland reproduziert werden kann.

Tabelle 1 enthält das Prognoseergebnis für den Fünfjahreszeitraum von 1981 bis 1986 im Vergleich zu den Istwerten für 1984 und den Prognosewerten von ABEL[5]. Die Prognose- und Istwerte sind nach den üblichen Fünfjahresaltersgruppen gegliedert. Anzumerken ist, daß aufgrund der Datenlage für uns nur eine Berechnung der Kohorten-, Alters- und Sterbezeitraumeffekte in Fünfjahresgruppen möglich war. Eine zeitlich exakt übereinstimmende Vergleichsgrundlage ist somit leider nicht gegeben. Der Vergleich mit dem einzelnen Jahr 1984 genügt jedoch für eine erste Inspektion.

Tabelle 1: Mortalität an Bronchialkrebs bei Frauen je 100 000 Einwohner im Zeitraum von 1981 bis 1986, Bundesrepublik Deutschland

| Alters-gruppe | APC-Prognose für die Zeit von 1982-86 | Istwerte für 1984 | Prognose von ABEL für 1981 | für 1986 |
|---|---|---|---|---|
| 30-34 | 0,51 | 0,57 | | |
| 35-39 | 1,06 | 1,64 | | |
| 40-44 | 2,72 | 3,32 | | |
| 45-49 | 4,53 | 6,35 | | |
| 50-54 | 8,86 | 11,08 | | |
| 55-59 | 16,04 | 19,41 | 14,6 | 22,7 |
| 60-64 | 24,04 | 31,32 | 25,1 | 24,8 |
| 65-69 | 35,09 | 38,38 | 34,7 | 39,1 |
| 70-74 | 44,68 | 48,97 | 43,2 | 51,0 |
| 75-79 | 55,23 | 56,96 | 57,3 | 59,5 |
| 80-84 | 62,62 | 62,49 | 61,7 | 76,0 |

## 4 Diskussion

Im großen und ganzen kann die Qualität beider Prognosen als zufriedenstellend bezeichnet werden. Bei beiden Prognosen ist allerdings eine relativ deutliche Abweichung für die Altersgruppe von 60 bis unter 65 Jahren festzustellen.

Im Unterschied zum Prognoseerfolg von OSMOND[4] mit den englischen Daten liegt ein deutlicher Vorteil durch den Einsatz komplexer Prognosemodelle nicht vor. Der Grund ist darin zu suchen, daß die Mortalität an Bronchialkrebs bei Frauen in der Bundesrepublik Deutschland im Gegensatz zu England keine spektakulären Kohorteneffekte, insbesondere Trendumkehrungen, aufweist. Bei einem immer noch steigenden glatten Trend der untersuchten Todesursache könnte mithin auch eine Extrapolation von Querschnittsdaten als hinreichend angesehen werden.

Es ist davon auszugehen, daß die Prognose der *Mortalität an einzelnen Todesursachen* von eher akademischem Interesse ist, während für demographische Zwecke eine Prognose der *Gesamtmortalität* sehr wichtig sein kann. Für Zwecke der Planung von Ressourcen des Gesundheitswesens wird jedoch eher eine Prognose der *krankheitsspezifischen Morbidität* gewünscht. Bei Vorliegen entsprechender längsschnittlich organisierter Daten läßt sich das angegebene Modell prinzipiell auch dazu verwenden. Voraussetzung wäre die Verwendung von Daten aus Krankheitsregistern, die in der Bundesrepublik Deutschland zur Zeit allenfalls über kürzere Zeiträume vorliegen.

Hinweise für eine Morbiditätsprognose lassen sich bei Krankheiten mit hoher Letalität allerdings auch aus der Prognose von Mortalitätsziffern gewinnen. Je nach Ausprägung der Letalitätsziffern, dem gewünschten Sicherheitsgrad einer Prognose und den Vertrauensgrenzen der Prognosewerte können Morbiditätsschätzungen auf Grund von Modellrechnungen in unterschiedlicher Güte ermittelt werden.

Für die Verwendung von APC-Analysen zur Mortalität in derartigen Modellrechnungen ist also die Wahl von geeigneten Krankheiten zu fordern. Sie sollten die Voraussetzungen der APC-Analyse erfüllen, also nach einer langen Expositionsdauer auftreten und innerhalb der Kohorten einen festen Altersgang aufweisen. Sterbezeitraumspezifische Effekte sollten klein sein oder klaren Trends folgen. Die Streuung der Parameterschätzungen in der APC-Analyse sollten möglichst gering sein, die Krankheit also häufig. Schließlich sollte die Krankheit eine möglichst hohe Letalität aufweisen, die auch innerhalb des Prognosehorizonts als konstant angenommen werden kann. Damit ist aber auch gerade eine Gruppe der Krankheiten beschrieben, die unter Planungsgesichtspunkten von hohem Interesse sind.

## 5 Literatur


(1)     Robra BP, Brecht JG.
        Kohortenanalyse der Krebssterblichkeit in der Bundesrepublik Deutschland 1955 bis 1979.
        Lebensversicherungsmedizin 1984; 36:26-28.

(2)     Brecht JG.
        APC-Analyse von ausgewählten Todesursachen in der Bundesrepublik Deutschland.
        Friedrichshafen: Dornier System GmbH, 1985.

(3)     Brecht JG.
        APC-Analyse der Mortalität am Beispiel Herz- und Kreislauferkrankungen in der Bundesrepublik Deutschland.
        In: Krasemann EO, Laaser U, Schach E, Hrsg. Sozialmedizin. Schwerpunkte: Rheuma und Krebs. Berlin: Springer-Verlag, 1987.

(4)     Osmond C.
        Using age, period and cohort models to estimate future mortality rates.
        Int J Epidemiol 1985; 14: 124-129.

(5)     Abel U.
        Über die zukünftige Entwicklung der Bronchialkrebsmortalität in der Bundesrepublik Deutschland.
        Öff Gesundh Wes 1985; 47: 1-5.

(6)     Moolgavkar SH, Stevens RG, Lee JAH.
        Effect of age on incidence of breast cancer in females.
        J Natl Cancer Inst 1979; 62: 493-501.

(7)     Holman CDJ, James IR, Gattey PH, Armstrong BK.
        An analysis of trend in mortality from malignant melanoma of the skin in Australia.
        Int J Cancer 1980; 26: 703-709.

(8)     Boyle P, Day NE, Magnus K.
        Mathematical modelling of malignant melanoma trends in Norway, 1953 - 1978.
        Am J Epidemiol 1983; 118: 887-896.

EPIDEMIOLOGISCHE DATEN ALS ENTSCHEIDUNGSGRUNDLAGEN
ZUR AUSWAHL PRIORITÄRER GESUNDHEITSZIELE


I. Weber,  M. Meye,  G. Flatten

Zentralinstitut für die Kassenärztliche Versorgung
in der Bundesrepublik Deutschland,
Köln


## 1. Problemstellung

Ziele in der Medizin stehen zunehmend in der öffentlichen Disskusison.
Auch in der Medizin soll mit knappen Mitteln - und Mittel sind immer
knapp i.S. von nicht unbegrenzt - möglichst viel und Sinnvolles erreicht
werden. Da aber die Dynamik der technisch-wissenschaftlichen Entwicklung
in der Medizin keine natürlichen Grenzen kennt, muß die Umsetzung dessen,
was an effektiven und hilfreichen Maßnahmen verfügbar ist, im politischen Raum diskutiert und entschieden werden, zumal bei dem hierzulande
geltenden öffentlich-rechtlichen System der Krankenversorgung. Es stellt
sich also die Frage: Welche Gesundheitsprobleme fordern aktuell einen
größeren Handlungsbedarf als andere? Welche Gesundheitsziele sollen vorrangig verfolgt werden? Wo sollen Prioritäten gesetzt werden?

Es wird hier also nicht die Frage nach therapieleitenden Behandlungszie-
len aufgeworfen, sondern es geht um übergeordnete Ziele, die die Allo-
kation volkswirtschaftlicher Ressourcen im Gesundheitswesen leiten
sollen.

Wenngleich es also letztlich ökonomische Zwänge sind, die nach Prioritäten im Gesundheitswesen verlangen, so muß doch andererseits vor der
Gefahr gewarnt werden, Prioritätsentscheidungen allein oder im wesentlichen nach ökonomischen Kriterien zu treffen. Ein gesundheitspolitisches
Gesamtkonzept, mit dem der medizinische Sektor bedarfsgerecht entwickelt
werden soll, muß zwei Anforderungen genügen:
 - Es muß den leitenden gesellschaftlichen Wertvorstellungen Rechnung
   tragen; zumindest muß es die eigenen Wertprämissen deutlich werden
   lassen.
 - Es muß medizinisch sachgerecht sein, d.h. es muß auf dem neuesten
   epidemiologischen und ätiologischen Kenntnisstand beruhen. Gesundheitsziele, die als vorrangig erklärt werden, müssen sich unter Hinweis
   auf entsprechende Daten rechtfertigen lassen.

## 2. Vorschlag zum Entscheidungsverfahren

Wie kann ein Verfahren aussehen, nach dem über prioritäre nationale Gesundheitsziele entschieden wird? Selbstverständlich wird die Einstufung
einzelner Ziele als prioritär ein politischer Akt sein. Dieser Akt
sollte das Ergebnis eines breiten Diskussionsprozesses sein, an dem
alle im Gesundheitswesen tätigen Institutionen teilhaben müssen. Um
diesen Diskussions- und Entscheidungsprozeß möglichst rational zu gestalten, scheint ein zweistufiges Verfahren sinnvoll:

In einem ersten Schritt sind die Gesundheitsprobleme auszuwählen, die
nach definierten Kriterien als vorrangig zu gelten haben. Aus einem
solchen Problemkatalog folgt aber nicht zwangsläufig schon ein Zielkata-
log. Für viele Probleme lassen sich Forschungsziele, präventivmedizini-
sche Ziele und Versorgungsziele verschiedener Art gleichermaßen als
sinnvoll und notwendig begründen. Daher sind dann in einem zweiten
Schritt auf der Basis dieser Problemauswahl, wieder nach definierten
Kriterien, diejenigen Gesundheitsziele auszuwählen, die vorrangig erreicht werden sollen.

Zunächst sollte man sich also über die Probleme verständigen, die vorrangig zu bewältigen sind, dann kann man die Ziele festlegen, die mit
Blick auf diese Problemauswahl erreicht werden sollen. Auf beiden Stufen
des Verfahrens müssen verbindliche Auswahlkriterien einerseits sowie
aussagefähige Daten zur Verbreitung, Entwicklung und Verursachung von
Problemen andererseits zur Verfügung stehen. Ohne einen Konsens über
Kriterien läßt sich aus Daten keine Orientierung gewinnen, andererseits
reichen statistische Daten nicht aus, um Entscheidungen über Prioritäten
begründen zu können. Es können noch so eindeutig und präzise gefaßte,
auf gesellschaftliche Wertvorstellungen reflektierende Leitkriterien
ohne hinreichende Kenntnisse der empirischen Wirklichkeit, ohne Daten
über Ist-Zustand und Trends, nicht mehr sein, als programmatische Ab-
sichtserklärungen. Ohne Rückgriff auf möglichst umfassende epidemiologische Daten ist ein Katalog prioritärer Ziele nicht zu entwickeln, wenn
er bedarfsgerecht und zugleich realistisch sein soll.


## 3. Inhalte der Entscheidungsgrundlagen

Diese Einsicht ist der Ausgangspunkt des Projekts "Prioritäre Gesundheitsziele" im Auftrag der  Bundesregierung und der deutschen Ärzteschaft,

in dem orientierende Daten zur Vorbereitung gesundheitspolitischer Entscheidungen erarbeitet werden. Welche Art von Daten werden hierzu in welcher Form präsentiert?

Wichtigstes Gliederungsprinzip unserer Bestandsaufnahme stellt die Altersgliederung der Bevölkerung dar. Damit wird der starken Altersabhängigkeit von Gesundheitsproblemen Rechnung getragen, und es wird gleichzeitig ein Bezug für die spätere Umsetzung von Zielen und Maßnahmen hergestellt: Altersgruppen stellen Zielgruppen für gesundheitspolitische Interventionen dar. Es wurden folgende Altersgruppen unterschieden:
- die Altersgruppe der Neugeborenen und Säuglinge
- die Altersgruppe der 1- bis 4jährigen
- die Altersgruppe der 5- bis 14jährigen
- die Altersgruppe der 15- bis 24jährigen
- die Altersgruppe der 25- bis 44jährigen
- die Altersgruppe der 45- bis 64jährigen
- die Altersgruppe der 75jährigen und Älteren.
Für jede dieser Altersgruppen wurde eine Vorauswahl relevanter Gesundheitsprobleme vorgenommen, und zwar nach den Kriterien Verbreitungsgrad und Schweregrad, d.h. die Darstellung bezieht sich auf solche Gesundheitsprobleme, die relativ große Gruppen einer Altersklasse betreffen und die die Betroffenen relativ schwerwiegend bzw. langfristig beeinträchtigen. Für diese Auswahl wurde auf vielfältige Indikatoren zurückgegriffen; was den Verbreitungsgrad in den Altersklassen der Erwachsenen betrifft etwa auf Daten zu Patient-Arzt-Kontakten in der ambulanten Versorgung, zu Arbeitsunfähigkeitstagen und -fällen, zur Selbsteinschätzung von Krankheitsepisoden. Als Indikatoren für den Schweregrad wurden Sterbeziffern der Todesursachenstatistik, Überlebensraten aus klinischen und Registerdaten, Krankenhaustage der GKV-Versicherten sowie die Frühverrentungszugänge der Rentenversicherungen herangezogen. Auf diese Weise wurden für die bundesdeutsche Bevölkerung in jeder Altersgruppe zwischen 10 und 20 Gesundheitsprobleme ermittelt, die als vorrangige Probleme bezeichnet wurden.

Für jedes dieser ausgewählten Probleme wurden die wichtigsten epidemiologischen Daten in konzentriert-knapper, formal übersichtlicher Rasterform zusammengestellt. Jeder Problemaufriß beinhaltet, soweit Daten verfügbar, Aussagen
- zum Verbreitungsgrad und Schweregrad nach den verschiedenen bereits genannten Morbiditäts- und Mortalitätsindikatoren, d.h. zum Ist-Zustand,

- zum Entwicklungstrend
- zum Ausmaß des Problems gemessen an internationalen Vergleichsdaten,
- zur Evidenz aus der Risikofaktorenforschung (lebensstilbedingte, arbeitsbedingte und umweltbedingte Faktoren) und
- zu möglichen Maßnahmen und Ansatzpunkten hinsichtlich der Bewältigung des Problems.


4. Nutzen für Anwender

Der Vorteil dieser Kurzdarstellungen liegt zum einen darin, daß deskriptive und analytische Erkenntnisse zu einem Problem auf knappem Raum zusammengeführt werden. Zum anderen bietet die synoptische Darstellungsweise den Vorteil, daß Vergleiche und Bewertungen einer Vielzahl von Problemen handhabbar gemacht werden. Und gerade darum geht es in dem Entscheidungprozeß über nationale Gesundheitsziele.

Die als Entscheidungsgrundlagen vorgelegten Daten bieten dem Anwender Aufschluß über die relative Größenordnung eines Problems und über regionale Unterschiede. Insofern stellen sie wichtige Indiaktoren dar zur Beurteilung von Handlungsbedarf. Die Aussagen über Risiken und Maßnahmen informieren zudem über gesundheitspolitische Handlungsspielräume und mögliche Strategien.

Über Prioritäten zu entscheiden ist Aufgabe politischer Entscheidungsträger, nicht Aufgabe der Wissenschaft. Epidemiologische Erkenntnisse können dazu beitragen, mehr Transparenz und Rationalität in Entscheidungsprozesse über Gesundheitsziele zu bringen.

# Diagnosenstatistiken

Die Qualität der Diagnosenstatistik nach der neuen
Bundespflegesatzverordnung
*Klar, R., K. Kaufmehl*

Über die Einführung der Diagnosenstatistik nach der
Bundespflegesatzverordnung in den Universitätskliniken Göttingen
*Graubner, B., H. Werner*

Bestimmungsgründe der Verweildauer von Patienten in
Akutkrankenhäusern – Analyse der Krankenhaus-
diagnosenstatistik Schleswig–Holstein
*Jenke, A., F.-M. Niemann*

## DIE QUALITÄT DER DIAGNOSENSTATISTIK NACH DER NEUEN BUNDESPFLEGESATZVERORDNUNG


R. Klar, K. Kaufmehl
Abteilung Medizinische Informatik und Tumorzentrum der Universität
Freiburg, D-7800 Freiburg i.Br.


**1. Einführung:** Die Auswertungsmöglichkeiten einer Diagnosendokumentation und die Aussagefähigkeit einer darauf beruhenden Diagnosenstatistik hängen wesentlich von der Qualität der dabei benutzten Dokumentations- und Verschlüsselungsverfahren ab. Auch die seit 01.01.1986 von den Krankenhäusern zu führende Diagnosenstatistik nach der neuen Bundespflegesatzverordnung (1) ist gerade von einem Universitätsklinikum auf ihre Fehlerhäufigkeiten, -arten und -ursachen zu untersuchen, um Maßnahmen zur Qualitätssteigerung der Diagnosenstatistik und Angaben zu den Grenzen der Nutzungsmöglichkeiten zu finden.

**2. Verfahren und Methodik zur Bestimmung der Dokumentationsqualität**
Am Universitätsklinikum Freiburg werden die Hauptdiagnosen der stationären Fälle vom behandelnden Arzt sowohl als Klartext als auch nach IDC-9 3-stellig auf der Entlaßmeldung notiert. Der Arzt verschlüsselt z.Z. anhand der grünen Diagnosenschlüsselkarte der Renten- und Krankenversicherung, also ohne Kenntnis der vollständigen 4-stelligen ICD-9 mit allen Ein- und Ausschlußdiagnosen und Verweisen, meist ohne Kenntnis der Kodierregeln, der V-Klassifikation usw. und nur mit minimalen Hinweisen zu Bedeutung und Nutzen dieser Arbeit (Literaturverweise zu Diagnosenschlüsseln bei (1)).
Wir haben nun von allen im Juni 1986 entlassenen Fällen (n = 3897) die vom ärztlichen Personal auf den Entlaßmeldungen notierten Texte der Hauptdiagnosen nochmals von speziell geschulten Fachkräften mit der vollständigen ICD-9 von Hand verschlüsselt und mit den 3-stelligen ICD-Notationen des ärztlichen Personals verglichen. Dabei wurden sowohl Fehler und Mängel der textlichen als auch der numerisch kodierten Diagnosen registriert und bei falscher ärztlicher Verschlüsselung die korrekte Notation angegeben.
In Tab. 1 sind die auf eine Einzeldiagnose bezogenen Qualitätsmaße, in Tab. 2 die über alle Diagnosen bestimmten Gütemaße für dieses Vergleichsverfahren beschrieben (siehe (2)).

|                    |       | Vom Arzt als Diagnose D kodiert? | |
|                    |       | ja    | nein |
|--------------------|-------|-------|------|
| von Fachkraft      | : ja  | a     | b    |
| als Diagnose       | :     |       |      |
| D kodiert?         | : nein| c     | d    |

Recall     = a/(a + b);     Präzision = a/(a + c)

Prävalenz  = (a + b)/(a + b + c + d)

Kappa      = (B - E)/(1-E);   B = (a + d)/n
             E = ((a + c)(a + b) + (d + b)(d + c))/n²

$$\text{Kappa} = (B - E)/(1-E); \quad B = (a + d)/n$$
$$E = ((a + c)(a + b) + (d + b)(d + c))/n^2$$

**Tab. 1:** Vierfeldertafel mit den absoluten Fallzahlen a, b, c und d
des auf eine einzelne Diagnose D bezogenen Vergleichs der ärztlichen
Verschlüsselung mit der einer Fachkraft. Recall und Präzision be-
schreiben die Kodierqualität als Gütemaße einer Dokumentation, die
Prävalenz gibt die Krankheitshäufigkeit an und Kappa ist ein
Reliabilitätsmaß.

$$\text{kappa} = (\overline{B} - \overline{E}) \; / \; (1 - \overline{E})$$

$$\overline{B} = \sum_{i=1}^{999} n_{i,i} \; / \; n \quad ; \quad \overline{E} = \sum_{i=1}^{999} n_{.i} * n_{i.} \; / \; n^2$$

**Tab. 2:** Das über alle Diagnosen von ICD Nr. 1 bis Nr. 999 (bisher
ohne V-Klassifikation) ermittelte Gesamt-Reliabilitätsmaß kappa ist
aus einer Kontigenztafel analog zu Kappa nach Tab. 1 gebildet und
beschreibt die Gesamtqualität der Diagnosendokumentation einer
Klinik.

**3. Untersuchungsergebnisse und deren Diskussion:** In Tab. 3 sind die
wichtigsten Angaben zur Qualität der Diagnosendokumentation und
-verschlüsselung der zehn häufigsten Krankheiten zusammengefaßt. Aus
der häufigsten Fehlerart (h.F.) und den übrigen, dort nicht einzeln
aufführbaren Fehlerarten (Stern- statt Kreuznotation, fehlende V-
Klassifikation, Unkenntnis zu Ein- und Auschlußdiagnosen) wird
deutlich, daß durch eine Kodierschulung und ein besseres Schlüssel-
verzeichnis sehr viele Fehler vermieden werden könnten. Andererseits
haben einige der letztgenannten Fehlerarten auch nur eine geringe
Bedeutung, da sie z.B. bei Diagnosenstatistiken durch Verweise

| | ICD-9 Nr. Diagnose | Fälle a + b | Fälle c | h.F. | Recall | Präz. | Kappa |
|---|---|---|---|---|---|---|---|
| 1. | 850 Gehirnersch. | 91 | 15 | 1 | 0.94 | .84 | .73 |
| 2. | 162 Lungen Ca. | 77 | 6 | 2 | .90 | .92 | .74 |
| 3. | 174 Mamma Ca. | 75 | 5 | 2 | .89 | .93 | .74 |
| 4. | 366 Katarakt | 68 | 0 | 2 | .96 | 1.0 | .77 |
| 5. | 414 KHK | 78 | 25 | 3 | .84 | .68 | .64 |
| 6. | 650 Entbindung | 54 | 7 | 4 | .93 | .88 | .70 |
| 7. | 183 Ovarial Ca. | 50 | 5 | 5 | 1.0 | .91 | .72 |
| 8. | 365 Glaukom | 49 | 6 | 4 | 1.0 | .89 | .71 |
| 9. | 722 Diskopathie | 45 | 11 | 4 | .98 | .80 | .68 |
| 10. | 440 Arterioskl. | 43 | 1 | 3 | .98 | .64 | .63 |

Tab. 3: Die zehn häufigsten Diagnosen der Universitätsklinik Freiburg (nach fallender Prävalenz geordnet) vom Stichprobenmonat Juni 1986 aus 9 Kliniken mit insgesamt n = 3897 Fällen. Die Anzahl der Fälle a + b ist die Gesamtzahl der entsprechend Tab. 1 definierten tatsächlich festgestellten Fälle der jeweiligen Diagnose. h.F. = häufigste Fehlerart, 1 = Klartext der Diagnose fehlt in Entlaßmeldung, 2 = falsch negativ Fall (andere Hauptdiagnose), 3 = Therapie statt Diagnose, 4 = Kodierfehler, 5 = Diagnose zu allgemein. Recall, Präz. = Präzision, Kappa ist ein auf Einzeldiagnosen bezogenes Qualitätsmaß entsprechend Tabelle 1.

berücksichtigt werden können. Die Prävalenz selbst der häufigsten Diagnosen liegt bei den hier betrachteten Großkollektiven so niedrig (0.02-0.01), daß die Prävalenzabhängigkeit einiger Qualitätsmaße wie Präzision, Kappa und B (siehe (2)) praktisch irrelevant bleibt. Einige andere Qualitätsmaße wie Spezifität, Ausfallrate und Effektivität (siehe (2)) haben hier kaum eine Aussagekraft, da sie bei allen Diagnosen fast gleich groß sind. So bleiben die klassischen Kenngrößen der Dokumentations- und Retrievalqualität, nämlich Recall und Präzision auch hier die wichtigsten Qualitätsmaße, da sie die sehr große Zahl d nach Tab. 1, also die richtig-negativ Fälle, nicht enthalten. Es sei aber betont, daß hier kein besonders gutes Außenkriterium (manchmal fehlt die Klartextdiagnose) benutzt werden konnte und beide Kenngrößen daher keine echte Validität beschreiben. Der Reliabilitätsindex Kappa für die Einzeldiagnose zeigt ebenfalls eine gute Empfindlichkeit für die Unterschiede in der Dokumenta-

| Klinik | kappa | $\bar{B}$ | Klinik | kappa | $\bar{B}$ |
|---|---|---|---|---|---|
| 1. Augenklinik | 0,86 | 0,88 | 6. Hautklinik | 0,45 | 0,47 |
| 2. Med. Klinik | 0,72 | 0,73 | 7. Kinderklinik | 0,42 | 0,43 |
| 3. Frauenklinik | 0,61 | 0,63 | 8. ZMK | 0,38 | 0,42 |
| 4. Chir.Klinik | 0,58 | 0,58 | 9. Neurochirug. | 0,34 | 0,40 |
| 5. HNO-Klinik | 0,47 | 0,48 | Gesamtklinikum | 0,61 | 0,61 |

**Tab. 4:** Das Gesamt-Reliabilitätsmaß kappa (sh. Tab. 2) als Index für die Dokumentationsqualität aller Diagnosen einer Klinik bzw. des Gesamtklinikums. B ist der Anteil aller richtig kodierten Diagnosen an der Gesamtfallzahl

tions- und Kodierleistung. In Tab. 4 sind die beiden Kenngrößen kappa und $\bar{B}$ zur Beschreibung der alle Diagnosen übergreifenden Qualität der Diagnosenstatistik angegeben. Diese Maßzahlen liegen für zwei Kliniken sehr niedrig, z.B. B = 0.40, d.h. nur 40 % der Diagnosen dieser Klinik sind korrekt angegeben, da hier ungenaue Diagnosentexte wie "Gehirntumor" noch oft vorkommen. Erfreulich ist die relativ gute Situation in der größten Klinik (Medizinische Klinik) und die beste Qualität in der Augenklinik, in der bereits einige Hinweise zur korrekten Dokumentation und Kodierung gegeben werden konnten. Insgesamt ist die Qualität der Diagnosenstatistik am Freiburger Universitätsklinikum im ersten Jahr ihrer Einführung auch im Vergleich mit anderen Stellen (3) (4) (5) (6) als noch akzeptabel zu bezeichnen, und es haben sich aus dieser Untersuchung viele nützliche Hinweise zu deren Verbesserung ergeben.

Literatur
(1)   KLAR, R., GRAUBNER, B., EHLERS, C. Th. et.al.: Leitfaden zur Erstellung der Diagnosenstatistik nach § 16 Bundesplfegesatzverordnung. Hrsgeb.: Bundesminister für Arbeit und Sozialordnung, Bonn 1986

(2)   KLAR, R.: A Decision-theoretical Model for Quality Indexes of Medical Documentations. In: JESDINSKY, H.J.. TRAMPISCH, H.J. (eds.): Prognose- und Entscheidungsfindung in der Medizin. Springer Verlag Berlin 1985, 290-295

(3)   LLOYD, S., RISSING, J.P.: Physician and Coding Errors in Patient Recors. JAMA 254(1985 1330-1336

(4)   HORN, S.D., HORN, R.A.: Reliability and Validity of Illness Index. Medical Care 24(1986)159-168

(5)   v. FERBER, L.: Die Arbeitsunfähigkeitsdiagnose des niedergelassenen Arztes und ihre Ausagefähigkeit. Die Ortskrankenkasse 23-24(1980)918-923

(6)   KOEHLER, K., SASS, H. (dtsch. Bearbeiter): Diagnostisches und Statistisches Manual Psychischer Störungen DSM III. Beltz, Weinheim 1984

(7)   DOREMUS, H.D., MICHENZI, E.M.: Data Quality. Medical Care, 21(1983)1001-1011.

# Über die Einführung der Diagnosenstatistik nach der Bundespflegesatzverordnung in den Universitätskliniken Göttingen


Bernd Graubner und Heinz Werner
Abteilung Medizinische Informatik, Georg-August-Universität Göttingen
Robert-Koch-Str. 40, D-3400 Göttingen


## 1. Einleitung

Mit dem vorliegenden Bericht soll exemplarisch anhand der Erfahrungen der Universitätskliniken Göttingen über die Planung und Realisierung einer für alle beteiligten Kliniken eines Großklinikums einheitlichen medizinischen Basisdokumentation berichtet werden, die u. a. für die Diagnosenstatistik der Bundespflegesatzverordnung [8] erforderlich ist. Die Darstellung folgt zunächst dem zeitlichen Ablauf. Danach wird über die jetzt vorliegenden Ergebnisse und über aufgetretene bzw. aktuelle Probleme berichtet. Abschließend sollen zukünftige Aufgaben umrissen werden.

## 2. Zeitlicher Ablauf von Planung und Realisierung

Am 21.8.1985 wurde von der Bundesregierung die neu gefaßte **Bundespflegesatzverordnung (BPflV)** verabschiedet, die im § 16 Abs. 4 erstmals für die Mehrzahl der fast 3.100 Krankenhäuser der Bundesrepublik Deutschland die Erfassung der stationären Morbidität nach Hauptdiagnosen in Form einer **Diagnosenstatistik** festlegte (1985: 3.098 Krankenhäuser mit 674.742 Betten, 12,2 Millionen Behandlungsfälle). Auf Grund früherer schlechter Erfahrungen mit langen Einführungsfristen wurde diese Verordnung bereits zum 1.1.1986 in Kraft gesetzt. Das galt auch für die Diagnosenstatistik, für die in den meisten Krankenhäusern kaum Voraussetzungen vorhanden waren. Aus diesem Grunde wurde vom verantwortlichen Bundesministerium für Arbeit und Sozialordnung (BMA) die Erarbeitung eines "Leitfadens zur Erstellung der Diagnosenstatistik ..." [5] als Forschungsprojekt ausgeschrieben. Federführend wurde mit dieser Aufgabe unsere Abteilung betraut (Vorsteher: Prof. Dr. C.-Th. Ehlers). Die Arbeit am Leitfaden und die sich dabei bis Juli 1986 mehrfach verändernden Interpretationen der Bundespflegesatzverordnung wirkten sich vielfältig und erschwerend auf die Projektentwicklung und -realisierung bei uns aus [3].

Im Oktober 1985 begannen die Vorbereitungsarbeiten. Auf Veranlassung des Klinikumsvorstands wurde in jeder Klinik ein **Dokumentationsarzt** als kompetenter Gesprächspartner für die Planungs- und Realisierungs- sowie die anschließende Routinephase benannt. Mit dem so gebildeten interdisziplinären Gremium wurden und werden regelmäßig die Details des Dokumentationsablaufs, der Beleggestaltung und der effektivsten Zusammenarbeit zwischen unserer Abteilung und den einzelnen Kliniken beraten. Anstelle einer minimalen, nur der Bundespflegesatzverordnung genügenden Dokumentation wurde eine relativ umfangreiche, jedoch in obligatorisch und fakultativ auszufüllende Teile gegliederte und damit überschaubare Dokumentation vorbereitet (einseitiger A4-Selbstdurchschreibebeleg mit Erläuterungen auf beiden Rückseiten [3]). Ende Dezember 1985 wurde dieses Verfahren vom Klinikumsvorstand für verbindlich erklärt. Interessanterweise ging dem eine Datenschutzdiskussion voraus, die überwiegend Stellvertretercharakter hatte. (In der Psychiatrie werden die Diagnosen allerdings noch jetzt eigenständig erfaßt und verarbeitet; in unserem Zentralrechner wird nur die Tatsache der durchgeführten Dokumentation gespeichert [Großrechner IBM 3081D, IMS/VS-Datenbank].)

Das zum 1.1.1986 als rasch zu realisierende Übergangslösung eingeführte **Dokumentations- und Erfassungsverfahren** [3] ist, mit inzwischen verbesserten Prüfprogrammen, noch jetzt in Gebrauch, weil sich die zeitaufwendige Fertigstellung der erforderlichen IMS-online-Programme vor allem aus personellen Gründen immer wieder verzögert hat. Der Dokumentationsbeleg wird bei der stationären Aufnahme eines Patienten angelegt und bei seiner Entlassung vom Arzt mit den medizinischen Einträgen und wenigen administrativen Entlassungsdaten vervollständigt. Er wird in unserer Abteilung auf Vollständigkeit und Plausibilität geprüft und mittels eines SAS-Programmes erfaßt (FSP des Statistical Analysis System). Nach Abgleich mit den Daten unserer Patientendatenbank OUTMEDDB erfolgt dort die endgültige Abspeicherung. Zur Information der dokumentierenden Ärzte und für eventuelle Korrekturen wird ein Ausdruck ("Dokumentationsübersicht") auf die Stationen zurückgeschickt. Von drei Kliniken wird die Belegerfassung inzwischen weitgehend selbständig vorgenommen.

Bis jetzt bestand die schwierigste Aufgabe darin, das ganze Projekt organisatorisch zu bewältigen. Hatten vorher nur 5 Kliniken dokumentiert, so mußte nun ein Verfahren gleichzeitig für alle 17 Kliniken realisiert werden. Ein wesentlicher Leistungsparameter ist die **Vollständigkeitsquote** der geforderten Dokumentationsbelege: Am 31.1.86 fehlten für die mehr als 2 Wochen zurückliegenden Entlassungsfälle 33 % aller Belege. Dank der Rückinformation der Dokumentationsärzte und Stationen mittels verschiedener Auswertungen und 14tägiger bzw. monatlicher "Mahnlisten" gelang es inzwischen, diese Negativquote auf weniger als 6 % zu senken (noch wichtiger ist für uns die Fehlquote 6 Wochen nach Entlassung, die jetzt noch 3 % beträgt, jedoch 1 % erreichen soll). Wegen verschiedener Schwierigkeiten bei der Belegsammlung im ersten Dokumentationsjahr konnte allerdings erst jetzt die 100%ige Vollständigkeit für 1986 erreicht werden. (Dank der möglichen Zusammenführung unserer verwaltungsmäßigen und medizinischen Patientendaten sind das aber auch tatsächlich 100 %, und zwar bei 43.556 Behandlungsfällen in allen einzelnen Fachabteilungen 40.246 gemäß Leitfaden [5] zu dokumentierende Fachabteilungsaufenthalte [92 %] bzw. 38.253 Krankenhausaufenthalte [88 %]).

**Personell** traten erhebliche Probleme auf. In unserer Abteilung wurde bis 1985 das "alte" Dokumentationsprojekt hauptamtlich von 3 Programmierern (einer davon für die Nutzerbetreuung zuständig), 2 Halbtagskräften für Arbeitsvor- und -nachbereitung und einem Arzt betreut. Diese Mitarbeiter haben seitdem das neue Verfahren entwickelt und müssen gleichzeitig das alte Verfahren bis zu seiner 1988 erhofften Ablösung weiterbetreuen. Für die Routineaufgaben der **Belegbearbeitung**, die nur zu etwa 40 % aus Dateneingabe besteht, konnten dank der Unterstützung der Kliniksverwaltung nach und nach Vertretungs- und Aushilfskräfte sowie ABM-Kräfte eingestellt werden (überwiegend Arzthelferinnen), die alle angelernt werden mußten und gelegentlich nur wenige Wochen bei uns tätig sein konnten. Erst ab Januar 1987 konnten wir die täglich eintreffenden Belege annähernd tagfertig bearbeiten, so daß wir 1987 mit einem Rückstand von etwa 10.000 nicht erfaßten Belegen beginnen mußten, der erst jetzt aufgeholt werden konnte. (Die Tabelle 1 zeigt die Personal- und Leistungsentwicklung in diesem Bereich. Am Ende des IV. Quartals 1987 stehen nur noch befristete Mittel für 5 Vollbeschäftigte zur Verfügung.) Als wesentliche und im Einzelfall oft recht zeitaufwendige Belegbearbeitungsprobleme neben den täglichen Routineaufgaben seien beispielhaft genannt: unleserliche Handschrift des Arztes, fehlende Angaben, verwechselte Patientenidentifikation, falsche oder inzwischen geänderte Behandlungsdaten, unvollständige und nicht verschlüsselbare Hauptdiagnosen ("Zustand nach 2/3-Magenresektion" [Karzinom?, Ulkus?], "Fahrradsturz", "Zyste" usw.). In Einzelfällen hat sich diese Dokumentation durch die Erkennung abzurechnender Behandlungsfälle oder Sonderentgelte sogar bezahlt gemacht.

**Tabelle 1:** Zeitlicher Überblick über die Mitarbeitersituation bei der routinemäßigen Bearbeitung (60 %) und Eingabe (40 %) der Dokumentationsbelege ab 1. Quartal 1986

| Quartal | Vollbeschäftigte | Anzahl verarbeiteter Dokumentationsbelege | |
|---|---|---|---|
| | | absolut | pro Vollbeschäft. und Monat |
| I/1986 | 3,8 | 3.900 | 342 |
| II/1986 | 4,8 | 6.200 | 431 |
| III/1986 | 4,6 | 4.400 | 319 |
| IV/1986 | 7,1 | 10.000 | 469 |
| I/1987 | 7,7 | 12.800 | 554 |
| II/1987 | 6,7 | 11.600 | 577 |
| III/1987 | 9,5 | 20.100 | 705 |

Das **große Datenvolumen** hat uns überrascht. Wir hatten zunächst damit gerechnet, daß die Mehrzahl der Dokumentationsbelege nur die Hauptdiagnose und eine Operation, falls durchgeführt, enthält. Tatsächlich finden wir jetzt für die einzelnen Eintragungsfelder folgende Ausfüllquoten: Hauptdiagnose definitionsgemäß 100 % (in Klammern die niedrigeren Werte vom Juli 1986 [3]), weitere Diagnosen 50 % (42 %) (d. h., auf jedem 2. Beleg findet man jetzt eine oder mehrere weitere Diagnosen), Operationen 43 % (36 %), Komplikationen 4 % (2 %), konservative Therapien 27 % (19 %), andere diagnostische Maßnahmen 17 % (9 %), Freitexte 4 % (2 %). In der Tabelle 2 sind verschiedene Kennziffern gegenübergestellt, die den beträchtlichen Leistungszuwachs, aber auch den Datenumfang einer derartigen Dokumentation verdeutlichen. Die 57 % Diagnosen des neuen Verfahrens setzen sich aus 28 % Hauptdiagnosen und 29 % weiteren Diagnosen zusammen.

Die **ICD-9-Verschlüsselung** der Hauptdiagnosen hat erst jetzt begonnen. Sie soll bei der Datenerfassung computerunterstützt mit dem Programmsystem DIACOS [1] erfolgen, das zur Zeit bei uns installiert

Tabelle 2: Vergleich (25.9.87) einiger Kennziffern der Patientendatenbank OUTMEDDB für das "alte" Dokumentationsverfahren (5 Kliniken) und für das seit 1.1.1986 zusätzlich betriebene "neue" Dokumentationsverfahren (alle Kliniken). Die Datenbank enthält die Daten von 483.675 Patienten, von denen 157.900 (= 33 %) stationär behandelt worden sind (261.000 Behandlungsfälle).

| Merkmale | altes Verfahren | neues Verfahren |
| --- | --- | --- |
| Dokumentationsbeginn | 1.1.1978 | 1.1.1986 |
| dokumentierende Kliniken | 5 (seit 1980, vorh. 2) | 17 |
| Bettenzahlen dieser Kliniken | 418 | 1468 |
| dokumentierte Patienten | 55.400 | 50.000 |
|   Anteil an allen stationären Patienten | 35 % | 32 % |
| dokumentierte Behandlungsfälle | 76.100 | 69.000 |
|   Anteil an allen Behandlungsfällen | 29 % | 26 % |
| Anzahl medizinischer Einträge | 190.800 | 244.300 |
| davon:  Diagnosen | 158.400 (83 %) | 139.600 (57 %) |
|         Operationen | 24.800 (13 %) | 42.200 (18 %) |
|         konservative Therapien | 7.600 (4 %) | 29.900 (12 %) |
|         Komplikationen | – | 3.000 (1 %) |
|         diagnostische Verfahren | – | 26.800 (11 %) |
|         sonstige Freitextangaben | – | 2.800 (1 %) |
| Anzahl med. Eintr. pro dokum. Pat. | 3,4 | 4,9 |
| Anz. med. Einträge pro dok. Beh.-Fall | 2,5 | 3,5 |

wird. In der ersten Fassung unserer Diagnosenstatistik sind deshalb erst 54 % aller Diagnosen verschlüsselt, in etwa 6 Wochen sollen jedoch über 90 % erreicht sein (wegen der z. T. ungenau oder falsch formulierten Hauptdiagnosen bereiten die letzten Prozente immer größere Schwierigkeiten!). Besonderen Wert legen wir auf den Aufbau einer automatisierten **Diagnosentextstandardisierung** [4], für die bisher (2.10.87) z. B. die 4.300 häufigsten unterschiedlichen Hauptdiagnosentexte, die ca. 40.000 Behandlungsfälle repräsentieren, auf 3.690 (86 %) reduziert worden sind, von denen jedoch 190 (5 % von 3.690) als präzisionsbedürftig ausgesondert werden mußten (Beispiele oben). Diese Arbeit wurde auf Grund sorgfältiger Durchsicht und Bewertung und mit Hilfe eines SAS-Vergleichsprogrammes durchgeführt. Bei den Analysen ergab es sich, daß nur 24 Hauptdiagnosentexte 10 % aller 68.000 Behandlungsfälle repräsentieren und 1450 bereits 50 %, andererseits kamen fast 23.000 noch nicht überprüfte Hauptdiagnosentexte nur einmal vor und entsprachen 32 % aller Behandlungsfälle.

Für weitere Standardisierungsarbeiten, vor allem in Kooperation mit anderen Institutionen, möchten wir als **Standardformat** für derartige Klartexte die Länge von **zweimal 60 Zeichen vorschlagen** (= 2 Zeilen; zur Vermeidung von Verarbeitungsschwierigkeiten keine Worttrennung am Zeilenende; Satzlänge wegen des evtl. erforderlichen Leerraumes beim Zeilenwechsel maximal 121 Zeichen; es dürfte kaum sinnvoll sein, mehr als 2 Zeilen vorzusehen). Das entspricht herkömmlichen Schreibmaschinenformaten in Arztbriefen und erlaubt auch einen Spalteneinschub. Ein reales Beispiel sei hier abgedruckt:

```
z. n. Ablatio mammae rechts mit Achselhöhlenausräumung wegen
eines invasiv wachsenden, soliden, szirrhösen Mammakarzinoms
```

In der Regel genügt natürlich eine Satzlänge von 60 Zeichen. Die Auswertung der erwähnten **Hauptdiagnosentexte nach der Anzahl ihrer Zeichen** ergab folgende Werte: bis 18 Zeichen: 25 % aller Texte, bis 28 Zeichen: 50 %, bis 38 Zeichen: 75 %, bis 51 Zeichen: 90 %, bis 60 Zeichen: 94 %, bis 80 Zeichen: 97 %; nur 8 Texte sind 121 Zeichen lang. - Das vorgeschlagene Standardformat, das im Einzelfall problemlos verkürzt werden kann, ist eine wesentliche Voraussetzung für den Aufbau einer Sammlung standardisierter Diagnosentexte.

Für wissenschaftliche Auswertungen sehen wir später die zusätzliche Verschlüsselung nach SNOMED vor (vgl. [9]). Die Verschlüsselung der **Operationen** wird bei uns wahrscheinlich nach dem schweizerischen "Operationsschlüssel 1986" der VESKA [6] erfolgen.

## 3. Weitere Aufgaben

1. Die organisatorischen und damit **quantitativen Probleme** der Diagnosenstatistik sind insofern einigermaßen gelöst, als eine komplette und im Routinebetrieb stabile Datensammlung inzwischen realisiert werden konnte. Der Schwerpunkt der weiteren Arbeit liegt auf der **qualitativen Ebene** und bei den Nutzanwendungen. Eine **Qualitätsverbesserung** ist u. a. zu erreichen durch (automatisierte) Fehlerprüfungen, Textstandardisierungen, Verschlüsselungsverfahren (nicht nur der Diagnosen!) und Vergleiche mit anderweitig gespeicherten Daten (z. B. über frühere Behandlungen). Sie wird indirekt, jedoch meist sehr wirkungsvoll gefördert durch eine **bessere Nutzanwendung** der dokumentierten Daten, die auch zu einer schnellen Rückinformation des Arztes führt, z. B. durch deren Verwendung für Krankenaktenabschlußblätter, Entlassungsmeldungen und Arztbriefe (Datenerfassung am besten in deren Routineabläufe einbeziehen!), Ausdruck von Behandlungsübersichten bei der Patientenwiederaufnahme, regelmäßige und fallweise Auswertungen (Qualitätskontrolle, Information, Forschung) sowie Auswertungen im ökonomischen Bereich (Leistungsprofile, Kostenanalysen, Budgetierung u. a. [7]).

2. **Zusammenarbeit** von Krankenhäusern auf regionaler Ebene: gemeinsame Nutzung von Dokumentationen und entsprechenden EDV-Programmen, evtl. Zusammenführung ihrer Diagnosenstatistiken für regionale Morbiditätsanalysen. Erfahrungsaustausch und Kooperation auf Landes- und Bundesebene. Erstellung **nationaler stationärer Morbiditätsstatistiken** mit Zugang zu den Detailinformationen bis auf die Ebene der Einzelkrankenhäuser [4]. Verbesserung der Kooperation innerhalb der GMDS. Weitere **Standardisierung** von Definitionen und von Auswertungsvorgaben bzw. -programmen.

3. **Aufbau einer Diagnosensammlung** zwecks Standardisierung und Referenzverschlüsselung nach ICD-9 und SNOMED. Diese Arbeit wird zunächst von einzelnen Institutionen vorangetrieben werden müssen, sollte aber letztlich zum Aufbau eines deutschsprachigen **Klassifikationszentrums** führen, das außer den Diagnosen auch die diagnostischen und therapeutischen Verfahren zu bearbeiten hätte [2].

4. Breitere Einbeziehung der **ambulanten Patienten** in die medizinische Dokumentation, da eine Reihe wissenschaftlich interessanter und ökonomisch bedeutungsvoller Krankheiten überwiegend ambulant betreut wird.

5. Durchführung begleitender **Forschungsprojekte**, z. B. zur Rationalisierung und Validierung der Diagnosendokumentation, zur terminologischen und klassifikatorischen Standardisierung und zum Aufbau einer krankenhausübergreifenden Diagnosenstatistik auf freiwilliger Grundlage.

## Literatur


[1] Diekmann, F., U. Müller u. U. Ruhl: Unterstützung der Diagnosenstatistik der Krankenhäuser durch ein Diagnose-Codier-System. In: Perspektiven der Informationsverarbeitung in der Medizin. Kritische Synopse der Nutzung der Informatik in der Medizin. 31. Jahrestagung der GMDS, Göttingen, September 1986. Proceedings. Hrsg. von C.-Th. Ehlers und H. Beland. Berlin, Heidelberg, New York, London, Paris, Tokyo: Springer. 1986. S. 182-185. (Medizinische Informatik und Statistik. 64.)

[2] Empfehlungen zur Dokumentation und Auswertung von Diagnosen in Krankenhäusern. Hrsg. von E. Wilde. Stuttgart, New York: Schattauer. 1986. 17 S. (Schriftenreihe der Gesellschaft für Medizinische Dokumentation, Informatik und Statistik e. V. 8.)

[3] Graubner, B.: Entwurf und Realisierung des Göttinger Modells einer erweiterten Diagnosenstatistik nach der neuen Bundespflegesatzverordnung. In: Perspektiven der Informationsverarbeitung in der Medizin. (Siehe bei [1].) S. 173-177.

[4] Graubner, B.: Towards Nationwide Statistics on Hospital Diagnoses in Federal Republic of Germany. In: Medical Informatics Europe '87. Proceedings of the Seventh International Congress. Rome, September 21-25, 1987. Ed. by EFMI. Participants Edition. Rome. 1987. Vol. I, pp. 121-126.

[5] Klar, R., B. Graubner und C.-Th. Ehlers: Leitfaden zur Erstellung der Diagnosenstatistik nach § 16 Bundespflegesatzverordnung (BPflV). Unter Mitarbeit von R. Hartwig, Barbara Schmidt-Rettig, H.-J. Seelos u. S. Eichhorn. Hrsg.: Der Bundesminister für Arbeit und Sozialordnung (BMA). Bonn: BMA. 1986. 101 S. (Forschungsbericht Gesundheitsforschung. 135.)

[6] Operationsschlüssel 1986. Hrsg. von der Vereinigung Schweizerischer Krankenhäuser (VESKA). Aarau: VESKA. 1986. 72 und 34 S.

[7] Tauch, J. G.: Budgetierung im Krankenhaus. Strategien zum Aufbau und zur Nutzung eines entscheidungsorientierten Controlling-Konzepts. Gütersloh: J. G. Tauch. 1986. 73. S., 47 Abb. (Gütersloher Krankenhaus-Schriften. 1.)

[8] Verordnung zur Regelung der Krankenhauspflegesätze (Bundespflegesatzverordnung - BPflV) vom 21. August 1985. Bundesgesetzblatt, Jahrgang 1985, Teil I, S. 1666-1694

[9] Wingert, F.: Automated Indexing of SNOMED Statements into ICD. Methods of Information in Medicine (Stuttgart). 26 (1987) Nr. 3, S. 93-98.



**Wir danken** Dr. Peter Pietrzyk für die Grundlagen des SAS-Vergleichsprogrammes und insbesondere Barbara Ehle, Rolf-Peter Panzlaff und Jochen Caumanns nebst den Belegbearbeiterinnen für Programmierung, Organisation und Mitwirkung bei der Entwicklung dieses Dokumentationsverfahrens.

<u>BESTIMMUNGSGRÜNDE DER VERWEILDAUER VON PATIENTEN IN
AKUTKRANKENHÄUSERN
ANALYSE DER KRANKENHAUSDIAGNOSENSTATISTIK SCHLESWIG-HOLSTEIN</u>

A. Jenke, F.-M. Niemann
Institut für Gesundheits-System-Forschung Kiel

**Fragestellung**

In der Bundesrepublik Deutschland werden häufig zu hohe Verweildauern in Akutkrankenhäusern kritisiert. Als möglicher Referenzstandard werden die Verhältnisse in den USA angeführt. Dort liegt die Verweildauer fast 50 v. H. unter der von bundesdeutschen Akutkrankenhäusern. Entsprechende Schlußfolgerungen über das Ausmaß von "Fehlbelegungen" und "unwirtschaftlicher" Leistungserbringung beruhen meistens auf der vergleichenden Analyse von Abteilungs- oder Betriebskennziffern. Um jedoch eine differenziertere Beschreibung der Nutzung von Krankenhauskapazitäten etwa für bedarfsplanerische Ziele zu liefern, ist eine fallbezogene Analyse von Verweildauern notwendig.

Mit der vor etwa zehn Jahren eingeführten Krankenhausdiagnosestatistik Schleswig-Holstein (KDSSH) liegt umfangreiches fall- und krankenhausbezogenes Datenmaterial vor. Dieses Material wurde in einer vom Bundesministerium für Arbeit und Sozialordnung geförderten Studie analysiert.[*] Eines der Untersuchungsziele war die Bestimmung von Einflußfaktoren auf die Patientenverweildauer.

Im folgenden werden das Datenmaterial, die Analysemethoden und die Ergebnisse dargestellt. Inhaltlich wurde von der Hypothese ausgegangen, daß Einflußfaktoren auf die Krankenhausverweildauer dann besonders aussagekräftig sind, wenn sie in behandlungsfallnahen Merkmalen bestehen. Dies legt eine Hierarchie von Einflußgrößen nahe. In absteigender Reihe sind dies krankheits- und patientenbezogene Merkmale, das Fallmanagement, Abteilungs- und Krankenhausmerkmale sowie Umfeldmerkmale. Die statistische Arbeitshypothese ging von einer Lognormalverteilung der Patientenverweildauern aus.

**Material**

Die KDSSH beruht auf Informationen, welche die teilnehmenden Akutkrankenhäuser für Abrechnungszwecke mit Kostenträgern der Datenzentrale Schleswig-Holstein zur Verfügung stellen. Erhebungseinheit ist der einzelne Abteilungsfall. Bezogen auf alle Abteilungsfälle in Akutkrankenhäusern in Schleswig-Holstein liegt der derzeitige Ausschöpfungsgrad bei 56 v. H. Der Datensatz enthält neben Angaben zur Fallidentifikation patientenbezogene Merkmale und aufenthaltsbezogene Merkmale. Die Angaben zur Entlassungsdiagnose einschließlich zweier Nebendiagnosen werden nach der dreistelligen

---

[*] Der Ergebnisbericht wird zur Zeit durch den Auftraggeber geprüft.

ICD in der 9. Revision verschlüsselt. Zusätzlich ist eine Qualifizierung der Diagnose in "gesichert", "Verdacht auf" und "Zustand nach" möglich. Der Datensatz der KDSSH enthält außer der Krankenhausabteilung keine weiteren krankenhausbezogenen Informationen. Daher wurden Krankenhausmerkmale und Umfeldmerkmale durch eine mündliche Befragung von Verwaltungsleitern und Auswertung sekundärstatistischer Informationen nachträglich erhoben.

Bei den Krankenhausmerkmalen handelt es sich im einzelnen um wirtschaftliche Kennzahlen, Personalausstattung, technische Ausstattung, Organisationsroutinen bezüglich der technischen Ausstattung, Angebotsbesonderheiten und das Verhältnis zum Nachsorgebereich. Krankenhausumfeldmerkmale beschreiben die Dichte der Versorgung durch niedergelassene Ärzte und durch Einrichtungen der stationären und ambulanten Altenhilfe. Krankenhaus- und Umfeldmerkmale wurden im Verlauf der weiteren Analysen den Datensätzen der Krankenhausdiagnosestatistik zugeordnet und sind somit als unabhängige Merkmale des Behandlungsfalles zur Erklärung der abhängigen Variablen Patientenverweildauer zu interpretieren.

Für die Analysen wurden nur Fälle verarbeitet, deren Verweildauer als abgeschlossene Behandlung aufgefaßt werden kann. Ausgeschlossen wurden deshalb alle internen und externen Verlegungen, Neugeborene und Todesfälle. Verschlüsselungsprobleme beim Übergang von der ICD 8 auf die ICD 9 und Ausfälle beim Krankenhausinterview führten zu einer weiteren Reduktion der Datenbasis. Insgesamt wurden 1,16 Mio. Abteilungsfälle in 34 Krankenhäusern analysiert. Um eine für die verschiedenen Faktorausprägungen ausreichende Fallzahl zu erhalten, beschränkte sich die Analyse auf 289 Diagnosen. Diese deckten jedoch 80 v. H. der Fälle ab.

**Methoden**

Eine Absicht des Forschungsvorhabens war die Erklärung der Variation des abhängigen Merkmals Krankenhausverweildauer durch mehrere unabhängige Merkmale, die zum Teil auf quantitativem, zum Teil auf qualitativem Meßniveau vorlagen. Unter bestimmten Voraussetzungen könnte in diesem Fall die sich aus Regressions- und Varianzanalyse zusammensetzende Kovarianzanalyse Anwendung finden. Hierbei setzt die einfache Regression einen sich auf die Linearität der Regressionsparameter beruhenden linearen Zusammenhang zwischen Beobachtungsgröße und Erklärungsvariablen voraus. Bei den hier vorliegenden quantitativen Variablen, Alter, wirtschaftliche Kennzahlen der Krankenhäuser und Krankenhausumfeldmerkmale, konnte jedoch nicht von einem linearen Zusammenhang mit der Patientenverweildauer ausgegangen werden. Selbst bei Anwendung nichtlinearer Modelle wären plausible Hypothesen über die Art des Zusammenhangs bei jeder einzelnen Diagnose Voraussetzung gewesen. Diese existieren jedoch nicht. Als Konsequenz ergab sich die Verwendung eines varianzanalytischen Ansatzes mit vorhergehender Klassierung der quantitativen Variablen.

Da die Homoskedastizität zwischen den durch Faktorausprägungen definierten Untersuchungsgruppen nicht gegeben war, wurde die Verweildauer logarithmisch transformiert. Gleichzeitig konnte dadurch auf eine Berücksichtigung von Wechselwirkungen der potentiellen Einflußgrößen verzichtet werden, da diese nach der Transformation nicht mehr signifikant von der Nullhypothese abwichen.

Ein zweiter kritischer Punkt des vorgeschlagenen Analysemodells betrifft die Verteilungsannahme. In Übereinstimmung mit der internationalen Literatur wurde in der vorliegenden Arbeit die Hypothese der Normalverteilung der logarithmierten Patientenverweildauer benutzt.

Das statistische Modell wurde in zwei verschiedenen Ansätzen eingesetzt. Der erste merkmalsorientierte Ansatz verwendete nur Fallmerkmale der KDSSH und Krankenhausmerkmale nach den Ergebnissen des Krankenhausinterviews als erklärende Variablen. Der zweite krankenhausbezogene Ansatz verwendete neben den Fallmerkmalen das ganze Krankenhaus als erklärende Variable. Im krankenhausbezogenen Ansatz wird der Erklärungswert des Merkmals "Krankenhaus" insgesamt erkennbar. Wird darüber hinaus gefragt, welche Krankenhausmerkmale für spezifische Unterschiede in der Verweildauer maßgeblich sein könnten, so kann auf den ersten Ansatz zurückgegriffen werden.

Ergebnisse

Ziel der ersten Analysen bei ausgewählten Diagnosen mit hohen Fallzahlen war die Reduktion der Erklärungsvariablen. So konnten die Fallmerkmale Geschlecht, Unterbringungsart und Kostenträgerschaft keinen Beitrag zur Erklärung der Mittelwertunterschiede in den Verweildauern leisten. Die Nutzung des Merkmalkataloges der KDSSH beschränkte sich auf Alter, Diagnosesicherheit, Erhebungsjahr und Krankenhaus. Bei den Krankenhausmerkmalen stellten sich der Nutzungsgrad der Abteilung, der allgemeine Pflegesatz und die Relation zwischen Bettenzahl und dem medizinisch-pflegerischen Personal als erklärungskräftig heraus. Das Vorhandensein von diagnostischen und therapeutischen Angebotsbesonderheiten des Krankenhauses und die Ausstattung mit medizinisch-technischen Großgeräten als Indikator für den Technologieeinsatz hatte ebenfalls einen Einfluß auf die Patientenverweildauer.

Generell konnte festgestellt werden, daß der Erklärungswert der unabhängigen Variablen je nach Diagnose sehr unterschiedlich ausfällt. Das Bestimmtheitsmaß erreicht im Durchschnitt 20 v. H. Bei einigen Diagnosen konnten jedoch wesentlich höhere Varianzanteile erklärt werden. Die diagnosebezogene Differenzierung der erklärten Gesamtvarianz setzt sich bei der Betrachtung des Erklärungswertes der einzelnen unabhängigen Variablen fort. Der größte Teil des Erklärungswertes entfällt auf das Merkmal Patientenalter. Jedoch tritt dieser bei einigen Diagnosen hinter anderen Einflußfaktoren, insbesondere den Krankenhausmerkmalen, zurück.

Von den untersuchten Diagnosen wiesen 81 einen hohen Anteil nicht erklärter Varianz innerhalb der Gruppen auf. Hier wird eine Erklärungsreserve für patientenspezifische Einflußfaktoren vermutet. Zur Identifizierung besonders auffälliger Diagnosen wurden diese anhand des Erklärungsbeitrages eines Faktors zur Gesamtvarianz absteigend geordnet. So konnte zum Beispiel bei den Appendizitiden

(ICD 540 - 543) lediglich das Merkmal Diagnosesicherheit einen Beitrag zur Erklärung der Verweildauerstreuung leisten. Weitere Auffälligkeiten zeigten einige geburtshilfliche Diagnosen und perinatale Störungen. In diesem Fall wurde die Varianz der Verweildauer nahezu ausschließlich von krankenhausspezifischen Faktoren beeinflußt. Der Vergleich mit der insgesamt erklärten Varianz zeigt, inwieweit konkurrierende Erklärungsmerkmale zu den Krankenhausmerkmalen hinzutreten. Weitere auffällige Diagnosen sind einige Augenkrankheiten (ICD 374, 375, 378) sowie Krankheiten des Bewegungsapparates (ICD 725, 727, 733). In diesem Fall konnte ein Einfluß der Krankenhausumfeldmerkmale nachgewiesen werden.


**Diskussion**


Ein Vergleich der Ergebnisse der varianzanalytischen Berechnungen zeigt, daß sich die Diagnosen anhand eines festen Satzes unabhängiger Variablen sinnvoll zu Gruppen zusammenfassen lassen. Soweit diese Gruppen besonders ausgeprägte Einflußcharakteristika aufweisen, fallen sie im allgemeinen mit klinisch definierbaren Diagnosegruppen zusammen. Bei diesen Gruppen konnte eine plausible Zusammenhangsstruktur zwischen Einflußgrößen und Patientenverweildauer nachgewiesen werden.

Einschränkungen der Ergebnisse ergeben sich durch den Abteilungsfallbezug der KDSSH und den dadurch erzwungenen Verzicht auf intern verlegte Fälle. Es kann vermutet werden, daß für die Analyse von Verweildauerunterschieden auch diese Fälle von Interesse sind.

Eine gleichgerichtete Bewertung des Erklärungswertes der verwendeten unabhängigen Variablen über alle Diagnosen hinweg ist nach den vorliegenden Ergebnissen nicht möglich. Dies liegt im wesentlichen daran, daß die Verweildauer eines Krankenhauspatienten hauptsächlich durch die Schwere der Krankheit, weitere Patientenmerkmale und Merkmale des Fallmanagements beeinflußt wird. Je nach Diagnose oder Diagnosegruppe wird sich in bezug auf die Patientenverweildauer eine jeweils andere Kombination von unabhängigen Merkmalen als erklärungskräftig erweisen. Die Alternative zur gleichgerichteten Analyse über alle Diagnosen wäre ein Forschungsansatz, der sich auf wenige "Tracerdiagnosen" beschränkt. Der Nachteil des letzteren Ansatzes besteht in der fehlenden Möglichkeit, den Erklärungsbeitrag spezifischer Faktoren für andere Diagnosen abzuschätzen.

Die bei der Mehrzahl der Diagnosen mit den verfügbaren Daten nicht erklärte Varianz innerhalb der nach Krankenhausabteilung, Krankenhaus, Altersgruppe, Zugangsart, Abgangsart, Diagnosesicherheit und Erhebungsjahr homogenen Patientengruppen läßt auf ein großes Reservoir an weiteren Einflußgrößen schließen. Diese Einflußgrößen dürften überwiegend im Bereich der Krankheitsschwere und in Merkmalen des Behandlungsverlaufes und der Behandlungsweise wie zum Beispiel auftretende Komplikationen, Art der Operationsplanung und ähnlichem liegen. Als Konsequenz für die Verweildauerforschung ergibt sich die Forderung nach der Verwendung prospektiv erhobener, möglichst fallnaher Informationen.

# Register

# METHODOLOGIE KLINISCHER FORSCHUNGSREGISTER


J. Mau, D. Axmann, E. Bluhmki, Ch. Scheytt
Sonderforschungsbereich Implantologie
Universität Tübingen


ARMITAGE und GEHAN (1974) definieren Prognose als "Vorhersage über die
Dauer, den Verlauf und den Ausgang der Krankheit eines einzelnen Patienten und eine prognostische Studie als eine wissenschaftliche Untersuchung, welche wesentliche Informationen über die Prognosen einer
Krankheit liefert, vgl. auch ARMITAGE et al. (1969). Es wird still-
schweigend unterstellt, daß die Untersuchung auf klinischen Daten
basiert.

Eine therapeutische Studie beinhaltet demgegenüber jede Art einer
Auswertung von Patientendaten um

(i)    eine Gruppe von Therapien oder eine spezielle Behandlung durch
       Patientenmerkmale zu beschreiben, oder

(ii)   den therapeutischen Wert einzelner und konkurrierender Behand-
       lungen anhand erwünschter und unerwünschter Effekte zu beurteilen.

Die Ziele prognostischer Studien sind im einzelnen

(i)    die Beschreibung von Krankheitsklassen.

(ii)   die Charakterisierung von Krankheitsphasen auf Grund klinischer
       Symptome und Laboruntersuchungen, und

(iii)  die Identifizierung von Patienten-Untergruppen mit abweichender
       Prognose und die Bestimmung der prognostischen Faktoren.

Man sollte zwischen individuellen Patientenmerkmalen (z.B. Alter,
Geschlecht, Blutdruck) und zweckbestimmten oder experimentellen Größen,
die vom Untersuchenden festgelegt werden können, unterscheiden. Die
letzteren dürfen im weitesten Sinne als Behandlungen zusammengefaßt
werden. Eine definitive Abschätzung ihres prognostischen Wertes erhält
man am besten durch eine Studie, die nach Art einer kontrollierten klinischen Prüfung geplant und durchgeführt wird.

Aspekte der Planung und Analyse von therapeutischen Studien, insbesondere kontrollierten klinischen Prüfungen, sind von mehreren Autoren,
z.B. POCOCK (1985) und FRIEDMAN et al. (1981), umfassend beschrieben
worden. Obwohl ARMITAGE und GEHAN (1974) großes Gewicht auf Aspekte der
statistischen Auswertung legen, bilden jedoch auch die Erfassung, die
Überwachung und Aufbereitung der Daten einen wichtigen Teil der Metho-
dologie prognostischer Studien. Sie erwähnen, daß laufende klinische
Prüfungen die notwendigen Daten als Nebenprodukt zu liefern vermögen;

eine wichtigere Datenquelle für die Abschätzung von Prognosen sind aber
anscheinend Patienten-Register.

Den Begriff "Register" wenden wir auf Datenbasen sowohl prognostischer als auch therapeutischer Studien an. Die Planung eines Registers ist deshalb ein wesentlicher Bestandteil beim Erstellen eines
Studienprotokolls.

BYAR (1980, 1981), FLEMING (1982) und MANTEL (1983) diskutierten
die entstehenden Probleme, wenn versucht wird, eine therapeutische
Studie auf Daten aus Patienten-Registern zu stützen. LASZLO (1985)
vergleicht Krankheitsregister und Datenbasen im Hinblick auf die Ziele,
der Anzahl der Patienten und Parameter usw. Eine Systematik in der
Terminologie wäre sicher zweckmäßig.

Es wird eine Unterscheidung zwischen Populations- und Forschungs-
register anhand der in der folgenden Tabelle aufgeführten Kriterien
vorgeschlagen:


D I F F E R E N Z I E R U N G   V O N   R E G I S T E R N

| | POPULATIONSREGISTER | FORSCHUNGSREGISTER |
|---|---|---|
| ZIELE | Beschreibung | Identifizierung |
| | - größerer Klassen | - einzelner Stadien |
| | - geograph. Verteilung | - prognost. Faktoren |
| | von Krankheiten & | - Therapien |
| | Therapien | |
| MERKMALE | wenige | viele |
| PATIENTEN | viele | wenige |
| STANDARDISIERUNG | | |
| - DER BEFUNDERHEBUNG | nein | ja |
| - DER BEHANDLUNGEN | nein | ja |
| QUALITÄTSKONTROLLE DER | | |
| DATENVERARBEITUNG | gering | umfangreich |


Daraus ergibt sich, entsprechend MAU et al. (1986), eine Unterscheidung zwischen zwei Hauptformen sowohl therapeutischer als auch prognostischer Studien: die Beobachtungsstudie und die klinische Prüfung. Die
zusätzliche Anwendung statistischer Methoden bei der Zuteilung von Be-

handlungen bzw. bei der Patientenauswahl charakterisieren die randomisierte klinische Therapieprüfung bzw. die randomisierte klinische Prüfung prognostischer Faktoren.

Bezeichnet man vergleichende klinische Therapiestudien mit festge-
legten Durchführungsbedingungen und randomisierter Zuteilung zu den Behandlungsgruppen als kontrollierte Therapiestudien, so mag man eine
klinische Studie zur Überprüfung prognostischer Faktoren mit festge-
legten Durchführungsbedingungen und zufälliger Patientenauswahl bei
vorgegebener Struktur als kontrollierte prognostische Studie bezeichnen.
Dabei werden Patienten so ausgewählt, daß eine vorgegebene Struktur angestrebt, aber nicht erzwungen wird, wenn sie von der tatsächlichen
Struktur im Patientenreservoir zu stark abweicht.

Entscheidend für die Planung einer prognostischen Studie ist nach
einem von MAU et al. (1987) entwickelten Konzept der <u>Leitfaktor</u>. Er entspricht dem Hauptzielkriterium einer randomisierten klinischen Therapieprüfung und gehört zu den potentiellen Einflußfaktoren. Unter ihnen wird
er als derjenige ausgezeichnet, dessen prognostische Wertigkeit für die
Zielgröße von außerordentlichem Interesse ist. Nach einem für jede
Studie spezifischen Regressionsansatz kann der Leitfaktor zusammen mit
dem klinisch relevanten Unterschied in der Prognose für <u>Fallzahl-
schätzungen</u> herangezogen werden.

Ein Standardprotokoll für eine kontrollierte prognostische Studie,
wie es beispielsweise für das 'Implantatforschungsregister' des SFB 175
"Implantologie" vom Projektbereich "Statistik" an der Universität Tübingen erstellt wird, hat nun im wesentlichen die Form wie dasjenige
einer klinischen Therapieprüfung, vgl. MAU (1986). Für das Tübinger-
Implantat als Einzelzahnersatz ist das Hauptzielkriterium die Dauer der
ossären Integration der gesetzten Implantate vor und unter Belastung.
Aufgrund der Erfahrung bei der Auswertung des Klinikregisters
'Tübinger-Implantatdatei' (BLUHMKI und MAU, 1987) erscheint hierbei in
der belastungsfreien Zeit der Verlust der knöchernen Begrenzung und in
der Zeit nach prothetischer Versorgung ein Parameter der Implantat-
mobilität oder der Schleimhautreaktion als jeweiliger Leitfaktor sinnvoll.

Bezogen auf die an der Universität Tübingen geführten Implantat-
Register, kann die Strategie der klinischen Therapieforschung allgemein
in der folgenden Abbildung dargestellt werden.

Abb. 1: Forschungsstrategie. SFB = SFB 175 Implantologie, SPP Ox = Studie
        Nr. x im DFG-Schwerpunktprogramm "Verlaufskontrolle und Weiter-
        entwicklung zahnärztlicher Implantate", DGZMK = Deutsche Gesell-
        schaft für Zahn-, Mund- und Kieferheilkunde e.V.

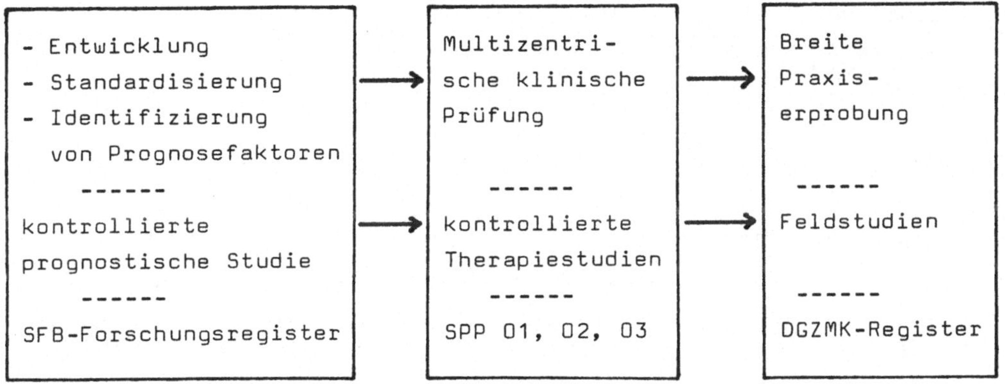


Die <u>statistischen Auswertungen</u>, die bei langfristigen Erhebungen
vorgenommen werden, sind durch wiederholte Einbeziehung der "älteren"
Datenbestände gekennzeichnet. Bei der Auswahl statistischer Verfahren
sollte die Datenakkumulation in derartigen Registern berücksichtigt
werden: Wertet man z.B. zum x-ten Male anläßlich einer wissenschaftlichen Tagung aus, darf dies nicht in einer Weise geschehen, als hätten
die x-1 früheren Auswertungen nicht stattgefunden. Vielmehr kann der
medizinische Partner erwarten, daß die Fortschreibung der statistischen
Analyse den Zugewinn an Information gegenüber der (x-1)-ten Auswertung
ebenso beinhaltet wie die Deskription des aktuellen Standes. Je nach
Fragestellung ist man also mit dem Problem unvollständiger, oft auch
unregelmäßiger, Beobachtung eines stochastischen Prozesses oder mit dem
des sequentiellen Schätzens konfrontiert. Zur ersten Situation wurden
Methoden der Zeitreihenanalyse vorgeschlagen (SCOTT et al., 1977). Für
die zweite Situation lassen sich Ansätze zum kalenderzeitlichen "monitoring" von MAU (1987) verwenden, wenn Unterschiede zwischen Wartezeit-
verteilungen geprüft werden sollen. Im letzteren Fall kombiniert man
die in disjunkten Kalenderzeitintervallen separat ausgewertete Information zu einer Teststatistik. Auf die Anpassung von Regressionsmodellen
wird man dieses Vorgehen nur in einfachen Fällen übertragen können.

Dem in der Zeitreihenanalyse bekannten Kalman-Filter ist die Analyse
mit Bayes-Verfahren verwandt. Die a-posteriori-Verteilung der (x-1)-ten
Auswertung wird zur a-priori-Verteilung vor der x-ten Auswertung. Mit
der Likelihood für die nach der (x-1)-ten Auswertung hinzugekommenen
Daten ergibt sich theoretisch die a-posteriori-Verteilung der x-ten
Auswertung, die dann den aktuellen Stand der statistischen Analyse repräsentiert. Siehe BOX und TIAO (1973) für eine ausführliche Darstellung
hinsichtlich varianz- und regressionsanalytischer Fragestellungen. Bei

Berücksichtigung vieler unbekannter Parameter ergeben sich Integrations-
probleme, die auch numerisch schwierig zu lösen sind (vgl. SMITH et al.,
1985).



Literatur

1. ARMITAGE, P., MCPHERSON, C.K., COPAS, J.C. (1969): Statistical
   studies of prognosis in advanced breast cancer. J. Chron. Dis. 22,
   323-360.

2. ARMITAGE, P., GEHAN, E.A. (1974): Statistical methods for identi-
   fication and use of prognostic factors. Int. J. Cancer 13, 16-36.

3. BLUHMKI, E., MAU, J. (1987): Statistische Auswertung der Tübinger-
   Implantatdatei für den Erhebungszeitraum Nov. '75 - Jan. '87. Res.
   Rep. 3/87, Statist. Proj. SFB 175, University of Tübingen.

4. BOX, G.E.P., TIAO, G.C. (1973): Bayesian inference in statistical
   analysis. Eddison-Wesley, Reading.

5. BYAR, D. (1980): Why data bases should not replace randomized
   clinical trials. Biometrics 36, 337-342.

6. BYAR, D. (1981): Possibilities and limitations of observational
   studies and evaluation of medical data bases. Proceeding.
   26. Jahrestagung der GMDS, 21-23. Sept. 1981, Springer, Berlin,
   528-537.

7. FLEMING, T.R. (1982): Historical controls, data banks, and randomized trials in clinical research: a review. Cancer Treatment
   Rep. 66, 1101-1105

8. FRIEDMAN, L.M., FURBERG, C.D., DEMETS, D.L. (1981): Fundamentals
   of clinical trials. John Wright, Boston.

9. LASZLO, J. (1985): Health registry and clinical data base technology: with special emphases on cancer registries. J. Chron.
   Dis. 38, 67-78.

10. MANTEL, N. (1983): Cautions on the use of medical data-bases.
    Statist. in Med. 2, 355-362.

11. MAU, J., NETTER, P., NOWAK, H., VOLLMAR, J. (1986): Biometrische
    Aspekte der Planung und Durchführung nichtrandomisierter verglei-
    chender klinischer Prüfungen. Dtsch. med. Wschr. 111, 1569-1573.

12. MAU, J. (1986): Ein kurzer Leitfaden für die Planung einer klini-
    schen Prüfung. Z. Zahnärztl. Implantol. II, 108-110.

13. MAU, J. (1987): Monitoring of therapeutical studies via partitioned
    counting processes. Res. Rep. 1/87, Statist. Proj. SFB 175, Uni-
    versity of Tübingen.

14. MAU, J., AXMANN, D., BLUHMKI, E., SCHEYTT, CH. (1987): On the
    planning of research registries and controlled prognostic studies.
    Res. Rep. 2/87, Statist. Proj. SFB 175, University of Tübingen.

15. POCOCK, S.J. (1985): Clinical trials: A practicable approach.
    John Wiley & Sons, Chichester.

16. SCOTT, A.J., SMITH, T.M.F., JONES, G.R. (1977): The application of
    time series methods to the analysis of repeated surveys. Int. Stat.
    Rev. 45, 13-28.

17. SMITH, A.F.M., SKENE, A.M., SHAW, J.E.H., NAYLOR, J.C., DRANSFIELD,
    M. (1985): The implementation of the Bayesian paradigm. Comm. Stat.-
    Theor. Meth. 14, 1079-1102.

# Der Stellenwert prozeduraler Klassifizierungen für die Nutzung von Daten in klinischen Tumorregistern

Tumorregister München, Institut für Medizinische Informationsverarbeitung, Statistik und Biomathematik

G. Schubert-Fritschle, D. Hölzel, E. Eberle

Der Erfolg klinischer Tumorregister hängt u.a. ab von den Nutzungsmöglichkeiten und dem Grad der tatsächlichen Nutzung seiner Daten. Deshalb müssen - wie für jeden komplexen Datenbestand - Deskriptionen und Analysen flexibel, ökonomisch und nach Bedarf auch interaktiv durchführbar sein.

Das Tumorregister München (TRM) erfaßt als klinikübergreifende Einrichtung neben den Daten zur primären malignen Erkrankung auch den Krankheitsverlauf. Die resultierenden zeitlichen Verläufe stellen besondere Anforderungen an die Auswertungsmöglichkeiten. Die unter diesen Aspekten erarbeiteten Lösungsansätze sollen im folgenden beispielhaft für einfache Klassifikationen und für die prozedurale Anbindung externer Datenbestände dargestellt werden. Zunächst seien aber die besonderen Randbedingungen erwähnt, die wohl für jedes klinische Tumorregister gelten:

* kontinuierliche Fortschreibung der Daten
    - steigende Fallzahl
    - neue Daten zum Krankheitsverlauf
* große Zahl von Kooperationspartnern
    - hoher Aufwand für Kommunikation und Datenfluß
    - Diversifikation von zeitlich und inhaltlich nicht vorhersehbaren Fragestellungen
* Erstellung von Routineauswertungen (klinikspezifisch, tumorspezifisch, klinik- und tumorspezifisch)
* 50-200 Subgruppen maligner Erkrankungen
    - große Zahl inhaltlich variierender Klassifikationen (Alter, Stadium, Histologien, ...)
    - komplexe Klassenbildungen

Der Auswertungsaufwand unter derartigen Bedingungen wächst zusätzlich durch feingegliederte Codierungen (z.B. ICD-O-DA) und kann nur durch eine geeignete Strukturierung von Daten, Klassifikationskriterien und Algorithmen minimiert werden. In der kontinuierlichen Datenfortschreibung, den periodisch erforderlichen Auswertungen und der notwendigen Reproduzierbarkeit von Ergebnissen liegen die Gründe für die inhaltliche Standardisierung und Automatisierung von Klassifizierungsprozessen.

Der für das TRM erarbeitete Lösungsansatz sei am Beispiel der eindimensionalen Klassifikation dargestellt. Als Klassifikation wird der Prozeß bezeichnet, der jede Beobachtungseinheit nach eindeutigen Kriterien einer Klasse zuordnet. Bei mehrdimensionalen Klassifikationen werden mehrere Merkmale durch logische oder algorithmische Funktionen verknüpft. Mit der Dimensionalität der Klassifikation steigt die Komplexität der resultierenden Sachaussage, d.h. durch die zunehmende Verdichtung der Information wird eine höhere Abstraktion erreicht.

Als prozedurale Klassifizierung sei die Klassifikation mit Hilfe parametergesteuerter Prozeduren bezeichnet, wobei die Klassifikationskriterien als definitorisches Wissen in einer Kriterienbank gespeichert werden. Dasselbe gilt für das in einer Methodenbank gespeicherte algorithmische Wissen. Das Ergebnis der Klassifizierung wird in der Datenbank in einem neuen, sogenannten generierten Merkmal abgelegt.

Vorteile dieser Vorgehensweise sind
- Unabhängigkeit von physikalischer Datenspeicherung,
- Trennung von definitorischem und algorithmischem Wissen,
- Modularisierung der Abläufe,
- Standardisierung von Klassifikationskriterien und Algorithmen,
- Reduzierung des Pflegeaufwands für Definitionen und Algorithmen,
- Reproduzierbarkeit der Analysen,
- Reduzierung von Rechenzeit und Speicherplatz,
- Nutzbarkeit des definitorischen Wissens für Klassifikation, Aggregation und Deskription.

Die Klassifikation der 63 im TRM gespeicherten Lokalisationsangaben zum malignen Melanom zeigt beispielhaft das Prinzip der prozeduralen Klassifizierung.

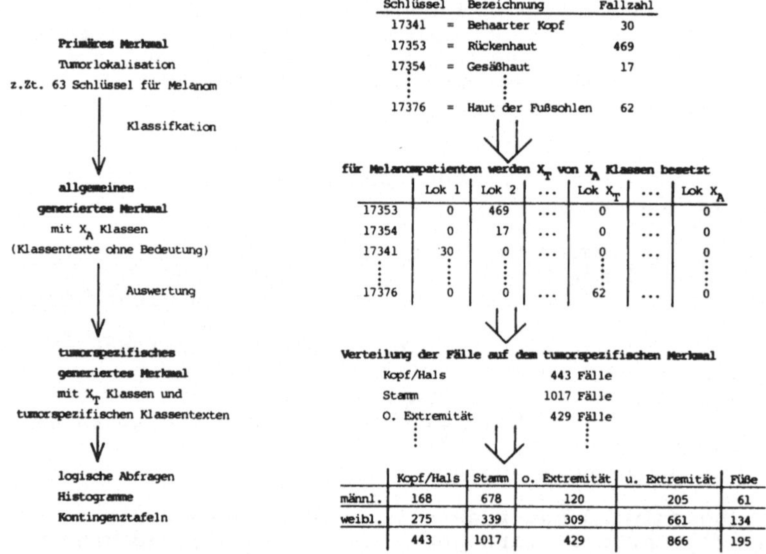



| Schlüssel | | Bezeichnung | Fallzahl |
|---|---|---|---|
| 17341 | = | Behaarter Kopf | 30 |
| 17353 | = | Rückenhaut | 469 |
| 17354 | = | Gesäßhaut | 17 |
| ⋮ | | ⋮ | |
| 17376 | = | Haut der Fußsohlen | 62 |

für Melanompatienten werden $X_T$ von $X_A$ Klassen besetzt

| | Lok 1 | Lok 2 | ... | Lok $X_T$ | ... | Lok $X_A$ |
|---|---|---|---|---|---|---|
| 17353 | 0 | 469 | ... | 0 | ... | 0 |
| 17354 | 0 | 17 | ... | 0 | ... | 0 |
| 17341 | 30 | 0 | ... | 0 | ... | 0 |
| ⋮ | ⋮ | ⋮ | | ⋮ | | ⋮ |
| 17376 | 0 | 0 | ... | 62 | ... | 0 |

Verteilung der Fälle auf dem tumorspezifischen Merkmal

| Kopf/Hals | 443 Fälle |
|---|---|
| Stamm | 1017 Fälle |
| O. Extremität | 429 Fälle |
| ⋮ | ⋮ |

| | Kopf/Hals | Stamm | o. Extremität | u. Extremität | Füße |
|---|---|---|---|---|---|
| männl. | 168 | 678 | 120 | 205 | 61 |
| weibl. | 275 | 339 | 309 | 661 | 134 |
| | 443 | 1017 | 429 | 866 | 195 |

Abb. 1: Prozedurale Klassifizierung der Tumorlokalisation am Beispiel malignes Melanom

Der Klassifikationsalgorithmus liest die Klassifikationskriterien aus der Kriterienbank, selektiert die zu klassifizierende Untergruppe und weist jedem Fall den inhaltlichen Kriterien entsprechend eine Ziffer zu, die die tumorspezifische Klassenzugehörigkeit repräsentiert. Diese wird zunächst in einem allgemeinen, d.h. für alle Fälle gleichzeitig verwendbaren, generierten Merkmal abgespeichert. Dies hat zur Folge, daß z.B. die Ziffer 7 für Melanompatienten eine andere Bedeutung hat als für Mammakarzinompatientinnen. Es können also auf einem Merkmal klassifizierte Lokalisationsangaben für alle Tumoren verfügbar gehalten werden, abgesehen von Fällen mit Mehrfachmalignomen, die zugehörige Bedeutung wird der Kriterienbank entnommen.
Erst im Rahmen der eigentlichen Auswertung wird diese tumorspezifische Information, das sind Klassenzahl und Klassentexte, für die Generierung eines temporären, d.h. jederzeit überschreibbaren, generierten Merkmals verwendet. Das tumorspezifische, nur für die relevante Untergruppe besetzte Merkmal steht nun für differenzierte Auswertungen zur Verfügung.

Das definitorische Wissen umfaßt - wieder für das Beispiel Lokalisation
des malignen Melanoms

pro Merkmal:

| | | |
|---|---|---|
| Merkmalsname | – | Lokalisation |
| Erläuterung | – | alle primären Melanome mit unilokulärem Tumor |
| Klassenzahl | – | 6 |
| Klassifikations-algorithmus | – | eindimensional, logisch ODER |

pro Merkmalsklasse:

| | | |
|---|---|---|
| Klassentext | – | Kopf/Hals |
| Schlüsselliste | – | 17301, 17303, 17311 ... |
| Erläuterung | – | enthält auch Wangenschleimhaut |

Für mehrdimensionale Klassifizierungen werden sowohl die Klassifikationskriterien wie auch die Algorithmen komplizierter. Beispiel hierfür
wäre ein Merkmal, das neben der Art des Tumors eine Typisierung des
Krankheitsverlaufs beinhaltet, wobei das Auftreten weiterer Malignome,
lokoregionärer Rezidive und Metastasen ebenso berücksichtigt ist wie
der Follow-up-Status (verstorben, unter Beobachtung, lost-to-follow-
up). Eine derartige Klassifizierung führt zwar bei Einbeziehung aller
Tumoren zu ca. 800 Klassen, sie gibt aber besonders bei interaktiver
Nutzung einen schnellen Überblick über den Krankheitsverlauf einer ausgewählten Untergruppe.

Der Einsatz arithmetischer Funktionen und die Notwendigkeit der prozeduralen Anbindung externer Datenbestände sei an einem dritten Beispiel
erläutert. Da klinische Tumorregister in besonderem Maße von Selektio-
nen betroffen sind, hat die Kontrastierung der eigenen Daten zur Mortalitätsstatistik und die Standardisierung eine gewisse Bedeutung. Hierfür wurden Zugriffsmöglichkeiten auf altersspezifische Daten zu den Todesursachen und den Einwohnerzahlen realisiert. Abb. 2 zeigt eine altersspezifische Inzidenzschätzung für das Bronchialkarzinom in der BRD
sowie eine für Universitätskliniken charakteristische Verschiebung der
Altersverteilung hin zu jüngeren Jahrgängen.

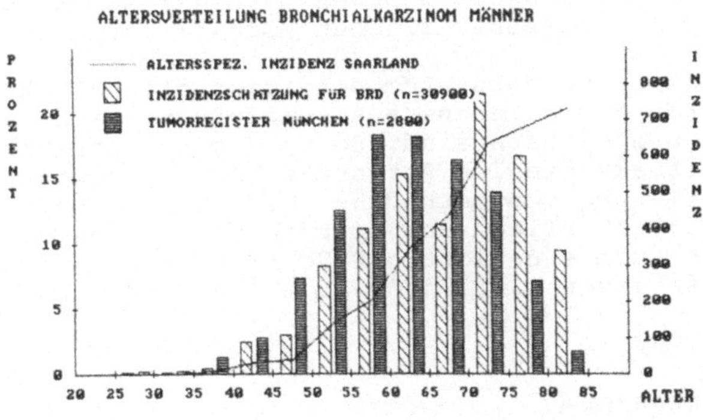


Abb. 2: Inzidenzschätzung für die BRD.

An diesem Beispiel läßt sich der Stellenwert einer klinischen Epidemiologie erkennen, eine Sicht, die sicherlich zu zusätzlichen Akzentuie-
rungen, z.B. für Therapie und Nachsorge, führen dürfte.

Abschließend sei das Datenbankkonzept im Überblick dargestellt.

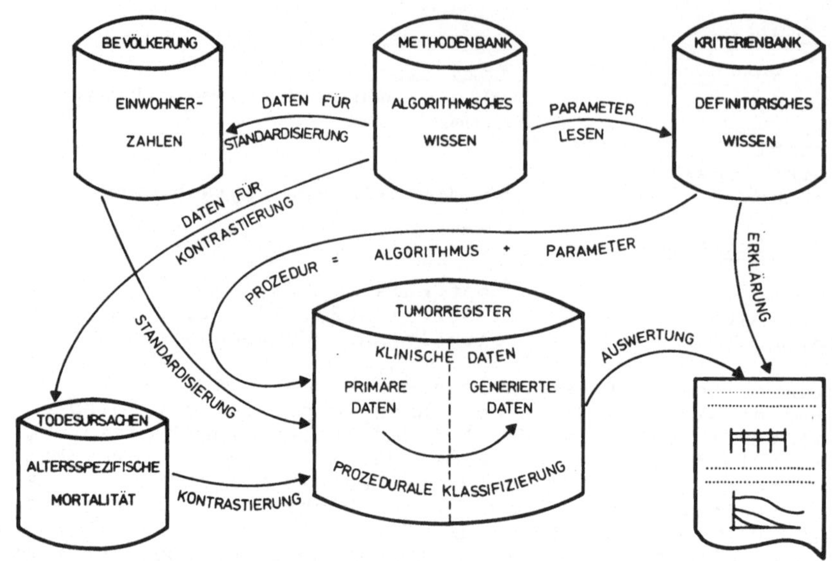


Abb. 3: Datenbankkonzept zur prozeduralen Klassifizierung
klinischer Daten in einem Tumorregister

Die eingangs dargestellten Randbedingungen für die Datenverarbeitung in
einem Tumorregister lassen sich übertragen auf große Studien, auf Dia-
gnosestatistiken oder auf die Mortalitätsstatistik eines Landes. Der
hier skizzierte Ansatz hat deshalb paradigmatischen Charakter für Datenbestände, die wegen der kontinuierlichen Fortschreibung wiederholt
auszuwerten sind und/oder für die zahlreiche natürliche Untergruppen
existieren. Die in der Datenbank des TRM gespeicherten Daten werden ergänzt durch
- eine Methodenbank, die das algorithmische Wissen beinhaltet,
- eine Kriterienbank, die das definitorische Wissen beinhaltet,
- eine Datenbank mit altersspezifischen Bevölkerungsdaten und
- eine Datenbank mit altersspezifischen Mortalitätsdaten.

Hinzu kommt das vom Datenbanksystem bereitgestellte Funktionsspektrum,
mit dem aus primären Merkmalen neue Aussagen abzuleiten und in generierten Merkmalen zu speichern sind. So können die derzeit ca. 42000 Patienten des TRM mit akzeptablen Antwortzeiten interaktiv ausgewertet
werden. Eine Separierung von Methoden-, Definitions- und Faktenwissen
ist nicht nur bezüglich Pflege und Fortschreibung des gesamten Systems
indiziert, sie ist auch ein wichtiger Schritt zu einem Informationssystem, das umso effektiver wird, je mehr es genutzt wird.


Literatur beim Verfasser

MÖGLICHKEITEN UND PROBLEME BEI DER ANONYMISIERUNG PERSONEN-
IDENTIFIZIERENDER ANGABEN IN DER EPIDEMIOLOGISCHEN FORSCHUNG


Ch. Meisner, Barbara Pietsch-Breitfeld, H.K. Selbmann
Institut für Medizinische Informationsverarbeitung
der Universität Tübingen


## Einleitung

Epidemiologische Krankheitsregister sind wichtige und grundlegende Instrumente der epidemiologischen Forschung. Insbesondere die bevölkerungsbezogenen Krebsregister leisten ihren Beitrag zur Epidemiologie der Krebserkrankungen. (vgl. PARKIN/WAGNER/MUIR (Hrsg.) 1985). Die zuverlässige Schätzung von Inzidenzen und Prävalenzen in Zeit, Raum und speziellen Populationen sowie die Unterstützung der ätiologischen Forschung, z.B. im Rahmen von Fall-Kontroll- oder Kohorten- studien, gehören zu den wichtigsten Aufgaben epidemiologischer Register.

Bekannt und akzeptiert sind als Voraussetzungen für die Funktionsfähigkeit eines epidemiologischen Krebsregisters:
- Erhebung verläßlicher und repräsentativer Daten,
- Ergänzung der im Rahmen des Registers gesammelten Daten um den Todeszeitpunkt,
- ausreichender Schutz der Daten vor Mißbrauch,
- Korrekte Zählung jedes Tumorfalles bei der Inzidenz- und Prävalenzschätzung,
- Zugang zu weiteren Daten der gemeldeten Patienten für die Durchführung epidemiologischer Studien.

Epidemiologische Krebsregister werden bekanntlich hinsichtlich der ersten bei- den Voraussetzungen mittels der "Indices of Reliability" in ihrer Qualität beur- teilt. Die letzten beiden Voraussetzungen können nur erfüllt werden, wenn die Aufrechterhaltung des Personenbezugs im Register gewährleistet ist. Die meisten der existierenden Register verwenden dafür eine namentliche Meldung der Patienten im Klartext.

Es ist unbestritten, daß der Aufbau epidemiologischer Krebsregister in der Bundesrepublik Deutschland unter den gegenwärtigen Rahmenbedingungen im Spannungsfeld zwischen den Anforderungen der epidemiologischen Forschung und dem Datenschutz nur mit Hilfe eines Gesetzes möglich ist. Nach einer Idee aus dem Hause der Landesbeauftragten für den Datenschutz in Baden-Württemberg könnte bei- den Ansprüchen dadurch Rechnung getragen werden, daß verschlüsselte Patientenidentifikationen nicht nur zentral bei der Registerführung und Auswertung, sondern bereits bei der Meldung verwendet werden (LEUZE (Hrsg.) 1984, 37-39). Diese Art der Verschlüsselung wird im folgenden als "dezentrale Verschlüsselung" bezeichnet.

Hierzu gibt der meldende Arzt die patientenidentifizierenden Angaben in einen Verschlüsselungsrechner ein. Der von allen Ärzten in der gleichen Weise angewandte Verschlüsselungsalgorithmus bildet dabei die Daten eineindeutig auf einen Kode ab, der zusammen mit üblichen demographischen und medizinischen Angaben an die Registerzentrale weitergeleitet wird. Soweit die Idee der Landesbeauftragten für den Datenschutz.

Sinnvoll ist das Verfahren natürlich nur dann, wenn eine Deanonymisierung des Kodes nur mit unverhältnismaßig großem Aufwand möglich ist. Dies ist durch eine Reihe von technischen und rechtlichen Maßnahmen zu gewährleisten. Der Zugang zu weiteren Daten der gemeldeten Patienten muß dabei auf einem anderen, von der Verschlüsselung unabhängigen Weg erfolgen, z.B. über eine Referenzliste beim meldenden Arzt.

Im Mittelpunkt der folgenden Untersuchung stehen die bei diesem Verfahren auftretenden Probleme der Identifikation der Patienten und die daraus abgeleiteten Konsequenzen. Existierende Register konnten auf Befragen keine quantifizierbaren Angaben über die Qualität ihrer Identifikation mit namentlichen Klartextmeldungen machen, so daß nicht auf schon vorliegende Methoden oder Ergebnisse zurückgegriffen werden konnte.

<u>Synonymproblem</u>
Völlig unproblematisch wäre ein Verschlüsselungssystem sicherlich dann, wenn genügend trennscharfe und fehlerfreie Identifikationsangaben zur Verschlüsselung verwendet würden. Daß fehlerfreie Angaben allerdings eine unrealistische Annahme sind, zeigen die vorliegenden Untersuchungen zu diesem Thema im Rahmen von Krankenhausinformationssystemen ( vgl. z.B. THURMAYR/BUSCH/THURMAYR 1985, FISCHER 1984, KAESTNER-SCHINDLER/REUTER/SCHINDLER 1981, WAGNER 1969). Man hat demnach in der Praxis der Verschlüsselung immer mit dem sogenannten Synonymproblem zu rechnen, bei dem der gleiche Patient mit verschiedenen Kodes im Register vertreten ist. Die Synonymrate ist als die Zahl der synonymen Patienten, das heißt Patienten, die mit zwei verschiedenen Kodes gemeldet werden, im Verhältnis zur Gesamtzahl der als unterschiedlich bezeichneten Patienten definiert.

Im Rahmen einer Pilotstudie für ein epidemiologisches Krebsregister in Baden-Württemberg bestand unter anderem die Möglichkeit, von niedergelassenen Ärzten und Kliniken gleichzeitig zu einer verschlüsselten Meldung eine namentliche

Klartextmeldung - mit Einwilligung der Tumorpatienten - zu erhalten. Für diese
Untermenge der über 10000 Meldungen der Studie konnte empirisch die Synonymrate
des Verschlüsselungsverfahrens bestimmt werden. Die eingegangenen Klartextmeldungen wurden zu diesem Zweck zusätzlich "zentral" nach dem gleichen Verfahren verschlüsselt, so daß zwei Kodes pro Patient vorlagen und verglichen werden konnten.
Das in der Studie verwendete Verschlüsselungsverfahren ließ eine differenzierte
Untersuchung der einzelnen Komponenten des Kodes zu. So war es z.B. bei den
Namensangaben möglich, die Kodes bis auf die Ebene einzelner Zeichen miteinander
zu vergleichen. Geburtsjahr und Geschlecht blieben aufgrund ihrer Bedeutung als
epidemiologisch wichtige Merkmale von der Verschlüsselung ausgeklammert. Bei 98
(10,1%) der durchgeführten 968 Vergleiche stimmten die Kodes nicht überein.

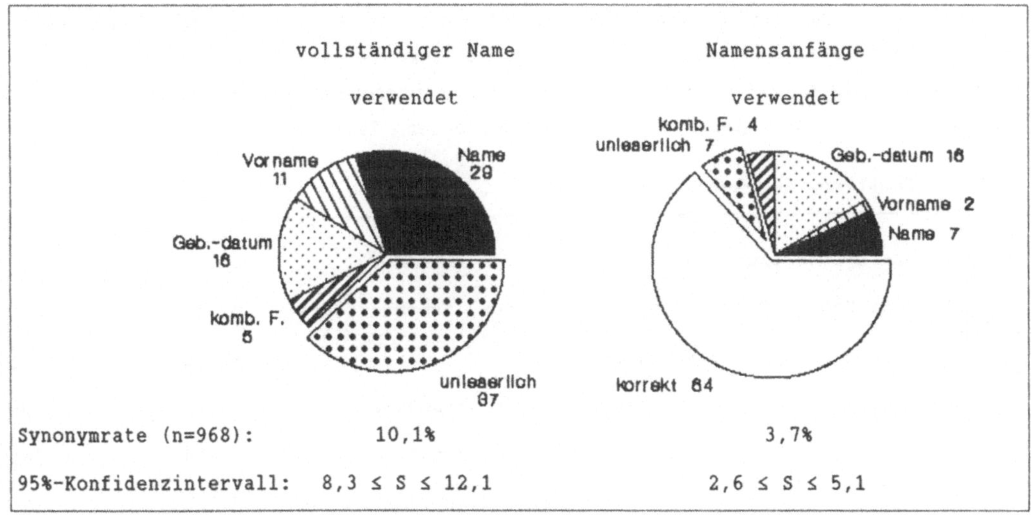



**Abb. 1: Fehlerverteilung bei 98 synonymen Kodes**

Bemerkenswert in Abb. 1 ist der Anteil der unleserlich geschriebenen
Klartexte, die zu einem falschem Kode geführt haben. Würde man diesen Anteil, der
nicht auf das Verschlüsselungsverfahren zurückzuführen ist, unberücksichtigt
lassen, verringerte sich die Synonymrate auf 6,3%. Die rechte Seite zeigt, daß
sich der größte Teil der in den Namensangaben vorkommenden Fehler durch eine
Beschränkung auf die Namensanfänge vermeiden läßt. Die Synonymrate beträgt dann
noch 3,7%, inclusive der unleserlichen Identifikationen. Es spricht deshalb viel
dafür, bei der Konstruktion eines Verschlüsselungsverfahrens z.B. nur die
Anfangsbuchstaben der Namen zu verwenden.

<u>Homonymproblem</u>

Gegen den Verzicht auf den größten Teil der Namensangaben könnte allerdings
eine zu große Homonymrate sprechen. Die Homonymrate ist definiert als Zahl der
homonymen Kodes (Kodes, hinter denen sich verschiedene Patienten verbergen) im

Verhältnis zu der Gesamtzahl der als unterschiedlich definierten Kodes. Die Homonymrate eines Verschlüsselungsververfahrens hängt von der Verteilung der eingehenden Merkmale und deren gegenseitiger Beeinflußung, der Zahl der überhaupt möglichen Kodes und der Zahl der im Register tatsächlich verwendeten Kodes ab. Eine mathematische Modellierung dieser Zusammenhänge ist zwar denkbar, es bietet sich jedoch als weniger komplexe Alternative die empirische Schätzung der Homonymrate an.

Die im Rahmen des erwähnten Pilotprojektes gemeldeten Kodes reichten aufgrund der geringen Fallzahl allerdings für diese Fragestellung nicht aus. Als geeignete Datenquelle wurden deshalb die Stammdaten von knapp 150000 im Universitätsklinikum Tübingen ambulant betreuten Patienten des Jahres 1984 zugrundegelegt. Da der gleiche Patient in mehreren Kliniken aufgenommen sein konnte, reduzierte sich die Zahl der verschiedenen Kodes auf rund 102000. Um die Homonymrate zu bestimmen, wurde anschließend untersucht, wieviele verschiedene Patienten sich hinter jedem dieser Kodes verbargen (Tab. 1).

**Tab. 1: Schätzung der Homonymrate**

| | | |
|---|---:|---:|
| Untersuchte Datensätze: | 148570 | |
| Verschiedene Kodes (Geschlecht, Geburtsdatum, Namensanfänge): | 101901 | 100,00% |
| davon eindeutig keine Homonyme: | 97124 | 95,30% |
| aus 10%iger Stichprobe geschätzt: keine Homonyme: | 4208 | 4,10% |
| Homonyme: | 459 | 0,45% |
| nicht entscheidbar: | 110 | 0,10% |
| Homonymrate (H) | 514 | 0,50% |
| (95%-Konfidenzintervall: $0,3 \leq H \leq 0,8$) | | |

Die genaue Analyse unter Verwendung der außer dem Kode vorhandenen Identifikationsangaben, z.B. der vollständigen Namen und Adressen, ergab, daß gut 95% der Kodes mit Sicherheit und weitere 4,1% aufgrund der Untersuchung einer 10%igen Stichprobe der verbleibenden Kodes, denen mehrere Datensätze zugeordnet waren, mit hoher Wahrscheinlichkeit keine Homonyme waren, da sie sich auf eindeutig bestimmbare Personen zurückführen ließen. Von den verbleibenden Kodes konnten 0,45% mit hoher Wahrscheinlichkeit als homonyme Kodes erkannt werden. Bei 0,1% der Kodes konnte die Homonymität aufgrund der vorliegenden Information, ein

Zugang zu den Original-Krankenakten war nicht möglich, nicht abgeklärt werden. Die Abschätzung der endgültigen Homonymrate ergab sich durch die Übertragung dieser Stichprobenuntersuchung auf die Grundgesamtheit, wobei die unklaren Kodes zur Hälfte der Homonymgruppe zugeordnet wurden.

### Konsequenzen

Um die Konsequenzen der Synonym- und Homonymrate bei der Schätzung der Inzidenz in einer Zeiteinheit, z.B. ein Jahr, zu verdeutlichen, seien folgende vereinfachende Annahmen unterstellt: Der Bestand der im Register vorhandenen Kodes sei P=100000, der Anteil der mehrfach über längere Zeit gemeldeten Patienten 60%. Dieser Anteil ist deshalb wichtig, da nur bei Mehrfachmeldungen das Synonymproblem auftreten kann. Der hier eingesetzte Anteil entspricht den Erfahrungen des saarländischen Krebsregisters. Die Synonymrate wird mit 3,7% und die Homonymrate mit 0,5% angenommen. Die "wahre" Inzidenz sei 30000 und Folgemeldungen aus vorhergehenden Zeiteinheiten seien aufgrund des Datums der Diagnose erkennbar. Unter diesem Annahmen führt der Homonymfehler dazu, daß 0,5% der Neuerkrankungen irrtümlich als Wiederholungsmeldungen von bereits gemeldeten Patienten erkannt werden und 3,7% der 60% wiederholt gemeldeten Patienten irrtümlich im Durchschnitt zweimal als Neuerkrankungen registriert werden. Dies führt insgesamt zu einer Überschätzung der Inzidenz um 516 Fälle oder um 1,7% (Tab. 2).

**Tab. 2: Modellrechnung zur Inzidenzschätzung**

| | |
|---|---:|
| Bestand des Registers (P): | 100000 |
| Anteil Mehrfachmeldungen (M): | 60% |
| Synonymrate (S): | 3,7% |
| Homonymrate (H): | 0,5% |
| "wahre" Inzidenz pro Zeiteinheit (I): | 30000 |
| Inzidenzschätzung ($\hat{I}$= I·(1-H+M·S)): | 30516 |

Bei Fall-Kontroll- und Kohortenstudien führen die durch das Verschlüsselungsverfahren verursachten Fehler im wesentlichen zu einer Mehrarbeit bei der – für gute epidemiologische Studien immer empfehlenswerten – Verifikation der Registerangaben im Verlauf der Studien.

<u>Schlußbemerkungen</u>

Ausgehend von dem vorgestellten Verschlüsselungsverfahren, dessen Technik und Ergebnisse noch weiter verbessert werden können, kann folgendes festgehalten werden:

1. Das Verfahren der in der Pilotstudie erprobten dezentralen Verschlüsselung führt im schlechtesten Fall bei etwa 94% der Personen zu einer fehlerfreien Kodezuweisung und umgekehrt.

2. Die Synonymrate des Verfahrens liegt bei maximal 5,1%, die Homonymrate bei maximal 0,8%. Diese Fehler sind klein im Verhältnis zu den anderen Fehlerquellen in einem Register, z.B. Fehler, die durch die Veränderung des Meldeverhaltens bei den Ärzten entstehen.

3. Um eine Inzidenz- und Prävalenzschätzung mit akzeptabler Zuverlässigkeit abgeben zu können, empfiehlt es sich, die Synonym- und Homonymrate bei Verwendung eines Verschlüsselungsverfahrens in einem Register regelmäßig zu kontrollieren. Diese Empfehlung gilt allerdings auch für Register, die für die Identifikation der Patienten namentliche Klartextmeldungen verwenden.

<u>Literatur</u>

FISCHER, R. J.: Ergebnisse der automatischen Identifizierung bei der Patientenaufnahme in den Kliniken der Universität Münster. In: KÖHLER, C. O.; TAUTU, P.; WAGNER, G. (Hrsg.): Der Beitrag der Informationsverarbeitung zum Fortschritt der Medizin. 28. Jahrestagung der GMDS, Heidelberg, September 1983. Berlin, Heidelberg, New York, Tokyo 1984 (= Medizinische Informatik und Statistik Bd. 50), 356-359.

KAESTNER-SCHINDLER, J.; REUTER, P.; SCHINDLER, W.: I-Zahl zur Identifikation und Zusammenführung von medizinischen Informationen über den Patienten geeignet und ausreichend? In: Krankenhaus-Umschau 2 (1981), 84-86.

LEUZE, R. (Hrsg.): Datenschutz für unsere Bürger. 5. Tätigkeitsbericht der Landesbeauftragten für den Datenschutz. Stuttgart 1984.

PARKIN, D. M.; WAGNER, G.; MUIR, C. (Hrsg.): The Role of the Registry in Cancer Control. Lyon 1985 (= IARC Scientific Publications No. 66).

THURMAYR, R.; BUSCH, R.; THURMAYR, G.R.: Erfahrungen mit der Identifikation von Basisdaten. In: ABT, K.; GIERE, W.; LEIBER, B. (Hrsg.): Krankendaten, Krankheitsregister, Datenschutz. 29. Jahrestagung der GMDS, Frankfurt, Oktober 1984. Berlin, Heidelberg, New York, Tokyo 1985 (= Medizinische Informatik und Statistik Bd. 58), 127-135.

WAGNER, G.: Medical Record Linkage. Einführung in das Thema. In: FRITZE, E.; WAGNER, G. (Hrsg.): Dokumentation des Krankheitsverlaufs. Stuttgart, New York 1969, 221-232.

Modelle für Inzidenzschätzungen bei einer Bevölkerung mit
stark variierender Altersstruktur - dargestellt am Beispiel
des Registers für Malignome im Kindesalter

P. Kaatsch und J. Michaelis
Institut für Medizinische Statistik und Dokumentation
der Johannes Gutenberg-Universität Mainz
Langenbeckstraße 1, 6500 Mainz

## 1. Einleitung

Am Institut für Medizinische Statistik und Dokumentation der Universität Mainz wird seit 1980 ein Register für Malignome im Kindesalter geführt, in dem alle vor dem 15. Lebensjahr auftretenden bösartigen Erkrankungen aus der Bundesrepublik erfaßt werden (1,2). Infolge der ausgesprochen guten Kooperation innerhalb der pädiatrischen Onkologie, die sich unter anderem mit der Durchführung von 15 multizentrischen Therapiestudien belegen läßt, ist es gelungen, eine nahezu flächendeckende Erfassung zu realisieren. Neben dem Ziel, ein kliniksorientiertes Register zu schaffen, konnte auch ein bevölkerungsbezogenes epidemiologisches Krebsregister aufgebaut werden, das es ermöglicht, deskriptive und analytische Epidemiologie zu betreiben. Durch die systematische Erfassung über mehrere Jahre steht mittlerweile eine Datenbasis zur Verfügung, mit der Veränderungen in der Häufigkeit maligner Erkrankungen erkannt werden können. Für die Generierung von Hypothesen und die Durchführung epidemiologisch-analytischer Studien sind damit die notwendigen Voraussetzungen gegeben. In dieser Publikation werden Aspekte aufgezeigt, die im Rahmen der deskriptiven Analyse bei der Schätzung von Inzidenzen dann relevant sind, wenn sich innerhalb der zugrunde liegenden Population die Altersstruktur stark verändert.

## 2. Standardisierung zur Validierung von zeitlichen Veränderungen

In den ersten Jahren der zentralen Dokumentation beschränkte sich die Angabe über mögliche Veränderungen der geschätzten Inzidenzen auf den Vergleich *roher Inzidenzen*. Dazu wurde lediglich die Anzahl der jährlich gemeldeten Neuerkrankungen durch die Zahl aller unter 15jährigen aus der bundesdeutschen Wohnbevölkerung dividiert.
Da seit Mitte der 60er Jahre die Geburtenzahl in der Bundesrepublik sank, vermindert sich die Zahl der unter 15jährigen in der Bundesrepublik noch um bis zu 400.000 jährlich. Erst ab 1990 ist eine in etwa gleichbleibende Zahl der Kinder zu erwarten. Als Folge des Geburtenrückganges weist die Altersstruktur mehr Jüngere auf. So betrug der Anteil der 10- bis 14jährigen, bezogen auf alle Kinder der Wohnbevölkerung, 1980 noch 43,5 %, im Jahre 1985 jedoch nur noch 36,5 %. Diese Verschiebungen bewirken eine Veränderung des Diagnosenspektrums derart, daß die überwiegend in höheren Altersgruppen auftretenden Erkrankungen in ihrer relativen Häufigkeit abnehmen, während die Malignome bei jüngeren Kindern relativ zunehmen. Die geschätzten rohen Inzidenzen sind damit nicht mehr miteinander vergleichbar.
Um eine Vergleichbarkeit zu ermöglichen, muß eine Standardbevölkerung mit konstant bleibender Altersstruktur definiert werden. Üblicherweise ist eine solche Altersstandardisierung nur notwendig, wenn auf internationaler Ebene Inzidenzzahlen verglichen werden (3). Häufig zugrunde gelegte Standardbevölkerungen sind die Weltbevölkerung nach Segi, die europäische, die afrikanische oder die truncated Bevölkerung (4,5,6). Generell ist es bedeutungslos, welche Standardpopulation gewählt wird. Zu unseren Zwecken wurde die Altersstruktur der Kinder aus 1980, dem Jahr des Projektbeginns, gewählt. Mit den Häufigkeiten der entsprechenden Altersklassen aus der Standardbevölkerung werden die altersspezifischen Inzidenzen gewichtet. Daraus ergibt sich die *altersstandardisierte Inzidenz*. In der Tabelle 1 sind die im Mainzer Register geschätzten rohen, d. h. ungewichteten Inzidenzen und die altersstandardisierten Inzidenzen für die Jahre seit Projektbeginn einander gegenübergestellt. Da die Abweichung von der Altersstruktur der

Standardbevölkerung aus dem Jahre 1980 ständig größer wird, unterscheiden sich die Werte für die kürzer zurückliegenden Jahre weitaus mehr als zu Projektbeginn.

| Jahre | ungewichtete (= rohe) Inzidenzen | alters- standardisierte Inzidenzen *) |
|---|---|---|
| 1980 | 92 | 92 |
| 1981 | 99 | 98 |
| 1982 | 100 | 98 |
| 1983 | 112 | 108 |
| 1984 | 113 | 108 |
| 1985 | 127 | 121 |

Tab. 1: Gegenüberstellung von roher und altersstandardisierter Inzidenz (pro 1 Million)

*) Standardbevölkerung: durchschnittliche Wohnbevölkerung der Bundesrepublik Deutschland 1980

## 3. Standardisierung zur Erstellung einer bevölkerungsbezogenen Altersverteilung

Um eine Altersverteilung von beliebigen Diagnosen oder Krankheitsgruppen zu erstellen, wird im allgemeinen die absolute Zahl der in den einzelnen Altersklassen aufgetretenen Fälle oder die daraus zu berechnende relative Häufigkeit dargestellt. Bei dieser *rohen Altersverteilung* ist jedoch unberücksichtigt, welche Bevölkerungszahl pro Altersklasse zugrunde liegt: eine niedrige relative Häufigkeit kann bei einer kleinen Populationsgröße einer hohen Inzidenz entsprechen und umgekehrt. Wie kann nun eine bevölkerungsbezogene Altersverteilung erstellt werden, bei der der Einfluß der stetig sich ändernden Bevölkerungsstruktur ausgeschaltet ist?
*Altersspezifische Inzidenzen* sind Erkrankungshäufigkeiten, die für einzelne Altersklassen einer Population getrennt geschätzt werden. Wenn diese Inzidenzen für jedes Kalenderjahr im einzelnen berechnet werden, geht jedes Jahr mit seiner spezifischen Altersverteilung der Bevölkerung in die Werte ein. Für jedes Jahr, von dem Erkrankungshäufigkeiten flächendeckend vorliegen, können altersspezifische Inzidenzen bestimmt werden. Über alle Jahre kann dann ein Mittelwert in jeder einzelnen Altersklasse gebildet werden. Diese *gemittelten altersspezifischen Inzidenzen* spiegeln eine Altersverteilung wieder, die den gewünschten Forderungen nach bevölkerungsbezogener Darstellung mit gleichzeitiger Berücksichtigung der sich verändernden Altersstruktur erfüllt.
Um ein einheitliches Bezugssystem zu haben, ist zu empfehlen, den Anteil der einzelnen gemittelten altersspezifischen Inzidenzen an der Gesamtinzidenz darzustellen und somit die relative Häufigkeit der pro Altersklasse ermittelten Inzidenz zu bestimmen. Für die daraus resultierende Verteilung wurde die Bezeichnung standardisierte Altersverteilung gewählt.
Die *standardisierte Altersverteilung* ist somit die prozentuale Darstellung von altersspezifischen Inzidenzen, die jeweils über alle Jahre gemittelt sind, von denen flächendeckend Erkrankungshäufigkeiten vorliegen. Im Gegensatz zu der in Abschnitt 2 hergeleiteten altersstandardisierten Inzidenz ist für die standardisierte Altersverteilung keine Definition einer Standardbevölkerung notwendig.
Eine Gegenüberstellung der standardisierten Altersverteilung mit der rohen, d.h. nicht bevökerungsbezogenen Altersverteilung aller im Kinderkrebsregister erfaßten Fälle zeigt, daß die standardisierte Altersverteilung stärker linksgipfelig ist. Dies ist dadurch zu erklären, daß in der Bundesbevölkerung ein seit Projektbeginn zwar nachlassendes, aber - über die Jahre seit 1980 insgesamt gesehen - ständig vorhandenes Übergewicht der älteren Kinder besteht. In der standardisierten Altersverteilung haben die älteren Kinder somit eine niedrigere Häufigkeit als in der rohen Altersverteilung. Die in Abbildung 1 dargestellte Differenz zwischen roher und standardisierter Altersverteilung für alle im Mainzer Register erfaßten Kinder zeigt, daß durch die rohe Altersverteilung die standardisierte Verteilung in den niedrigen Altersgruppen unterschätzt und in den höheren Klassen überschätzt wird.

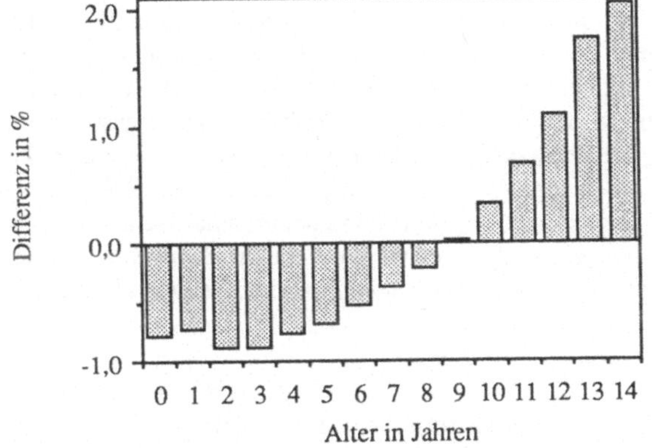

Abb. 1: Differenz zwischen roher und standardisierter Altersverteilung

## 4. Differenzierte Darstellung von möglichen zeitlichen Veränderungen altersspezifischer Inzidenzen

Die für jedes Jahr seit Projektbeginn im Mainzer Register geschätzten altersstandardisierten Inzidenzen zeigen neben den niedrigen, noch nicht repräsentativen Werten aus der etwa 3jährigen Konsolidierungsphase einen Anstieg der Inzidenzschätzungen von den Jahren 1983/84 auf das Jahr 1985 (vgl. Tab. 1). Zur Analyse dieses Unterschiedes wurden die altersspezifischen Inzidenzen für alle Jahre seit Projektbeginn diagnosenbezogen ermittelt und graphisch dargestellt. Dabei wird für jede der 15 Altersklassen die Inzidenz auf der Ordinate abgetragen und die Werte miteinander verbunden. Durch die Darstellung aller Kurven für jedes Jahr in der gleichen Abbildung können die altersspezifischen Inzidenzen miteinander verglichen werden. Der Nachteil der diagnosenbezogenen Inzidenzschätzung besteht darin, daß die Zahl der beobachteten Fälle bei einigen Erkrankungen in den Altersklassen so gering ist, daß die zufallsbedingten Schwankungen der Einzelwerte eine anschauliche Darstellung nicht möglich machen. So haben z. B. die Einzelwerte der mit 5% aller Erkrankungen noch relativ häufig auftretenden akuten myeloblastischen Leukämie pro Kalenderjahr und Altersklasse absolute Häufigkeiten zwischen 0 und maximal 10 Fällen. Um die Anschaulichkeit und damit die Aussagefähigkeit zu erhöhen, wurden die gleitenden Mittelwerte der Kurvenverläufe gebildet; dabei wurden jeweils die Werte von 5 benachbarten Punkten gemittelt. Die Darstellung der daraus resultierenden *geglätteten altersspezifischen Inzidenzen* verbessert die Vergleichsmöglichkeit der einzelnen Jahre miteinander erheblich. Als Beispiel zeigt die Abbildung 2 die geglätteten Inzidenzen für die ZNS-Tumoren.

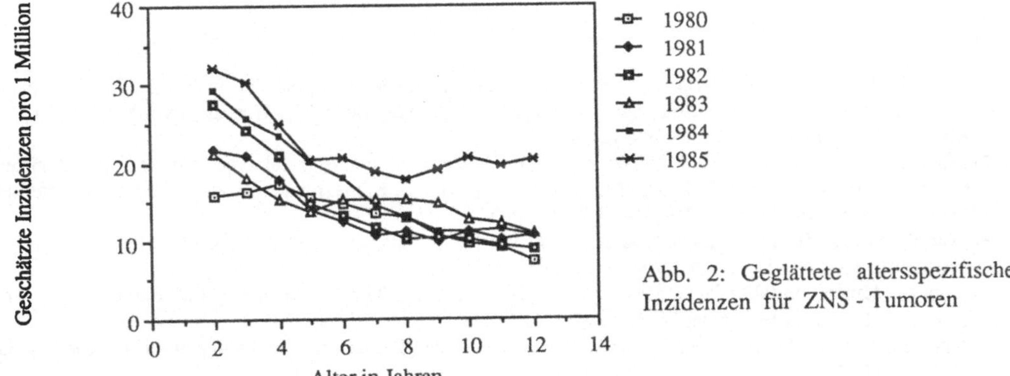

Abb. 2: Geglättete altersspezifische Inzidenzen für ZNS - Tumoren

Mit Hilfe dieser graphischen Darstellungsmöglichkeit zeigen sich bei einigen Diagnosen für das Jahr 1985 höhere geschätzte Inzidenzen, die im allgemeinen erst in den oberen Altersklassen, etwa ab dem 8. Lebensjahr, auftreten. Es konnten damit die Diagnosen ausfindig gemacht werden, die einen Beitrag zur Erhöhung der altersstandardisierten Inzidenzen lieferten. Daß diese Veränderung der geschätzten Werte nicht unbedingt einen tatsächlichen Anstieg der Erkrankungsrate bedeutet, sondern auch durch dokumentationsbedingte Artefakte herrühren kann, muß betont werden. So ist gerade bei den ZNS-Tumoren der Inzidenzanstieg auf die weitere Integration von neurochirurgischen und neuropädiatrischen Abteilungen in die Dokumentation zurückzuführen. Es ist schwierig zu differenzieren, welche Inzidenzveränderungen durch verzerrende Faktoren bedingt sind und welche einen real bestehenden Trend aufzeigen. Hier ist Raum für neue methodische Ansätze.


## 5. Standardisierung zur Erstellung einer bevölkerungsbezogenen Diagnosenverteilung

Eine Änderung der Altersstruktur bewirkt eine Verschiebung des Diagnosenspektrums, sofern nicht alle relevanten Diagnosen in den Altersklassen gleichverteilt auftreten. Eine geringer werdende Anzahl älterer Kinder bewirkt für die in diesem Alter überwiegend auftretenden Erkrankungen einen Rückgang der globalen, d.h. der auf die Gesamtheit aller unter 15jährigen Kinder bezogenen Inzidenz.

Um die allein durch die sich ändernde Altersstruktur bedingte Verschiebung der diagnosenbezogenen global geschätzten Inzidenzen zu quantifizieren, wurde wieder eine Altersstandardisierung durchgeführt. Während weiter oben die Altersstandardisierung für jedes Kalenderjahr beschrieben wurde, kann dies auch für jede Diagnosengruppe einzeln erfolgen.

Dazu wurden die über alle Jahre gebildeten durchschnittlichen altersspezifischen Inzidenzen für jede Diagnose herangezogen und diese einmal mit der Häufigkeit der Altersverteilung aus 1980 und dann aus 1985 gewichtet. Der Unterschied der daraus resultierenden *diagnosenbezogenen altersstandardisierten Inzidenzen* für die Standardbevölkerung des Jahres 1980 einerseits und für 1985 andererseits macht die Verschiebung des Diagnosenspektrums deutlich. So lag z.B. die Inzidenz des überwiegend im Säuglingsalter auftretenden Neuroblastoms, standardisiert auf 1980 um etwa 16 % höher als sie altersstandardisiert für 1985 geschätzt wurde (1980: 8,1 pro 1 Mio., 1985: 6,8 pro 1 Mio). Bei den Knochentumoren oder dem Morbus Hodgkin, die in höheren Altersgruppen auftreten, ist dieser Effekt umgekehrt.

Die Unterschiede der ermittelten Inzidenzen sind relativ klein. Dennoch kann durch diesen Vergleich zweier Populationen, die nur 5 Jahre auseinander liegen, gezeigt werden, wie global ermittelte Inzidenzen voneinander abweichen können. Bei der Führung von Spezialregistern, in die nur fest definierte Bevölkerungsgruppen eingehen, ist stets zu beachten, in welchem Ausmaß die Altersstruktur variiert. Je größer die Variation ist, um so differenzierter müssen Inzidenzschätzungen erfolgen.


Literatur:

(1) Kaatsch, P., Michaelis, J., Cooperative documentation of childhood malignancies in the FRG, Combination of a population-based and hospital-based registry, p. 1226-1229 in van Bemmel, J.H. et al.(eds.), Medinfo 83, North-Holland, Amsterdam-New York-Oxford, 1983

(2) Michaelis, J., Multizentrische Krankheitsregister - Erfahrungen am Beispiel eines bundesweiten Registers für Malignome im Kindesalter, S. 219-228 in Abt, K. et al. (Hrsg.), Krankendaten, Krankheitsregister, Datenschutz, Springer Verlag, Berlin-Heidelberg-New York, 1985

(3) Waterhouse, J., Muir, C.S., Shanmugaratnam, K., Powell, J. (eds.), Cancer Incidence in Five Continents, Vol. IV, International Agency of Research on Cancer, Lyon, 1982

(4) Segi, M., Cancer mortality for selected sites in 24 countries (1950-57), Department of Public Health, Tohuku University School of Medicine, Sendai, Japan, 1960

(5) Knowelden, J., Oettlé, A., Cited by Davis, Wilson and Knowelden, Cancer incidence of the African population of Kyadondo (Uganda), Lancet, ii, 328-330, 1962

(6) Doll, R., Cook, P., Summarizing indices for comparison of cancer incidence data, Int.J.Cancer, 2, 269-279, 1967

<u>KRANKHEITSSPEZIFISCHE FRÜHBERENTUNGSTAFELN PFLICHTVERSICHERTER</u>


M.F. Schuntermann, H. Weber-Falkensammer
Verband Deutscher Rentenversicherungsträger
Frankfurt am Main


<u>Vorbemerkungen</u>


Unter <u>Frühberentung</u> wird hier eine Berentung wegen Berufsunfähigkeit
(BU) bzw. Erwerbsunfähigkeit (EU) verstanden. Berufsunfähigkeit bzw.
Erwerbsunfähigkeit können als bestimmte sozialepidemiologische Folgen
von Krankheit/Behinderung interpretiert werden. Andere dieser Folgen
sind z.B. Arbeitsunfähigkeit, Behandlungsbedürftigkeit (ambulant, stationär), Pflegebedürftigkeit und Tod. Bevölkerungsbezogene Statistiken
der Krankheitsfolgen können einen wichtigen Teilbereich der vom Sachverständigenrat für die Konzertierte Aktion im Gesundheitswesen geforderten Gesundheitsberichterstattung darstellen (vgl. Jahresgutachten
1987).


Berufsunfähigkeit bzw. Erwerbsunfähigkeit als sozialepidemiologische
Phänomene lassen sich aus zwei Gründen unmittelbar nicht analysieren:
Der Zeitpunkt, zu welchem diese Folgen eintreten, läßt sich in der
Regel nicht mit hinreichender Genauigkeit bestimmen, so daß in der so-
zialmedizinischen Praxis auf Surrogatereignisse zurückgegriffen werden
muß. Zum anderen erfolgt eine Prüfung der Berufs- bzw. Erwerbsunfähigkeit erst im Rahmen des Rentenfeststellungsverfahrens, dessen Einleitung vom Antragsverhalten der Versicherten auf BU-/EU-Berentung abhängt. Dieses Antragsverhalten wird jedoch nicht nur durch medizinische Faktoren bestimmt. Es ist daher zweckmäßig, die Betrachtung auf
das BU-/EU-Berentungsgeschehen abzustellen.


Im folgenden wird das BU-/EU-Berentungsgeschehen als Realisierung
eines sozialepidemiologischen Phänomens interpretiert, welches <u>BU-/
EU-Berentlichkeit</u> genannt wird. Die BU-/EU-Berentlichkeit ist abhängig
von der Berufs- bzw. Erwerbsunfähigkeit, vom Antragsverhalten auf
BU-/EU-Berentung und dem Vorliegen der übrigen Anspruchsvoraussetzun-
gen. Als Realisierungszeitpunkt ist der gesetzliche Rentenbeginn gewählt.

Von besonderem Interesse ist die Frage, wann im Erwerbsleben eines
Versicherten erstmals eine BU-/EU-Berentung erfolgt. Unter diesem Gesichtspunkt ist die BU-/EU-Berentlichkeit ein nichtrekurrenter Prozeß,
der mit Hilfe von Dekrementtafeln dargestellt werden kann (vgl. SCHUN-
TERMANN, 1986, 1987). In diesem Beitrag werden die BU-/EU-Erstberen-
tungstafeln, basierend auf den Rentenzugängen der Jahre 1977 - 1981,
mit denen des Bezugsjahres 1983 für die vier wichtigsten Krankheitsgruppen (Krankheiten des Kreislaufsystems, psychiatrische Krankheiten,
Krankheiten des Skeletts, der Muskeln und des Bindegewebes und Neubildungen) und gegliedert nach Geschlecht und Versicherungszweig (Arbeiterrentenversicherung (ArV), Angestelltenversicherung (AnV)) verglichen.


Bemerkungen zur Datenlage und Methodik


Datengrundlage für die Erstellung der BU-/EU-Berentungstafeln bilden
die anonymisierten Datensätze zum Rentenzugang, welche die Rentenversicherungsträger dem VDR zur Erstellung der Rentenzugangsstatistik
übermitteln, und die Pflichtversichertenbestände (Basis bis 1981: Mikrozensus, 1983: Pflichtversichertenbestandsstatistik des VDR). Die
Ursachen der Berentung wurden bis 1981 nach der ICD/8. Rev. und ab
1982 nach der ICD/9. Rev. verschlüsselt. Für die Untersuchung wurden
die Diagnosen nach den Hauptkapiteln der ICD/9. Rev. zusammengefaßt.


Als Deskriptoren der BU-/EU-Berentlichkeit dienen das schließliche
BU-/EU-Berentungsrisiko (Gesamtzahl der Abgänge in der Ausgangskohorte
durch BU-/EU-Berentung), das 10 %-Alter und das 50 %-Alter (Alter, bei
den 10 % bzw. 50 % der Gesamtabgänge bereits realisiert sind), das
kritische Alter (Beginn des überproportionalen Wachstums des Rentner-
bestandes), das erwartete Rentenzugangsalter und der Gesamtverlust an
Erwerbsjahren (Produkt aus der Differenz zwischen Beobachtungshorizont
(Alter von 60 Jahren) und erwartetem Rentenzugangsalter sowie dem
schließlichen Berentungsrisiko). Zur ausführlichen Diskussion der Datenlage und Methodik vgl. auch BRAUN (1986).


Ergebnisse


Die Ergebnisse sind in Tabelle 1 dargestellt. Das schließliche BU-/
EU-Berentungsrisiko (Rentenzugänge) ist in der ArV erheblich höher als

TABELLE 1:
Die wichtigsten Parameter der Berentlichkeit wegen Berufs- bzw. Erwerbsunfähigkeit, gemessen in Kohorten je 100 000 15jähriger pflichtversicherter Männer
(Frauen) der Arbeiterrentenversicherung (Angestelltenversicherung) bis zum voll-
endeten 60. Lebensjahr für das Jahr 1983 (gesetzlicher Rentenbeginn) und im Vergleich zum Durchschnitt der Jahre 1977 bis 1981 (in Klammern), für alle Ursachen
der Berentung und ausgewählte Krankheitsgruppen (ICD/9.Rev., Kap. 7,5,13 und 2)

| | Arbeiterrentenversicherung | | Angestelltenversicherung | |
| --- | --- | --- | --- | --- |
| | Männer | Frauen | Männer | Frauen |
| **Alle Ursachen der Berentung (Diagn.):** | | | | |
| Rentenzugänge | 36994 (+10.5%) | 32904 ( +3.5%) | 19467 (+23.5%) | 24344 (+17.2%) |
| 10%-Alter | 43.3 ( +0.3 ) | 42.4 ( --- ) | 47.2 ( +0.1 ) | 45.5 ( +0.5 ) |
| kritisches Alter | 48.1 ( +0.3 ) | 48.6 ( +0.4 ) | 49.8 ( +0.2 ) | 49.6 ( +0.1 ) |
| durchschn. Zug.-Alt. | 53.1 ( +0.1 ) | 53.1 ( +0.2 ) | 54.5 ( --- ) | 54.1 ( +0.3 ) |
| 50%-Alter | 55.6 ( +0.2 ) | 55.8 ( +0.3 ) | 56.6 ( +0.2 ) | 56.4 ( +0.2 ) |
| entg. Erwerbsjahre | 254445 ( +8.5%) | 227678 ( +1.0%) | 106501 (+21.5%) | 144527 (+12.9%) |
| **Krankheiten des Kreislaufsystems:** | | | | |
| Rentenzugänge | 12433 ( -4.3%) | 9040 (-13.6%) | 7857 ( +9.2%) | 5435 ( -2.8%) |
| Anteil an gesamt | 0.336 (-13.4%) | 0.274 (-16.7%) | 0.403 (-11.8%) | 0.223 (-17.2%) |
| 10%-Alter | 48.1 ( +0.2 ) | 49.1 ( +0.6 ) | 51.0 ( +0.2 ) | 51.4 ( +0.6 ) |
| kritisches Alter | 48.8 ( +0.1 ) | 50.4 ( +0.4 ) | 50.2 ( --- ) | 51.3 ( +0.3 ) |
| durchschn. Zug.-Alt. | 54.8 ( +0.1 ) | 55.3 ( +0.2 ) | 56.0 ( +0.1 ) | 56.1 ( +0.2 ) |
| 50%-Alter | 56.4 ( --- ) | 57.2 ( +0.4 ) | 57.2 ( +0.2 ) | 57.4 ( +0.1 ) |
| entg. Erwerbsjahre | 64992 ( -5.1%) | 42307 (-17.8%) | 31761 ( +6.8%) | 21039 ( -7.8%) |
| in % von gesamt | 25.5% (-12.7%) | 18.6% (-18.4%) | 29.8% (-12.6%) | 14.6% (-18.0%) |
| **Psychiatrische Krankheiten:** | | | | |
| Rentenzugänge | 3347 (+26.1%) | 3978 (+21.0%) | 2006 (+59.5%) | 4042 (+36.3%) |
| Anteil an gesamt | 0.090 (+13.6%) | 0.121 (+16.6%) | 0.103 (+29.7%) | 0.166 (+16.5%) |
| 10%-Alter | 34.7 ( +0.4 ) | 34.7 ( -0.6 ) | 38.0 ( +0.4 ) | 41.5 ( +0.2 ) |
| kritisches Alter | 41.8 ( +1.0 ) | 45.1 ( +0.6 ) | 49.1 ( +1.5 ) | 49.1 ( +0.6 ) |
| durchschn. Zug.-Alt. | 48.6 ( +0.5 ) | 49.7 ( +0.2 ) | 51.7 ( +0.7 ) | 52.9 ( +0.5 ) |
| 50%-Alter | 51.0 ( -0.1 ) | 52.7 ( +0.4 ) | 55.0 ( +1.0 ) | 55.5 ( +0.5 ) |
| entg. Erwerbsjahre | 38198 (+20.6%) | 40845 (+18.4%) | 16533 (+47.4%) | 28746 (+28.3%) |
| in % von gesamt | 15.0% (+11.1%) | 17.9% (+17.0%) | 15.5% (+21.1%) | 19.9% (+13.7%) |
| **Krankheiten des Skeletts, der Muskeln u.d. Bindegewebes:** | | | | |
| Rentenzugänge | 8108 (+41.5%) | 9063 (+29.3%) | 3378 (+66.7%) | 7125 (+40.7%) |
| Anteil an gesamt | 0.219 (+28.0%) | 0.275 (+24.8%) | 0.173 (+34.6%) | 0.293 (+20.2%) |
| 10%-Alter | 47.1 ( +0.2 ) | 47.4 ( +0.5 ) | 49.2 ( +0.1 ) | 49.9 ( +0.7 ) |
| kritisches Alter | 50.0 ( +0.4 ) | 50.3 ( +0.5 ) | 50.1 ( -0.3 ) | 50.3 ( -0.1 ) |
| durchschn. Zug.-Alt. | 54.8 ( +0.2 ) | 54.8 ( +0.3 ) | 55.4 ( +0.1 ) | 55.4 ( +0.2 ) |
| 50%-Alter | 56.9 ( +0.4 ) | 56.9 ( +0.5 ) | 57.2 ( +0.2 ) | 57.0 ( +0.1 ) |
| entg. Erwerbsjahre | 42306 (+35.9%) | 46812 (+21.1%) | 15599 (+63.9%) | 32886 (+34.9%) |
| in % von gesamt | 20.6% (+54.9%) | 20.6% (+19.8%) | 14.6% (+33.9%) | 22.8% (+19.4%) |
| **Neubildungen:** | | | | |
| Rentenzugänge | 3097 (+25.2%) | 3728 ( -3.8%) | 1634 (+25.8%) | 2802 ( +6.7%) |
| Anteil an gesamt | 0.084 (+13.7%) | 0.113 ( -7.3%) | 0.084 ( +1.9%) | 0.115 ( -9.0%) |
| 10%-Alter | 41.0 ( +1.9 ) | 40.2 ( +1.2 ) | 42.4 ( -0.5 ) | 41.1 ( -0.2 ) |
| kritisches Alter | 45.5 ( +1.1 ) | 44.4 ( +1.3 ) | 47.6 ( -0.4 ) | 45.0 ( -0.3 ) |
| durchschn. Zug.-Alt. | 51.4 ( +0.4 ) | 50.6 ( +0.4 ) | 52.6 ( -0.2 ) | 51.7 ( --- ) |
| 50%-Alter | 53.4 ( --- ) | 52.5 ( +0.4 ) | 55.2 ( --- ) | 54.0 ( +0.2 ) |
| entg. Erwerbsjahre | 26511 (+20.9%) | 34813 ( -8.2%) | 11959 (+28.0%) | 23087 ( +5.8%) |
| in % von gesamt | 10.4% (+10.6%) | 15.3% ( -8.9%) | 11.2% ( +4.7%) | 16.0% ( -6.4%) |

in der AnV. Bei den Männern der ArV ist es mit 37 % am höchsten und
fast doppelt so hoch wie bei den Männern der AnV. In der AnV ist es
bei den Männern höher, in der ArV ist die Relation umgekehrt. Gegenüber dem Durchschnitt der Jahre 1977 - 1981 ist das schließliche Berentungsrisiko bei den Männern der AnV mit 23.5 % am stärksten gestiegen. Das erwartete Rentenzugangsalter ist in allen Gruppen leicht gestiegen, so daß der Verlust an Erwerbsjahren nicht in dem Maß gestiegen ist wie das schließliche Berentungsrisiko.

Das Risiko, infolge von Krankheiten des Kreislaufsystems berentet zu
werden, hat mit Ausnahme bei den Männern der AnV z.T. deutlich abgenommen, bei gleichzeitig leichter Erhöhung des Rentenzugangsalters.
Dieses Krankheitsbild spielt bei den Männern weiterhin die dominieren-
de Rolle.

Am stärksten zugenommen hat das Risiko der Berentung infolge von
Krankheiten des Skeletts, der Muskeln und des Bindegewebes und infolge
von psychiatrischen Krankheiten. Gemessen am Verlust an Erwerbsjahren
stehen die psychiatrischen Krankheiten in der AnV an zweiter Stelle,
während die Krankheiten des Skeletts, der Muskeln und des Bindegewebes
nunmehr bei den Frauen beider Versicherungszweige die erste Position
einnehmen. Die psychiatrischen Krankheiten erhalten ihre Bedeutung
insbesondere durch das sehr niedrige Rentenzugangsalter.

Die Neubildungen haben als Berentungsursache mit Ausnahme bei den
Frauen der ArV ebenfalls erheblich zugenommen. Bei den Frauen der AnV
sind die Neubildungen bedeutender als die Krankheiten des Kreislaufsystems.


<u>Literatur</u>

Braun, R. (1986): Das Berentungsrisiko wegen Erwerbsminderung: Daten-
    lage und Mengengerüste in der Zeit von 1973 - 1982. <u>Deutsche Ren-
    tenversicherung</u> 5-6/1986, 365 - 386.

Schuntermann, M.F. (1987): Der Einfluß ausgewählter Krankheiten/Behin-
    derungen auf die Berentlichkeit wegen Berufs- oder Erwerbsunfähig-
    keit - ein Beitrag zur Epidemiologie der Frühberentung. <u>Deutsche
    Rentenversicherung</u> 7, 1987, 753 - 770.

Schuntermann, M.F. (1986): Das Berentungsrisiko wegen Erwerbsminde-
    rung: Begriff, Struktur und Entwicklung in der Zeit von
    1973 - 1982. <u>Deutsche Rentenversicherung</u> 3-4/1986, 237 - 256.

# Analyse von Krankheitsverläufen

<u>NEUERE ENTWICKLUNGEN BEI DER ANALYSE VON LÄNGSSCHNITTDATEN</u>

G. Arminger
Wirtschaftsstatistik
Universität Wuppertal

## 1. Einführung

Die Erhebung und Analyse von Längsschnittdaten stellt sowohl an die
Substanzwissenschaften wie Medizin, Epidemiologie und Psychologie
als auch an die Statistik in Modellbildung und Schätzung neuartige
Anforderungen. Längsschnittdaten werden als Beobachtungen stochas-
tischer Prozesse an einer Zufallsstichprobe von Individuen aufgefaßt.
Da in den typischen Anwendungen im klinischen Bereich und in der
Feldforschung nur selten mehr als 50 Beobachtungen pro Individuum
auftreten, wird für die Modelle der Zeitreihenanalyse auf die Litera-
tur verwiesen (Fuller 1976, Schlittgen und Streitberg 1984). Dieser
Aufsatz befaßt sich primär mit Modellen für wenige Beobachtungszeitpunkte an vielen Individuen. Die Schwerpunkte sind Probleme des
Stichprobendesigns, die Einbeziehung von Meßmodellen für latente
Variable  sowie die Modellbildung für nicht stetige abhängige Variable wie z.B. Zählvariable, ordinale oder qualitative Variable.
Die nächsten drei Abschnitte behandeln Modelle für diskrete Zeitpunkte mit gleichen Abständen, der letzte Abschnitt geht kurz auf
die Modellklasse für Beobachtungen in stetiger Zeit ein. Wir betrachten im allgemeinen eine oder mehrere abhängige Variable $Y_j$, $j=1,\ldots,m$,
die in einem Vektor Y zusammengefaßt sind sowie eine oder mehrere
unabhängige Variable $X_k$, $k=1,\ldots,p$, die in einem Vektor X zusammengefaßt sind.

## 2. Stichprobendesign und Fehlspezifikation

Von zentraler Bedeutung für die Interpretation der Ergebnisse der
Datenanalyse ist die Anlage der Stichprobe. Können die unabhängigen
Variablen unabhängig von Y manipuliert werden - etwa durch ein
Laborexperiment - lassen sich die Ergebnisse kausalanalytisch inter-
pretieren (Holland 1986). Können Y und X nur gemeinsam beobachtet
werden - etwa in der epidemiologischen Feldforschung - lassen sich

die Ergebnisse nicht mehr kausalanalytisch interpretieren. Die
Interpretation hängt dann wesentlich von der Modellspezifikation
und der gewählten Schätzmethode ab, wie an Hand der Kleinsten
Quadrate Schätzung für ein lineares Modell gezeigt wird. Es seien
$(y,x_1,x_2)_i$ $i=1,\ldots,n$ eine Zufallsstichprobe. Für die abhängige
Variable gelte das "wahre" Modell

$$y_i = x_{i1}\beta_1 + x_{i2}\beta_2 + \varepsilon_i \quad \text{mit} \tag{2.1}$$

$$E(\varepsilon_i) = 0, \quad V(\varepsilon_i) = \sigma_i^2, \quad E(x_{i1}\varepsilon_i) = 0, \quad E(x_{i2}\varepsilon_i) = 0.$$

Welche Eigenschaften besitzt nun der Kleinste Quadrate Schätzer
für $\beta_1$, wenn das Modell durch Nichtbeachtung von $x_2$ falsch spezifi-
ziert wird? In der üblichen Matrixschreibweise erhält man:

$$\tilde{\beta}_1 = (X_1^T X_1)^{-1} X_1^T y \tag{2.2}$$

In y wird nun das wahre Modell eingesetzt:

$$\tilde{\beta}_1 = \beta_1 + (\tfrac{1}{n}X_1^T X_1)^{-1}(\tfrac{1}{n}X_1^T X_2)\beta_2 + (\tfrac{1}{n}X_1^T X_1)^{-1}(\tfrac{1}{n}X_1^T \varepsilon) \tag{2.3}$$

Für größere Stichproben fällt der letzte Term auf der rechten
Seite weg, da $\varepsilon$ mit $x_1$ unkorreliert ist. $\tilde{\beta}_1$ ist ein konsistenter
Schätzer für $\beta_1$, wenn entweder $\beta_2 = 0$ ist (korrekte Spezifikation
des Modells!), oder wenn $x_1$ und $x_2$ unkorreliert sind, wie das
im experimentellen Design der Fall ist. Andernfalls konvergiert
$\tilde{\beta}_1$ gegen eine Mischung $\beta^*$ aus $\beta_1$ und $\beta_2$, die den mittleren
Prognosefehler in der Grundgesamtheit minimiert (vgl. White 1981,
1982). Im allgemeinen läßt sich $\tilde{\beta}_1$ daher nicht kausalanalytisch,
sondern nur noch im Sinne einer besten Anpassung an die Daten
interpretieren. Ähnliche Überlegungen treffen auch für andere
Schätzverfahren, wie z.B. die Maximum Likelihood Methode zu.

Innerhalb des linearen Modells lassen sich die Auswirkungen bestimmter Arten der Fehlspezifikation durch Beobachtung von
mindestens zwei Zeitpunkten vermeiden. Man betrachte folgendes
Modell (der Stichprobenindex i wird weggelassen, die Zeitpunkte
werden durch 1 und 2 als Subskripte angegeben):

$$y_1 = x_1\beta + \mu + \varepsilon_1 \tag{2.4}$$

$$y_2 = x_2\beta + \mu + \varepsilon_2$$

In $\mu$ sind alle unbeobachteten Einflüsse, die über die Zeit nicht variieren, z.B. genetische Disposition, zusammengefaßt. Die Fehler $\varepsilon_1$, $\varepsilon_2$ seien mit $x_1$, $x_2$ und $\mu$ unkorreliert. Ist $\mu$ mit $x_1$ und $x_2$ unkorreliert, erhält man eine Aufteilung der Fehlervarianz $(V(u_t)) = V(\mu+\varepsilon_t) = V(\mu) + V(\varepsilon_t)$, $t=1,2$ in einen zeitlich konstanten Teil $V(\mu)$ und einen zeitlich variierenden Teil $(V\varepsilon_t)$. Da die Kovarianz $K(u_1,u_2) = V(\mu)$ ist, eignet sich dieses Varianzkomponentenmodell als alternatives Modell zum Autokorrelationsmodell in $\varepsilon_t$. Ist hingegen $\mu$ mit $x_1$ und $x_2$ korreliert, tritt für die Schätzung von $\beta$ das oben angegebene Problem der Inkonsistenz des KQ Schätzers $\beta$ auf. Im vorliegenden Fall läßt sich dieses Problem durch Differenzenbildung beheben, da $\beta$ aus der Gleichung

$$y_2 - y_1 = (x_2-x_1)\beta + (\varepsilon_2-\varepsilon_1) \tag{2.5}$$

durch den Wegfall von $\mu$ konsistent durch $\tilde\beta$ geschätzt werden kann.

Geht man nun von einem einfachen dynamischen Modell der Form

$$y_1 = x_1\beta + \mu + \varepsilon_1 \tag{2.6}$$

$$y_2 = \alpha y_1 + x_2\beta + \mu + \varepsilon_2$$

aus, treten zwei Probleme auf. Erstens läßt sich nur schwer rechtfertigen, warum $y_1$ nur auf $x_1\beta$ und $\mu$ und nicht auf eine vorhergehende Beobachtung zurückgeführt wird. Zweitens führt die Differenzenbildung nicht mehr zur konsistenten Schätzung von $\beta$, da der Fehlerterm auf der rechten Seite mit dem Regressor $y_1$ korreliert ist, obwohl $\mu$ eliminiert ist.

$$y_2 - y_1 = \alpha y_1 + (x_2-x_1)\beta + (\varepsilon_2-\varepsilon_1) \tag{2.7}$$

Diese Schwächen lassen sich jedoch beheben, wenn y zu drei Zeitpunkten erhoben wird. Die Modellgleichungen für $y_1$ und $y_2$ und die Differenzengleichung für $(y_2-y_1)$ lauten dann:

$$y_1 = \alpha y_o + x_1\beta + \mu + \varepsilon_1 \qquad\qquad\qquad (2.8)$$

$$v_2 = \alpha y_1 + x_2\beta + \mu + \varepsilon_2$$

$$y_2 - y_1 = (y_1 - y_o)\alpha + (x_2 - x_1)\beta + (\varepsilon_2 - \varepsilon_1)$$

Man beachte, daß wegen der zusätzlichen Erhebung von $y_o$ sowohl für $y_2$ als auch für $y_1$ ein dynamisches Modell formuliert werden kann. Eine konsistente Schätzung von $\alpha$ und $\beta$ ist direkt nicht möglich, da $(\varepsilon_2 - \varepsilon_1)$ mit $(y_1 - y_o)$ als Regressor korreliert ist. Diese Schwierigkeit läßt sich jedoch umgehen, indem an Stelle des Regressors $(y_1 - y_o)$ ein Instrument gesetzt wird, das mit $(y_1 - y_o)$ korreliert ist, aber mit $(\varepsilon_2 - \varepsilon_1)$ unkorreliert ist. Als Instrument bietet sich unmittelbar $y_o$ an, so daß $\alpha$ und $\beta$ durch die Instrument Variablenmethode konsistent geschätzt werden können, obwohl die Gleichung des dynamischen Modells die unbeobachteten Einflüsse $\mu$ enthält. Technische Details der Durchführung der Schätzung findet man in Hsiao (1986) und Arminger (1988a).


## 3. Latente Variable und Meßmodelle

Ist die Erhebung von Variablen fehlerhaft oder können Variable nicht direkt, sondern nur indirekt durch Indikatoren beobachtet werden, so müssen die eigentlich interessierenden, aber unbeobachteten Variablen mit den beobachteten Variablen durch Meßmodelle verknüpft werden. Ein Beispiel für eine latente Variable ist die Variable "Drogenmißbrauch", die durch eine Reihe von Indikatoren z.B. Häufigkeit der Einnahme bestimmter Rauschmittel indirekt gemessen wird (vgl. Bentler und Newcomb 1987). Wir gehen zunächst davon aus, daß der Vektor y der beobachteten Variablen metrisch ist und durch ein faktorenanalytisches Modell auf einen Vektor von metrischen latenten Variablen $\eta$, der weniger Elemente als y enthält, zurückgeführt werden kann. Der Vektor $\eta$ enthält die uns eigentlich interessierenden abhängigen Variablen. Ein lineares Regressionsmodell für $\eta$ und y ist dann:

$$B\eta = \Gamma x + \zeta \qquad \text{Strukturgleichungsmodell} \qquad (3.1)$$

$$y = \Lambda\eta + \varepsilon \qquad \text{faktorenanalytisches Meßmodell} \qquad (3.2)$$

Folgende Restriktionen und Bezeichnungen gelten:

$$E(x) = 0, \quad V(x) = :\Phi, \quad E(\zeta) = 0, \quad V(\zeta) = :\Psi$$

$$E(\varepsilon) = 0, \quad V(\varepsilon) = :\Theta, \quad E(x\zeta^T) = 0, \quad E(\eta\varepsilon^T) = 0,$$

$$E(\zeta\varepsilon^T) = 0, \quad B \text{ ist invertierbar.}$$

Die Kovarianzmatrix von y und x ist dann gegeben durch:

$$V\binom{y}{x} = \begin{bmatrix} \Lambda B^{-1}(\Gamma\Phi\Gamma^T+\Psi)B^{-1T}\Lambda^T + \Theta & \Lambda B^{-1}\Gamma\Phi \\ \Phi\Gamma^T B^{-1}\Lambda^T & \Phi \end{bmatrix}$$

Ein derartiges Modell für die Kovarianzmatrix von y und x ist
ein wichtiger Spezialfall einer Kovarianzstruktur. Eine konsis-
tente Schätzung sowohl der Parameter B, $\Gamma$, $\Phi$, $\Psi$ und $\Theta$ als auch
der asymptotischen Kovarianzmatrix der Parameter kann mit Hilfe
von diversen Schätzverfahren (gewichtete Kleinste Quadrate Methode
(Bentler 1985), Pseudo Maximum Likelihood Methode (Arminger und
Schoenberg 1987)) auch ohne die häufig gemachte Annahme der multi-
variaten Normalverteilung (Y|X) erfolgen. Das obige Modell enthält
als Spezialfall das LISREL Modell (Jöreskog und Sörbom 1986).

Charakteristisch für Querschnittsdaten ist die Annahme, daß die
Kovarianz der Variablen in y ausschließlich auf die latenten Variablen zurückzuführen ist, so daß die Fehler $\varepsilon$ unkorreliert sind
und daher $\Theta$ eine Diagonalmatrix ist. Diese Annahme wird zweifelhaft,
wenn Längsschnittdaten aus zwei oder mehr Wellen zu analysieren sind.
Als Beispiel betrachten wir ein statisches Modell für Daten zu
zwei Zeitpunkten.

$$\eta_1 = \Gamma_1 x_1 + \zeta_1, \qquad y_1 = \Lambda_1 \eta_1 + \varepsilon_1. \tag{3.4}$$

$$\eta_2 = \Gamma_2 x_2 + \zeta_2, \qquad y_2 = \Lambda_2 \eta_2 + \varepsilon_2.$$

Dieses Modell läßt sich sofort in das obige Modell einbetten, indem
wie folgt eingesetzt wird (vgl. Jöreskog und Sörbom 1977):

$$\eta = (\eta_1^T, \eta_2^T)^T, \qquad x = (x_1^T, x_2^T)^T, \qquad \zeta = (\zeta_1^T, x_2^T)^T,$$

$$y = (y_1^T, y_2^T)^T, \qquad \varepsilon = (\varepsilon_1^T, \varepsilon_2^T)^T.$$

$$\Gamma = \begin{bmatrix} \Gamma_1 & 0 \\ 0 & \Gamma_2 \end{bmatrix}, \qquad \Lambda = \begin{bmatrix} \Lambda_1 & 0 \\ 0 & \Lambda_2 \end{bmatrix};$$

$$\Phi = \begin{bmatrix} \Phi_{11} & \Phi_{12} \\ \Phi_{21} & \Phi_{22} \end{bmatrix}, \qquad \Psi = \begin{bmatrix} \Psi_{11} & \Psi_{12} \\ \Psi_{21} & \Psi_{22} \end{bmatrix}, \qquad \Theta = \begin{bmatrix} \Theta_{11} & \Theta_{12} \\ \Theta_{21} & \Theta_{22} \end{bmatrix}.$$

Die Kovarianzmatrix $\Phi$ enthält die Kovarianzen von $x_1$ und $x_2$. Die
Matrix $\Psi$ enthält die Autokovarianz erster Ordnung der Fehler $\zeta$.
Die Matrix $\Theta$ enthält die Diagonalmatrizen $\Theta_{11}$ und $\Theta_{22}$. Im Unter-
schied zum Modell für Querschnittsdaten ist $\Theta$ nicht mehr eine
Diagonalmatrix, da die Autokovarianzen zwischen korrespondierenden
Elementen von $\varepsilon_1$ und $\varepsilon_2$ im allgemeinen zu berücksichtigen sind.
Da die Elemente in $\varepsilon_1$ und $\varepsilon_2$ jeweils als unkorreliert angenommen
werden, ist $\Theta_{12}$ bzw. $\Theta_{21}$ wiederum eine Diagonalmatrix. Diese Überlegungen lassen sich für mehr als zwei Beobachtungszeitpunkte
verallgemeinern.


## 4. Meßniveau der abhängigen Variablen

Bevor auf das Meßniveau der abhängigen Variablen eingegangen wird,
sei vorab vermerkt, daß die unabhängigen Variablen metrisch und/
oder qualitativ sein können. Ist eine Variable qualitativ mit
K Ausprägungen, wird sie in K-1 Indikatorvariable aufgelöst (vgl.
McCullagh und Nelder 1983). Das im zweiten Abschnitt eingeführte
lineare Modell ist primär für abhängige Variable einsetzbar, die
metrisch sind und keine obere oder untere Schranke aufweisen.
Andernfalls müssen Modifikationen im Modell vorgenommen werden,
die dem Skalenniveau der abhängigen Variablen Rechnung tragen.
Im folgenden werden Regressionsmodelle für Zählvariable, ordinale
und qualitative Variable angegeben und auf Längsschnittdaten erweitert.

Sei $Y \in \{0,1\}$ eine Zählvariable mit Erwartungswert $E(Y|X) > 0$.
Um zu sichern, daß der geschätzte Erwartungswert $\mu > 0$ ist, wird
häufig ein loglineares Modell für $\mu$ eingeführt, so daß gilt:

$$y_i = \exp(x_i\beta) + \varepsilon_i \quad \text{mit} \tag{4.1}$$

$$E(\varepsilon_i) = 0, \quad V(\varepsilon_i) = \sigma_i^2, \quad E(x_i\varepsilon_i) = 0.$$

Die Schätzung von $\beta$ erfolgt durch die ML Methode, wenn man unter-
stellt, daß $(Y|X)$ einer Poissonverteilung folgt (vgl. McCullagh
und Nelder 1983). Hält man diese Annahme für nicht gerechtfertigt,
verwendet man die Pseudo ML Methode (Gourieroux et al. 1984). Ein
autoregressives Modell erster Ordnung für $y_t$, $t \geq 1$ mit Anfangswert
$y_o$ läßt sich wie folgt angeben, sofern man Unabhängigkeit der
Fehler über die Zeit unterstellt:

$$y_{it} = \exp(y_{it-1}\beta_1 + x_{it}\beta_2) + \varepsilon_{it} \tag{4.2}$$

Man beachte, daß sich die verzögerte Variable $y_{it-1}$ in den Vektor
$X_t$ einbetten läßt. Im allgemeinen kann $X_t$ die Vorgeschichte des
Prozesses in Y und X enthalten.

Sei nun $Y \in \{1,2,\ldots,K\}$ eine ordinale Variable mit K Ausprägungen.
Eine ordinale Variable ist dadurch charakterisiert, daß die Kategorien von Y zwar geordnet sind, aber die Abstände zwischen den
Kategorien nicht bekannt sind, so daß Mittelwert und Varianz
nicht berechnet werden können. Ordinale Variable sind sowohl in
der klinischen Forschung als auch in der Feldforschung häufig
vorzufinden (z.B. Allgemeinbefinden, Eßgewohnheiten). Zur Modellbildung wird eine nicht beobachtbare Variable $Y^*$ unterstellt,
die durch folgende Meßrelation (Küsters 1987) mit der beobachteten
Variablen Y verbunden ist.

$$Y = k \iff \tau_{k-1} < Y^* \leq \tau_k, \quad k=1,\ldots,K \tag{4.3}$$

Die Werte $\tau_k$ sind Schwellenwerte mit den Restriktionen
$\tau_o = -\infty < \tau_1 < \tau_2 \ldots < \tau_{k-1} = +\infty$. Für $Y^*$ wird nun ein lineares
Modell angenommen.

$$y^* = x\beta + \varepsilon \qquad \text{mit} \tag{4.4}$$

$$E(\varepsilon) = 0, \; V(\varepsilon) = \sigma^2, \; E(x\varepsilon) = 0.$$

Je nach Annahme über die Verteilung von $\varepsilon$ erhält man unterschiedliche Modelle für die bedingte Wahrscheinlichkeiten $P(Y=k|x)$, aus denen die Likelihoodfunktion zur ML Schätzung konstruiert wird. Unterstellt man Normalverteilung von $\varepsilon$ mit Varianz $\sigma^2$ erhält man das Probitmodell.

$$P(Y=k|x) = P(\tau_{k-1} < Y^* \leq \tau_k|x) = \Phi(\frac{\tau_k - x\beta}{\sigma}) - \Phi(\frac{\tau_{k-1} - x\beta}{\sigma}). \tag{4.5}$$

Damit $\beta$ identifiziert ist, müssen Restriktionen auf $\tau_k$ und $\sigma$ eingeführt werden (Nelson 1976). Üblicherweise wird $\tau_1 = 0$ und $\sigma^2 = 1$ gesetzt. Wählt man andere Verteilungsfunktionen für $\varepsilon$, erhält man andere Modelle für Ordinaldaten, z.B. das ordinale Logitmodell (vgl. Tutz 1985). Es sei hier angemerkt, daß das Modell durch die Verteilungsannahmen für $\varepsilon$ bestimmt wird und daher die Pseudo ML Methode nicht verwendet werden kann.

Eine Erweiterung auf dynamische Modelle ist auf zwei Weisen möglich. Die ordinale Variable $Y_{t-j}$ mit Lag $j \geq 1$ wird in jeweils K-1 Dummy Variable aufgelöst, die als zusätzliche Regressoren für $Y_t^*$ fungieren, oder die latente Variable $Y_{t-j}^*$, $j \geq 1$ wird als Regressor für $Y_t^*$ verwendet. Die erste Möglichkeit läßt sich unmittelbar in das obige Modell einbetten, die zweite Möglichkeit führt im autoregressiven Modell erster Ordnung zu folgender Formulierung für $t \geq 1$ mit Anfangswert $y_o^*$.

$$y_t^* = \alpha y_{t-1}^* + x_t\beta + \varepsilon_t \tag{4.6}$$

Unterstellt man, daß sich die Schwellenwerte $\tau_k$ über die Zeit nicht ändern, muß man im allgemeinen mit einer Veränderung der Varianz von $\varepsilon_t$ über die Zeit rechnen. Die Varianzen nach dem ersten Zeitpunkt sind identifiziert, da die $\tau_k$ konstant bleiben. Die Schätzung dieses Modells erfordert die Berechnung der Korrelation zwischen $y_t^*$ und $y_{t-1}^*$, die auf Grund der zweidimensionalen Kontingenztabelle von $Y_1$ und $Y_2$ erfolgen muß. (Diese Korrelation stellt eine Verallgemeinerung der tetrachorischen Korrelation

dar und wird als polychorische Korrelation bezeichnet. Vgl. dazu
Olsson 1979). Die Berechnung dieser Korrelationskoeffizienten
ist durch Standardprogrammpakete möglich. Die Schätzung von $\alpha$,
$\beta$ und $V(\varepsilon_t)$, $t \geq 1$ ist zur Zeit in keinem Standardprogrammpaket
implementiert.

Sei nun $Y \in \{1,\ldots,K\}$ eine qualitative Variable mit K ungeordneten
Ausprägungen. Das Standardmodell für eine qualitative Variable
ist das multinomiale  Logitmodell, bei dem die bedingte Wahrschein-
lichkeit $P(Y=k|x)$ wie folgt definiert ist (vgl. McFadden 1974).

$$P(Y=k|x) = \exp(x\beta_k)/ \sum_{k=1}^{K} \exp(x\beta_k) \tag{4.7}$$

Die Identifikationsrestriktion ist durch $\beta_1 = 0$ gegeben. Im Unterschied zu den bisherigen Modellen in diesem Abschnitt entspricht
dieses Modell einem multivariaten Regressionsmodell mit Parameter-
matrix $B = (\beta_2,\ldots,\beta_k)$. Es enthält als Spezialfall das in der
Biometrie häufig verwendete binomiale Logitmodell.

Das multinomiale Logitmodell läßt sich auf ein dynamisches Modell
übertragen, indem die Variablen $Y_{t-j}$ mit Lag $j \geq 1$ in K-1 Dummy
Variable aufgelöst wird, die ihrerseits als Regressoren im multi-
nomialen Logitmodell für $Y_t$ fungieren. (Vgl. Fahrmeir und Kaufmann
1987.) Man beachte, daß in diesem Fall die Wahrscheinlichkeiten
$P(Y_t=k|Y_{t-t}=1,Y_{t-2}=k,\ldots,X_t)$ als bedingte Übergangswahrscheinlich-
keiten aufgefaßt werden können, die in $\beta$ parametrisiert sind.

Bis jetzt wurden die Modelle für Zählvariable, ordinale und qualitative Variable getrennt von den Modellen für latente Variable
behandelt. Diese aus analytischen Gründen erfolgte Trennung kann
durch eine komplexere Modellbildung aufgehoben werden, so daß
sowohl in X als auch in Y latente Variablen auftreten können. Insbesondere können auch Zählvariable, ordinale und qualitative
Variable als Indikatoren für metrische latente Variable verwendet
werden. Die Modellbildung erfolgt durch eine Verknüpfung von
Strukturgleichungsmodellen, faktorenanalytischem Meßmodell und
Meßrelation in der folgenden Form:

$$B\eta = \Gamma x + \zeta \qquad \text{Strukturgleichungsmodell} \qquad (4.8)$$

$$y^* = \Lambda\eta + \varepsilon \qquad \text{Meßmodell} \qquad (4.9)$$

$$y_j = g(y_j^*) \qquad \text{Meßrelation} \qquad (4.10)$$

Die Meßrelation ist dabei durch eine der obigen Meßrelationen
definiert. Unterstellt man, daß nur stetige dichotome und ordinale
Variable als beobachtete Variable auftreten und das sowohl $\zeta$ als
auch $\varepsilon$ normal verteilt sind, läßt sich das gesamte Modell unmittelbar auf dynamische Modelle übertragen.

Dabei ist die Varianznormierung bei ordinalen Variablen sowie
die Korrelation der $\varepsilon$ über mehrere Zeitpunkte zu beachten. Ein
derartiges Modell läßt sich mit Hilfe polychorischer Korrelationskoeffizienten und gewichteter Kleinster Quadrate Methoden in einem
mehrstufigen Verfahren schätzen. (Vgl. Küsters 1987, Arminger
und Küsters 1987).

Meßrelationen wie das ordinale Logit- oder das multinomiale Logitmodell, die nicht auf der Normalverteilung von $\varepsilon$ basieren, sind
zu restriktiv, da sich Autokovarianzen in $\varepsilon$ zwischen mehreren Wellen
nicht formulieren lassen. Zu diesem Zweck sind allgemeinere Modelle
wie das multinomiale Probitmodell (Daganzo 1979) erforderlich.
Die numerische Realisierung in Verbindung mit latenten Variablen
Modellen scheint allerdings zum jetzigen Zeitpunkt ausgeschlossen.


## 5. Stetige Prozesse

Betrachtet man zeitstetige an Stelle zeitdiskreter Prozesse, sind
für die Modellformulierung die gleichen Prinzipien bezüglich Modellspezifikation, Meßfehler und Meßniveau der Variablen zu beachten.
Wir untersuchen in diesem Abschnitt nur den Fall, daß eine abhängige
Variable Y zu einem Zeitpunkt $t_o = 0$ einen bestimmten Wert y annimmt
und diesen Zustand zum Zeitpunkt t verläßt und einen Zustand $y_t$
annimmt. Die Zeit bis zum Eintreten des Wechsels wird selbst als
Zufallsvariable betrachtet, so daß sowohl die Zeit bis zum Wechsel
als auch der Zustand nach Y nach dem Wechsel Zufallsvariable sind.

Im Gegensatz zu Diffusionsprozessen in stetiger Zeit, in denen
die stetige Variable $Y_t$ sich in jedem Zeitpunkt ändert, bleibt
in dem oben beschriebenen Prozeß $Y_\tau$ für $0 \leq \tau < t$ konstant. (Die
Beschreibung wichtiger stetiger Diffusionsprozesse durch lineare
stochastische Differentialgleichungen mit konstanten Koeffizienten
und mit Gauß'schem Fehlerprozeß findet man in Soong (1973), die
Verknüpfung mit latenten Variablenmodellen und die Schätzung aus
der integrierten Differentialgleichung in Arminger (1986)).

Die Konstruktion von Modellen für die Zeit T bis zum Eintritt
eines Ereignisses erfolgt üblicherweise über die sogenannte Hazard-
rate r(t). Sei $T \geq 0$ eine Zufallsvariable mit Verteilungsfunktion
F(t) und Dichtefunktion f(t). S(t) = 1 - F(t) wird als Überlebens-
funktion bezeichnet. Dann ist

$$r(t) = f(t)/S(t) \tag{5.1}$$

die bedingte Dichte, daß ein Wechsel zum Zeitpunkt t erfolgt,
gegeben der Zustand $y_o$ hat bis zum Zeitpunkt t angedauert. Ist
r(t) bekannt, lassen sich f(t) und damit F(t) und S(t) als Funktionen von r(t) ausdrücken. Der Einfluß von unabhängigen Variablen
und der Vorgeschichte des Prozesses wird in der Regel in parametri-
sierten Modellen für die Hazardraten dargestellt. (Vgl. Kalbfleisch und Prentice 1980, Tuma und Hannan 1984, Blossfeld et.
al. 1986). Das am häufigsten verwendete Modell ist Cox's propor-
tionales Hazard Modell:

$$r(t|x,\beta) = \lambda(t) \; ex(x\beta) \tag{5.2}$$

Dabei ist $\lambda(t)$ eine parametrisierte Funktion oder eine unbekannte
Funktion von t. Die Schätzung erfolgt mit ML oder - im Falle des
Cox Modells - mit Partial Likelihood Methoden (vgl. Kalbfleisch
und Prentice 1980).

Während Modelle für Hazardraten zum Standardrepertoire biometrischer
Methoden gehören, wird für Y in der Regel eine qualitative Variable
mit K Ausprägungen eingenommen und die Dichte $f(T=t,Y_t=y_t|x)$ unter-
sucht, indem diese Dichte wie folgt faktorisiert wird:

$$f(T=t,Y_t=y_t|x) = P(Y_t=y_t|T=t,x) \; f(T=t|x) \qquad\qquad (5.3)$$

Die Wahrscheinlichkeiten $P(Y_t=y_t|T=t,x)$ sind dann Übergangswahrscheinlichkeiten, deren Schätzung als Nebenprodukt der Hazardratenschätzung abfällt, indem man nur die Übergänge von $y_o$ nach $y_t$ betrachtet. Diese Betrachtungsweise ist zu eng, da $Y_t$ auch eine stetige oder ordinale oder eine Zählvariable sein kann. Petersen (1988) hat den Fall untersucht, daß $Y_t$ eine stetige Variable ohne obere oder untere Schranke ist und hat für $E(Y_t|t,x)$ ein Regressionsmodell formuliert. Unter der Bedingung, daß sowohl $f(t|x,\beta)$ als auch $P(y_t|t,\gamma)$ in $\beta$ und $\gamma$ so parametrisiert sind, daß die Parameterräume voneinander unabhängig sind, lassen sich $\beta$ und $\gamma$ schätzen, indem zunächst $\beta$ mit der ML Methode für Hazard Raten aus den bedingten Dichten $f(t|x,\beta)$ und dann $\gamma$ aus den bedingten Dichten $P(y_t|t,x,\gamma)$ mit der ML oder Pseudo ML Methode berechnet wird.

Petersen's Ansatz läßt sich unmittelbar auf Modelle für ordinale und für Zählvariable übertragen, indem für $P(y_t|t,x,\gamma)$ ein entsprechendes Modell formuliert wird.


<u>Literatur</u>


Arminger, G., 1986, Linear Stochastic Differential Equation Models for Panel Data with Unobserved Variables, in Tuma, N.B. (Hrsg.), Sociological Methodology 1986, Jossey Bass, San Francisco, 1987 - 212.

Arminger, G., Küsters, U., 1987, New Developments in Latent Variable Measurement and Structural Equation Models, in Dwyer, J.H., und Hoffmeister, H., (Hrsg.), Longitudinal Data Analysis in Epidemiology (Arbeitstitel), Oxford University Press, Oxford.

Arminger, G., Schoenberg, R., 1987, Estimating the Covariance Matrix of Estimated Parameters and Constructing a Test for Misspecification in Kovariance Structure Models, unveröffentlichtes Manuskript, Bergische Universität Wuppertal.

Arminger, G. (Hrsg.), 1988a, Statistische Modelle zur Analyse von Paneldaten, erscheint als ZUMA Methodenband, 1988.

Arminger, G., 1988b, Verallgemeinerte lineare Modelle, erscheint bei G. Fischer, Stuttgart.

Bentler, P.M., 1985, Theory und implementation of EQS, a structural
    equations program, BMDP Statistical Software, Los Angeles.

Bentler, P.M., Newcomb, M.D. (1987), A Longitudinal Study of Social
    Support, Drug Use, and Health: Linear Structural Equation Modeling
    with Nonnormal Variables, in Dwyer, J.H., und Hoffmeister, H.,
    (Hrsg.), Longitudinal Data Analysis in Epidemiology (Arbeits-
    titel), Oxford University Press, Oxford.

Blossfeld, P., Hamerle, A., Mayer, K.U., 1986, Ereignisanalyse:
    Statistische Theorie und Anwendung in den Wirtschafts- und
    Sozialwissenschaften, Campus, Frankfurt am Main.

Daganzo, C.F., 1979. Multinomial Probit Analysis, Academic Press,
    New York.

Fahrmeir, L., und Kaufmann, H., 1987, Regression Models for Non
    Stationary Categorical Time Series. Journal of Time Series Analysis,
    Vol. 8, 147 - 160.

Fuller, W.A., 1976, Introduction to Statistical Time Series, Wiley,
    New York.

Gourieroux, C., Monfort, A., Trognon, A., 1984, Pseudo Maximum Likeli-
    hood Methods: Theory, Econometrica, Vol. 52, No. 3, 681 - 700.

Holland, P.W., 1986, Statistics and Causal Inference, Journal of
    the American Statistical Association, Vol. 81., No. 396, 945 - 960.

Hsiao, C., 1986, Analysis of Panel Data, Cambridge University Press,
    Cambridge, Mass.

Jöreskog, K.G., Sörbom, D., 1977, Statistical Models and Methods
    for Analysis of Longitudinal Data, in Aigner, D.J. und Goldberger,
    A.S., Latent Variables in Socio-Economic Models, North Holland,
    Amsterdam.

Jöreskog, K.G., Sörbom, D., 1986, LISREL VI Manual, Mooresville,
    Indiana.

Kalbfleisch, J.D., Prentice, R.L., 1980, The Statistical Analysis
    of Failure Time Data, Wiley, New York.

Küsters, U., 1987, Hierarchische Mittelwert- und Kovarianzstruktur-
    modelle mit nichtmetrischen endogenen Variablen, Physica Verlag,
    Würzburg.

McCullagh, P., Nelder, J.A., 1983, Generalized Linear Models, Chapman
    and Hall, London.

McFadden, D., 1974, Conditional Logit Analysis of Qualitative Choice
    Behavior, in Zarembka, P., (Hrsg.) Frontiers in Econometrics,
    New York, 105 - 152.

McKelvey, R.D., Zavoina, W., 1975, A Statistical Model for the Analysis
    of Ordinal Level Dependent Variables, Journal of Mathematical
    Sociology, Vol. 4, 103 - 120.

Nelson, F.D., 1976, On a General Computer Algorithm for the
    Analysis of Models with Limited Dependent Variables. Annals
    of Economic and Social Measurement, Vol. 5, 493 - 509.

Olsson, U., 1979, Maximum Likelihood Estimation of the Polychoric
    Correlation Coefficient, Psychometrika, Vol. 44, 443 - 460.

Petersen, T., 1988, A New Approach to Studying Change Over Time
    in Continuous Dependent Variables, unveröffentlichtes Manus-
    kript, Harvard University, Department of Sociology.

Schlittgen, R., Streitberg, B., 1984, Zeitreihenanalyse, Oldenbourg,
    München.

Soong, T., 1973, Random Differential Equations in Science and
    Engineering, Academic Press, New York.

Tuma, N.B., Hannan, M.T., 1984, Social Dynamics. Modelsand Methods,
    Academic Press, Orlando.

Tutz, G., 1985, Regressionsmodelle mit ordinalen Reaktions-
    variablen, Regensburger Diskussionsbeiträge zur Wirtschafts-
    wissenschaft, Nr. 184, Universität Regensburg.

White, H., 1981, Consequences and Detection of Misspecified
    Nonlinear Regression Models, Journal of the American
    Statistical Association, Vol. 76, 419 - 433.

White, H., 1982, Maximum Likelihood Estimation of Misspecified
    Models, Econometrica, Vol. 50, No. 1, 1 - 25.

RESPONDER VS. NON-RESPONDER
EIN MASS FÜR DIE EFFEKTIVITÄT EINER BEHANDLUNG?

*R.A. Hilgers*
Abteilung Medizinische Statistik
Georg-August-Universität Göttingen
Windausweg 2, D-3400 Göttingen

## 1. Einleitung

In der Literatur zur Evaluation von Chemotherapien ist es
weitverbreiteter Brauch, eine bessere Überlebenszeit bei *Respondern* der
Therapie, d.h. Patienten mit Tumor-Remission, gegenüber *Non-Respondern*
als `Beweis' für eine Effektivität der Behandlung anzuführen
– insbesondere wenn entsprechende statistische Tests ein signifikantes
Ergebnis liefern.

In einer umfassenden Übersicht haben OYE, SHAPIRO (1984)
80 Tumorstudien hinsichtlich der darin geübten Argumentationsweise
untersucht. Lediglich ein Drittel der Untersuchungen umfaßte überhaupt
eine Kontrollgruppe. Aber von 35 Arbeiten mit einer Responserate von
mehr als 15% berichteten 29 eine `signifikant bessere' Überlebenszeit
der Responder gegenüber Non-Respondern. Diese Signifikanz bildete bei
20 der Studien zumindest teilweise die Basis für eine Empfehlung der
Therapie.

Es sollte eigentlich selbstverständlich sein, daß auf die Effektivität
einer Behandlung nur dann geschlossen werden kann, wenn parallel eine
Kontrollgruppe mitgeführt wird und wenn die Zuordnung zu den Gruppen
randomisiert erfolgt, wie dies im Memorandum der GMDS, JESDINSKY
(1978), niedergelegt ist.

In dieser Arbeit soll an Hand eines einfachen Modells gezeigt werden,
daß sowohl die *Kontrollgruppe* als auch die *Randomisierung* unverzichtbar
für eine valide Aussage hinsichtlich der Effektivität einer Behandlung
sind.

# 2.Modell

Wenn unter Therapie die Beobachtung von Response und Non-Response möglich ist, so muß ein adäquates Modell berücksichtigen, daß auch eine Kontrollgruppe als *inhomogen* angesehen werden muß in dem Sinne, daß diese sowohl Patienten umfaßt, die unter Behandlung zur Response (*hypothetische Responder*) als auch solche, die zur Non-Response (*hypothetische Non-Responder*) konditioniert sind. Dies ist i.a. nicht beobachtbar - auch nicht durch prognostische Faktoren - muß aber als ein wesentlicher Einfluß - wenn nicht sogar <u>der</u> wesentliche Einfluß - auf die Überlebenszeit angesehen werden.

Formal liegt somit ein 2-faktorieller Versuchsplan vor mit den Faktoren **Therapie** (*ja/nein*) und **Response** (*ja/nein*) mit der praktisch relevanten Einschränkung, daß die Unterscheidung des Faktors 'Response' innerhalb der Kontrollgruppe nicht beobachtbar ist. Diese Situation besitzt eine Analogie zu den mit dem einfachen Randomisierungsplan nach ZELEN (1981) verbundenen Schwierigkeiten hinsichtlich seiner Auswertbarkeit, vgl. dazu auch BRUNNER, NEUMANN (1985).

Als ein einfaches Modell nehmen wir an, daß die Überlebenszeiten *proportional hazards* besitzen.

<table>
<tr><td colspan="3" align="center">*Kontrolle   Therapie*</td></tr>
<tr><td>$\diagdown\ j$<br>$i$</td><td align="center">1</td><td align="center">2</td></tr>
<tr><td>*Non-Responder*   1</td><td align="center">$(1-\delta_K)$<br>$S(t)^{\tau_{11}}$</td><td align="center">$(1-\delta_B)$<br>$S(t)^{\tau_{12}}$</td></tr>
<tr><td>*Responder*   2</td><td align="center">$\delta_K$<br>$S(t)^{\tau_{21}}$</td><td align="center">$\delta_B$<br>$S(t)^{\tau_{22}}$</td></tr>
</table>

*Proportional Hazards:*

$$\lambda_{ij}(t) = \tau_{ij}\lambda(t)$$

*Überlebenszeiten:*
*(Lehmann-Alternativen)*

$$S_{ij}(t) = S(t)^{\tau_{ij}}$$

$$\text{mit } S(t) = \exp\left[-\int_0^t \lambda(x)\,dx\right]$$

$\delta_K$, $\delta_B$ relative Anteile (hypothetische) Responder

In diesem Modell können die Quotienten $\rho_{rs}^{ij} = \tau_{ij}/\tau_{rs}$ der Koeffizienten als *relative Risiken* der jeweiligen Sub-Populationen interpretiert werden. Eine weitere Interpretation liefert die Zerlegung der Logarithmen der Koeffizienten entsprechend dem Linearen Modell für einen 2x2-Plan mit festen Effekten

$$\ln \tau_{ij} = \mu + (-1)^{i-1}\alpha + (-1)^{i-1}\beta + (-1)^{i+j}\gamma \qquad (2.1)$$

Hierbei beschreiben: $\alpha$ den Unterschied zwischen (hypothetischen) Non-Respondern und Respondern, $\beta$ den (interessierenden) *Behandlungseffekt* und $\gamma$ die Wechselwirkung als Abweichung von der Linearität (bzw. Multiplikativität in der Originalskala).

## 3. Responder vs. Non-Responder

Der Vergleich zweier Stichproben in dem zugrundegelegten Modell mit dem Test von GEHAN (1965) ist (wegen der Lehmann-Alternativen) ein Testproblem in einer Funktion der relativen Risiken $\pi_{rs}^{ij} = (1 + \rho_{rs}^{ij})^{-1}$. Umgekehrt läßt sich der von der Gehan-Statistik geschätzte Parameter $\pi$ über die Umkehrfunktion $\rho = (1-\pi)/\pi$ als relatives Risiko interpretieren.

Setzen wir nun für den isolierten Vergleich der Responder mit den Non-Respondern unter Behandlung die Zerlegung des Linearen Modells (2.1) ein, so sind mit $\rho_{22}^{12} = \exp[2(\alpha-\gamma)]$ die folgenden Testprobleme äquivalent:

$$H_0^{\pi}:\ \pi_{22}^{12} = \tfrac{1}{2} \qquad\qquad H_0^{\rho}:\ \rho_{22}^{12} = 1 \qquad\qquad H_0^{L}:\ \alpha-\gamma = 0$$
$$\Longleftrightarrow \qquad\qquad \Longleftrightarrow$$
$$H_0^{\pi}:\ \pi_{22}^{12} \ne \tfrac{1}{2} \qquad\qquad H_0^{\rho}:\ \rho_{22}^{12} \ne 1 \qquad\qquad H_0^{L}:\ \alpha-\gamma \ne 0$$

Wie zu erwarten war, geht der eigentlich interessierende Behandlungseffekt $\beta$ überhaupt nicht ein, sondern lediglich die für die Fragestellung als Störparameter anzusehenden Konditionierungsunterschiede $\alpha$ und die Wechselwirkung $\gamma$.

## 4. Behandlung vs. Kontrolle

Werden für die Evaluierung eines Therapieerfolges die (hypothetischen) Responder und Non-Responder in den Behandlungsgruppen jeweils gepoolt und der Vergleich *Kontrolle vs. Therapie* durchgeführt, so ergibt sich ein Testproblem in einem Parameter $\pi$, der eine Linearkombination von 4 paarweisen Subgruppen-Vergleichen darstellt, in die auch die relativen Anteile $\delta_K$, $\delta_B$ eingehen:

$$\pi = \frac{(1-\delta_K)(1-\delta_B)}{(1+\rho_{11}^{12})} + \frac{\delta_K(1-\delta_B)}{(1+\rho_{21}^{12})} + \frac{(1-\delta_K)\delta_B}{(1+\rho_{11}^{22})} + \frac{\delta_K\delta_B}{(1+\rho_{21}^{22})} \qquad (4.1)$$

Unter den Einschränkungen:

E1. *keine Wechselwirkungen*, d.h. $\gamma=0$ bzw. äquivalent $\rho_{11}^{12} = \rho_{21}^{22}$

E2. *gleiche Anteile* der (hypothetischen) Responder $\delta_K = \delta_B = \delta$

ist die Größe $\rho^* = (1-\pi)/\pi$ sinnvoll als relatives (Gruppen-) Risiko zu interpretieren und mit $\beta = 0 \iff \gamma_{21}^{12} \cdot \gamma_{11}^{22} = 1 \iff \pi = \frac{1}{2}$ führt der Test zu validen Aussagen über einen Behandlungseffekt; s. auch das Beispiel in Abschnitt 5. Allerdings gehen Konditionierungsunterschiede $\alpha$ und der Anteil $\delta$ wesentlich in die Power des Tests ein.


## 5. Simpson's Paradoxon

Da die Konditionierung zur Response unter Kontrolle i.a. nicht beobachtbar ist, unterstreicht die Forderung E2 nach gleichen Anteilen (hypothetischer) Responder die fundamentale Bedeutung einer Randomisierung zur Evaluierung von Therapieeffekten bei klinischen Studien auch über die hier betrachtete Situation hinaus.

Wie wesentlich die Forderung nach gleicher Verteilung der Konditionierung ist, kann an einem einfachen Beispiel verdeutlicht werden, das auf Simpson's Paradoxon führt. Setzen wir $\rho_{11}^{12} = \rho_{21}^{22} = 1$, d.h. es liegen weder ein Behandlungseffekt noch Wechselwirkungen vor, wohl aber mögliche Konditionierungsunterschiede $\rho := \rho_{21}^{12} = 1/\rho_{11}^{22}$ für das relative Risiko von (hypothetischen) Non-Respondern gegenüber Respondern.

Das Testproblem der gepoolten Stichproben mit dem Parameter $\pi$ nach (4.1) ist dann eine Funktion in $\rho$ und $\delta_K$, $\delta_B$. Die folgende Tabelle gibt für verschiedene Werte das <u>scheinbare</u> relative (Gruppen-) Risiko der Behandlung $(1-\pi)/\pi$ gegenüber der Kontrolle an.

Wie man der Tabelle entnimmt, wird nur bei gleichen Anteilen $\delta_K = \delta_B$ der fehlende Behandlungseffekt korrekt wiedergegeben. Sind die Anteile jedoch unterschiedlich, so muß es zu Fehlentscheidungen hinsichtlich eines scheinbaren positiven aber auch negativen Effektes der Behandlung kommen.

| $\rho$ | $\delta_B$ | $\delta_K$ | | | | | |
|---|---|---|---|---|---|---|---|
| | | .1 | .2 | .3 | .4 | .5 | .6 |
| 2 | .2 | 94 | 100 | 107 | 114 | 122 | 131 |
| | .4 | 82 | 88 | 94 | 100 | 107 | 114 |
| 4 | .2 | 89 | 100 | 113 | 127 | 144 | 163 |
| | .4 | 69 | 79 | 89 | 100 | 113 | 127 |
| 8 | .2 | 86 | 100 | 117 | 137 | 161 | 190 |
| | .4 | 62 | 73 | 86 | 100 | 117 | 137 |
| 16 | .2 | 84 | 100 | 119 | 143 | 172 | 209 |
| | .4 | 58 | 70 | 84 | 100 | 119 | 143 |

Tab. 1 Scheinbares relatives Risiko der Behandlungsgruppe gegenüber der Kontrolle (in %)

## Literatur


Brunner, E., Neumann, N. (1985), On the Mathematical Basis of Zelen's Prerandomized Designs, Meth. Inf. Medic. 24, 120-130

Gehan, E. (1965), A Generalized Wilcoxon Test for Comparing Arbitrarily Singly-Censored Samples, Biometrika 52, 203-223

Jesdinsky, H.-J. (1978) (Hrsg.), Memorandum zur Planung und Durchführung kontrollierter klinischer Therapiestudien, Schriftenreihe der GMDS Bd.1, F.K. Schattauer Verlag, Stuttgart-New York

Oye, R.K., Shapiro, M.F. (1984), Reporting Results From Chemotherapy Trials; Does Response Make a Difference in Patient Survival?, JAMA 252, 2722-2725

Zelen, M. (1981), Strategy and Options in Clinical Trials. In: N.Victor, J.Dudeck, E.P.Broszio (Hrsg.), Therapiestudien, 26. Jahrestagung der GMDS, Gießen 1981, Reihe Medizinische Informatik und Statistik Bd.33, Springer Verlag, Berlin-Heidelberg-New York, 164-175

<u>PROBLEME DER KONZEPTION UND AUSWERTUNG VON THERAPIESTUDIEN BEI
LÄNGERER BEHANDLUNGSDAUER, MITTLERER CR-RATE UND LANGER
ÜBERLEBENSDAUER</u>
M. Löffler und D. Hasenclever    Med.Klinik I, Uni-Klinik Köln
Hodgkin-Studie, Josef-Stelzmannstr.9, 5000 Köln 41

<u>Zusammenfassung</u>: Wir berichten über Auswertungsprobleme, die uns in
der multizentrischen BMFT-Therapiestudie HD3 zum Morbus Hodgkin des
Erwachsenen in fortgeschrittenen Stadien (Leitung: Prof. V. Diehl)
beschäftigt haben. Für Krankheiten mit langer Therapiedauer, mittlerer CR-Rate und langer Überlebensdauer sind die etablierten Meßgrößen
(Überleben, rezidivfreies Überleben) zur Beurteilung des Behandlungs-
erfolgs nicht voll befriedigend. Das 'Überleben ohne Therapieversagen' ist in derartigen Fällen eine geeignetere Größe. Dabei muß jedoch berücksichtigt werden, daß Zwischenfälle während der Therapie
bei langer Behandlungsdauer kaum vermeidbar sind. Die Bewertung solcher Zwischenfälle erfordert eine sorgfältige Klassifikation und
erzwingt, den eingenommenen Fragestandpunkt offenzulegen.


## Charakteristika des Morbus Hodgkin und der HD3-Studie

Der Morbus Hodgkin (MH) ist eine bösartige Erkrankung des lympha-
tischen Systems, die Lymphknoten, Milz und - in schweren Fällen-
auch nichtlymphatische Organe befällt. In niedrigen Stadien ist der
MH praktisch heilbar. In den fortgeschrittenen Stadien (IIIB/IV) werden in etwa 75% aller Fälle komplette Remissionen und bei ca. 40%
dauerhaftes Überleben erreicht. Rezidive lassen sich oft lebens-
verlängernd behandeln.

Das HD3-Studienprotokoll stellt eine in kurativer Absicht gegebene
Primärtherapie für fortgeschrittene Stadien dar. Es sieht nach der
diagnostischen Stagingprozedur sechs Kurse intensiver Chemotherapie
vor. Deren Erfolg wird in einem Zwischenrestaging festgestellt. Patienten in kompletter Remission (CR) werden randomisiert. Verglichen
wird Konsolidierung durch Radiotherapie versus zwei weitere Kurse
Chemotherapie. Patienten in Teilremission erhalten stattdessen eine
aggressive Salvagetherapie. Am Ende der Gesamttherapie wird in einem
erneuten Restaging der definitive Therapieerfolg festgestellt.

In der HD3-Studie sind bisher über 250 Patienten registriert. Bundes-
weit nehmen 20 Universitätskliniken, 25 kleinere Kliniken und 5 onkologische Praxen teil. Dies entspricht dem gesundheitspolitischen Ziel
des BMFT, die flächendeckende Durchführbarkeit und Standardisierbar-
keit der Therapie zu berücksichtigen. Die HD3-Studie vereinigt somit
Aspekte einer Phase III mit solchen einer Phase IV Therapiestudie.


## Überleben ohne Therapieversagen

Für den randomisierten Vergleich der Konsolidierungstherapien ist das
Rezidivfreie Überleben (RFS) die indizierte Größe. Hierbei werden
aber nur Patienten mit vorausgehender CR erfaßt. RFS ist somit
ungeeignet zur Analyse von Risikofaktoren des Gesamtkollektives. Die
Überlebensdauer (SV) erfordert eine lange Beobachtungszeit, ist wenig
empfindlich und wegen der lebensverlängernden Rezidivtherapien zur
Beurteilung der eigentlichen Studientherapie unplausibel.

Wir benutzen stattdessen die Größe 'Überleben ohne Therapieversagen'
bzw. 'Freedom from treatment failure' (FFTF). Diese Meßgröße antwor-
tet auf die Leitfrage: Liegt ein Versagen der Studientherapie bei ku-
rativem Anspruch vor?  Daraus ergibt sich als Rohdefinition: Das
'Überleben ohne Therapieversagen' ist die Dauer vom Eintritt in die
Studie bis zum ersten der folgenden Ereignisse: Progreß unter Therapie, Ausbleiben einer Vollremission am Ende der Gesamttherapie Rezidiv nach einmal erreichter Vollremission oder Tod.

Abb.1 illustriert mit Daten der HD3-Studie (Stand 6/87) den Zusammenhang zwischen FFTF, SV, RFS und CR-Rate des Gesamtkollektivs. FFTF

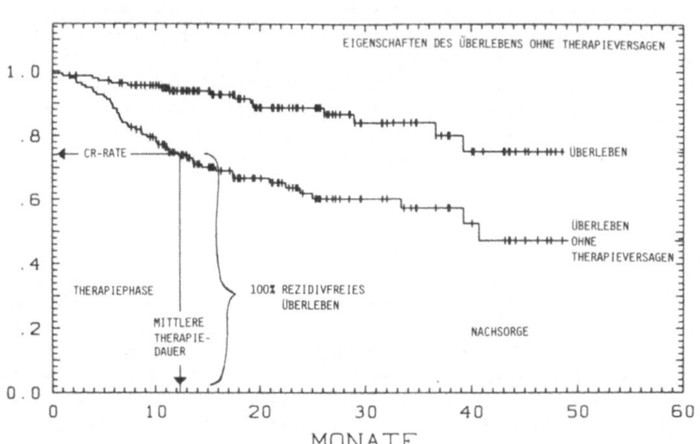


liegt deutlich un-
ter SV; es ist eine
empfindliche Größe,
da sie in kurzer
Zeit einen großen
Wertebereich über-
streicht. Die CR-
Rate läßt sich in
etwa zum Zeitpunkt
der mittleren The-
rapiedauer aus der
FFTF-Kurve ablesen.
Normiert man die
FFTF-Kurve zu die-
sem Zeitpunkt auf
100%, so erhält man
in etwa RFS. FFTF
kombiniert somit
die Information von
CR-Rate und RFS,
berücksichtigt aber
auch den gesamten
Verlauf der Thera-
piephase.

## Zwischenfälle in der Therapiephase

Bei einer großen multizentrischen Studie mit einer Therapiedauer von
etwa einem Jahr ist das Auftreten von Irregularitäten in der Therapiephase kaum zu vermeiden. Diese müssen rasch nach Eingang der Daten
registriert und sorgfältig klassifiziert werden, damit Organisations-
mängel, Problemkliniken und -kollektive rechtzeitig identifiziert
werden können.

Abb.2 zeigt ein zweidimensionales Klassifikationsschema mit aktuellen
Zahlen. Neben Progressen unter Therapie gibt es eine Reihe von Zwischenfällen, die nach ihrer Schwere hierarchisch geordnet sind.
Außerdem wird der Zustand des Patienten am Ende protokollgemäßer Therapie festgelegt; dabei unterscheiden wir komplette Remission (CR),
partielle Remission (PR) bzw. unklarer Zustand und Tod.

Unsere Zwischenfallsrate beträgt 36,5%. Den größten Anteil daran haben Patienten, die nach erfolgreicher Initialtherapie bei Abwesenheit
jeglicher Krankheitssymptome die weitere Konsolidierungtherapie (ver-
ständlicherweise?) ablehnten. Da sich dies aber meist vor der Randomisierung ereignet, ist der Armvergleich dadurch nur mittelbar
beeinträchtigt.

## Zwischenfälle in der Therapiephase

Progresse unter Therapie : 9
Sonstige Zwischenfälle   : 50/137 = 36.5%

| Hierarchie | Zustand am Ende protokollgemäßer Therapie | | |
|---|---|---|---|
| | CR | PR/? | Tod |
| Exzessive Toxizität (ET) | bedrohliche Nebenwirkungen<br><br>3 | <br><br>- | Therapiefolge<br><br>2 |
| Protokoll verstoß (PKV) | Über/Unterdosierung oder falsche RX-Lokalisation<br><br>4 | <br><br>4 | Kunstfehler<br><br>- |
| Unterbrechung auf Wunsch des Patienten (AWP) | Verweigerung der Konsolidierung Therapieverzicht<br><br>25 | <br><br>10 | Freitod<br><br>- |
| Höhere Gewalt (HG) | Neue Begleiterkrankung     Unfall<br><br>1 | <br><br>- | Interkurrenter Tod<br><br>1 |

Abb.2

## Zählweisen für Zwischenfälle

In Bezug auf das Überleben ohne Therapieversagen (FFTF) stellt sich bei jedem dieser Zwischenfälle die Frage, ob man ihn a) als Zielereignis zählt, b) zum Zeitpunkt des Zwischenfalls zensiert oder c) den Vorfall ignoriert und weiterbeobachtet.

Legt man unser Klassifikationsschema zugrunde, ergeben sich formal über 6000 Zählvarianten, wovon etwa 80 sinnvoll diskutierbar sind. Wir haben intern lange über die Wahl einer Zählweise diskutiert und dabei erfahren, daß die Diskussionen immer wieder aufflackern, weil je nach Frageinteresse und Betrachtungsstandpunkt andere Zählweisen plausibel sind.

So könnte man sich z.B. auf den rigiden Standpunkt stellen, Zwischenfälle dürfen einfach nicht vorkommen. Dies ist die Haltung eines verantwortlichen Klinikdirektors und der Studienzentrale. Wenn man die Kliniksperformanz beurteilt, müssen somit alle Zwischenfälle als Ereignisse gezählt werden.

Zur Bewertung des Therapieschemas ist eine solche Zählweise jedoch unbefriedigend, denn etwa in den Fällen der Konsolidierungsverweigerung war ja bereits die inkomplette Therapie erfolgreich und es ist unplausibel, dies als Therapieversagen zu werten. Interessiert man sich wie ein externer Kliniker, der die Übernahme des Schemas erwägt, für die biologische Wirksamkeit und Verträglichkeit bei optimaler Therapiedurchführung, so wird man möglichst alle prinzipiell vermeidbaren Vorfälle "zensieren", da der weitere Verlauf nach einem solchen Zwischenfall irregulär ist.

Dies wiederum ist dem beteiligten Kliniker in unseren Studienzentren unplausibel, der wissen will, wie es seinen Patienten geht. Ihn interessiert z.B., ob Patienten, die in Vollremission die Therapie abbrechen, tatsächlich früher rezidivieren. Deshalb müssen Patienten nach Zwischenfällen  weiterbeobachtet werden. - Andererseits dürfen solche Vorfälle eigentlich nicht vorkommen...(s.o.)

Diese Diskussionsspirale läßt sich nur aufbrechen, indem man verschiedene Fragestandpunkte auseinanderhält und offenlegt. Zur Perfor-
manzdeskription werden alle Zwischenfälle als Ereignis gezählt; nur
"höhere Gewalt" wird zensiert. Zur Beurteilung der Wirksamkeit und
Verträglichkeit des Therapieschemas bei optimaler Durchführung zählt
exzessive Toxizität als Ereignis, während alle anderen Zwischenfälle
(idealisierend) als vermeidbar zensiert werden. Zur pragmatischen
Bewertung des Behandlungserfolges werden Zwischenfälle nur dann als
Ereignis gezählt, wenn sie das Erreichen einer kompletten Remission
im Rahmen des Studienprotokolls verhindern; in allen anderen Fällen
wird weiterbeobachtet. Obwohl zweifellos noch andere Standpunkte diskutierbar sind, decken diese drei nach unserer Erfahrung die meisten
Fragestellungen ab.

Abb3. illustriert, daß diese Diskussion nicht akademisch ist. Die
verschiedenen Standpunkte differieren erheblich; der Unterschied wäre
sogar "signifikant". Wir folgern daraus, daß bei Veröffentlichungen
möglichst die Zählweise von Problemfällen offengelegt werden sollte.

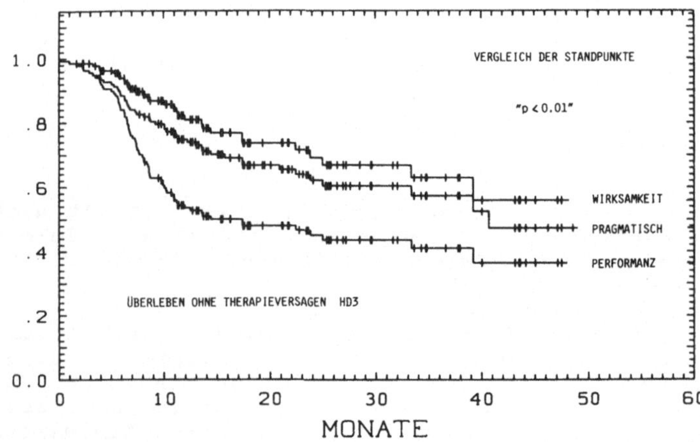



Wir haben uns für die HD3-Studie entsprechend ihrer Zielsetzung auf den pragmatisch-patientenorientierten Standpunkt gestellt und betrachten damit die Therapieeffizienz unter den in der BRD realistischerweise anzutreffenden Behandlungsbedingungen.

## Organisatorische Voraussetzungen

Die rasche Aufdeckung und Klassifikation von Zwischenfällen in der
Therapiephase erfordert einen hohen organisatorischen Aufwand. Sie
erfordert eine enge Zusammenarbeit von medizinischer und statistischer Studienzentrale. Wir haben folgendes Verfahren etabliert:
Jeder neu eingehende Dokumentationsbogen wird durch den Dokumentar
und den Studienarzt einzeln kontrolliert und abgezeichnet, bevor er
in die Datenbank eingeht. In Abständen von 6 Wochen werden Kandidaten
für Auswertbarkeit einem Panel aus Statistikern, Ärzten und Dokumen-
taren vorgelegt. Das Panel prüft mit Hilfe einer synoptischen Tabelle
den Verlauf der Therapie. Verbleibende Unstimmigkeiten werden umge-
hend mit den jeweiligen Zentren abgeklärt. Die Beurteilung des Panels
wird protokolliert. Erst danach wird der Patient in statistische Auswertungen aufgenommen. (BMFT Förderung 01ZP550A)


Literatur: V.Diehl et al.: Deutsche Morbus-Hodgkin-Therapiestudie
Med. Klin. 81 (1986), 1-6

AUSWIRKUNGEN VON HETEROGENIÄT AUF DEN VERGLEICH

VON ÜBERLEBENSZEITEN

M. Schumacher, M. Olschewski, C. Schmoor
Institut für medizinische Biometrie und Statistik
der Universität Freiburg
Stefan-Meier-Straße 26, D-7800 Freiburg

## 1. Einleitung

Dem Vergleich zweier Behandlungen im Rahmen einer klinischen Studie
liegt die implizite Annahme zugrunde, daß die Zusammensetzung der
Patienten innerhalb der beiden Behandlungsgruppen relativ homogen ist,
bzw. daß eventuelle, Heterogenität verursachende prognostische
Faktoren auf beide Gruppen gleichmäßig verteilt sind. In kontrollierten klinischen Studien wird die gleiche Verteilung dieser Faktoren
durch Randomisation gewährleistet. In epidemiologischen Studien wird
beispielsweise durch Matching bzgl. dieser Faktoren versucht, deren
Einfluß auszuschalten. Während bei der klassischen linearen Regres-
sions- oder Varianzanalyse die Heterogenität innerhalb der Behandlungsgruppen durch den Fehlerterm im Modell abgefangen werden kann,
beeinflußt sie jedoch den Therapievergleich erheblich, wenn die
möglicherweise zensierte Überlebenszeit der Patienten das Zielkriterium ist. Im folgenden sollen verschiedene Quellen der Heterogenität
betrachtet werden:
- Unterschiede in der Prognose durch nicht berücksichtigte prognostische Faktoren
- Unterschiedliche Behandlungseffekte durch Wechselwirkungen mit
  anderen Faktoren
- Unterschiede in der Kombination von Behandlungen für die einzelnen Patienten.

Die praktischen Auswirkungen der Heterogenität werden im Rahmen eines
randomisierten Therapievergleichs untersucht, der diesbezüglich den
günstigsten Fall darstellt, da wir annehmen können, daß die
"Störfaktoren" gleichmäßig auf die Behandlungsgruppen verteilt sind.

## 2. Nicht-Berücksichtigung eines prognostischen Faktors

Zunächst soll untersucht werden, welche Auswirkungen es auf den
Therapievergleich hat, wenn wichtige prognostische Faktoren in der
Analyse vernachlässigt werden. Dabei beschränken wir uns der Einfach-
heit halber auf die Betrachtung eines Faktors, der als binäre
Kovariable ausgedrückt werden kann, wie etwa frühes und spätes
Krankheitsstadium. Wir nehmen dabei an, daß dieser Faktor bei der
Hälfte der Patienten jeder Behandlungsgruppe vorhanden ist, was also
dem schlechtesten Fall der Verteilung des Faktors bzgl. des Therapie-
vergleichs entspricht. Wir legen unseren Überlegungen ein Proportional
Hazards Modell zugrunde, so daß sich die relativen Risiken in den
prognostischen Untergrupppen durch Quotientenbildung aus der folgenden
2x2-Tafel ablesen lassen:

|                      |                | Behandlung |            |
|                      |                | 1          | 2          |
| prognostischer Faktor | nicht vorhanden | 1          | $\Theta$   |
|                      | vorhanden      | $\eta$     | $\eta\Theta$ |

Dabei bezeichnet $\Theta$ den Behandlungseffekt und $\eta$ den Effekt des prognostischen Faktors. Wenn dieser Faktor bei der Analyse des globalen Behandlungseffekts nicht berücksichtigt wird, ist die Hazardfunktion in jeder Behandlungsgruppe eine Mischung der Hazardfunktionen der beiden prognostischen Untergruppen.

Für das globale relative Risiko $\overline{RR}$ der Behandlungsgruppe 2 zu Behandlungsgruppe 1 ergibt sich dann Folgendes:
- Falls der prognostische Faktor keinen Einfluß auf die Überlebenschance der Patienten hat ($\eta$=1), ändert sich das relative Risiko zwischen den Behandlungsgruppen nicht; es ist also $\overline{RR}=\Theta$.
- Falls die beiden Behandlungen keine unterschiedlichen Effekte haben ($\Theta$=1), ist auch $\overline{RR}=1$.
- Im allgemeinen Fall ist das globale relative Risiko $\overline{RR}$ nicht mehr über die Zeit hinweg konstant und für $\Theta>1$ immer kleiner als die relativen Risiken $\Theta$ in den beiden prognostischen Untergruppen.Der Fall $\Theta<1$ kann analog durch Umnumerierung der Behandlungen betrachtet werden.

Dieser Sachverhalt ist in der folgenden Abbildung dargestellt, die für den Fall $\Theta=2$ und verschiedene Effekte des prognostischen Faktors das globale relative Risiko in Abhängigkeit der Baseline-Survival-Funktion zeigt.

Abb. 1: Log-relatives Risiko in Abhängigkeit der Baseline-Survival-Funktion bei Nicht-Berücksichtigung eines prognostischen Faktors mit verschiedenen Effekten $\eta$ (Behandlungseffekt $\Theta=2$)

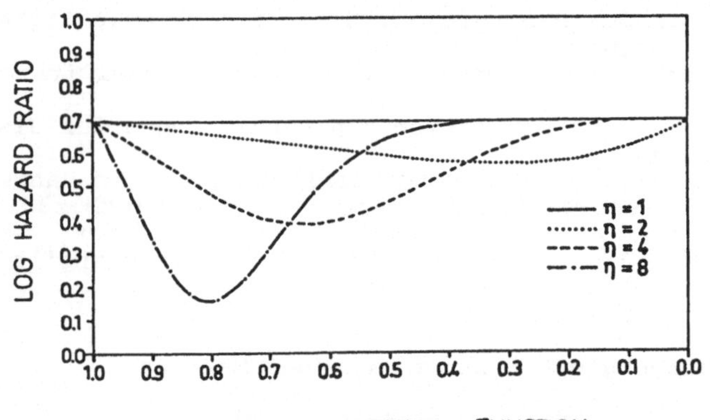


Wie sich aus dieser Abbildung bereits ablesen läßt, führt eine Analyse, die den prognostischen Faktor nicht berücksichtigt, zu einer Unterschätzung des relativen Risikos der Behandlungsgruppen.

Abbildung 2 zeigt den prozentualen Bias des Schätzers für das relative Risiko im Fall unzensierter exponentialverteilter Überlebenszeiten.

<u>**Abb. 2:**</u> Prozentualer Bias des Schätzers für das Log-relative Risiko in Abhängigkeit des Kovariableneffekts bei unzensierten Beobachtungen

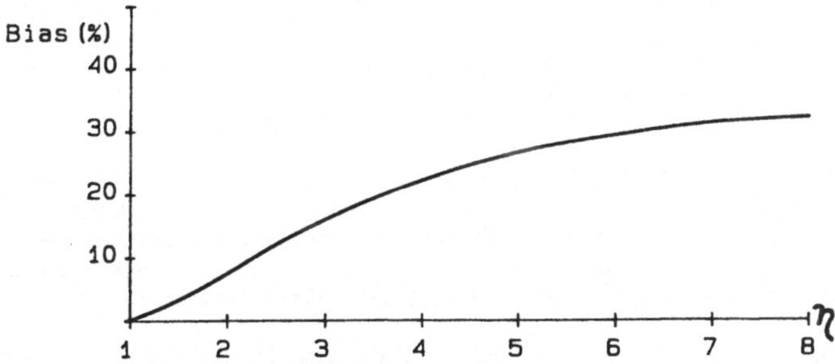


Der prozentuale Bias ist von der Größenordnung des vorgegebenen Behandlungseffekts unabhängig und bei stärkerer Zensierung etwas höher als hier dargestellt.Ebenso ist die Power des unstratifizierten Logrank-Tests umso niedriger, je größer der Effekt des prognostischen Faktors ist. Für $\eta$ =8 sinkt die Power bei starker Zensierung von 0.88 auf 0.66 (N=100). Das Niveau des Tests auf Behandlungsunterschiede wird jedoch auch bei Nicht-Berücksichtigung des prognostischen Faktors eingehalten.


## 3. Wechselwirkungen zwischen Behandlung und prognostischem Faktor

Wenn zusätzlich eine Wechselwirkung des prognostischen Faktors mit den Behandlungen vorliegt, ergeben sich auch für die prognostischen Untergruppen heterogene relative Risiken, die in der folgenden 2x2-Tafel dargestellt sind.

|  |  | Behandlung | |
|  |  | 1 | 2 |
|---|---|---|---|
| prognostischer Faktor | nicht vorhanden | 1 | $\theta$ |
|  | vorhanden | $\eta$ | $\eta\tau\theta$ |

Hierbei bezeichnet $\tau$ den Wechselwirkungseffekt. Der Parameter $\theta$ ist nun nicht mehr als der Haupteffekt der Behandlung zu interpretieren. Er repräsentiert lediglich das relative Risiko von Behandlung 2 zu Behandlung 1 in der Untergruppe der Patienten, bei denen der prognostische Faktor nicht vorliegt. Als globales Maß für den Behandlungseffekt könnte man etwa ein gewichtetes Mittel der beiden relativen Risiken betrachten.
Bei Vorliegen eines Wechselwirkungseffektes kann man keine generellen Aussagen mehr über den Verlauf des gesamten relativen Risikos von Gruppe 2 zu Gruppe 1 machen. Dementsprechend ist in dieser Situation

sowohl eine Über- als auch eine Unterschätzung des Behandlungseffekts
möglich. Bei Verwendung des unstratifizierten Tests auf
Behandlungsunterschiede wird selbst das Niveau nicht mehr eingehalten.


## 4. Wechselwirkung im 2x2-Design

Eine andere Quelle möglicher Heterogenität ist das Design einer Studie
selbst. Bei der Untersuchung von zwei verschiedenen Behandlungen in
Form eines 2x2-Designs - z.B. Chemo- und Hormontherapie in einer
Brustkrebsstudie - hat man den Vorteil, in einer Studie zwei
Behandlungen und auch deren Wechselwirkung gleichzeitig untersuchen zu
können.
Auf der anderen Seite kann die Heterogenität der verschiedenen
Behandlungskombinationen zu einem Powerverlust der Tests für die
separaten Behandlungseffekte führen. Die relativen Risiken lassen sich
beim 2x2-Design analog zum letzten Kapitel darstellen, indem man den
prognostischen Faktor durch die 2. Behandlung ersetzt.

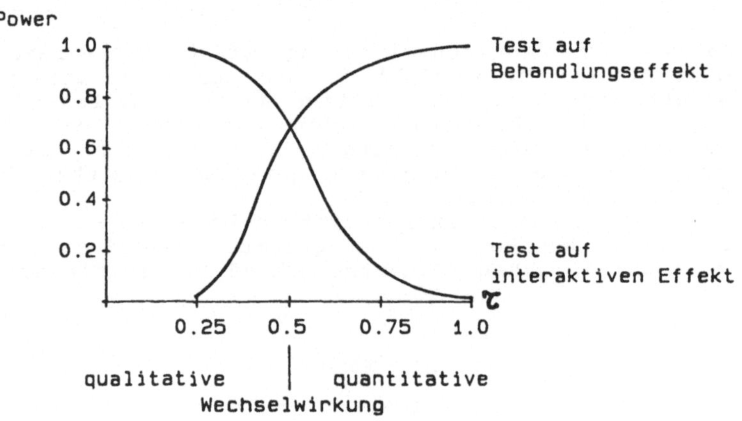

Bei diesem Studiendesign besteht nun natürlich kein Zweifel, eine
stratifizierte Analyse durchzuführen, d.h. die Heterogenität entsteht
in dieser Situation nur noch durch den Wechselwirkungseffekt $\tau$ und
nicht mehr durch $\eta$ . Um die Vor- und Nachteile des 2x2-Designs
gegeneinander abzuwägen, muß man der Power des Tests auf
Wechselwirkung den Powerverlust des zweiseitigen stratifizierten
Logrank-Tests für den separaten Effekt der beiden Behandlungen
gegenüberstellen. Dieses ist in Abbildung 3 für den Fall $\Theta=2$, $\alpha=0.05$,
N=100 und unzensierte Überlebenszeiten dargestellt.


Abb. 3: Power des 2-seitigen stratifizierten Logrank-Tests und Power
        des Tests auf interaktive Effekte bei unzensierten Beobachtun-
        gen in Abhängigkeit des interaktiven Effekts $\tau$ (jeweils $\Theta=2$,
        N=100 pro Gruppe, $\alpha=0.05$)

Diese Abbildung verdeutlicht, daß der Verlust an Power aufgrund der
Heterogenität durch die verschiedenen Behandlungskombinationen für
einen Wert von $\tau=0.05$, was in diesem Beispiel der Grenze zwischen
einer quantitativen und einer qualitativen Wechselwirkung entspricht,
bereits erheblich ist. Dagegen ist jedoch die Power des Tests auf
Wechselwirkung noch nicht so hoch, wie es in einer klinischen Studie
wünschenswert ist, so daß der generelle Vorteil des 2x2-Designs zur
Erkennung des Wechselwirkungseffekts in Frage zu stellen ist.


## 5. Schlußfolgerungen


Wie in den bisherigen Ausführungen deutlich wurde, haben die
verschiedenen Arten von Heterogenität einen erheblichen Einfluß auf
den Vergleich der Behandlungseffekte, wenn die Überlebenszeit der
Patienten das Zielkriterium ist.
Dementsprechend lassen sich folgende Empfehlungen für das Design und
die Analyse klinischer Studien aussprechen:
Um einen Bias in der Schätzung des Behandlungsunterschiedes zu
vermeiden, müssen die wichtigen prognostischen Faktoren entweder
durch Post-Stratifizierung oder als Kovariable in einem
Regressionsmodell in der Analyse berücksichtigt werden. Ebenso sollten
verschiedene mögliche Wechselwirkungseffekte bereits in der
Planungsphase klinischer Studien berücksichtigt werden. Eine
differenzierte Analyse der Wechselwirkungseffekte und die korrekte
Interpretation der Behandlungseffekte ist von großer Wichtigkeit, da
sonst erhebliche Verzerrungen auftreten können. Die Vorteile des 2x2-
Designs bei der Erkennung von Wechselwirkungen müssen mit den
Nachteilen, die durch den möglichen Powerverlust der Tests auf
Behandlungseffekte bei antagonistischen Effekten entstehen, abgewogen
werden.
Eine ausführliche Darstellung der hier angesprochenen Probleme und
Erläuterungen zu den durchgeführten Berechnungen finden sich ebenso
wie ein umfassendes Literaturverzeichnis in der Arbeit
M. Schumacher, M. Olschewski, C. Schmoor (1987):
The impact of heterogeneity on the comparison of survival times.
Statistics in Medicine 6.

REMISSIONSZEITEN ALS INTERVALLZENSIERTE BEOBACHTUNGEN


G. Seiffert, D. Messerer

Biometrisches Zentrum für Therapiestudien GmbH, München


**Einführung**


Die Remissionszeit, die Länge des Zeitintervalls  vom Beginn der  kompletten Remission bis zum Auftreten eines  Rezidivs, stellt neben  der Überlebenszeit das wichtigste Zielkriterium bei klinischen Studien  im Bereich der Krebserkrankungen  dar. Mit ihrer  Definition sind  allerdings Probleme verbunden. So können üblicherweise sowohl die komplette Remission als auch das Rezidiv nur durch eine Untersuchung des Patienten festgestellt werden;  bei Leukämien ist  dabei z.B. eine Knochenmarkspunktion, zumindest aber eine Blutuntersuchung durchzuführen. Damit können beide Zustandsveränderungen nur mit einer gewissen Verzögerung erkannt werden.  Die Dauer dieser  Verzögerung, die  Verzugszeit, hängt vom Untersuchungsraster  ab, und dieses  wird durch den  Behandlungs- und Untersuchungsplan sowie durch  das Arzt- und  Patientenverhalten bestimmt. Die Remissionsdauer ist demnach ungenauer Beobachtung ausgesetzt.

Hier soll für eine noch nicht  allgemein bekannte Methode zur  Analyse von ungenau beobachteten Zeitdauern plädiert werden.  Remissionszeiten sind ein Beispiel für intervallzensierte Beobachtungen. Von Intervallzensierung spricht man, wenn man  die interessierende Zielgröße  nicht exakt beobachten, sondern nur ein Intervall  angeben kann, in dem  ihr wahrer Wert liegt. In Abb.1 werden  die Zeitpunkte definiert, auf  die es ankommt; so  wird veranschaulicht,  daß Remissionsbeobachtungen  im allgemeinen intervallzensiert sind. Der Zeitpunkt  T4 kann fehlen;  er wird dann als  unendlich angenommen, und  die Remissionszeit gilt  als rechtszensiert.

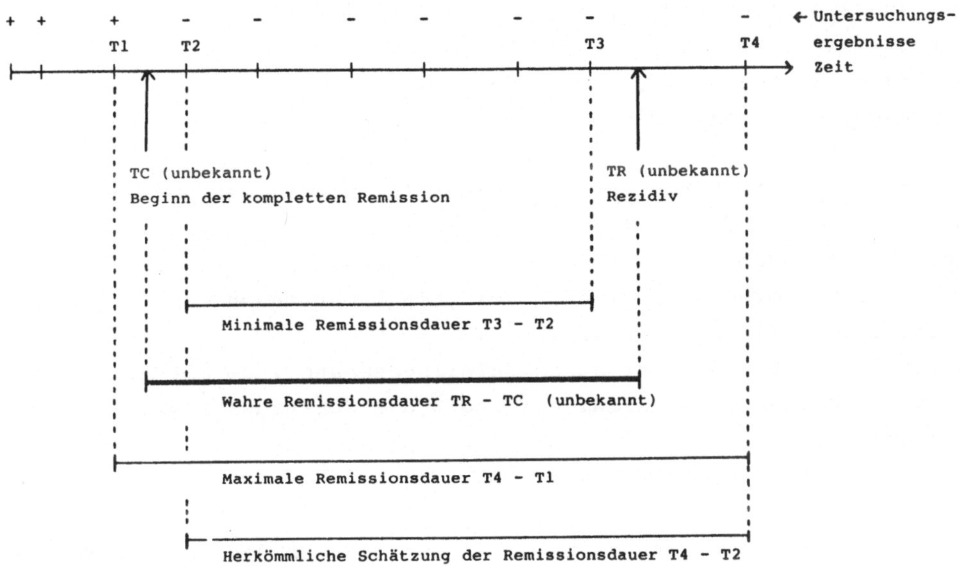



FINKELSTEIN (1) hat das Regressionsmodell von COX auf den Fall intervallzensierter Daten verallgemeinert. Ihre Methode beruht auf dem
Prinzip der selbstkonsistenten Schätzung der Verteilungsfunktion, das
TURNBULL (2) bei der Verallgemeinerung des Kaplan-Meier-Schätzers
nutzte.

## Methoden

Im folgenden seien drei Ansätze zur Schätzung der wahren Remissionszeit X diskutiert.

Bei der _herkömmlichen Methode_ wird keine Verzögerung der Diagnosen
angenommen. Man setzt

$$X = T4 - T2, \quad \text{falls } T4 < \infty,$$
$$X \in [T3 - T2, \infty), \quad \text{falls } T4 = \infty,$$

und verwendet den Kaplan - Meier - Schätzer.

Bei der von uns vorgeschlagenen <u>Intervallzensierungsmethode</u> werden beide Diagnosen als verzögert angenommen. Man setzt

$$X \in [T3 - T2, \quad T4 - T1), \quad \text{falls } T4 < \infty,$$
$$X \in [T3 - T2, \quad \infty ), \quad\quad\quad \text{falls } T4 = \infty,$$

und verwendet den Schätzer von TURNBULL.


Bei der <u>semiparametrischen Methode</u> werden für die beiden Verzugszeiten

$$Y = T2 - TC \quad \text{und } Z = T4 - TR$$

gewisse Verteilungen angenommen, etwa Exponentialverteilungen. Im zweiten Schritt berechnet man die bedingten Erwartungen von

$$Y \text{ unter } T2 - T1 \text{ und } Z \text{ unter } T4 - T3$$

und nutzt im dritten Schritt einen Zufallsgenerator, um mit Hilfe von wie oben verteilten Zufallszahlen $\hat{Y}$ und $\hat{Z}$ die Schätzung $\hat{X}$ wie folgt zu simulieren:

$$\hat{X} = T4 - T2 + \hat{Y} - \hat{Z}, \quad \text{falls } T4 < \infty,$$
$$\hat{X} \in [T3 - T2 + \hat{Y}, \infty), \quad \text{falls } T4 = \infty.$$

Auf die so definierten 'Beobachtungen' wendet man den Kaplan-Meier-Schätzer an und korrigiert so die herkömmliche Schätzung um die angenommenen Verzugszeiten.


## Ergebnisse


Diskutieren wir die Ergebnisse am Beispiel der ALL/AUL - Studie über Akute Leukämie des Erwachsenen (3) (Abb.2), so erkennen wir nur geringe Unterschiede zwischen den Methoden. Durch die herkömmliche Methode wird hier die Remissionszeit gegenüber der Intervallzensierungsmethode etwas überschätzt. Das dürfte darauf zurückzuführen sein, daß die Untersuchungen zu Beginn der Behandlung engmaschig sind, so daß die Verzögerung der Remissionsdiagnose kaum ins Gewicht fällt, während die Untersuchungen in der Nachuntersuchungsphase weit auseinanderliegen und die Rezidivdiagnose beträchtlich verzögert werden kann. Unsere Daten über das Untersuchungsmuster legten es nahe, für die Schätzung nach der semiparametrischen Methode von exponentialverteilten Verzugszeiten auszugehen. Für eine mittlere Verzögerung von fünf Wochen bei der Remissionsdiagnose und fünfzehn Wochen bei der Rezidivfeststellung erhalten wir eine Schätzung, die etwa zwischen den beiden anderen liegt (Abb.2).

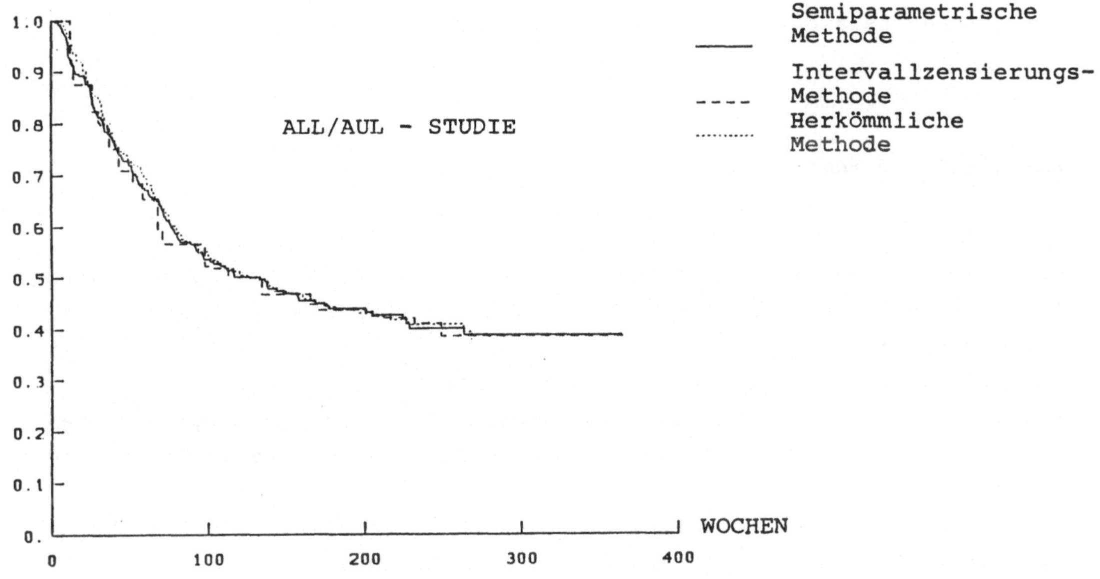


## Diskussion

Eine erste Schwierigkeit besteht darin, daß die wahren Verzugszeiten oder deren Verteilungen im allgemeinen nicht bekannt sind. Zur Abhilfe wäre eine Umfrage bei den Ärzten über ihre Erfahrungen oder bei den Patienten über ihr Verhalten denkbar. Aufwendiger ist es, kontrollierte Studien durchzuführen, bei denen die Untersuchungen in einer Patientengruppe sehr engmaschig, in der anderen mit der üblichen Intensität durchgeführt werden.

Zum zweiten, und dies ist das größere Problem, erfordern sowohl der Turnbull-Schätzer als auch der Kaplan-Meier-Schätzer die Unabhängigkeit des Zensierungsmechanismus (hier des Untersuchungsrasters) von den Zielgrößen (hier Remissionsbeginn und Auftreten des Rezidivs). In der Wirklichkeit wird diese Annahme verletzt sein, wenn etwa ein Patient seine Arzttermine verzögert, solange er sich gesund fühlt, aber vorzeitig erscheint, sobald es ihm schlecht geht (Grüger (4)). Dieses Patientenverhalten ist natürlich vom medizinischen Standpunkt aus durchaus erwünscht und trägt auch dazu bei, daß die Genauigkeit der Beobachtung erhöht wird. Paradoxerweise führt es jedoch dazu, daß, streng genommen, weder die herkömmliche noch die Intervallzensierungsmethode angewendet werden dürfen. Für diesen Fall sei auf die semiparametrische Methode  verwiesen, vorausgesetzt,  es gebe  Anhaltspunkte für die Kenntnis der Verteilungen der Verzugszeiten.


**Abschließende Bemerkungen**


Obwohl Remissionszeiten ein typisches Beispiel für  intervallzensierte Beobachtungen darstellen, seien die  damit verbundenen Probleme  nicht verschwiegen:
- die Voraussetzung der Unabhängigkeit kann verletzt sein;
- grundsätzliche Schwierigkeiten  treten  mit  dem  verallgemeinerten Cox-Modell auf, wenn es  sehr viele verschiedene  Intervallendpunkte gibt (siehe FINKELSTEIN (2));
- Computerprogramme, die die Behandlung intervallzensierter Daten gestatten, sind noch nicht allgemein zugänglich.

Dennoch sollte man den Nutzen dieser  Methode für die Analyse von  Remissionsdaten überprüfen und insbesondere  an weiteren Beispielen  von Studien untersuchen. Bei mehreren von uns betrachteten Studien ergaben sich keine großen Unterschiede zwischen den Methoden. Es ist aber vorstellbar, daß bei  Krebserkrankungen mit  sehr kurzer  Remissionsdauer gegenüber längeren Untersuchungsabständen die Verzugszeiten so  schwer ins Gewicht fallen, daß es ein  Fehler wäre, sie nicht zu  berücksichtigen.


**Literatur**


1. Finkelstein, D.M.: A proportional  hazards model for  interval-censored failure time data, Biometrics, 42, 845-854 (1986)
2. Turnbull, B.W.: The empirical  distribution function with  arbitrarily grouped, censored  and truncated  data, Journal  of the  Royal Statistical Society, Series B, 38, 290-295 (1976)
3. Hoelzer, D. et al.: Intensified therapy in acute lymphoblastic  and acute undifferentiatd  leukemia  in adults, Blood, 64, 1, 38-47 (1984)
4. Grüger, J.: Nichtparametrische Analyse sporadisch  beobachtbarer Krankheitsverlaufsdaten, Dissertation, Dortmund (1986)

# MULTIPLES TESTEN BEI VERLAUFSKURVENANALYSEN – $T^2$-TESTS UND FOLGEANALYSEN MIT t-TESTS

W. Lehmacher


Gesellschaft für Strahlen- und Umweltforschung (GSF)
Institut für Medizinische Informatik und Systemforschung (Medis)
Neuherberg bei München



## Zusammenfassung


Für die Analyse einer Stichprobe von Verlaufskurven bzw. den Vergleich
zweier unabhängiger Stichproben stehen als multivariate Verfahren 1-
bzw. 2-Stichproben-$T^2$-Tests nach Hotelling zur Verfügung. Als univariate Tests können entsprechend simultane 1- bzw. 2-Stichproben-t-Tests
angewandt werden. Hier wird nun gezeigt, wie sich multivariate und
univariate Tests zu einer Testprozedur mit multiplem Niveau $\alpha$ kombinieren lassen, indem nach einem $T^2$-Test eine Folgeanalyse mit t-Tests
durchgeführt wird, die eine Variante der Holm-Prozedur darstellt.



## 1. Einführung

Eine Verlaufskurve $\underline{X} = (X_1, \ldots, X_t, \ldots, X_T)$ ist eine wiederholte Messung eines Merkmals X zu den Zeitpunkten $z_1 < \ldots < z_t < \ldots < z_T$ am
gleichen Individuum. Eine Stichprobe vom Umfang N von Verlaufskurven $\underline{X}_n$
$= (X_{n1}, \ldots, X_{nt}, \ldots, X_{nT})$, $n = 1, \ldots, N$, erhält man, wenn man an N
(unabhängigen) Individuen jeweils eine solche Verlaufskurve $\underline{X}$ mißt.
Dabei wird vorausgesetzt, daß die allen N Kurven zugrunde liegenden
Zeitmuster identisch (oder mindestens von der jeweiligen medizinischen
Fragestellung her äquivalent) sind.

Bei der (parametrischen) Analyse einer Stichprobe von Verlaufskurven
interessieren den Anwender zwei Fragestellungen: Er will wissen, ob
sich der Mittelwertsverlauf über die Zeit ändert und wann sich Ver-
laufsänderungen einstellen. Die erste Frage führt zu multivariaten, die
zweite zu simultanen univariaten Tests; vgl. Lehmacher, 1981b. Beim
Vergleich zweier Stichproben interessiert entsprechend, ob sich die
beiden Mittelwertsverläufe unterscheiden bzw. wann sie sich unterscheiden; vgl. Lehmacher, 1981a.

Bei diesen Fragestellungen werden in praxi meist mehrere Tests am
gleichen Datenmaterial durchgeführt. Im weiteren werden Test-Prozeduren
vorgestellt, die mehrere relevante Tests kombinieren und gleichzeitig
das multiple Niveau $\alpha$ (d.h. das experimentweise Signifikanzniveau)
einhalten.

## 2. Analyse einer Stichprobe von Verlaufskurven

Es wird eine Stichprobe von Verlaufskurven $\underline{X}_n = (X_{n1} , \ldots, X_{nt} , \ldots, X_{nT})$ , $n = 1 , \ldots, N$ , zugrunde gelegt. Die $\underline{X}_n$ sollen unabhängig identisch $N_T(\underline{\mu}, \underline{\Sigma})$-verteilt sein mit beliebiger (nicht-singulärer) Kovarianzmatrix $\underline{\Sigma}$ . Die Zuwächse bzw. Differenzen zur Ausgangslage sind folgendermaßen definiert als $\underline{Y}_n := (Y_{n1} , \ldots, Y_{nt} , \ldots, Y_{n,T-1})$ , $Y_{nt} := X_{n,t+1} - X_{n1}$ , $t = 1 , \ldots, T-1$ .

Bei dieser Fragestellung interessiert die Überprüfung der Nullhypothese der Konstanz des Mittelwertsverlaufs. Die Global-Hypothese hat die Form

$$H_O : \mu_1 = \ldots = \mu_T \qquad \text{bzw.} \qquad E(\underline{Y}_n) = \underline{0} \ .$$

Die entsprechenden (T-1) Elementar-Hypothesen haben die Form

$$H_{O(t)} : \mu_1 = \mu_{t+1} \qquad \text{bzw.} \qquad E(Y_{nt}) = 0 \ , \text{ mit } t = 1 , \ldots, T-1 \ .$$

### 2.a. $T^2$-Test für die Global-Hypothese

Zur Überprüfung der Global-Hypothese $H_O$ kann man auf die T-1 Zuwächse einen (T-1)-variaten 1-Stichproben-$T^2$-Test nach Hotelling anwenden; die Prüfgröße $F = N(N-T+1)/((N-1)(T-1)) \ \underline{\bar{Y}}' \ S_N^{-1} \ \underline{\bar{Y}}$ wird dabei nach einer F-Verteilung mit T-1 und N-T+1 Freiheitsgraden beurteilt; vgl. dazu etwa Morrison (1972, 1976).

### 2.b. t-Tests für die Elementar-Hypothesen

Zur Überprüfung der T-1 Elementar-Hypothesen $H_{O(t)}$ können jeweils 1-Stichproben-t-Tests auf die Zuwächse $Y_{nt}$ , $t = 1 , \ldots, T-1$ , angewandt werden.

### 2.c. Kombination durch Folgeanalyse

Man kann den multivariaten $T^2$-Test zur Überprüfung der Global-Hypothese und die univariaten t-Tests zur Überprüfung der (T-1) Elementar-Hypothesen folgendermaßen kombinieren:

1. Man führt einen $T^2$-Test durch zum Niveau $\alpha$ .

2. Nur dann, wenn dieser signifikant ist, führt man als Folgeanalyse sequentiell die (T-1) t-Tests durch mit den variierten Holm-Schranken

   $$\alpha/(T-2) \ , \ \alpha/(T-2) \ , \ \alpha/(T-3) \ , \ldots, \ \alpha/2 \ , \ \alpha \ .$$

Diese Testprozedur hält das multiple Niveau $\alpha$ ein; vgl. Lehmacher (1987). Weitere Beispiele einer solchen Folgeanalyse als Variante der

Holm-Prozedur finden sich bei Perli, Hommel und Lehmacher (1985) oder
Shaffer (1986).

## 2.d. Bemerkungen

Eine analoge Prozedur ergibt sich, indem man anstelle der Zuwächse die
Folgedifferenzen auswertet; dabei bleibt der $T^2$-Test wegen seiner
Invarianz gegenüber affinen Transformationen identisch. Will man alle
$T(T-1)/2$ Meßwert-Differenzen analysieren, kann man nach dem obigen $T^2$-
Test die $T(T-1)/2$ t-Tests gemäß der Holm-Variante von Shaffer (1986)
durchführen, die aber mit wesentlich kleineren Holm-Schranken beginnt.
Aus inhaltlichen Gründen und wegen der Trennschärfe der resultierenden
Prozeduren ist meist die Analyse der T-1 Zuwächse (zur Ausgangslage)
die Methode der Wahl.

## 3. Vergleich zweier Stichproben

Es werden zwei Stichproben von Verlaufskurven $\underline{X}_{ki} = (X_{ki1}, \ldots, X_{kit}$
$, \ldots, X_{kiT})$ , k = 1, 2, i = 1 ,..., $n_k$ , zugrunde gelegt. Die $\underline{X}_{ki}$ sollen
unabhängig identisch $N_T(\underline{\mu}_k , \Sigma)$ verteilt sein mit beliebiger (nicht-
singulärer) Kovarianzmatrix $\Sigma$. Es werden wieder die entsprechenden
Zuwächse definiert gemäß $\underline{Y}_{ki} := (Y_{ni1}, \ldots, Y_{nit}, \ldots, Y_{ni,T-1})$ .

Bei dieser Fragestellung interessiert (meist) die Überprüfung der
Nullhypothese der Profil-Parallelität der beiden Mittelwertsverläufe:

$$H_{par} : \underline{\mu}_1 = \underline{\mu}_2 + c\underline{1} \text{ bzw.}$$
$$\mu_{1,t+1} - \mu_{11} = \mu_{2,t+1} - \mu_{21} \quad \text{für alle } t = 1 ,\ldots, T-1 .$$

Die entsprechenden Elementar-Hypothesen haben die Form

$$H_{par(t)} : \mu_{1,t+1} - \mu_{11} = \mu_{2,t+1} - \mu_{21}$$

### 3.a. $T^2$-Test für die Global-Hypothese der Profil-Parallelität

Zur Überprüfung der Global-Hypothese $H_{par}$ kann man auf die 2 Stichproben der T-1 Zuwächse einen (T-1)-variaten 2-Stichproben-$T^2$-Test nach
Hotelling anwenden; vgl. Morrison (1976).

### 3.b. t-Tests für die Elementar-Hypothesen der Profil-Parallelität

Zur Überprüfung der T-1 Elementar-Hypothesen $H_{par(t)}$ können jeweils 2-
Stichproben-t-Tests angewandt werden.

### 3.c. Kombination durch Folgeanalyse

Die Kombination des $T^2$-Tests und der (T-1) univariaten t-Tests erfolgt
analog dem Schema der Folgeanalyse aus 2.c., indem nach einem signi-
fikanten multivariaten Test die t-Tests sequentiell mit variierten
Holm-Schranken durchgeführt werden.

## 3.d. Analyse der Profil-Identität

Anstelle der T-1 Zuwächse können auch die T Meßwerte selbst einer solchen Analyse unterzogen werden, wobei die Nullhypothese der Profil-Identität $H_{Id} : \mu_1 = \mu_2$ überprüft wird. Bei Korrelationen über 0,5 zwischen Reaktionswerten und Ausgangswert sind die t-Tests für die Zuwächse jedoch trennschärfer; außerdem ist ein t-Test mehr durchzuführen. Deshalb ist die Analyse der Zuwächse meist effizienter. Wenn also die Behandlung erst nach dem ersten Zeitpunkt einsetzt und die Ausgangswerte sich nur zufällig unterscheiden, dürfte die Überprüfung der Profil-Parallelität über die Zuwächse meist die Methode der Wahl sein.


## 4. Diskussion

Die oben beschriebenen Prozeduren haben folgende Vorteile: Sie halten das multiple Niveau ein und haben keinen Effizienzverlust gegenüber einer rein multivariaten Analyse, bieten jedoch einen zusätzlichen Gewinn durch die Möglichkeit zur Identifikation einzelner Zeitpunkte. Sie sind technisch einfach durchführbar und für den Anwender leicht interpretierbar. - Die Variante der Holm-Prozedur ist allerdings immer noch konservativ; Simulationen (vgl. Nguyen-Hoang, 1985) haben jedoch gezeigt, daß ein Abschluß-Test (vgl. dazu Sonnemann, 1982) basierend auf $T^2$-Tests nur unwesentlich bessere Ergebnisse liefert. - Somit dürfte der obige Vorschlag der Folgeanalyse ein brauchbarer Kompromiß zwischen Effizienz und Praktikabilität darstellen.


## Literatur


Lehmacher, W., 1981a: Nichtparametrischer Vergleich zweier Scharen von Verlaufskurven. In: Horbach, L., Duhme, C. (Hrsg.): Nachsorge und Krankheitsverlaufsanalyse. 25. GMDS-Jahrestagung, Erlangen, 1980. Springer, Heidelberg.

Lehmacher, W., 1981b: Übersicht über die nichtparametrische Analyse einer Stichprobe von Verlaufskurven. In: Victor, N., Dudeck, J. und Broszio, E. D. (Hrsg.): Therapiestudien. 26. GMDS-Jahrestagung, Gießen, 1981. Springer, Heidelberg.

Lehmacher, W., 1987: Verlaufskurven und Crossover. Springer, Heidelberg.

Morrison, D. F., 1972: The Analysis of a Single Sample of Repeated Measurements. Biometrics 28, 55-71.

Morrison, D. F., 1976: Multivariate Statistical Methods. 2. Aufl. McGraw-Hill, New York.

Nguyen-Hoang, De, 1985: Multiples Testen für den parametrischen Vergleich von zwei multivariaten Stichproben. Diplomarbeit im Studiengang Med. Informatik, Universität Heidelberg/FH Heilbronn.

Perli, H.-G., Hommel, G., Lehmacher, W., 1985: Sequentially Rejective Test Procedures for Detecting Outlying Cells in One- and Two-Sample Multinomial Experiments. Biom. J. 27, 885-893.

Shaffer, J. P., 1986: Modified Sequentially Rejective Multiple Test Procedures. Journ. Americ. Statist. Assoc. 81, 826-831.

Sonnemann, E., 1982: Allgemeine Lösungen multipler Testprobleme. EDV in Medizin und Biologie 13, 120-128.

ZUR BEDEUTUNG GRAPHISCHER VERFAHREN FÜR DIE IDENTIFIZIERUNG

PARAMETRISCHER MODELLE BEI ZENSIERTEN DATEN


E. Bluhmki


SFB 175 "Implantologie", Projektbereich "Statistik"
Universität Tübingen, Haußerstr. 11, 7400 Tübingen


## 1. Einleitung

Für die Evaluierung der prognostischen Bedeutung von Kovariablen stehen
in der Überlebenszeitanalyse verschiedene Regressionsmodelle zur Verfügung, von denen insbesondere das Coxsche Modell häufig angewandt wird
(1-4). Eine Voraussetzung dieses Modells ist die Proportionalität der
Hazardfunktionen für Ausprägungen zeitunabhängiger Kovariablen. Diese
Bedingung impliziert ein konstantes relatives Risiko und schließt sich
überkreuzende Hazardfunktionen aus. Zur Überprüfung dieser Voraussetzung
sind in der Literatur einige Tests vorgeschlagen worden (5-7). Wegen
seines semi-parametrischen Charakters ist das Coxsche Regressionsmodell
sehr flexibel, reicht aber für gewisse Untersuchungen nicht aus. Es ist
dann zweckmäßig, zu einem parametrischen Ansatz überzugehen; man erhält
dadurch auch eine Quantifizierung der Prognose mit stetigen Schätzern
der Hazardfunktion. Im folgenden werden verschiedene statistische Verfahren zur Anpassung parametrischer Verteilungen für rechts zensierte
Überlebenszeiten zusammengestellt, wobei die graphischen Methoden im
Vordergrund stehen und anhand einer kleinen Simulationsstudie qualitativ
mit den analytischen Verfahren verglichen werden.


## 2. Statistische Methoden

Betrachtet man die kumulierte Hazardfunktion im Coxschen Regressionsmodell

$$\Lambda(t,z) = \int_0^t \lambda_0(u) \, exp(z'\beta) \, du = \Lambda_0(t) \, exp(z'\beta)$$

so kommt man zu einem parametrischen Modell proportionaler Hazardfunktionen, indem man $\lambda_0(t)$ durch eine Funktion aus einer parametrischen
Verteilungsfamilie ersetzt. Der Parametervektor der angenommenen Verteilung wird gewöhnlich mit der Maximum-Likelihood-Methode geschätzt.
Die Likelihood umfaßt hierbei die unzensierten bzw. die zensierten
Beobachtungszeitpunkte $t_i$ $(i \in U)$ bzw. $t_j^*$ $(j \in C)$ und hat bei festem $\beta$
die allgemeine Form

$$L(\Theta) = \prod_i f(t_i, \Theta) \prod_j \exp(-\Lambda(t_j^*, \Theta))$$

Setzt man nun als parametrisches Modell die generalisierte F-Familie
(8) an, so kann man mit einem Likelihood-Quotienten-Test solche Verteilungsfamilien diskriminieren, deren eine sich nach geeigneter Para-
meterwahl als Spezialfall der anderen ergibt, z.B. die Exponential-
und allgemeinere 2-parametrige Weibullverteilungen (9).
Ein wenig anders stellt sich die Situation dar, wenn man zwischen nicht
hierarchischen Verteilungsfamilien unterscheiden will. Hier bedient
man sich des indirekten Vergleichs über den nicht-parametrischen Ansatz; der Nelson-Aalen-Schätzer für die kumulative Hazardfunktion im
Cox-Modell ergibt sich als

$$\hat{\Lambda}(t, z) = \exp(z'\hat{\beta}) \sum_{t_i \leq t} (\sum_j \exp(z'\hat{\beta}))^{-1} \qquad j \in R(t_i)$$

wobei $\hat{\beta}$ den Maximum-Likelihood-Schätzer der Coxschen Partial Likelihood
bezeichnet (10).
Die gebräuchlichsten graphischen Methoden zur Überprüfung der Anpassungs-
güte von parametrischen Modellen für Überlebenszeiten sind gemeinsame
Plots der nicht-parametrisch und der parametrisch geschätzten Kurven in
einer geeigneten Form. Beispielsweise kann man simultan zur nicht-
parametrischen Schätzung Konfidenzbänder (11) bestimmen, um visuell zu
entscheiden, inwieweit sich die parametrische Kurve anpaßt. Alternativ
dazu ist es sinnvoll, zwischen den interessierenden Kurven ein Abstands-
maß folgender Art

$$D = \int_I (\Lambda(t, z) - \hat{\Lambda}(t, z))^2 W(t) \, dt$$

oder speziell

$$\Delta = \sum_i (\Lambda(t_i, z) - \hat{\Lambda}(t_i, z))^2 R(t_i)$$

zu definieren.

Eine andere praktikable Methode ist die Anwendung von Transformationen,
so daß hinsichtlich der nicht-parametrisch geschätzten und der parametrisch gefitteten Kurven Linearität vorliegt. Bekannte Beispiele sind
die sog. P-P oder Q-Q Plots, also $\Lambda(t,z)$ vs $\hat{\Lambda}(t,z)$ bzw. $(\Lambda(t,z))^{-1}$ vs
$(\hat{\Lambda}(t,z))^{-1}$. Zur objektiveren Beurteilung solcher Plots eignet sich
insbesondere der Rangkorrelationskoeffizient nach Spearman als Maß für
die zugrundeliegende Linearität.
Bei den analytischen Methoden sind vor allem die Anpassungstests für
zensierte Daten von Interesse (12-16). Besonders hervorgehoben sei die
Untersuchung der Residuen

$$e_i = \Lambda_0(s_i) \, exp(z'\hat{\beta})$$

auf Exponalität mit Hilfe der "total time on test" (TTT)-Statistik (17).


## 3. Simulationsuntersuchung

Betrachtet wird nur der Fall z = 0, d.h. eine Stichprobe von zensierten
Überlebenszeiten ohne Kovariablen.
Es wurden in 1000 Simulationsläufen entweder zensierte lognormal-,
loglogistisch- oder weibullverteilte Pseudozufallszahlen mit unterschiedlichen Parametern für verschiedene Stichprobenumfänge und Zen-
sierungsraten erzeugt. Stets sind dabei die drei Verteilungsfamilien
nach der Maximum-Likelihood-Methode angepaßt und die parametrisch geschätzten kumulierten Hazardfunktionen mit dem nicht-parametrischen
Nelson-Aalen-Schätzer anhand der TTT-Statistik, des $\Delta$-Abstandes und
des Rangkorrelationskoeffizienten nach Spearman verglichen worden:

| | TTT | $\Delta$ | s |
|---|---|---|---|
| Richtige Verteilungs-<br>familie erkannt | 74% | 63% | 65% |

Es zeigt sich also, daß die graphischen Methoden in etwa gleich gut ab-
schneiden und beide wegen ihrer einfacheren und schnelleren Berechnung
gegenüber dem analytischen Verfahren durchaus bevorzugt werden können.

# 4. Literaturverzeichnis

1. Cox, D.R. (1972): Regression models and life tables.
   J Roy Statist Soc B30, 187-220

2. Aalen, O.O. (1980): A model for nonparametric regression analysis
   of counting processes. Lecture Notes in Statistics 2, 1-25.

3. Kalbfleisch, J.D. and Prentice, R.L. (1980): The statistical
   analysis of failure time data. Wiley, New York.

4. Cox, D.R. and Oakes, D. (1984): Analysis of survival data.
   Chapman and Hall, New York.

5. Schoenfeld, D. (1980): Goodness-of-fit tests for the proportional
   hazards regression model. Biometrika 67, 145-154.

6. Andersen, P.K. (1982): Testing goodness of fit of Cox's Regression
   and life model. Biometrics 38, 67-77.

7. Wei, L.J. (1984): Testing goodness of fit for proportional hazards
   model with censored observations. J Am Statist Ass 79, 649-652.

8. Ciampi, A., Hogg, S.A. and Kates, L. (1986): Regression analysis of
   censored survival data with generalized F family – an alternative
   to the proportional hazards model. Statist in Med 5, 85-96.

9. Turnbull, B.W. and Weiss, L. (1978): A likelihood ratio statistic
   for testing goodness of fit with randomly censored data.
   Biometrics 34, 367-375.

10. Cox, D.R. (1975): Partial likelihoods. Biometrika 62, 550-607.

11. Yandell, B.S. (1987): Graphical tests with censored data.
    In Goodness-of-Fit, 607-624: North-Holland, Amsterdam.

12. Koziol, J.A. and Green, S.B. (1976): A Cramer von Mises statistic
    for randomly censored data. Biometrika 63, 465-474.

13. Hollander, M. and Proschan, F. (1979): Testing to determine the
    underlying distribution using randomly censored data.
    Biometrics 35, 393-401.

14. Hyde, J. (1977): Testing survival under right censoring and left
    truncation. Biometrika 64, 225-230.

15. Barr, D.R. (1973): A Kolmogorov-Smirnov test for randomly censored
    data. Technometrics 15, 739-757.

16. Koziol, J.A. (1980): Goodness-of-fit tests for randomly censored
    data. Biometrika 67, 693-696.

17. Doksum, K.A. and Yandell, B.S. (1984): Tests for exponentiality.
    In Handbook of Statistics Vol 4, 579-611.

<u>**MONITORING MULTIZENTRISCHER THERAPIESTUDIEN**</u>

D. Messerer, J. Hasford, G. Rücker, Th. Zwingers
Biometrisches Zentrum für Therapiestudien, München

Multizentrische Therapiestudien erlauben weitergehende Schlußfolgerungen als monozentrisch durchgeführte Studien. Sie ermöglichen eine höhere Aussagekraft sowie Verallgemeinerbarkeit der Ergebnisse und sie leisten einen Beitrag zur Qualitätssicherung in den kooperierenden Zentren. Diesen Vorteilen stehen aufgrund der Heterogenität der kooperierenden Einrichtungen hohe Anforderungen an ein ausgefeiltes Studienprotokoll und an eine gut funktionierende Infrastruktur gegenüber. Der Einfluß des Monitorings auf Studienergebnisse wird exemplarisch anhand von Daten einer multizentrischen Studie zur Behandlung des metastasierenden Nierenzellkarzinoms gezeigt (1,2,3).

In einer randomisierten Studie sollten die Effekte der Kombination einer Interferon-Therapie mit Medroxyprogesteronacetat im Vergleich zu Interferon alleine hinsichtlich Überlebenszeit und Remissionsrate bei Patienten mit metastasierendem Nierenzellkarzinom untersucht werden. Die Strategie zur Bekämpfung von Problemen bei der Planung und Durchführung von multizentrischen Therapiestudien ("Studienkrankheiten") wurde der Strategie zur Bekämpfung von Erkrankungen in der Bevölkerung entlehnt. Diese Strategie beinhaltet die Stufen von Prävention über Screening, Diagnose und Therapie bis Nachsorge. Am Beispiel der Studie wird die Anwendbarkeit der Strategie gezeigt und durch eine Fehleranalyse differenziert, welche Aussagen der Studie zuverlässig sind und in welchen Punkten eine Bewertung der Studienergebnisse problematisch ist. Die Strategie wurde auf folgende Studienkrankheiten angewendet: Zu geringe Patientenrekrutierung - Randomisierung von Ausschlußpatienten - uneinheitliche Bewertung der Therapieeffekte und der unerwünschten Wirkungen - uneinheitliche Anwendung der Abbruchkriterien - fehlende, unvollständige und unplausible Daten - Fehlen eines Logbuches - mangelnde Protokollcompliance der Therapiedurchführung.

Abb. 1  Strategien zur Bekämpfung von Krankheiten in der Bevölkerung
        und von Studienkrankheiten

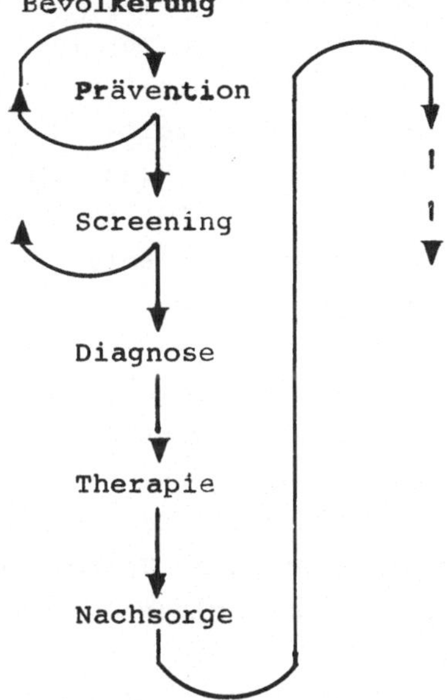



**Strategie zur Bekämpfung**
**von Studienkrankheiten**

Vorbeugung bereits
bei Protokollerstellung

Ständige Überwachung
während der Durchführung

Feststellung eingetretener
Fehler während der Durchführung

Abhilfe während der Durchführung
oder bei der Auswertung

Mahnung, Erinnerung und ggf.
Protokolländerung während
der Durchführung

Die Ergebnisse können hier nur zusammengefaßt wiedergegeben werden.
Eine ausführliche Darstellung befindet sich in (3).
In der genannten Studie (n=102) konnte die erforderliche Patientenzahl
erreicht werden, dennoch befriedigte das Rekrutierungsverhalten nicht,
da die Rekrutierung zu zögerlich und zeitlich versetzt erfolgte. Ein
gleichzeitiger Start aller Zentren hätte sicher die Fallzahl erhöht
und somit die Rekrutierungszeit vermindert. - Bei 16% der Patienten
wurden die Ein- und Ausschlußkriterien mißachtet. Die mangelnde Beachtung dieser Kriterien hat die Homogenität der Studienpatienten
empfindlich gestört. Die Überlebenszeiten der protokollgerecht und
nicht protokollgerecht randomisierten Patienten unterscheiden sich
statistisch signifikant. Die unberechtigterweise aufgenommene Patientengruppe stellt eine negative Selektion dar. Möglicherweise läge auch
die Remissionsrate höher, wenn mehr geeignete Patienten die Chance
gehabt hätten, von der Interferontherapie zu profitieren. - Erfahrungsgemäß wird der Beobachtung der Wirksamkeit wesentlich mehr Bedeutung zugemessen als der Verträglichkeit. In der Dokumentation der

Verträglichkeit sind die Unterschiede zwischen den Kliniken so erheblich, daß es unmöglich ist, sich ein sicheres Urteil über die Verträglichkeit der Therapien in dieser Studie zu bilden. Die Häufigkeit unerwünschter Effekte wird wohl unterschätzt. - Aus den Daten der Studie ergeben sich deutliche Hinweise, daß die Abbruchkriterien unterschiedlich interpretiert und angewendet wurden. Werden die Zeiten der Patienten in der Studie einmal bis zu ihrem individuellen Abbruch und einmal ohne Berücksichtigung des individuellen Abbruchs bis zu ihrem Tod berechnet, so betragen die medianen Überlebenszeiten einmal 9 und einmal 7 Monate. Damit kann gezeigt werden, daß der individuelle Studienabbruch und das Zielkriterium Überlebenszeit in Zusammenhang stehen; d.h. daß die Patienten, die abgebrochen hatten, sehr häufig kurz nach dem Abbruch verstorben sind und somit eine ungünstige Selektion darstellen. Der unterschiedlichen Interpretation der Abbruchkriterien wurde in der Auswertung dadurch begegnet, daß nur die echten Überlebenszeiten (d.h. ohne Berücksichtigung des Abbruch) analysiert wurden. - Das Fehlen wichtiger Daten bei 16% der Patienten liegt deutlich an der oberen Grenze, die jinternational akzeptiert wird. - Das Logbuch wurde nur in zwei der 14 Zentren geführt, Selektionseffekte können daher nicht beschrieben werden. - Die Dokumentation der Therapiedurchführung erfolgte nur bei 17 der 93 Patienten und erlaubt ebenfalls keine Aussagen zur Protokollcompliance.
Ein differenziertes Monitoring leistet einen Beitrag zur Qualitätssicherung in den beteiligten Zentren sowie zur Darstellung der Ergebnisse multizentrischer Studien. Damit kann unterschieden werden, welche Aussagen verläßlich und welche Punkte bei der Bewertung der Studienergebnisse problematisch sind.


Literatur:


1. Jesdinsky, H.J. (Hrsg.) (1983) Arzneimittelprüfrichtlinien - Klinische Prüfung, Schattauer, Stuttgart
2. Selbmann, H.K. (1983) Probleme bei der Durchführung multizentrischer kontrollierter Studien aus statistischer Sicht, Arzt und Krankenhaus 56: 70-74
3. Messerer, D., Porzsolt, F., Hasford, J., Neiß, A. (1987) Vorteile und Probleme multizentrischer Therapiestudien am Beispiel einer Studie zur Behandlung des metastasierenden Nierenzellkarzinoms mit rekombinantem Interferon-Alpha-2c. Onkologie 10: 43-49

# Herz—Kreislauf—Erkrankungen

Zeitlicher Verlauf der Herzinfarktsterblichkeit während der Akutphase (28 Tage) — Ergebnisse des MONICA—Augsburg—Myokardinfarkt-Registers 1985 —
*Löwel, Hannelore, Allmut Hörmann, M. Lewis*

Statistische Analyse von Bremer Survey—Daten zur Zielgruppenanalyse und Bewertung präventiver Angebote im Rahmen der Deutschen Herz-Kreislauf-Präventionsstudie (DHP)
*Helmert, U., Ulrike Maschewsky-Schneider, W. Bödeker, K.-H. Jöckel*

Epidemiologische Nutzung der Arzneimitteldatenbank des Scholz-Medis—Arzneimittelinformationssystems im WHO—MONICA Projekt Augsburg
*Lewis, M., R. Schaaf, Hannelore Löwel*

5—Jahres-Prognose des Herzinfarktes nach stationärer Heilbehandlung — Ein Beitrag zur epidemiologischen Bewertung der Herz-Kreislauf-Rehabilitation
*Müller-Fahrnow, W.*

# <u>ZEITLICHER VERLAUF DER HERZINFARKTSTERBLICHKEIT WÄHREND DER AKUTPHASE</u>
## <u>(28 TAGE)</u>
- Ergebnisse des MONICA-Augsburg-Myokardinfarkt-Registers 1985 -
H. Löwel, A. Hörmann, M. Lewis
GSF-Medis-Institut, 8000 München-Neuherberg, BRD

Das Augsburger Herzinfarktregister hat die Aufgabe, über einen Zeitraum von 10 Jahren alle Herzinfarkterkrankungs- und -sterbefälle bei den 25-74jährigen Einwohnern der Stadt Augsburg und der angrenzenden Landkreise Augsburg und Aichach-Friedberg zu erfassen. Die Studienbevölkerung umfaßt rd. 156.000 Männer und 171.000 Frauen.

Dadurch ist es möglich, die Herzinfarkterkrankungshäufigkeit (Morbidität) für eine definierte Bevölkerung zu ermitteln und die in der offiziellen Todesursachenstatistik ausgewiesene Mortalität an koronarer Herzkrankheit für diese Bevölkerung zu validieren.

Während aus Krankenhausstatistiken die Letalität von hospitalisierten Herzinfarktpatienten ermittelt werden kann, schließt ein Bevölkerungsregister auch die Herzinfarkterkrankungsfälle mit ein, die versterben, ohne überhaupt ein Krankenhaus erreicht zu haben. Durch die Analyse der Prähospital- und Hospitalphase unter Einbeziehung aller Herzinfarktpatienten lassen sich wichtige Schlußfolgerungen für eine Verbesserung der medizinischen Betreuung ableiten mit dem Ziel, Maßnahmen zur Senkung der Herzinfarktmortalität vorzuschlagen.

Die Vorgehensweisen im Augsburger Herzinfarktregister basieren auf den Vorgaben des MONICA-Projektes, einer Herzkreislaufstudie der Weltgesundheitsorganisation, an der sich insgesamt 27 Länder der Welt beteiligen (1).

Das Augsburger Herzinfarktregister ist als Personen- und Fallregister angelegt, d.h. alle Herzinfarkterkrankungs- und -sterbefälle im 10jährigen Studienzeitraum lassen sich unter Einhaltung der datenschutzrechtlichen Vorschriften zur Person zusammenführen (2).

Auf diese Weise können wichtige Parameter wie die "mittlere Überlebenszeit" nach dem Erstinfarkt, "mittlere Zeitdauer" zwischen Erst-, Zweit- sowie jedem weiteren Infarkt ermittelt werden, die Rückschlüsse auf die Wirksamkeit der Reinfarktprophylaxe erlauben werden.

Im heutigen Vortrag soll anhand der Augsburger Register-Ergebnisse aus dem Jahre 1985 auf Probleme der Herzinfarktmortalität und -letalität eingegangen werden.

Im Jahre  1985 ereigneten  sich in  der Augsburger Studienbevölkerung
998 Herzinfarkte  (734 Männer und 264 Frauen) von denen 583 (403 Männer und  180 Frauen) innerhalb von 28 Tagen zum Tode führten. Die altersspezifischen Erkrankungshäufigkeiten  und darunter der Anteil der
an koronarer Herzkrankheit Verstorbenen ist in der Abbildung 1 dargestellt:

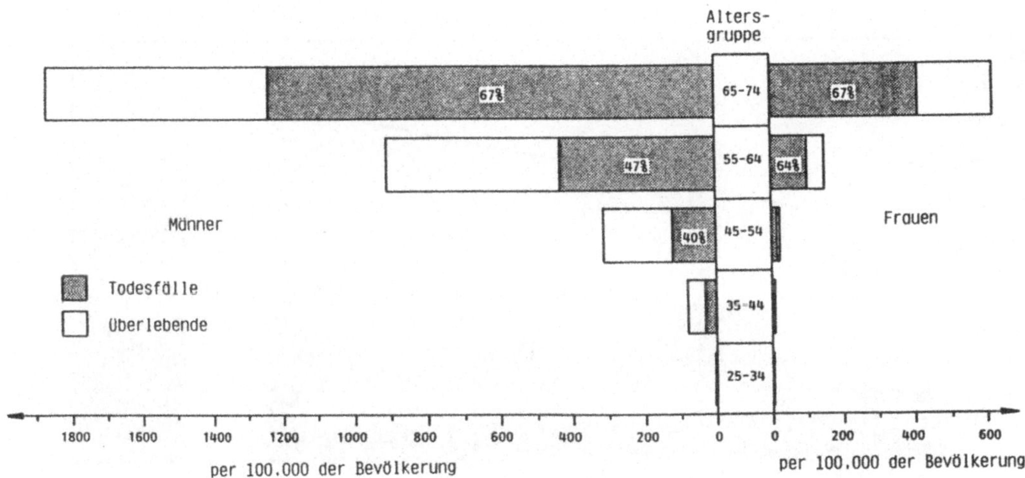


Mit dem  Alter steigt die Erkrankungshäufigkeit und in stärkerem Maße
die Herzinfarktsterblichkeit an. Während sich in der jüngeren Altersgruppe 5 Herzinfarktfälle bei 100.000 Männern dieses Alters ereignen,
erhöht sich  die Erkrankungshäufigkeit auf fast 2.000 bis zur Altersgruppe 65-74  Jahre. Bei den Frauen beginnt der Herzinfarkt erst nach
der Menopause häufiger zu werden und erreicht in der Altersgruppe 65-
74 Jahre Werte, wie sie Männer ungefähr mit 55 Jahren haben.
Insgesamt verstarben  34 %  der Herzinfarktpatienten  außerhalb eines
Krankenhauses (12  % Totauffindungen, 18 % bezeugter Tod vor Eintref-
fen eines  Arztes, 4 % vom Arzt noch lebend angetroffen). Nach Erreichen des Krankenhauses verstarben weitere 25 % der Herzinfarktpatienten, so  daß nach  28 Tagen nur noch 41 % der Erkrankten lebten, wenn
man den Altersbereich 25-74 Jahre betrachtet.

In der   folgenden Abbildung   ist der zeitliche Verlauf der Hospitali-
sierung und die Letalität für die Herzinfarktpatienten dargestellt.

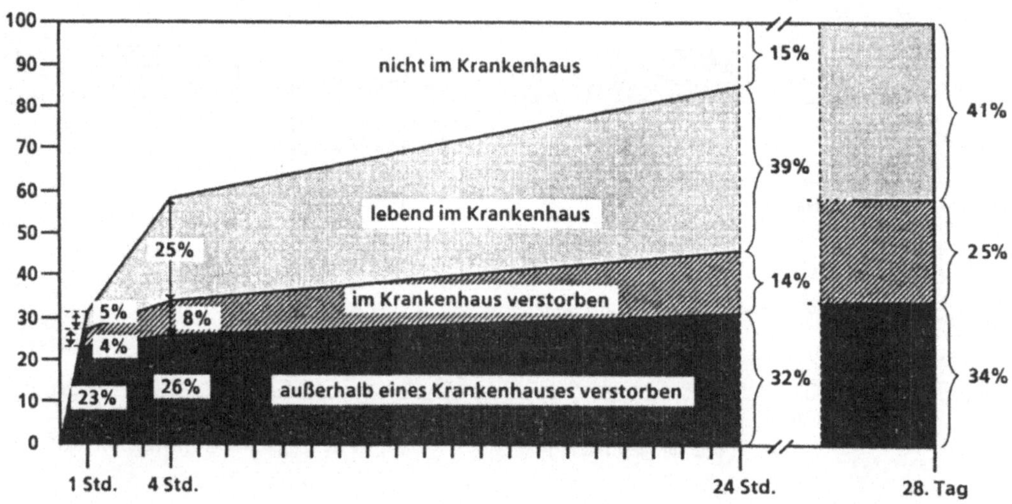


Innerhalb der  1. Stunde  verstarben 27 % der Patienten, davon 4 % im
Krankenhaus, weitere  5 % hatten ein Krankenhaus erreicht und lebten.
Bis zur  24. Stunde  erhöht sich der Anteil der Gestorbenen auf 46 %.
Bei 14 % aller Patienten konnte der Tod nicht verhindert werden, obwohl sie das Krankenhaus lebend erreicht hatten. Weitere 11 % der Patienten verstarben  nach längerem  Krankenhausaufenthalt trotz inten-
sivmedizinischer Überwachung.
Die ersten  Stunden nach dem akuten Herzinfarkt entscheiden also über
das Patientenschicksal.  Für viele Patienten ist der Tod eingetreten,
ohne daß  medizinische Hilfe  geleistet werden  konnte. Bemerkenswert
ist aber, daß sich 40 % der lebenden Patienten 4 Stunden nach dem Infarkt noch  nicht im  Krankenhaus befanden.  Dieses Zeitintervall hat
eine sehr  große praktische Bedeutung, weil nur in den ersten Stunden
die modernen infarktbegrenzenden Therapieverfahren erfolgversprechend
angewendet werden können.

Die Analyse der Intervalle zwischen dem Infarktereignis, der 1. Kontaktaufnahme zum Arzt, der 1. Arztuntersuchung und der Krankenhausaufnahme hat gezeigt, daß die Entscheidungszeit der Patienten die Dauer der Prähospitalphase wesentlich beeinflußt. Aus Kenntnis der Gesamtsituation lassen sich die Herzinfarktverstorbenen unter dem Gesichtspunkt einer möglichen Beeinflußbarkeit wie folgt gruppieren:

| GRUPPEN VON HERZINFARKTPATIENTEN | MÖGLICHE MAßNAHMEN ZUR VERBESSERUNG DER PROGNOSE |
|---|---|
| 1. Innerhalb der 1. Stunde Verstorbene<br><br>25 - 30 % aller Infarktpatienten | Schulung der Bevölkerung in Reanimationstechniken insbesondere Angehörige von koronarkranken Infarktgefährdeten |
| 2. Früh im Krankenhaus Verstorbene<br>( ≤ 4 Stunden)<br><br>5 - 10 % aller Infarktpatienten | Breitere Anwendung invasiver kardiologischer Techniken<br>- Thrombolyse<br>- PTCA<br>- kardiale Bypass-Chirurgie<br>- Entwicklung neuer Therapiemethoden |
| 3. Spät außerhalb eines Krankenhauses Verstorbene ( > 4 Stunden)<br><br>5 - 10 % aller Infarktpatienten | Aufklärung der infarktgefährdeten Patienten durch den Hausarzt über Zeichen eines drohenden Infarktes und Vorteile einer frühzeitigen Krankenhausaufnahme |
| 4. Später im Krankenhaus unter intensivmedizinischer Betreuung Verstorbene<br><br>10 - 15 % aller Infarktpatienten | F O R S C H U N G |

Die Umsetzung dieser Vorschläge in die Praxis erfordert das Zusammenwirken aller Bereiche der medizinischen Betreuung. Über das Herzinfarktregister wird sich langfristig der Effekt der Bemühungen nachweisen lassen.


**Literatur**

1. WHO: MONICA Manual, Version 1.1., Dezember 1986.

2. Keil U., Koenig W., Löwel H., Judt I., Lukitsch D., Gall W., Schurer B., Huss W., Nonnenmacher G., Hörmann A., Kaup U.: MONICA Project, Region Augsburg; Manual of Operations, 1985.

STATISTISCHE ANALYSE VON BREMER SURVEY-DATEN ZUR ZIELGRUPPENANALYSE
UND BEWERTUNG PRÄVENTIVER ANGEBOTE IM RAHMEN DER DEUTSCHEN HERZ-
KREISLAUF-PRÄVENTIONSSTUDIE (DHP)

Uwe Helmert, Ulrike Maschwsky-Schneider, Wolfgang Bödeker, Karl-
Heinz Jöckel
Bremer Institut für Präventionsforschung und Sozialmedizin (BIPS)
St.-Jürgen-Str. 1, 2800 Bremen

Die Deutsche Herz-Kreislauf-Präventionsstudie (DHP) ist eine multizentrische epidemiologische Gemeindeinterventionsstudie zur primären
Prävention ischämischer Herzkrankheiten und Schlaganfall (1). Ihr
Ziel ist die Reduktion der altersspezifischen Mortalität dieser
Krankheiten (ICD - 9: 410 414, 430 - 438, Männer und Frauen im Alter
von 25 - 69 Jahren) um mindestens 8 %. Eingebettet in ein Konzept der
Veränderung von Lebensweisen und der Förderung von Gesundheit werden
in einem Zeitraum von 7 Jahren die für diese Krankheiten bekannten
spezifischen Risikofaktoren: Rauchen, Bluthochdruck, Hypercholesteri-
nämie, Übergewicht und Bewegungsmangel verändert. Entsprechend dem
"Wellenkonzept" geschieht dies durch unterschiedliche Schwerpunktsetzungen in der präventiven Arbeit. Im ersten Jahr (1985) wurde mit der
Ernährungsintervention begonnen, daran schloß sich im nächsten Jahr
die Bewegungs - und Blutdruckintervention an. Im Jahre 1987 wurde mit
der Intervention bezüglich Rauchen begonnen. Das Evaluationskonzept
beinhaltet das Monitoring der Mortalität, die Durchführung von Gesundheitssurveys vor Beginn der Intervention (1984), in der Mitte
(1988) und am Ende der Studie (1991). Ein breites Prozessevaluations-
konzept begleitet den Studienverlauf. Hier sollen die strukturellen
Veränderungen erfaßt werden (soziostrukturelle Begleitforschung (2)
und Angebotsanalyse (5)), Bekanntheitsgrad der Maßnahmen (Mediensurvey, Telefoninterviews) und Teilnahmemotive und -verhalten.

Die Ergebnisse des Gesundheitssurveys (4, 5) geben u. a. Aufschluß
über die Verteilung der Risikofaktoren und soziodemographischen Variablen der Interventionspopulation. Um zu einer Beschreibung inter-
ventionsrelevanter Bevölkerungsgruppen zu kommen, wurde das Sample
zunächst im Hinblick auf Prävalenzen von Risikofaktoren nach Alter,
Geschlecht und sozialem Status beschrieben. Eine Beschreibung von
spezifischen Risikogruppen, etwa nach Typologien des Gesundheitsver-
haltens, soziodemographischer oder persönlichkeitsspezifischer Variablen wäre jedoch interventionsrelevant. Das bedeutet, u. a. folgende
Fragen zu beantworten:

- Lassen sich unterschiedliche Risikofaktorenprofile in der
  Allgemeinbevölkerung identifizieren?

- Wie sind diese verteilt hinsichtlich Alter, Geschlecht und
  sozialer Schicht?

- Werden die so bestimmten Zielgruppen durch die
  Interventionsmaßnahmen erreicht?

Zur Beschreibung von Risikoprofilen haben wir zwei Verfahren der
Cluster-Analyse, nämlich
1. Clustering nach Variablen (SAS-Programm Varclus)
2. Clustering nach Beobachtung (SAS-Programm Fastclus) (7) über die
Daten des Bremer Gesundheitssurveys 1984 (n=1372 Probanden mit vollständigen Angaben; m=678; w=694) gerechnet. In die Clusterbildung

gingen folgende Variablen ein: Gesamtcholesterin, systolischer Blutdruck, Body-Maß-Index, Thiocyanat, HDL -Cholesterin, Alkoholkonsum.
Im zweiten Schritt haben wir die Cluster nach Alter, Geschlecht und
sozialer Schicht beschrieben. Im dritten Schritt haben wir Daten der
Prozeßevaluation dagegen gestellt, um die Frage der Erreichbarkeit
der per Cluster-Analyse bestimmten Gruppen zu beantworten.

Abb. 1   C L U S T E R I N G    V A R I A B L E S

Die erste, auf der Korrelationsanalyse beruhenden Methode ergab im Hinblick auf die 6 Variablen die in Abb. 1 aufgeführten Cluster.

|  | MÄNNER | FRAUEN |
|---|---|---|
| CLUSTER 1 | CHOLESTERIN | CHOLESTERIN |
|  | SYSTOL. RR | SYSTOL. RR |
|  | BMI | BMI |
|  |  | ALKOHOL |
| CLUSTER 2 | ALKOHOL | THIOCYANAT |
|  | HDL-CHOLESTERIN | HDL-CHOLESTERIN |
| CLUSTER 3 | THIOCYANAT | - |

Für Männer und Frauen sind hier deutlich das Cluster 1 (Faktoren der
Ernährung und Bluthochdruck) und für Männer das Cluster 3 (Rauchen)
abgrenzbar. Cluster 2 sollte aufgrund unserer Daten und der zugrundeliegenden Methodik nicht überinterpretiert werden (etwa i. S. eines
Zusammenhangs von Alkoholkonsum und HDL-Cholesterin).

Die Clusteranalyse nach Beobachtungen erbrachte 4 Cluster, die sich
hinsichtlich der Risikofaktorenprävalenz deutlich voneinander abgren-
zen lassen (Abb.2).

Abb. 2
R I S I K O F A K T O R E N - P R Ä V A L E N Z  IN %

| CLUSTER | | N | RAUCHEN | HYPER-CHOL. | HYPER-TONIE | ÜBER-GEWICHT |
|---|---|---|---|---|---|---|
| A | NIEDRIGE RF-BELASTUNG | 478 | 18 | - | 7 | 11 |
| B | NUR RAUCHEN | 285 | 92 | 1 | 5 | 9 |
| C | HOHE RF-BELASTUNG OHNE RAUCHEN | 446 | 16 | 74 | 20 | 20 |
| D | HOHE RF-BELASTUNG MIT RAUCHEN | 163 | 91 | 80 | 18 | 12 |
| | ALLE | 1372 | 41 | 34 | 12 | 13 |

RAUCHEN: JEGLICHER ZIGARETTENKONSUM

HYPERTONIE: RR SYSTOL. $\geq$ 160 MM HG, 2.MESSUNG

HYPERCHOLESTERINAEMIE: CHOLESTERIN I.S. $\geq$ 250 MG/DL

ÜBERGEWICHT:  BMI $\geq$ 30

Untersucht man  die Cluster hinsichtlich Alter und Geschlecht (Abb.3)
zeigt sich:

Frauen: Junge Frauen sind dem Cluster A (niedrige Belastung) und  dem
        Cluster B (Belastung durch Rauchen) zuzuordnen; ältere Frauen
        dem Cluster C (hohe Belastung ohne Rauchen; Bluthochdruck und
        Hypercholesterinämie).
Männer: Jüngere Männer haben wenig Belastungen (Cluster A) oder Bela-
        stungen  durch  Rauchen  (Cluster B); bei den älteren Männern
        nimmt die Belastung  durch  ernährungsbedingte  Faktoren  und
        Bluthochdruck (Cluster C) zu.
In einem weitern Schritt wurden die Cluster nach sozialer Schicht und
Geschlecht beschrieben (Abb. 4 ).

**Abb. 3** CLUSTER NACH ALTER UND GESCHLECHT    **Abb. 4** CLUSTER NACH SOZIALER SCHICHT

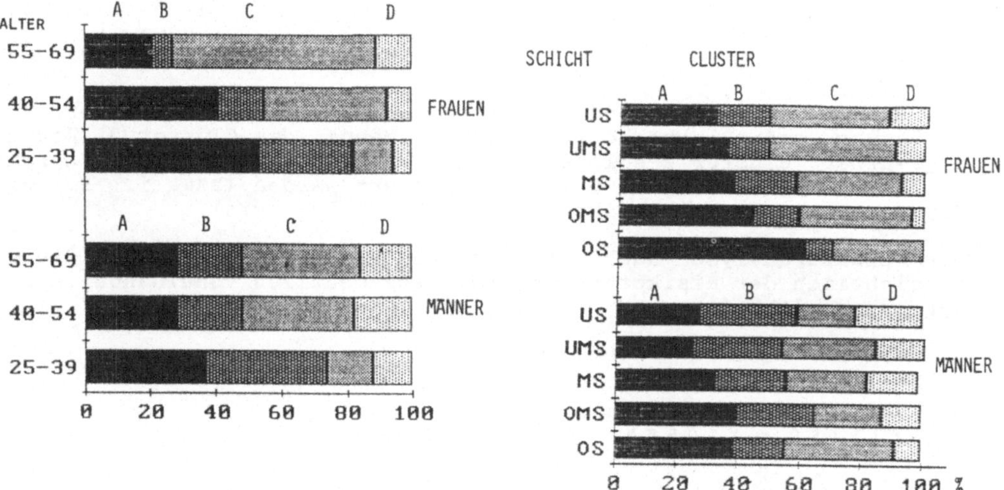


Für  die Frauen ist deutlich ein positiver Zusammenhang zwischen Cluster A und sozialem Status und ein negativer für Cluster D und sozialem Status festzustellen. Beim Rauchen ist  ein  Trend  zu  stärkeren
Raucheranteilen  in mittleren und unteren sozialen Schichten zu beobachten.

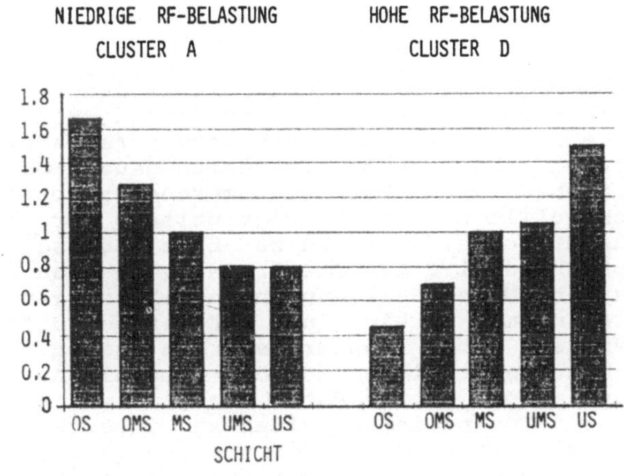


Für die Männer ist der Schichtzusammenhang v. a. für die Cluster B und D deutlich. Ernährungsbedingte Belastungen und Bluthochdruck finden wir u. a. in der OS und UMS. Bei Kontrolle nach Alter und Geschlecht mittels multipler logistischer Regression (Abb. 5) zeigt sich ebenfalls ein positiver Zusammenhang des Clusters A mit der sozialen Schicht und einen negativen des Clusters D mit sozialer Schicht.

Für die Intervention lassen sich aus diesen Analysen folgende Schwerpunkte ableiten:
- Raucherintervention bei jüngeren Frauen; Ernährungs-und Blutdruckintervention bei älteren Frauen bzw. bei Frauen im mittleren Lebensalter.
- Raucherintervention bei Männeren aller Altersgruppen; Ernährungs-und Blutdruckintervention bei älteren Männern und Männern im mittleren Lebensalter.
- Intervention bezüglich Rauchen, Ernährung und Bluthochdruck bei Männern und Frauen mittlerer und unterer sozialer Schicht.

Ergebnisse aus der Prozeßevaluation, beruhend auf verschiedenen Erhebungen zum Bekanntheitsgrad der Intervention und Teilnehmerbefragungen (Mediensurvey 1986, n= 194; Telefoninterviews 1986, n=442; Kantinenbefragung 1987, n=999; Dokumentation von Blutdruckmessungen 1987, n=1682) erlauben folgende Schlußfolgerungen:
- Bevölkerungsweite Ernährungsaktionen (Frühjahrskur) finden vor allem bei Frauen, insbes. bei Frauen mittlerer Altersgruppen Interesse.
- Kantinenaktionen (Frühjahrskur) erreichen dagegen auch männliche Zielgruppen.
- Strukturelle Maßnahmen wie die Kantinenaktionen erreichen ein breiteres Spektrum von Altersgruppen.
- Blutdruckaktionen finden besonders bei Frauen und Männern mittlerer Altersgruppe (40 - 49 Jahre) Resonanz.
- Ernährungsaktionen erreichen nicht primär Übergewichtige bzw. Personen mit besonders negativem Gesundheitsverhalten.
- Ernährungs- und Bewegungs-/Blutdruckaktionen erreichen weniger Arbeiter aber mehr einfache und mittlere Angestellte.

Damit wird deutlich, daß wir hinsichtlich Alter und Geschlecht in der
Tendenz richtige und relevante Zielgruppen erreichen. Diese Aussage
gilt für die Ernährungs - und Blutdruckintervention. Für das Rauchen
lassen sich keine Aussagen machen, da die Intervention dazu erst begonnen hat.

Festzuhalten sind jedoch abschließend einige methodische Bewertungen
zur Prozeßevaluation. Die Prozeßevaluation war mit ihren Methoden
zunächst schwerpunktmäßig auf die Erfassung von Bekanntheitsgraden
von Aktionen in der Bevölkerung ausgerichtet. Es fehlen genauere Teil-
nehmeranalysen, die Aussagen über erreichte Bevölkerungsgruppen im
Hinblick auf Risikofaktorenprofile und soziodemographische Variablen
erlauben. Die Datenbasis für die o. g. Aussagen zu Erreichungsgraden
ist noch zu dünn. Entsprechend wird für die Prozeßevaluation eine
Umgewichtung vorgenommen werden. Neben Befragungen im Rahmen einzelner Aktionen sollen jetzt Teilnehmer an einzelnen Aktivitäten mittels
Telefoninterview befragt werden. Neben standardisierten Fragen ( vor
allem zum Risiko - und Gesundheitsverhalten; soziodemographische Variablen), die die Verbindung zu den Survey-Daten ermöglichen, sollen
Fragen zu Teilnehmermotiven und Teilnehmerverhalten an interventiven
Aktionen gestellt werden. Wir erwarten uns hiervon sowohl Aussagen
über erreichte Zielgruppen als auch Aussagen über Entwicklungsprozes-
se bezüglich Gesundheitsmotiven und Gesundheitsverhalten. Mit Hilfe
der letzt genannten Aussagen erhoffen wir Ergebnisse des T 1- Surveys
bezüglich Veränderungen von Risikofaktoren interpretieren zu können.


*Literatur*


(1) GCP-Group of Principal Investigators
    The German Cardiovascular Prevention Study (GCP): Design and
    Methods
    erscheint demnächst in : European Heart Journal

(2) TROSCHKE, J.v., u. a.: Die soziostrukturelle Prozeßevaluation der
    Deutschen Herz-Kreislauf-Präventionsstudie I und II
    in: Prävention, H. 2 und 3, 1985

(3) SPIEGEL, I., POTH, E., HÜLLEMANN, K.-D.:
    Der präventive Markt im Landkreis Traunstein
    - Durchführung und erste Ergebnisse der t-o Erhebung der
    Angebotsanalyse
    in: DHP-Forum 1/87, S. 122 - 134

(4) HERMAN, B, GREISER, E. u. a.:
    The Relationship of Cardiovascular Disease Risk Factori in the
    City of Bremen - The 1984 Bremen Baseline Health Survey of the
    German Cariovascular Prevention Study
    in: Sozial- und Präventionsmedizin 1987; 32;31-38

(5) HELMERT, U. u. a.:
    Soziale Schicht und Risikofaktoren für koronare Herzkrankheiten.
    Resultate der regionalen DHP-Gesundheitssurveys
    Vortrag bei der 23. Wissenschaftlichen Jahrestagung der
    Deutschen Gesellschaft für Sozialmedizin e.V. Augsburg 1987

(6) EVERITT, B.S.:
    Cluster Analysis, Heinemann Educational Books CTD, London 1980

(7) SAS Institute Inc., SAS User's Guide: Statistics, Version 5
    Edition. Cary, NC, 1985

<u>EPIDEMIOLOGISCHE NUTZUNG DER ARZNEIMITTELDATENBANK DES SCHOLZ-MEDIS</u>
<u>ARZNEIMITTELINFORMATIONSSYSTEMS IM WHO-MONICA PROJEKT AUGSBURG</u>
M. Lewis*, R. Schaaf**, H. Löwel*
* Zentralklinikum Augsburg, FRG
** GSF Medis-Institut, München Neuherberg, FRG

Das WHO-MONICA Projekt (multinational monitoring of trends and
determinants of cardiovascular disease) wird zur Erforschung von
Trends und Einflußfaktoren der Herz-Kreislauferkrankungen in 27 Ländern der Welt über einen Zeitraum von 10 Jahren durchgeführt. Das
MONICA-Projekt Augsburg mit einer Studienbevölkerung von rd. 328.000
Einwohnern im Alter von 25 - 74 Jahren führt im Zeitraum 1984 - 94
insgesamt 3 Querschnittsstudien an jeweils neuen Stichproben der Bevölkerung durch. Seit dem 01.10.1984 werden alle Herzinfarkterkran-
kungs- und Sterbefälle in der Studienbevölkerung erfaßt. Ein Teil der
umfangreichen Datenerhebung gilt der genauen Erfassung des Medikamen-
tenkonsums in der Bevölkerungsstichprobe und bei den Herzinfarktpatienten.

Angesichts der Vielfalt an Präparaten mit mehreren aktiven Substanzen
im deutschen Arzneimittelmarkt steht jede Medikamentenstudie in der
BRD vor beträchtlichen Problemen. Während Studien zur Kostenevalua-
tion sich noch mit Präparatenamen begnügen können, muß eine Studie
wie das MONICA Projekt Augsburg in der Lage sein, den Medikamentenkonsum auf Stubstanzebene nachzuvollziehen, um ·sinnvolle Aussagen
über Therapiestrukturen und ggf. auch über langfristige prophylakti-
sche und therapeutische Wirksamkeit machen zu können. Der internationale Aspekt des MONICA Projektes verlangt überdies die Aufgliederung der Medikamentendaten nach definierten kardiologischen Wirkgruppen. Technisch wird die Aufschlüsselung von Kombinationspräparaten in
ihre Komponenten und die Zuordnung der Einzelkomponenten in die definierten Wirkgruppen durch die Verknüpfung der MONICA Dateien mit dem
Scholz-Medis Arzneimittelinformationssystem (SMA) gelöst.

Das SMA wurde am MEDIS Institut der GSF (von dem aus auch das MONICA
Projekt Augsburg geleitet wird) in Zusammenarbeit mit dem Scholz Institut für Arzneimittelinformation entwickelt. Es handelt sich hierbei um ein autonomes Auskunftsystem für Mikrorechner zur Entscheidungsunterstützung in der ambulanten oder stationären medikamentösen
Therapie. Wie die MONICA Datenbank, so ist auch die SMA-Datenbasis
auf einem Großrechner unter dem Betriebssystem VM/CMS installiert und
wird mit Hilfe eines Programmsystems auf der Basis des Datenbankver-

waltungssystems ADABAS/NATURAL gepflegt. Der Datenstamm enthält über 12000 Fertigarzneimittel und deren Zusammensetzung, 4000 Wirkstoffe (pharmakologisch aktive Substanzen, Hilfsstoffe, Konservantien und Nahrungsmittel und 400 pharmakologische bzw. interaktionsrelevante Wirkstoffgruppen). Integriert sind Informationen über ca. 1500 Arzneimittelinteraktionen, die nach Schweregrad, Häufigkeit, Applikationsart und Dosierung differenziert sind. Ergänzt wird diese Datenbasis durch die Namen der in der Schweiz erhältlichen Arzneimittel (Codex Galenicus). Die Angliederung weiterer nationaler Medikamentendatenbanken wird angestrebt. Als zusätzliches Klassifizierungssystem ist der in den skandinavischen Ländern verbreitete und von der WHO unterstützte Anatomisch-therapeutische-chemische Code (ATC) mit Tagesdosierung (DDD) vorgesehen.

Die Medikamentendaten aller Studienanteile des MONICA Projektes Augsburg werden in einer einheitlichen, dem SMA Datenformat angepaßten Form dokumentiert, wobei auch eine zukünftige Berechnung der Tagesdosis (DDD) auf ATC-Basis berücksichtigt wurde:



Nach Eingabe der Fragebogendaten im Medis Institut erfolgt ein Durchlauf zum Abgleich der Medikamentendaten, der auf Gleichheit von Präparatenamen und Darreichungsform prüft und bei bestätigter Identität zwischen dem Medikament in der MONICA Datei und dem in der SMA einen Verknüpfungscode vergibt. Daraus ergibt sich der Zugriff aus der MONICA Datei auf alle in dem SMA zu dem Medikament gespeicherten Informationen. Findet keine Verknüpfung statt, wird der Präparatename ausgegeben und kann über eine vom Abgleichprogramm angebotene Liste von ähnlich lautenden Präparatenamen manuell abgeglichen werden. Wenn nötig erfolgt eine Korrektur der MONICA- oder eine Erweiterung der SMA Datei. Durch diesen Validierungs- und Korrekturprozess wird die Anzahl der fehlerhaften Daten sehr gering gehalten und die Entscheidung über die Zuordnung von Medikamenten auf den Computer verlagert. Es verbleibt die Entscheidung über die Disposition der Restmenge nicht abgeglichener Daten, häufig Präparate mit pflanzlichen und homöopathischen Wirkstoffen, die jedoch für MONICA-Fragestellungen zu vernachlässigen sind.

Der Einsatz von Medikamenten ist einer der wesentlichen Bestandteile der medizinischen Betreuung. Da Medikamente einen zentralen Kostenfaktor im Gesundheitssystem darstellen, wird der globale Medikamentenkonsum oft durch Ärztebefragungen und Rezeptstudien erfaßt. Zur Erörterung von Therapiestrukturen, Mißbrauch und Nebenwirkungen auf Bevölkerungsebene werden die Verwaltungsdatenbanken der Krankenkassen herangezogen. Die Wirkung von Einzelmedikamenten schließlich ist die Domäne der klinischen Fall-Kontrollstudien. Pharmakoepidemiologische Studien, die in der Lage wären, den Stand des Medikamentenverbrauchs einer Bevölkerung einschließlich der Selbstmedikation zu erfassen und dabei die Verschiebung von Therapiestrukturen im Laufe der Zeit darzustellen sind eine Seltenheit.

Die Studien des MONICA Projektes Augsburg bieten in Verbindung mit dem SMA die Möglichkeit, den Medikamentenkonsum einer Region der BRD sowohl auf Bevölkerungsebene als auch bei Patienten mit einem umschriebenen Krankheitsbild (akuter Myokardinfarkt) über einen 10-Jahreszeitraum darzustellen. Hiermit steht ein Instrument zur Datenvalidierung und flexiblen Auswertung von Medikamentendaten zur Verfügung, das an spezielle Fragestellungen angepaßt werden kann.


## Literatur


Schaaf, R., Wassermann, G., Engelbracht, R., Scholz, W.: Medical Treatment Assistance with an interactive Drug Information System, in Reichertz (Hrsg.): Proceedings der Working Conference `Information Systems in Primary Care', Springer, New York 1986

<u>5-Jahresprognose des Herzinfarktes nach stationärer Heilbehandlung</u>
Ein Beitrag zur epidemiologischen Bewertung
der Herz-Kreislauf-Rehabilitation

Dr. med. Dipl.Psych. W. Müller-Fahrnow
Fachbereich Medizin - 4 - Epidemiologie

Bundesversicherungsanstalt für Angestellte
1000 Berlin 88

## 1. Zielsetzung der medizinischen Rehabilitation

Im Zentrum der gesetzlichen Bestimmungen zur medizinischen Rehabilitation steht die soziale Existenz des Rehabilitanden, seine Erwerbsfähigkeit und die Ausübung eines ihm angemessenen Berufs. Hieraus ergibt sich als wesentliches Moment eines sozialepidemiologischen Forschungskonzeptes zur medizinischen Rehabilitation die Analyse der Erwerbssituation von Rehabilitanden. Wegen der Repräsentanz der gesetzlich Rentenversicherten für die erwerbstätige Bevölkerung in der Bundesrepublik Deutschland gewinnen Daten zur Rehabilitation und Frühberentung immer mehr an Bedeutung.

## 2. Erwerbslebenszeit von Herzinfarktpatienten

In einer historisch-prospektiven Kohortenstudie an einem unausgelesenen Patientengut wurde die sozialmedizinische Prognose von 820 männlichen und weiblichen Herzinfarktpatienten im Alter von 40 - 59 Jahren, die 1979 eine medizinische Rehabilitationsmaßnahme durch die Bundesversicherungsanstalt für Angestellte (BfA) erhalten hatten, untersucht. Neben den <u>Frühberentungs-</u> und <u>Sterblichkeitsquoten</u> in einem Zeitraum von 5 Jahren nach der stationären Heilbehandlung wurde erstmals zur epidemiologischen Bewertung des Rehabilitationserfolgs das aus beiden Größen gebildete Merkmal der <u>Erwerbstätigkeitsquote</u> verwendet. Die mit Hilfe dieser drei Parameter bestimmte Prognose wurde getrennt für jüngere und ältere, für männliche und weibliche Herzinfarktpatienten analysiert. Die statistische Testung erfolgte mit dem Logrank-Test nach Kaplan und Meier, der zwar speziell für die Analyse von Überlebenszeiten entwickelt wurde, sich jedoch auch auf analoge Probleme wie das Ausscheiden aus dem Erwerbsleben durch Frührente und/oder Tod anwenden läßt.

Die Ergebnisse zeigten eine höhere Sterblichkeitsquote bei den älteren männlichen Herzinfarktpatienten.

Höhere Frühberentungsquoten finden sich bei den jüngeren Frauen. Keine geschlechtsspezifischen Unterschiede ergaben sich jedoch bei dem Kombinationsmerkmal der Erwerbslebenszeit rsp. Erwerbstätigkeitsquote. Es ergaben sich jedoch deutlich altersabhängige Prozesse.

Die Unterschiede der männlichen und weiblichen Herzinfarkt-Rehabilitanden in den soziodemographischen Merkmalen (Stellung im Beruf, Höhe des Einkommens und Familienstand) wie auch die am Ende der Heilbehandlung festgestellte geringere Leistungsfähigkeit im Erwerbsleben und höhere Belastung durch die Risikofaktoren Rauchen und Übergewicht bei den Frauen bestärken in Übereinstimmung mit anderen Untersuchungen die Vermutung, daß die soziale Situation der Patienten für ihre sozialmedizinische Entwicklung eine bedeutende Rolle spielt. Eine derzeit laufende Nachfolgestudie mit vergleichbarem Krankengut aus dem Jahre 1982 soll mit Hilfe eines multivariaten Forschungsansatzes (LISREL) kausale Erklärungsmöglichkeiten für die genannten Einflußgrößen schaffen.


## 3. Rehabilitation/Frühberentung bei den Herz-Kreislaufkrankheiten


In der "Bluthochdruck-Studie der Rentenversicherung" wurden erstmals verlaufsorientierte epidemiologische Analysen zur Rehabilitation und Berentung auf der Basis von Grundgesamtheiten durchgeführt.

Die Abbildung 1 zeigt die Erwerbstätigkeitsquoten bei den männlichen Herz-Kreislauf-Rehabilitanden aus dem Jahr 1978. Bei Männern aus der Arbeiterrentenversicherung und den Frauen beider Versicherungszweige finden sich ähnliche Verhältnisse; auffällig ist allerdings die höhere Sterblichkeitsquote bei den Männern. Die Inanspruchnahme von Reha-Maßnahmen bei den frühberenteten Herz-Kreislaufkranken mit Rentenbeginn im Jahr 1983 zeigt Abb. 2. Es findet sich eine Abhängigkeit der Reha-Quote von dem Geschlecht und Versicherungszweig. Bei der Interpretation

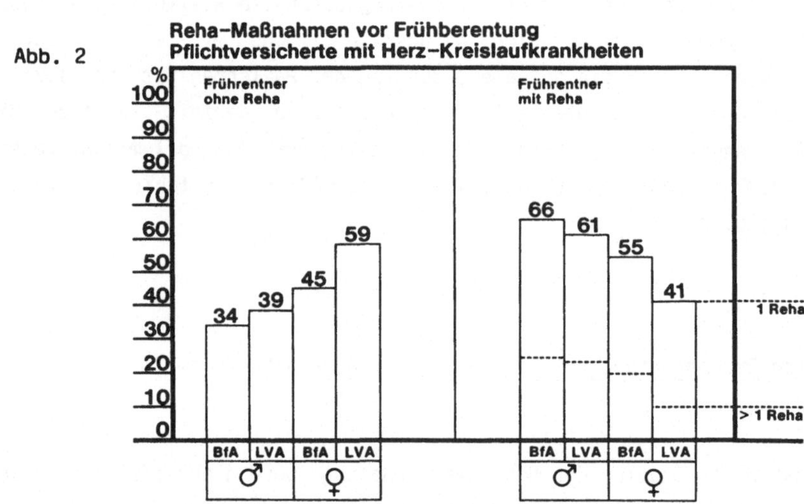



von verlaufsorientierten epidemiologischen Ergebnissen aus der Rehabilitation muß berücksichtigt werden, daß herz-kreislaufkranke Männer und Frauen der LVA und BfA in unterschiedlichem Ausmaß bereits ohne Rehabilitation frühberentet werden.

# Tumorerkrankungen

Methoden zur qualitativen und quantitativen Erfassung der Belastung durch Passivrauchen
*Letzel, H., L.C. Johnson, Anke Fischer-Brandies, K. Überla*

Ansätze zur Ermittlung von prädiktiven Werten, Sensitivitäten und Spezifitäten zytologischer Krebsvorsorgeuntersuchungen in der Gynäkologie
*Lehmacher, W., H.-J. Lange, B. Ruffing-Kullmann, H.-J. Soost*

Attributables Risiko für die Rolle von Ernährungsgewohnheiten bei der Entstehung von Darm- und Magenkrebs
*Wahrendorf, J.*

Risikofaktoren für Harnwegstumoren. Eine epidemiologische Fall-Kontroll-Studie
*Claude, Jenny, E. Kunze, R. Frentzel-Beyme*

Unterschiedliche Entwicklung von Inzidenz und Mortalität bei Krebskrankheiten des Mastdarms, des Hodens und der Blase
*Schön, D., J. Bertz*

Statistische Überlegungen über den erforderlichen Umfang einer Studie zum Vergleich zweier Früherkennungstests. Numerische Resultate für Schnelltests auf occultes Blut im Stuhl
*Schach, S.*

Das Lebenserwartungsdefizit als Maß zur Beurteilung der lebensverkürzenden Wirkung von Tumorerkrankungen
*Gräber, S., H. Kolles, G. Seitz, Anne Helen Niemeyer*

Mortalität und Krebsrisiko bei Vegetariern:
5-Jahresergebnis einer epidemiologischen Kohortenstudie
*Frentzel-Beyme, R., Jenny Claude, Ursula Eilber*

Zervixkarzinom und zytologischer Befund – Gesetzliche Früherkennung 1984
*Berghof, B.*

Methoden zur qualitativen und quantitativen Erfassung der Belastung
durch Passivrauchen


H. Letzel[1], L.C. Johnson[1], A. Fischer-Brandies[2], K. Überla[3]


In den letzten Jahren wurden drei Kohorten-Studien und 12 Fallkontroll-Studien zur
Frage eines Kausalzusammenhangs zwischen Passivrauchen und Lungenkrebs bei
Nichtrauchern publiziert (1-7, 9-12, 14-18, 21, 24-29), die zuletzt von Überla (30)
zusammengefaßt und kommentiert wurden. Ein besonderes Problem besteht in der
unzureichenden Erfassung der tatsächlichen Belastung durch Passivrauchen in den
meisten dieser Studien, auf die seit Publikation der ersten Originalarbeit immer
wieder hingewiesen wurde. Hirayama hat in seiner Arbeit (9) nichtrauchende Frauen
von Rauchern untersucht und so die Exposition mit Nebenstromrauch definiert. Diese
Definition von Passivrauchen wurde von anderen Untersuchern übernommen. Sie hat 4
Probleme: 1. Sie erfaßt nur einen zeitlichen Querschnitt. 2. Sie ist anfällig für
Fehlklassifikationen. 3. Sie ist nicht quantitativ. 4. Sie ist nicht validiert.

Als Voraussetzung für weitere und konsensfähigere epidemiologische Untersuchungen
zum Thema Passivrauchen und Lungenkrebs haben wir deshalb in der eigenen
Arbeitsgruppe die Entwicklung von Methoden zur qualitativen und quantitativen
Erfassung der Belastung durch Passivrauchen in den Vordergrund gestellt. Dabei
gingen wir davon aus, daß aus Gründen der Laufzeit bei Kohorten-Studien nur solche
mit rückverlagertem Ausgangspunkt in Frage kommen. Nachdem jedoch keine biologischen
oder sonstigen Indikatoren bekannt sind, welche die Messung oder ausreichende
Schätzung der Exposition durch Passivrauchen über längere Lebensabschnitte in der
Vergangenheit gestatten, bleibt als einzige Möglichkeit, die Belastung in der
Vergangenheit festzustellen. Für ein solches Vorgehen, welches auf der Wahrnehmung,
Erinnerung und Angabe einer Belastung beruht, sind auf allen drei Ebenen
Störeinflüsse durch Bias anzunehmen. Eine Validierung der Methoden erscheint daher
dringend geboten.


## 1  EIN QUALITATIVES ERHEBUNGSINSTRUMENT FÜR AKTIV- UND PASSIVRAUCHEN

Für eine Reihe von epidemiologischen Fragen ist die Ermittlung von Art und Umfang von
belasteten Bevölkerungsgruppen im zeitlichen Querschnitt ausreichend. Hierfür wurde
eine Klassifikation entwickelt, die auf drei Fragen basiert, deren Beantwortung
weitgehend wertfrei möglich ist:

---

1) STATICON Gesellschaft für medizinische Forschungsberatung mbH, Planegg
2) Gesellschaft für Informations-Verarbeitung und Statistik
   in der Medizin e.V. (GIS), München
3) Institut für Medizinische Informationsverarbeitung, Statistik und
   Biomathematik der Universität München.

1. "Haben Sie jemals geraucht?" ("Nein"/"Früher"/"Jetzt")
2. "Lebt in Ihrem Haushalt ein Raucher?" ("Nein"/"Ja")
3. "Halten Sie sich regelmäßig in Räumen auf, in denen stark geraucht wird?"
   ("Nein"/"Ja").

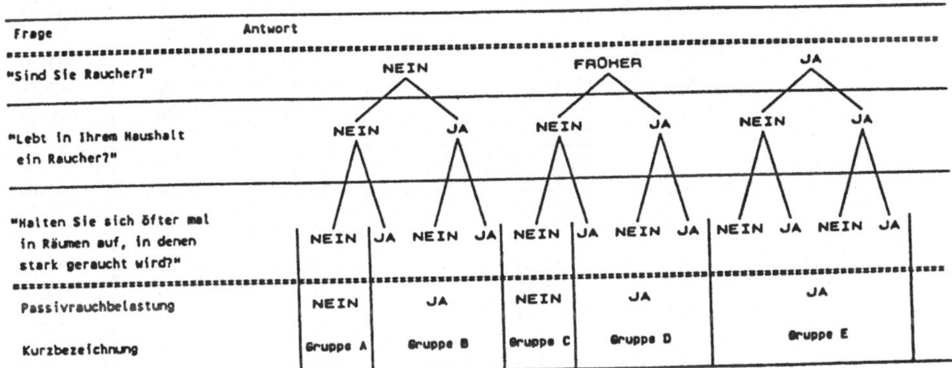


Abbildung 1: Eine klassifikatorische Bestimmungsmethode für Passivrauchen,
die auf drei einfachen Fragen beruht.

Durch vollständige hierarchische Kombination dieser drei Merkmale entstehen
12 Untergruppen, die in fünf Kategorien zusammengefaßt werden können (Abb. 1). Für
künftige epidemiologische Studien über Passivrauchen und Lungenkrebs ist zu
berücksichtigen, daß primär nur die Gruppen A und B in Frage kommen, weil für die
Gruppen C und D ein Confounding durch früheres, bzw. für Gruppe E ein Confounding
durch jetziges Aktivrauchen angenommen werden muß.

Eine Repräsentativbefragung bei 1670 Bundesbürgern im Alter zwischen 14 und 65 Jahren
ergab, daß 31.5% der Männer und 51.7% der Frauen nach eigenen Angaben Nichtraucher
sind und auch früher nicht geraucht haben (Tab. 1). Knapp die Hälfte davon sind
Passivraucher (Männer: 14.0%; Frauen: 23.6%) im Sinne von Gruppe B. Dieser Anteil
variiert deutlich mit dem Alter und ist zwischen 14 und 25 Jahren am größten.
Jenseits von 35 Jahren nimmt der Anteil von Personen der Gruppe B deutlich ab, bei
den Männern noch ausgeprägter als bei den Frauen. Besonders gering ist der Anteil von
Passivrauchern auch in der Altersgruppe zwischen 26 und 35 Jahren. Hier ist dafür der
Anteil von Aktivrauchern am höchsten.

| Aktivrauchen | | | Nichtraucher | | Exraucher | | Raucher |
|---|---|---|---|---|---|---|---|
| Passivrauchbelastung | | | nein | ja | nein | ja | nein/ja |
| Geschlecht | Alter | n | Gruppe A | Gruppe B | Gruppe C | Gruppe D | Gruppe E |
| Männer | 14-25 | 245 | 26.1% | 26.2% | 6.4% | 6.4% | 34.8% |
| | 26-35 | 124 | 12.9% | 7.7% | 14.3% | 13.8% | 51.3% |
| | 36-45 | 171 | 12.7% | 14.1% | 21.6% | 10.5% | 41.1% |
| | 46-55 | 171 | 17.6% | 7.1% | 12.7% | 19.1% | 43.6% |
| | 56-65 | 103 | 10.8% | 3.6% | 34.3% | 5.6% | 45.7% |
| | Gesamt | 816 * | 17.5% | 14.0% | 15.7% | 11.0% | 41.8% |
| Frauen | 14-25 | 218 | 18.3% | 31.1% | 2.5% | 11.8% | 36.4% |
| | 26-35 | 152 | 20.5% | 11.4% | 9.6% | 8.9% | 49.8% |
| | 36-45 | 159 | 26.5% | 27.5% | 8.8% | 5.2% | 31.9% |
| | 46-55 | 161 | 37.7% | 25.0% | 9.7% | 6.1% | 21.5% |
| | 56-65 | 162 | 40.3% | 20.6% | 13.3% | 6.1% | 19.7% |
| | Gesamt | 855 * | 28.1% | 23.6% | 8.4% | 8.0% | 31.9% |
| Männer + Frauen | | 1666 * | 22.9% | 19.0% | 11.9 % | 9.4% | 36.8% |

* Durch Rundungsfehler bei der Gewichtung und einzelne fehlende Angaben ergeben sich geringfügige Abweichungen bei diesen Absolutzahlen.

Tabelle 1: Aktiv- und Passivrauchen in der Bundesrepublik Deutschland geschichtet nach Alter und Geschlecht. Ergebnisse einer Repräsentativbefragung.

## 2 EIN QUANTITATIVES ERHEBUNGSINSTRUMENT FÜR PASSIVRAUCHEN

Die Methode sollte auf einem einfachen und zumutbaren Interview basieren, die Exposition von Individuen und von Gruppen auch im zeitlichen Längsschnitt semiquantitativ als Score erfassen und auf andere subjektiv wahrnehmbare Schadstoffexpositionen übertragbar sein.

Der abgefragte Zeitraum umfaßt die letzten 24 Stunden vor dem Interview, die in Stundenintervalle aufgeteilt sind.

Diese 24 Intervalle sind auf einem DIN-A4-Bogen dokumentationsgerecht wiedergegeben und werden während des Interviews zweimal durchlaufen. Im ersten Durchgang wird der Aufenthaltsort der befragten Person für jede einzelne Stunde innerhalb von vier Kategorien (Wohnung, Arbeitsplatz, anderswo, Schlafen) festgestellt. Damit wird zum einen die Erinnerung an den Tagesablauf aktiviert, was die Angaben zur Exposition (siehe unten) erfahrungsgemäß deutlich erleichtert. Zum anderen kann diese Information zur Auswertung der Exposition geschichtet nach Lokalisationen (z. B. Belastung am Arbeitsplatz) verwendet werden. In einem zweiten Durchgang wird dann die Frage "Dem Rauch anderer ausgesetzt?" anhand dieses Lokalisationsmusters für jedes Intervall des Befragungszeitraums (hier eine Stunde) nach einer vierstufigen Ordinalskala abgefragt. Dabei werden in der Vorgabe bewußt nur die beiden extremen Ausprägungen ("gar nicht" bzw. "sehr") semantisch vorgegeben, um einen möglichen Bias über unterschiedliche Interpretation sprachlicher Ausdrücke durch die Befragten weitgehend auszuschließen. Eine geradlinige Klassenzahl wurde gewählt, um eine Bevorzugung der Skalenmitte (Unentschlossenheit, sich festzulegen) möglichst zu eliminieren. Die Differenzierung wurde mit vier Klassen niedrig gehalten, um die interindividuelle Variabilität in vernünftigen Grenzen halten zu können. Im praktischen Einsatz hat sich gezeigt, daß die Erhebung der Daten durch geschulte Interviewer in 10 bis 20 Minuten möglich ist. Für die Auswertung werden die Angaben zu einem Summen-Score $T^M$ (maximal exponierte Zeit) zusammengefaßt (13, 21).

Für die Interpretation des Score ist zu berücksichtigen, daß die Angabe einer Belastung durch Passivrauchen für ein abgefragtes Zeitintervall nicht bedeuten muß, daß diese Exposition während der gesamten Intervalleinheit gegeben war. Die Summe der Intervalleinheiten mit Expositionsangabe stellt also für ein Individuum die maximal innerhalb des abgefragten Gesamtzeitraumes exponierte Zeit $T^M_i$ dar und ist damit ein konservativer Schätzer der Exposition.


# 3 VALIDIERUNG DER ERHEBUNGSINSTRUMENTE FÜR PASSIVRAUCHEN

Zur Validierung der beiden vorgestellten Erhebungsinstrumente für Passivrauchen wurde in der Bevölkerung ein Vergleich mit Kotininbestimmungen im Urin durchgeführt.


## 3.1 Methodik

Nach einem Quotenauswahlverfahren wurden 96 Personen im Großraum München für die Studie ausgewählt. Die Auswahl erfolgte durch Telefoninterviews. Entsprechend der klassifikatorischen Bestimmungsmethode für Passivrauchen sollten je 50 nicht exponierte bzw. exponierte (Gruppe A bzw. Gruppe B) in die Studie aufgenommen werden. Diese vorgesehenen Quoten wurden nahezu erreicht: 43 Personen in Gruppe A, 53 Personen in Gruppe B.

Das Kollektiv setzte sich aus 60.4% Frauen und 39.6% Männer im Alter zwischen 50 und
72 Jahren (Mittelwert 57 Jahre) zusammen. 28 Personen (29.2%) nannten bis zu zwei
rauchende Familienmitglieder im gleichen Haushalt. Am häufigsten handelte es sich
dabei um den(die) Ehepartner(in). 78.1% der befragten Personen waren verheiratet und
lebten mit ihrem(r) Ehepartner(in) zusammen. Bei der Mehrzahl der Personen war das
Ausbildungsniveau eher niedrig (Abitur oder Hochschulstudie nur in 16.7%). 57.3% der
Befragten waren berufstätig.

Der Interviewer besuchte die teilnehmende Person insgesamt dreimal, damit die zu
gewinnenden Urinproben möglichst rasch eingefroren werden konnten. Für die Befragung
wurden Interview- und Tagebuchtechnik (für die letzten 48 Stunden prospektiv)
kombiniert. Das erste Interview wurde jeweils abends an einem sogenannten Normtag
(Dienstag, Mittwoch) durchgeführt. Dabei wurde die 24-Stunden-Anamnese für die
vorangegangenen beiden Tage (also über die letzten 48 Stunden erhoben) und durch ein
Interview u.a. mit 14 soziodemographischen Fragen ergänzt.

Nach Beendigung des Interviews erhielten die Personen ein analog zur
24-Stunden-Anamnese aufgebautes Tagebuch zum Selbstausfüllen für die nächsten 24
Stunden. Die Personen wurden außerdem um eine Urinprobe gebeten, die vom Interviewer
mitgenommen und sofort tiefgefroren wurde, um mögliche Aktivitätsverluste zu
vermeiden. Nach etwa 24 Stunden (also am nächsten Abend) besuchte derselbe
Interviewer die befragte Person erneut, um das Tagebuch mit den Eintragungen zur
Passivrauchbelastung in den letzten 24 Stunden sowie eine weitere zu diesem Zeitpunkt
gewonnene Urinprobe abzuholen, die ebenfalls sofort tiefgefroren wurde. Der
Interviewer hinterließ jeweils noch ein drittes Probenröhrchen mit der Bitte um
Sammlung einer Probe des ersten Urins am kommenden Morgen. Diese Probe wurde dann am
Vormittag vom Interviewer abgeholt und tiefgefroren.

Die Bestimmung von Nikotin und Kotinin erfolgte mit dem Radioimmunoassay von
Langone (19) mit einer Modifikation nach Haley (8). Die Nachweisgrenze dieser Methode
liegt bei 1 ng/ml für den Nachweis im Urin.

Für die statistische Auswertung wurde die maximal exponierte Personenzeit $T^M$ über
die drei einzelnen Tage sowie als Summen aus zwei bzw. drei Tagen bestimmt. Diese
Maßzahlen wurden den mit dem Urin ausgeschiedenen Kotininmengen aus drei Einzelproben
bzw. Summen über zwei bzw. drei Miktionen gegenübergestellt. Als statistische
Methoden wurden überwiegend deskriptive Verfahren wie Box-Plots verwendet. Getestet
wurde die Kotininausscheidung (Summe aus drei Proben) sowie die $T^M$-Verteilung
(Summe über 72 Stunden) zwischen den Gruppen A und B mit den Rangsummentest von
MANN-WHITNEY. Zwei Personen, bei denen im Urin Kotininkonzentrationen von mehr als
2000 ng/ml gemessen wurden, wurden aus der Analyse ausgeschlossen, weil hier der
starke Verdacht vorlag, daß es sich um Gelegenheitsraucher handelte.

## 3.2  Ergebnisse

### Klassifikatorische Bestimmungsmethode

Die Diskriminationsfähigkeit dieser Bestimmungsmethode für Passivrauchen wurde durch
Vergleich der Kotininverteilungen in den beiden Gruppen A (Kontrolle) und B
(Passivraucher) überprüft (Abb. 2). Die Diskriminationsfähigkeit zeigt sich sowohl
bei den in den einzelnen Urinproben enthaltenen Kotininmengen als auch bei den über
die letzten zwei bzw. über alle drei Bestimmungen hinweg kumulierten ausgeschiedenen
Kotininmengen. Die gesamte ausgeschiedene Kotininmenge (Summe aus drei Urinproben)
war nach dem Mann-Whitney-Test in den beiden Vergleichsgruppen statistisch
signifikant unterschiedlich verteilt ($p < 0.001$). Dies spricht dafür, daß die Methode
tatsächlich für die Unterscheidung von Nichtrauchern geeignet ist, die einer
Passivrauchbelastung ausgesetzt sind oder nicht. Die Ergebnisse sprechen auch dafür,
daß die Einteilung von Personen, die bei dreifacher Messung von Kotinin im Urin nach
dem hier gewählten Design eine Gesamtausscheidung von mindestens 10 μg oder im
Morgenurin eine Konzentration von 30 ng/ml oder mehr aufweisen, mit hoher
Zuverlässigkeit als Passivraucher eingeordnet werden können. Sehr deutliche
Unterschiede zwischen den beiden Gruppen A (Kontrolle) und B (Passivraucher) zeigen
sich auch bei Betrachtung der Verteilungen von $T^M{}_G$ (Abb. 3). Weder bei
Betrachtung der drei einzelnen Tage noch bei den beiden gebildeten Summen kommt es zu
einer Überlappung der Interquartil-Bereiche. Ein Test auf Verteilungsunterschiede
zwischen den beiden Gruppen für die Summe exponierter Stunden über 72 Stunden
Beobachtungszeit ergab eine Irrtumswahrscheinlichkeit für den Fehler 1. Art von
$p < 0.001$.

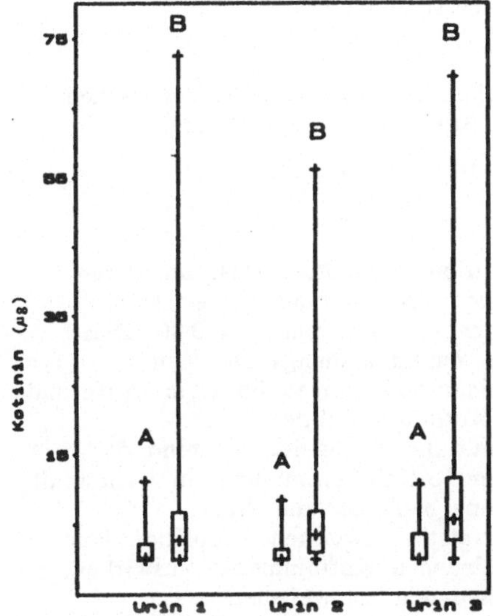
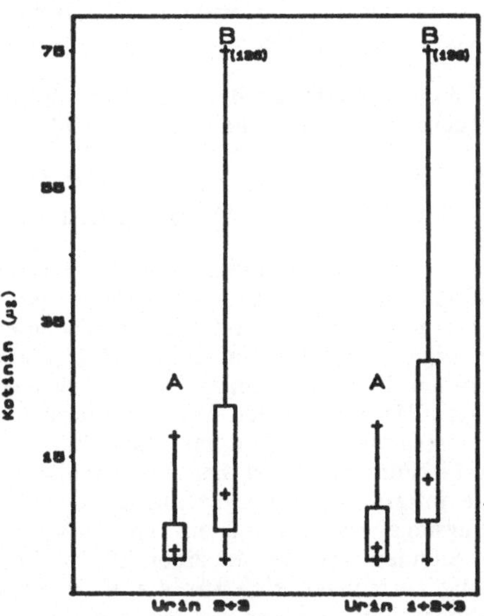

Abbildung 2: Validierung der klassifikatorischen Bestimmungsmethode für
Passivrauchen. Verteilung der quantitativen Kotininausscheidung (μg)
in den Gruppen A (Kontrolle) und B (Passivraucher).

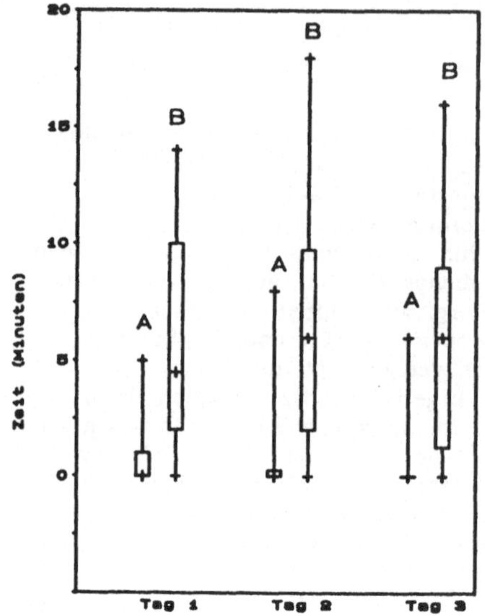


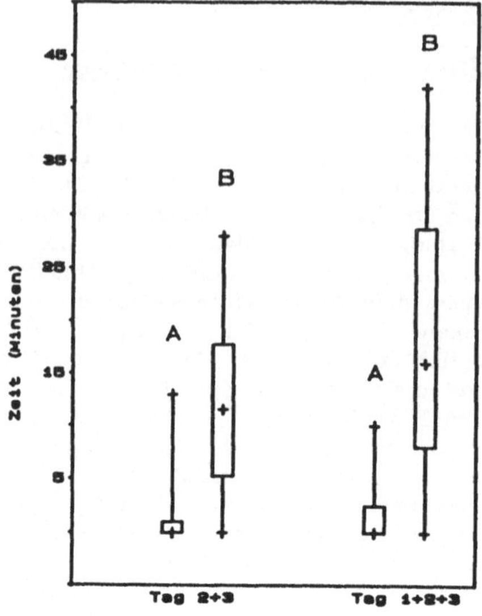


Abbildung 3: Validierung der Methode zur qualitativen Belastung durch
Passivrauchen. Verteilungen der maximal exponierten Personenzeit
in den Gruppen A (Kontrolle und B (Passivraucher).

Somit konnte gezeigt werden, daß die klassifikatorische Bestimmungsmethode zwischen
Nichtrauchern mit und ohne Passivrauchbelastung zu diskriminieren imstande ist.

## Quantitative Bestimmungsmethode für Passivrauchen

Zunächst wurde die Stabilität der angegebenen Expositionszeiten überprüft, um deren
intraindividuelle Variabilität im Verlauf der drei 24-Stunden-Intervalle zu erfassen.
Hierfür ergaben sich Korrelationskoeffizienten zwischen $r = 0.73$ und $r = 0.80$. Dies
hat wichtige Konsequenzen für die Interpretation des Zusammenhangs zwischen
angegebenen Expositionszeiten und gemessenen Kotininausscheidungen im Urin. Aufgrund
der langen Halbwertszeiten bei der Elimination von Kotinin reflektieren
Kotininmessungen im Urin mit Sicherheit mehr als nur die Exposition während der
letzten 24 Stunden. Selbst bei meßtechnisch genauester Kotininbestimmung im Urin muß
sich die intraindividuelle Variabilität der Expositionsangaben über die drei
Erhebungstage vermindernd auf das Ausmaß der Korrelation zwischen Expositionsdauer
pro 24 Stunden und der in einer Urinprobe ausgeschiedenen Kotininmenge auswirken.
Tatsächlich errechnen sich für die Korrelation zwischen den angegebenen
Expositionszeiten und den in den drei Urinproben ausgeschiedenen Kotininmengen
Korrelationskoeffizienten, die nur in der Größenordnung von $r = 0.37$ bis $r = 0.50$
liegen. Dieses Modell entspricht jedoch wegen der langen Halbwertszeit von Kotinin
sicher nicht den tatsächlichen pharmakokinetischen Verhältnissen. Deshalb wurden
sowohl die im Urin ausgeschiedenen Kotininmengen als auch die angegebenen
Expositionszeiten auf verschiedene Weise addiert. Die berechneten Korrelationen
liegen jetzt deutlich höher (Tab. 2) und erreichen ihr Maximum mit einem
Korrelationskoeffizienten $r = 0.62$ zwischen der Summe der exponierten Personenstunden

aus den ersten beiden Befragungstagen und den in den letzten beiden Urinproben
ermittelten Kotininausscheidungen. Dies erscheint angesichts der oben beschriebenen
intraindividuellen Expositionsschwankungen und der vor allem im niedrigen
Konzentrationsbereich unvermeidbaren Laborfehler als ein sehr plausibler Wert, der
darauf hindeutet, daß die 24h-Anamnese für Passivrauchen tatsächlich die
Größenordnung von Belastungen zu schätzen gestattet.

| $T^M$ | Urin 2 + 3 | Urin 1 + 2 + 3 |
|---|---|---|
| Tag 1 | 0.53 | 0.51 |
| Tag 2 | 0.55 | 0.54 |
| Tag 3 | 0.53 | 0.50 |
| Tag 1 + 2 | 0.62 | 0.59 |
| Tag 2 + 3 | 0.59 | 0.57 |
| Tag 1 + 2 + 3 | 0.60 | 0.58 |

Tabelle 2: Expositionsangaben ($T^M$) und Kotininausscheidung.
Korrelationskoeffizienten zwischen verschiedenen Summationen
beider Merkmale.


## METHODISCHE BEWERTUNG

Der hier vorgestellten Ergebnisse zeigen, daß eine differenzierte Erfassung von
Passivrauchen sowohl klassifikatorisch im Sinne einer Querschnittsuntersuchung der
Bevölkerung als auch quantitativ durch Abfrage exponierter Zeitintervalle prinzipiell
möglich ist und zu einer exakten Schätzung der Exposition von Einzelindividuen, aber
auch von Gruppen verwendet werden kann. Dies wurde durch eine direkte Validierung
über die Messung der Ausscheidung des Nikotin-Hauptmetaboliten Kotinin im Urin
bestätigt.

Damit ist eine wesentliche Grundlage geschaffen, um das Erhebungsinstrument zur
quantitativen Erfassung von Passivrauchen nun auch auf längere Zeiträume bis hin zu
einer Anamnese für das gesamte bisherige Leben auszubauen. Eine derartige
Lebensanamnese wurde inzwischen entwickelt und erprobt. Ansätze zur indirekten
Validierung einer solchen Langzeiterfassung werden zur Zeit bearbeitet. Über die
Ergebnisse wird anderenorts zu berichten sein.


Literaturverzeichnis bei den Autoren

ANSÄTZE ZUR ERMITTLUNG VON
PRÄDIKTIVEN WERTEN, SENSITIVITÄTEN UND SPEZIFITÄTEN
ZYTOLOGISCHER KREBSVORSORGEUNTERSUCHUNGEN IN DER GYNÄKOLOGIE

W. Lehmacher[1], H.-J. Lange[2], B. Ruffing-Kullmann[3], H.-J. Soost[3]

[1] Institut für Medizinische Informatik und Systemforschung (Medis) der
Gesellschaft für Strahlen- und Umweltforschung (GSF)
Neuherberg bei München

[2] Institut für Medizinische Statistik und Epidemiologie der
Technischen Universität München

[3] Institut für Klinische Zytologie der
Technischen Universität München

## Zusammenfassung

Es wurde versucht, einem zytologischen Ausgangsbefund eine Validierung
in Form eines histologischen Folgebefunds oder ersatzweise - besonders
bei negativen Ausgangsbefunden - einer zytologischen Befundfolge zuzuordnen. Daraus können Prädiktive Werte geschätzt werden. Durch Hoch-
rechnung auf die Gesamtpopulation ergeben sich dann Möglichkeiten zur
Abschätzung von Sensitivität und Spezifität. Trotz hierbei nicht aus-
zuschließender Verzerrungen zeigt sich klar, daß falsch-positive
zytologische Befunde äußerst selten vorkommen, was sich in einem für
Screeninguntersuchungen ungewöhnlich hohen Prädiktiven Wert positiver
Testergebnisse sowie einer sehr hohen Spezifität äußert; demgegenüber
sind falsch-negative Befunde häufiger, was sich in einer deutlich
geringeren Sensitivität niederschlägt.

## 1. Einleitung

Am Zytologischen Institut der Bayerischen Krebsgesellschaft wurden von
1971 bis 1980 im Rahmen der Krebsvorsorgeuntersuchungen 748.871 gynäkologische Untersuchungen an 281.705 Frauen durchgeführt. Im Projekt
"Statistisch-epidemiologische Auswertung zytologischer Krebsvorsorgeuntersuchungen" (Förderung durch Deutsche Krebshilfe) wurde u.a.
versucht, aus diesem Material Validierungen im Sinne der Schätzung der
Prädiktiven Werte sowie der Sensitivität und Spezifität vorzunehmen.

## 2. Maße der Validierung diagnostischer Tests

Die folgenden Maße charakterisieren die Validität eines diagnostischen
Tests (vgl. dazu etwa GALEN und GAMBINO, 1979, FLEISS, 1981, oder
LEHMACHER und KEIL, 1983, sowie die dort zitierte Literatur):
- Sensitivität (Test-Positivität bei Krankheit),
- Spezifität (Test-Negativität bei Gesundheit),
- Prädiktiver Wert (Korrektheit) eines positiven Testresultats $PW^+$,
- Prädiktiver Wert (Korrektheit) eines negativen Testresultats $PW^-$.
Während Sensitivität und Spezifität nur vom Test abhängen, werden die
Prädiktiven Werte bekanntlich auch von der Prävalenz der Krankheit
beeinflußt. Beispielsweise ergibt sich bei einer Sensitivität und

Spezifität von jeweils 95% und einer Prävalenz von 1% eine positive
Korrektheit von 16,1% und negative Korrektheit von 99,95%. Allgemein
tendieren Screening-Tests bei kleiner Prävalenz zu einer geringen
positiven Korrektheit und einer hohen negativen Korrektheit (von über
1-Prävalenz); bzgl. Beispiele s. auch KÖBBERLING, 1982.

## 3. Aufarbeitung des vorliegenden Materials

Zur Validierung wurde "prospektiv" vom zytologischen Erstbefund einer
Frau ausgegangen, indem dieser durch anschließende Befunde bestätigt
oder widerlegt wird. Bei den verdächtigen und positiven Befunden (Pap-
Gruppen III-V) erfolgt die Validierung durch den schwerwiegendsten
histologischen Befund, der binnen 1 Jahres erhoben wird. Bei negativen
Befunden, bei denen ja im allgemeinen keine Veranlassung zu einer
histologischen Abklärung besteht, soll die Bestätigung, falls keine
negative Histologie innerhalb 1 Jahres vorliegt, ersatzweise durch zwei
weitere binnen 3 Jahren festgestellte negative Zytologien erfolgen;
vgl. LANGE, 1979. Zytologische Erstbefunde, denen auf diese Weise kein
histologischer Folgebefund oder keine zytologische Befundfolge zugeordnet werden können, gelten als nicht validierbar. Tab. 1 zeigt die
Verteilung dieser Validierungsbefunde nach zytologischen Erstbefunden.

Tabelle 1: Verteilung der Validierungsbefunde nach zytologischen
Erstbefunden

| Zytol. Erstbefund | Histologie | | | | Zytologie (schwerwiegendstes Ergebnis von zwei Folgebefunden) | | | | | | |
| --- | --- | --- | --- | --- | --- | --- | --- | --- | --- | --- | --- |
| | gutart. Veränd. | l.-m. Dyspl. | schw. Dyspl. Ca in Situ | Mikro-Ca invasives Zervix-Ca | I/II | III | IIID | IVa | IVb | V | |
| I/II | 83 | 81 | 73 | 19 | 68 318 | 419 | 633 | 82 | 18 | 10 | 69 736 |
| III | 158 | 89 | 135 | 57 | | | | | | | 439 |
| IIID | 116 | 148 | 161 | 11 | | | | | | | 436 |
| IVa | 45 | 66 | 322 | 44 | | | | | | | 477 |
| IVb | 18 | 28 | 210 | 65 | | | | | | | 321 |
| V | 7 | 6 | 54 | 90 | | | | | | | 157 |

## 4. Schätzung der Prädiktiven Werten

Im Rahmen einer fairen Bewertung des Gesamtsystems sollen die negativen
Befunde "mit Wiederholungsempfehlung" und anschließenden positiven Befunden nicht als falsch-negativ gelten; ferner sollen Ausgangsbefunde
mit einem maximalen (von 2 zytologischen Folgebefunden) Folgebefund der
Gruppen III/IIID nicht als falsch-negativ angesehen werden. Dann
resultieren aus Tab. 1 folgende Schätzungen für die Prädiktiven Werte

zytologischer Befunde:

| Negative Korrektheit: | $PW^-$(Pap I,II) | = 99,78% |
|---|---|---|
| Positive Korrektheit: | $PW^+$(Pap III) | = 64,0% |
| | $PW^+$(Pap IIID) | = 73,4% |
| | $PW^+$(Pap IVa) | = 90,6% |
| | $PW^+$(Pap IVb) | = 94,4% |
| | $PW^+$(Pap V) | = 95,5% |

## 5. Schätzung von Sensitivität und Spezifität

Folgender Ansatz soll hierzu gewählt werden: Als "krank" sollen alle
Patientinnen aus Tab. 1 angesehen werden, die tatsächlich eine positive
Histologie oder - was wegen der hohen positiven Korrektheit berechtigt
ist - eine maximale Zytologie (von zwei folgenden) mit Pap-Gruppe IVa,
IVb oder V hatten. Als "zytologisch entdeckt" bzw. "zytologisch positiv" sollen alle diejenigen darunter gelten, die beim zytologischen
Erstbefund eine Pap-Gruppe III-V hatten. (Pap-Gruppe II mit Wiederholungsempfehlung wird wieder nicht einbezogen.) Die Rate ("zytologisch
entdeckte"/"kranke") ist dann eine Schätzung für die Sensitivität, da
die entsprechenden Untersuchungen zeitlich relativ eng beieinander
liegen und im Zeitverlauf kaum derart schwere Histologien neu ent-
standen sein dürften.

Als "gesund" sollen alle Patientinnen angesehen werden, die eine negative Histologie oder 2 negative Folge-Zytologien hatten. Als "zytologisch negativ" sollen diejenigen darunter gelten, die beim zytologischen Erstbefund eine Pap-Gruppe unter IVa hatten. Die Rate ("zytologisch negative"/"gesunde") ist dann eine Schätzung für die Spezifität.

Dann wird unter der Annahme, daß sich die "nicht-validierbaren" Frauen
genauso wie die validierbaren verhalten, auf die Verteilung sämtlicher
zytologischer Ausgangsbefunde (zeilenweise) hochgerechnet, um dann
(spaltenweise) auf die Ursprungspopulation bezogene Schätzungen der
Sensitivität und Spezifität zu erhalten; vgl. Tab. 2.

Tabelle 2: Schätzung von Sensitivität und Spezifität

| | | hochgerechneter Status | | |
|---|---|---|---|---|
| | | "krank" | "gesund" | |
| | "positiv" | 2 333 | 1 697 | 4 030 |
| Zytologischer | | | | |
| Erstbefund | "negativ" | 584 | 269 683 | 270 267 |
| | | 2 917 | 271 380 | 274 297 |

Somit ergeben sich die Schäztwerte: Sensitivität = 80,0% und Spezifität
= 99,95%.

# 6. Diskussion

Die obigen Abschätzungen beruhen teils auf Annahmen und Hochrechnungen,
die Verzerrungen der Ergebnisse ermöglichen können. Jedoch sind die
Größenordnungen der errechneten Werte sehr plausibel und bleiben auch
bei anderen Berechnungsarten bestehen; somit ergibt sich folgendes Bild
für die Gesamtbewertung: Die Befunde der zytologischen Krebsvorsorgeuntersuchungen sind äußerst selten falsch-positiv. Daraus ergibt sich
eine - verglichen mit anderen Screening-Tests - ungewöhnlich hohe
Positive Korrektheit von 91 - 96% sowie eine sehr hohe Spezifität von
ca. 99,95%. - Demgegenüber sind die falsch-negativen Befunde gravie-
render: Sie schlagen sich nieder in einer Sensitivität von nur ca. 80%.
Auch die Negative Korrektheit von 99,78% ist nicht allzu gut, da die
Negative Inkorrektheit (1-PW⁻) von ca. 0,2% - verglichen mit anderen
Tests und bezogen auf die Prävalenz von ca. 0,5% - recht hoch ist.

Die Besonderheit der zytologischen Krebsvorsorgeuntersuchungen liegt
also in der <u>außerordentlich hohen Positiven Korrektheit und Spezifität</u>
sowie vergleichsweise geringeren Sensitivität. Dies bedeutet praktisch,
daß ein zytologisch auffälliger Befund in der Regel fast immer tatsächlich pathologisch ist, die zytologische Vorsorgeuntersuchung aber eher
kranke Fälle übersieht. Dies unterscheidet die zytologischen Krebsvorsorgeuntersuchungen von vielen anderen bekannten Screening-Tests.

Hier konnten nur die wesentlichen Ansatzpunkte zur Validierung skizziert werden; ausführlichere Begründungen der einzelnen Schritte und
Diskussionen der Verzerrungsmöglichkeiten der Schätzungen finden sich
in SOOST et al. (1987).



## Literatur

Fleiss, J., 1981: Statistical Methods for Rates and Proportions.
2. Aufl. Wiley, New York.
Galen, R. S., Gambino, S. R., 1979: Norm und Normabweichung klinischer
Daten. Fischer, Stuttgart.
Köbberling, J., 1982: Der Prädiktive Wert diagnostischer Maßnahmen.
Dtsch. med. Wschr. 107, 591-595.
Lange, H.-J., 1979: Statistische und epidemiologische Aspekte der Früh-
erkennung von Krankheiten, in: Soost, H.-J., Bockmühl, B. (Hrsg.):
Effektivität zytologischer Krebsvorsorgeuntersuchungen in der
Gynäkologie. Deutscher Ärzte-Verlag, Köln.
Lehmacher, W., Keil, U., 1983: Prädiktionswerte - Eine Alternative zu
den Referenzwerten in Diagnostik und Epidemiologie, in: Berger,
J., Höhne, K. H. (Hrsg.): Methoden der Statistik und Informatik in
Epidemiologie und Diagnostik. 27. GMDS-Jahrestagung 1982 in
Hamburg. Springer, Heidelberg.
Soost, H.-J., Bockmühl, B. (Hrsg.), 1979: Effektivität zytologischer
Krebsvorsorgeuntersuchungen in der Gynäkologie. Deutscher Ärzte-
Verlag, Köln.
Soost, H.-J., unter Mitarbeit von Lange, H.-J., Lehmacher, W., Ruffing-
Kullmann, B., 1987: Ergebnisse zytologischer Krebsfrüherkennungs-
und Vorsorgeuntersuchungen bei der Frau (eine 10-Jahres-Über-
sicht). Deutscher Ärzte-Verlag, Köln.

**ATTRIBUTABLES RISIKO FÜR DIE ROLLE VON ERNÄHRUNGSGEWOHNHEITEN
BEI DER ENTSTEHUNG VON DARM- UND MAGENKREBS**

J. Wahrendorf

Institut für Epidemiologie und Biometrie, Deutsches
Krebsforschungszentrum, Heidelberg

Das Konzept des populationsbezogenen attributablen Risikos
hat sich in der Krebsepidemiologie als nützlicher Maßstab zur
Abschätzung der Bedeutung von gewissen Risikofaktoren
erwiesen. Dabei wird der Anteil Neuerkrankungsfälle
abgeschätzt, der verhindert werden könnte, würde der
fragliche Risikofaktor aus der Population entfernt werden.
Dieses einfache Konzept ist besonders nützlich bei
Überlegungen im Hinblick auf berufliche Expositionen, sollte
aber erweitert werden für Risikofaktoren, die zumindest auf
einer ordinalen oder auch metrischen Skala gemessen werden.
Wir definierten in dieser Arbeit den vermeidbaren Anteil als
den Anteil des Exzessrisikos, welches verhindert werden
könnte, wenn die Expositionsverteilung in der Population sich
in eine günstige Richtung verändern würde. Ein einfaches
Modell für solche Veränderungen wird vorgeschlagen.

Das neue Maß des vermeidbaren Anteils wird illustriert mit
Daten aus sechs Fall-Kontroll Studien über Darm- oder
Magenkrebs. Die Resultate zeigen, daß der Anteil an diesen
Krebsformen dadurch verhindert werden könnte, daß die
fraglichen Populationen ihre Ernährungsgewohnheiten in eine
vernünftige Richtung ändern würden, sich in der Größenordnung
von 15% bis 20% befindet. Diese Zahl ist viel kleiner, aber
nicht notwendigerweise im Widerspruch zu Zahlen, die sonst
für den Anteil von Krebserkrankungen, die der Ernährung
zuzuschreiben sind, diskutiert werden.

Eine ausführliche Darstellung der Methoden und Resultate
finden sich in untenstehender Referenz.

Wahrendorf, J. (1987) An estimate of the proportion of
colorectal and stomach cancers which might be prevented under
certain changes of dietary habits. *Int.J.Cancer*, **40**

# RISIKOFAKTOREN FÜR HARNWEGSTUMOREN
## EINE EPIDEMIOLOGISCHE FALL-KONTROLL-STUDIE

Jenny Claude, E. Kunze, R. Frentzel-Beyme
Pathologisches Institut
Deutsches Krebsforschungszentrum
D-6900 Heidelberg


## Einleitung

Als Risikofaktoren für Blasenkrebs ist das Rauchen sowie die Exposition gegenüber Naphthylaminen insbesondere in der Farben- und Gummiindustrie seit langem bekannt. In den 70er Jahren wurden berufliche Risiken bei der Beschäftigung in anderen Industrien sowie die Verwendung von Süßstoff, Kaffeekonsum, Alkoholkonsum und die Verwendung von Haarfärbemitteln untersucht, um mögliche weitere Risikofaktoren aufzudecken.

Über eine Studie zu Risikofaktoren für Harnwegstumoren im Raum Göttingen wird hier berichtet, wobei nur wesentliche Ergebnisse angesprochen werden. Weitere Einzelheiten und Tabellen, insbesondere zum Rauchen und beruflicher Exposition, kann man den Veröffentlichungen entnehmen (Claude et al., Int.J.Cancer (in press)).

## Methode

Zwischen 1977 und Anfang 1985 wurden Blasenkrebspatienten mit einer gesicherten histologischen Diagnose aus urologischen Abteilungen von Kliniken in Göttingen und Bad Salzgitter einbezogen. Als Kontrollen wurden alters- (± 5 Jahre) und geschlechtspassende Patienten anderer Indikationen ohne neoplastische Erkrankungen aus den urologischen Abteilungen interviewt. Durch einen Mangel an über 60-jährigen geeigneten Patienten wurden 1% der männlichen und 15% der weiblichen Kontrollpersonen aus Altersheimen einbezogen.

In der Auswertung wird die Odds Ratio (Quotenverhältnis = Verhältnis der diskordanten Paare bei gematchten Studien) bei dichotomen Variablen berechnet. Bei der Parameterschätzung von Variablen mit mehr als zwei Kategorien und von multiplen logistischen Regressionsmodellen wurde die bedingte Maximum-Likelihood-Methode verwendet.


<u>Ergebnisse</u>

Insgesamt wurden 675 Patienten mit Harnwegstumoren (92% in der Blase, 4% im Nierenbecken) befragt, davon 531 Männer und 144 Frauen. Bei den Vergleichspersonen waren die Hauptdiagnose Erkrankungen der Prostata (65%) bei den Männern und Erkrankungen der Blase und Nieren (60%) bei den Frauen.

Die Einflüsse des Rauchens bei Männern wurden mit logistischen Regressionsmodellen bez. verschiedener Raucharten (Zigaretten, Pfeifen, Zigarren) untersucht. Die Auswertung verdeutlicht, daß der Rauchstatus und die Gesamtmenge der lebenslang gerauchten Zigaretten wesentlich zum Risiko beitragen, wobei Pfeifenrauchen ein zusätzliches Risiko mit sich bringt. Bei Frauen wurde ein signifikantes Odds Ratio von 3.0 für Raucherinnen im Vergleich zu Nichtraucherinnen beobachtet.

Bei der Betrachtung von alkoholischen und nicht-alkoholischen Getränken ergab sich ein signifikant erhöhtes Relatives Risiko für die höheren Kategorien von Bier- und Kaffeekonsum bei Männern. Ein deutlicher Anstieg des Risikos mit höheren Kategorien wurde beobachtet, wenn die verschiedenen Getränke in eine Variable "Gesamttrinkmenge" zusammengefaßt wurden, aber nur bei den Männern. Interessant ist außerdem , daß ein erhöhtes Krebsrisiko für beide Geschlechter beobachtet wurde, wenn bei der Abfrage gewisser Eßgewohnheiten angegeben wurde, Konserven häufig zu verwenden.

In der Auswertung der berufsbedingten Risikofaktoren wurden außer Beschäftigungen in a priori Hochrisikoindustrien und Exposition gegenüber verdächtigen Substanzen sowie die Beschäftigung in bestimmten Berufen auch die Dauer der Beschäftigung bzw. Expositonen untersucht.

In der einfachen Analyse (ja vs nein) wurden statistisch signifikant erhöhte odds ratios für Exposition in der Gummiindustrie, Kunststoffindustrie, Farbenindustrie, Bergbau und Druckereibetriebe sowie Exposition gegenüber Petroleum, Ölen, Farben/Lacken, Sprühfarben, Steinstaub, Metallstaub, Chrom/Chromverbindungen und Zink gefunden. Wenn man die Dauer der Exposition betrachtet, für Rauchen kontrolliert, ergibt sich ein signifikanter Anstieg der Relativen Risiken nur für Exposition in der Gummiindustrie, Kunststoffindustrie und Farbenindustrie, und für Exposition gegenüber Petroleum, Ölen, Farben, Chrom-verbindungen, Zink und Metallstaub.

Die Auswertung der Beschäftigungen in verschiedenen Berufen ergab statistisch signifikant erhöhte Odds Ratio für Arbeiter im Bergbau, Dreher, Kraftfahrer, Schneider/Weber/Posterer, Lokomotivführer und Hausmeister/Pförtner. Wenn Rauchen berücksichtigt wurde, konnte ein deutlicher Anstieg der Risiken mit Dauer der Beschäftigung nur für Kraftfahrer und für Dreher beobachtet werden mit p-Wert für Trend 0.01 und 0.08.

Eine Betrachtung der Lebensstil- zusammen mit beruflichen Faktoren in einem multivariaten logistischen Regressionsmodell ergab für Männer, daß zu den mit Rauchen und beruflicher Exposition assoziierten erhöhten Risiken der hohe Konsum von Bier und Kaffee bzw. Gesamttrinkmenge, der häufige Verzehr von Konserven (was möglicherweise eine Verringerung der Vitaminzufuhr bedeuten könnte) sowie eine familiäre Vorgeschichte von Blasenkrebs als Fraktionen der Risikoerhöhung betrachtet werden können (Tabelle 1).

**Tabelle 1**  Logistische Regressionsanalyse von wichtigen Variablen (Männer)

| Variable | Modell 1 | Modell 2 | Modell 3 | Modell 4 | Modell 5 | Modell 6 |
|---|---|---|---|---|---|---|
| $\mathrm{Log_e}$ (Schachteln Zigaretten +1) | 1.1* | 1.1* | 1.1* | 1.1* | 1.1* | 1.1* |
| Rauchstatus[a] | | | | | | |
|   Exraucher | 1.4(.29) | 1.4(.30) | 1.4(.31) | 1.3(.36) | 1.4(.28) | 1.4(.27) |
|   Jetzt–Raucher | 2.8* | 2.6* | 2.4* | 2.4* | 2.4* | 2.4* |
| Starker Pfeifenraucher[b] | 1.8* | 1.7* | 1.7* | 1.7* | 1.7* | 1.7* |
| Hochrisikobetriebe[c] | 1.4(.06) | 1.4(.07) | 1.3(.09) | 1.4(.07) | 1.3(.09) | 1.3(.09) |
| Hochrisiko berufliche Exposition[d] | 1.5* | 1.5* | 1.6* | 1.6* | 1.5* | 1.5* |
| Blasenentzündung[e] | 1.8* | 1.8* | 1.7* | 1.7* | 1.7* | 1.8* |
| Bier (Liter/Tag)[f] | | | | | | |
|   0.1–0.5 | | 1.2(.20) | 1.2(.24) | 1.2(.28) | 1.3(.19) | 1.3(.19) |
|   >0.5 | | 2.4* | 2.4* | 2.2* | 2.5* | 2.4* |
| Kaffee (Tassen/Tag)[g] | | | | | | |
|   1–4 | | | 1.4(.12) | 1.4(.10) | 1.4(.12) | 1.4(.13) |
|   >4 | | | 2.0* | 1.9* | 2.1* | 2.1* |
| Gesamttrinkmenge (Liter/Tag)[h] | | | | | | |
|   2.1–3.0 | | | | 1.3(.28) | | |
|   >3.0 | | | | 2.4(.08) | | |
| Häufig Konserven | | | | | 1.8* | 1.7* |
| Familiäre Vorgeschichte Blasenkrebs[i] | | | | | | 2.5* |
| $X^2$ für zusätzliche Variablen | | 20.47 | 6.13 | 3.81 | 11.12 | 5.13 |
| Freiheitsgrade | | 2 | 2 | 2 | 1 | 1 |
| p–Wert | | <0.001 | 0.047 | 0.149 | <0.001 | 0.023 |

* $p<0.05$ (oder p–Wert in Klammern)

[a] Rauchstatus: 0 Nichtraucher, 1 Exraucher, 2 Jetzt–Raucher

[b] 1 bei 40,000 Pfeifen oder mehr

[c] 1 wenn jemals in einem der 8 Bereiche beschäftigt: Gummi, Leder, Plastik, Farben, Textilien, Chemikalien, Druckerei, Bergbau

[d] 1 wenn jemals gegenüber einer der 12 Substanzen exponiert:  Petroleum, Öl, organische chemische Substanzen, chemische Lösungsmittel, organische Lösungsmittel, Farben und Lacke, Sprühfarben, Steinstaub, Metallstaub, Chrom/Chromat, Zink, Fluor

[e] 1 wenn Blasen– oder Niereninfektion

[f] Referenz–Kategorie: weniger als 0.1 l/Tag

[g] Referenz–Kategorie: weniger als 1 Tasse/Tag

[h] Referenz–Kategorie: 2.0 l/Tag

[i] Familie schließt ein: Eltern, Kinder, Geschwister

<u>Diskussion</u>

Unsere Studienergebnisse spiegeln die Ergebnisse anderer epidemiologischer Studien über Blasenkrebs in der internationalen Literatur wider. Die Dosis-Wirkungs-Beziehung, die für Zigarettenrauchen gefunden wurde, deutet auf einen kausalen Zusammenhang hin.

Im Bezug auf Bierkonsum sollen die Studienergebnisse sehr vorsichtig interpretiert werden, denn nur eine andere Studie (Mommsen et al., Eur.J.Cancer Clin.Oncol. 1982) fand eine Risikoerhöhung bei Alkoholkonsum. Vielleicht muß Bierkonsum gemeinsam mit Konsum von Kaffee und Tee als die Variable Gesamttrinkmenge betrachtet werden, denn bisher hat man in experimentellen Untersuchungen noch keine eindeutigen Karzinogene im Bier, Kaffee oder Tee gefunden. Da eine Dosis-Wirkungs-Beziehung für Flüssigkeitsaufnahme auch in der Kopenhagener Studie (Jensen et al., Int.J.Cancer 1986) gefunden wurde, ist es denkbar, daß eine hohe Flüssigkeitsaufnahme eine biologische Rolle spielt und, gemeinsam mit den Karzinogenen vom Rauchen und von beruflicher Exposition zur Urothelkarzinogenese beiträgt.

UNTERSCHIEDLICHE ENTWICKLUNG VON INZIDENZ UND MORTALITÄT BEI KREBS-
KRANKHEITEN DES MASTDARMS, DES HODENS UND DER BLASE

D. Schön, J. Bertz

Dachdokumentation Krebs im Institut für Sozialmedizin und Epidemiologie des Bundesgesundheitsamtes, Berlin

Wenn die Inzidenz einer Krebskrankheit einen anderen Trend aufweist als die Mortali-
tät, so können daraus Hinweise abgeleitet werden auf Änderungen in Diagnostik, in
Therapie, auf Erfolge von präventiven Maßnahmen aber auch auf Veränderungen in der
Krebsgefährdung. Voraussetzung ist, daß die Ursachen nicht in der Messung der Inzidenz
selbst liegen. Am Beispiel der Krebskrankheiten des Mastdarms, des Hodens und der
Harnblase, für die solche unterschiedlichen Trends gefunden werden, wird hier der
Versuch einer Erklärung unternommen.

Die Inzidenz von Krebskrankheiten kann ohne verzerrende Selektion nur in bevölkerungsbezogenen Krebsregistern ermittelt werden. Die Zuverlässigkeit der Inzidenzmessung
und damit auch der aus Inzidenzvergleichen gezogenen Schlüsse hängt wesentlich von
der Qualität der Krebsregistrierung ab. Die notwendige Prüfung der Aussagekraft der
Daten aus den bevölkerungsbezogenen Krebsregistern in der Bundesrepublik Deutschland
war deshalb die erste Aufgabe der Dachdokumentation Krebs, einer Einrichtung des In-
stitutes für Sozialmedizin und Epidemiologie des Bundesgesundheitsamtes. In der Dachdokumentation Krebs sind die anonymisierten Daten der bevölkerungsbezogenen Krebsregister der Bundesrepublik zusammengeführt und werden dort zusammenfassend ausgewertet. Die Ergebnisse der ersten Analyse sind im Band "Bevölkerungsbezogene Krebsregister in der Bundesrepublik Deutschland" (H. HOFFMEISTER, 1987) ausführlich dargestellt. In diese Analyse wurden die Daten der Krebsregister Hamburg, Saarland, Baden-
Württemberg, Nordbaden und Münster einbezogen.

Die Krebsregistrierung ist in den einzelnen Regionen sehr unterschiedlich. Das
kann sehr deutlich an der validesten
Diagnosegruppe, Krebs gesamt, dargestellt
werden, ausgenommen sind nicht-
melanotische Hautkrebsformen, die von
den Registern aufgrund ihrer guten Be-
handlungs- und Heilungsmöglichkeiten
sehr unterschiedlich erfaßt werden
(*Abb.1*). Großen Unterschieden in der dokumentierten Inzidenz stehen nur geringe
Unterschiede in der Mortalität gegenüber.
Für die weitere Betrachtung beschränken
wir uns deshalb auf die beiden Register
mit einem sogenannten Mortalitätsab-
gleich, der es ermöglicht, die in der Todesursachenstatistik aufgetretenen
Krebsfälle mit den im Register geführten
zu vergleichen.

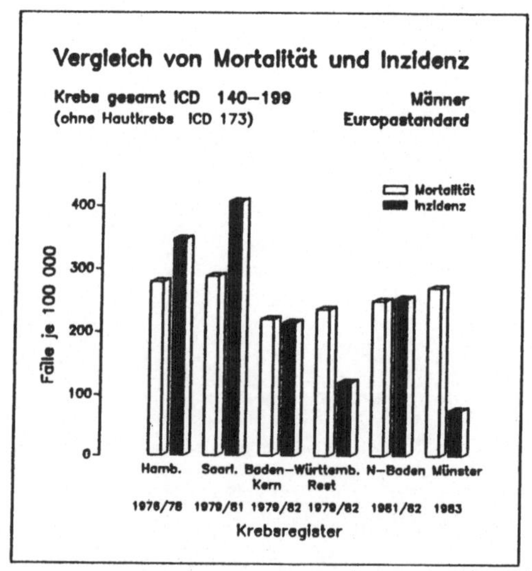



*Abb.1*

Ein solcher Vergleich, der für die meisten Krebskrankheiten zu einer vollständigen Erfassung beiträgt, ist im betrachteten Zeitraum nur in den Registern des Saarlands und Hamburgs möglich gewesen und durchgeführt worden. Für den Mastdarmkrebs zeigt die Inzidenz einen anderen Trend als die Mortalität: Während die Mortalität an Mastdarmkrebs in beiden Registern etwa gleich bleibt, steigt die Inzidenz in den Registern an, im Saarland wesentlich stärker als in Hamburg (*Abb.2*). Hinweise auf die Zuverlässigkeit der gemessenen Inzidenz erhält man, wenn man betrachtet, wie sich die Inzidenz in beiden Registern zusammensetzt (*Abb.3*). Der DCO-Anteil gibt den Anteil der nur über die Todesursache dem Register bekannt gewordenen Krebsfälle an. Er liegt in Hamburg wesentlich höher als im Saarland, zeigt aber über die Zeit keine stärkeren Veränderungen, so daß keine Hinweise auf eine Änderung in der Krebsregistrierung abgeleitet werden können. Auch der Anteil der Krebsfälle ohne histologische Sicherung ist im Saarland viel geringer. Ein Vergleich des DCO-Anteils dieser beiden Register mit internationalen Vergleichsregistern zeigt, daß dieser Anteil in Hamburg unverhältnismäßig hoch liegt (*Abb.4*). Die Angaben zu den internationalen Vergleichregistern sind

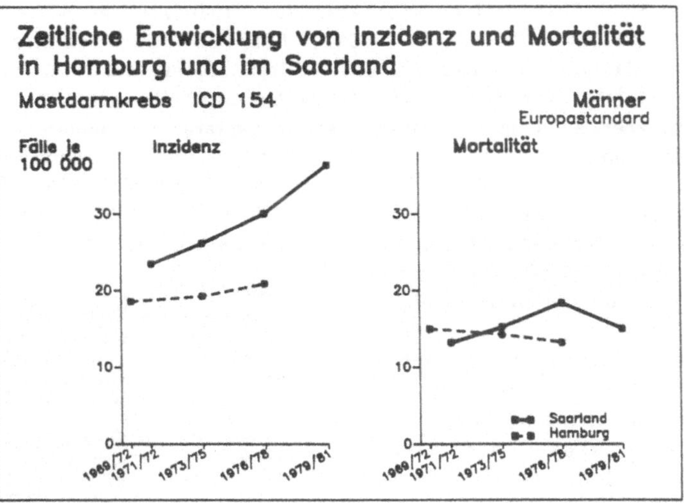


*Abb.2*

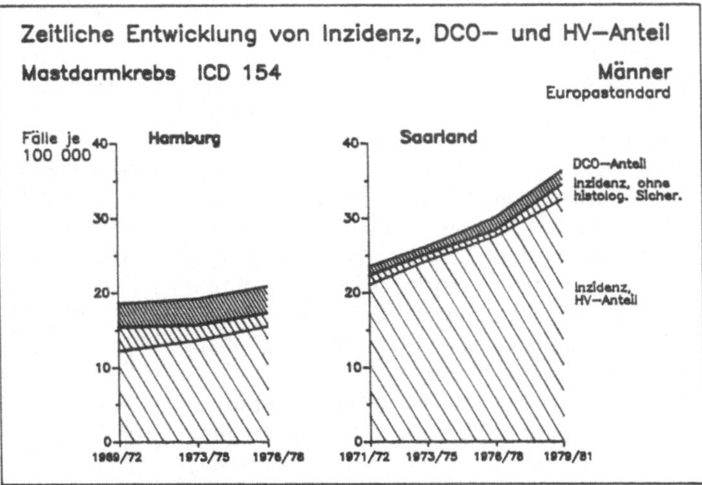


*Abb.3*

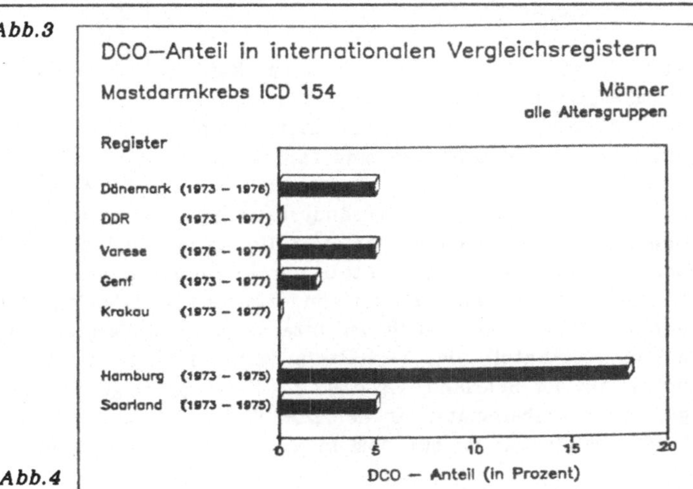


*Abb.4*

dem Band "Cancer Incidence in Five Continents" entnommen (INTERNATIONAL AGENCY FOR RESEARCH ON CANCER, 1982). Das Verhältnis von Mortalität zu Inzidenz (DIP-Index), das als Indikator für die Vollständigkeit der Meldungen geeignet ist, wenn man die Register für eine bestimmte Krebskrankheit vergleicht, liegt in Hamburg, im Saarland aber auch im pathoanatomischen Register Nordbaden in einem zu erwartenden Rahmen (*Abb.5*).

Insgesamt ist die im Saarland dokumentierte Inzidenz glaubwürdiger, besonders wegen des geringeren DCO-Anteils.

Als Erklärung für die unterschiedliche Entwicklung von Mortalität und Inzidenz kann eine **Erfassung der Krebskrankheit in einem früheren Stadium** angenommen werden, wahrscheinlich durch Früherkennungsuntersuchungen, obwohl die Beteiligung daran noch zu wünschen übrig läßt.

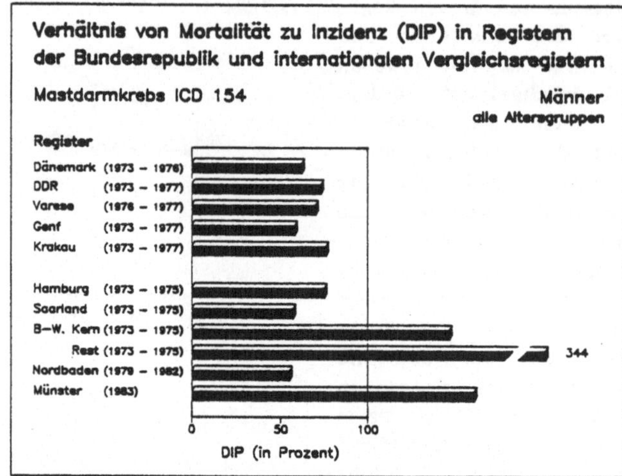


*Abb.5*

Der abnehmende Anteil von Fällen mit Fernmetastasen weist ebenfalls darauf hin. Hinzu kommt, daß die Krebsfälle im letzten Zeitintervall, 1977 bis 1981, eine bessere Überlebensaussicht haben als im ersten Zeitintervall. Das trifft sowohl für die Fälle zu mit lokal begrenzten oder Lymphknotenmetastasen als auch für die Fälle mit Fernmetastasen (*Abb.6*).
Die Erfassung in einem früheren Stadium führt zu einer erfolgreicheren Behandlung und damit zu einem schwächeren Anstieg der Sterblichkeit.

Ähnlich wie die Entwicklung beim Mastdarmkrebs stellt sie sich beim Blasenkrebs dar: Während die Mortalität kaum steigt, nimmt die Inzidenz im Saarland rapide zu.

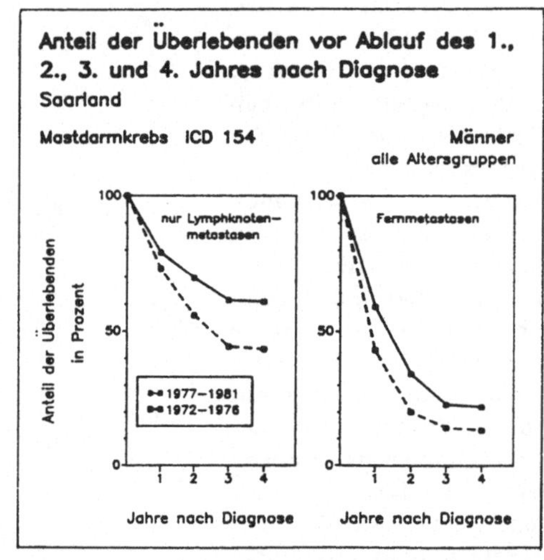


*Abb.6*

In Hamburg bleibt sie unverändert (*Abb.7*). Betrachtet man den Anteil der DCO-Fälle und der histologisch gesicherten Fälle an der Inzidenz, bietet sich das gleiche Bild wie beim Mastdarmkrebs: der Anteil der histologisch gesicherten Fälle ist in Hamburg wesentlich geringer als im Saarland, während gleichzeitig der DCO-Anteil in Hamburg erheblich höher liegt. Auch im internationalen Vergleich findet man in Hamburg einen hohen DCO-Anteil. Das Verhältnis von Mortalität zu Inzidenz liegt in Hamburg um 20% höher als im Saarland (*Abb.8*). In Hamburg liegt es damit auf der Höhe der östlich gelegenen Krebsregister, in der DDR und in Krakau, während dieses Verhältnis im Saarland vergleichbar ist mit dem in westeuropäischen Ländern ermittelten.

DOLL UND PETO, 1981, wiesen darauf hin, daß eine Entwicklung von Mortalität und Inzidenz, wie wir sie im Saarland finden, erklärt werden könnte dadurch, daß vermehrt Blasenpapillome als Karzinom angesehen werden, und damit die Inzidenz an Blasenkrebs ansteigt. Diese geänderte Definition der Bösartigkeit von Neubildungen des Blasenepithels, kommt besonders zum Tragen bei den Meldungen, die das Register aus pathologischen Instituten erreichen.

Während der Anteil der Erstmeldungen aus pathologischen Instituten wegen der historischen Entwicklung des Krebsregisters Hamburg, das aus dem Nachgehenden Krankenhilfsdienst entstand, in Hamburg niedriger ist als im Saarland, steigt der Anteil der Erstmeldungen aus pathologischen Instituten im Saarland noch an. Die daraus resultierende höhere Zahl von Krebsfällen geringerer Malignität im Saarland wirkt sich auf die Überlebensaussichten aus, die im Saarland besonders im letzten 5-Jahreszeitintervall besser sind als in Hamburg.

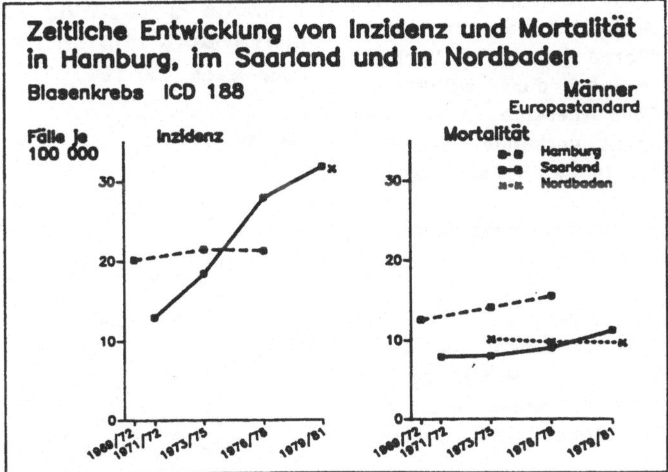


*Abb.7*

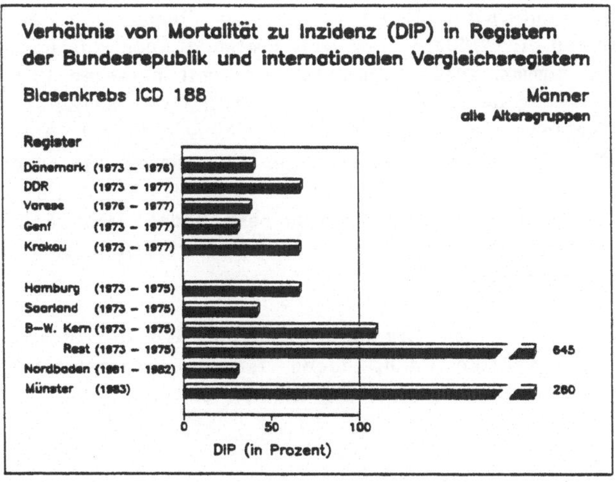


*Abb.8*

Gestützt wird diese Erklärung auch durch die Daten aus dem Register Nordbaden, das ausschließlich Meldungen von Pathologen erhielt. Die Inzidenz an Blasenkrebs, der allerdings erst seit 1981 in diesem Register erfaßt wurde, liegt hier ähnlich hoch wie im Krebsregister des Saarlandes (*Abb.7*).

Für den Hodenkrebs zeigt sich eine in beiden Registern steigende Erkrankungshäufigkeit bei einer gleichzeitig fallenden bzw. gleichbleibenden Sterblichkeit (*Abb.9*). Die Zusammensetzung der Inzidenz gibt auch hier keine Hinweise auf eine Veränderung in der Krebsregistrierung. Der in den bundesdeutschen Registern gefundene Anstieg in der Inzidenz kann auch in anderen westlichen Ländern beobachtet werden. Veränderungen von histopathologischen Kriterien oder intensivere diagnostische Aktivitäten erscheinen unwahrscheinlich (siehe z.B. ÖSTERLIND, 1986). Vieles spricht für eine steigende Gefährdung, besonders jüngerer Männer, die eine verstärkte Suche nach vermuteten oder neuen Risikofaktoren für diese Krankheit notwendig erscheinen läßt. Die trotzdem fallende bzw. gleichbleibende Mortalität ist zurückzuführen auf die Verbesserung der adjuvanten Chemotherapie und den damit verbundenen Erfolgen in der Behandlung.

Zusammenfassend läßt sich festhalten:

Als Erklärung für die unterschiedlichen Entwicklungen von Mortalität und Inzidenz lassen sich verschiedene Gründe vermuten:

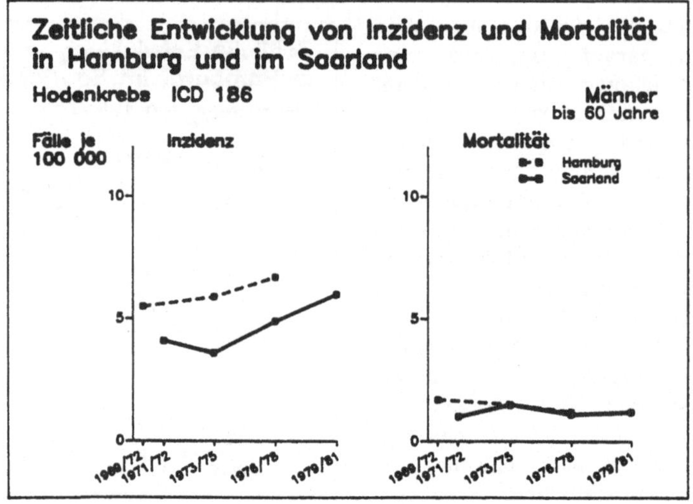


*Abb.9*

1. Für den Mastdarmkrebs kann ein Teil der unterschiedlichen Trends auf eine frühere Erfassung zurückgeführt werden, wahrscheinlich durch die Krebsfrüherkennung.
2. Die unterschiedlichen Trends bei Blasenkrebs lassen sich damit erklären, daß im Saarland ein größerer Teil von Erstmeldungen aus pathologischen Instituten an das Register kommt. Diese Meldungen sind mit besseren Überlebensaussichten verbunden, was auf      eine histologische Ausweitung des Karzinombegriffs zurückgeht, die besonders bei Meldungen von Pathologen zum Tragen kommt. Die Höhe der im Saarland gemessenen Inzidenz ist vergleichbar mit der in anderen westeuropäischen Krebsregistern ermittelten.
3. Die unterschiedlichen Trends beim Hodenkrebs können zurückgeführt werden auf eine zunehmende Gefährdung besonders jüngerer Männer, verbunden mit der Einführung einer wirksameren Therapie.

Die vorgetragenen Ergebnisse zeigen, daß die Mortalität allein zur Beurteilung von Krebskrankheiten unzureichend ist. Sie unterstreichen die Notwendigkeit einer zuverlässigen Krebregistrierung in unserem Land.


Literatur


DOLL, R., PETO, R. (1981).
The Causes of Cancer: Quantitative Estimates of Avoidable Risks of Cancer in the United States Today. Journal of the National Cancer Institute, 66, No. 6.

HOFFMEISTER, H. (HRSG.) (1987).
Bevölkerungsbezogene Krebsregister in der Bundesrepublik Deutschland. bga-Schrift 2/87. MMV Medizin Verlag München.

INTERNATIONAL AGENCY FOR RESEARCH ON CANCER (1982).
Cancer Incidence in Five Continents. Eds. Waterhouse, J., Muir, C., Shanmugaratnam, K., Powell, J. IARC Scientific Publications No. 42, Lyon.

ÖSTERLIND, A. (1986).
Diverging trends in incidence and mortality of testicular cancer in Denmark, 1943-1982. Br. J. Cancer, 53, 501-505.

STATISTISCHE ÜBERLEGUNGEN ÜBER DEN ERFORDERLICHEN UMFANG EINER
STUDIE ZUM VERGLEICH ZWEIER FRÜHERKENNUNGSTESTS.
NUMERISCHE RESULTATE FÜR SCHNELLTESTS AUF OCCULTES BLUT IM STUHL.

S. Schach
Fachbereich Statistik
Universität Dortmund

**Problemstellung:** Wir gehen davon aus, daß für die Früherkennung eines Karzinoms zwei alternative Testverfahren zur Verfügung stehen. Im Rahmen eines Feldversuches sollen bei einer Gruppe asymptomatischer Personen beide Testverfahren angewandt werden (intraindividueller Vergleich). Bei allen Personen mit mindestens einem positiven Testergebnis erfolge eine Abklärungsdiagnostik, welche den wahren Zustand der Person feststellt. Auf der Grundlage der gewonnenen Daten sollen die beiden Testverfahren statistisch verglichen werden. Dieser Beitrag beschäftigt sich mit der Frage des erforderlichen Umfanges einer solchen Studie. Konkrete numerische Ergebnisse wurden für das Beispiel des Schnelltests auf okkultes Blut im Stuhl errechnet.

**Statistische Überlegungen:** Die zu untersuchende Population zerfällt in Gesunde 'G' und Kranke 'K'. Wir betrachten zunächst die Kranken. Da die Sensitivität eines Screening-Verfahrens unter 100% liegen wird, ist damit zu rechnen, daß beide Tests einen Teil der Kranken falsch klassifizieren. Bezeichnet man mit + ein positives und mit - ein negatives Testergebnis, dann lässt sich das Resultat der Untersuchung der Kranken in Form folgender Vierfeldertafel darstellen:

$$
\begin{array}{cc|ccc|}
 & & \multicolumn{3}{c}{\text{Test 2}} \\
 & & + & - & \\
\hline
 & + & n_{K++} & n_{K+-} & \mid n_{K+.} \\
\text{Test 1} & & & & \mid \\
 & - & n_{K-+} & n_{K--} & \mid n_{K-.} \\
\hline
 & & n_{K.+} & n_{K.-} & \mid n_{K..}
\end{array}
$$

Für die Gesunden lässt sich eine entsprechende Vierfeldertafel aufstellen, wobei jeweils der Buchstabe 'K' durch 'G' ersetzt werden muß.

Da der tatsächliche Status der Einzelperson nach Durchführung des Screeningtests nicht bekannt ist, sind statistisch zunächst nur die

Summen $n_{K++} + n_{G++}$, $n_{K+-} + n_{G+-}$, $n_{K-+} + n_{G-+}$ und $n_{K--} + n_{G--}$ zu

ermitteln. Werden alle Personen mit mindestens einem positiven Testergebnis einer Abklärungsdiagnose unterworfen, deren Fehlerraten vernachlässigbar klein sind, dann sind in den Tableaus auch die einzelnen Summanden bekannt, mit Ausnahme der Häufigkeiten $n_{K--}$ und $n_{G--}$.

<u>Statistischer Test</u>: Bei der Prüfung der Vergleichbarkeit der beiden Tests sind Sensitivität und Spezifität getrennt zu behandeln. Im formalen Sinn sind diese beiden Prüfungen identisch. Unterschiede ergeben sich im theoretischen Ansatz nur insofern, als beim Übergang von der Sensitivität zur Spezifität 'K' durch 'G' und Prävalenzrate durch 1 - Prävalenzrate ersetzt werden muß. Zur Illustration betrachten wir hier den Fall der Sensitivität.

Mit $p_{K++}$ sei dei Wahrscheinlichkeit dafür bezeichnet, daß bei einem Kranken beide Testergebnisse positiv sind. Entsprechend seien die Werte $p_{K+-}$, $p_{K-+}$ und $p_{K--}$ definiert. Diese vier Wahrscheinlichkeiten lassen sich ebenfalls in einer Vierfelder-Tafel anordnen:

$$
\begin{array}{ccccc}
 & & \multicolumn{2}{c}{\text{Test 2}} & \\
 & & + & - & \\
\text{Test 1} & + & p_{K++} & p_{K+-} & \mathrm{I}\ \ p_{S1} \\
 & & & & \mathrm{I} \\
 & - & p_{K-+} & p_{K--} & \mathrm{I}\ \ 1-p_{S1} \\
 & & \multicolumn{2}{c}{\text{------------------}} & \\
 & & p_{S2} & 1-p_{S2} & \mathrm{I}\quad 1
\end{array}
$$

$p_{S1} := p_{K++} + p_{K+-}$ stellt dann die Sensitivität des ersten Tests dar, $p_{S2} := p_{K++} + p_{K-+}$ diejenige des zweiten Tests. Hinsichtlich der Sensitivität sind die beiden Tests gleichwertig, wenn $p_{S1} = p_{S2}$ gilt. Dies ist gleichbedeutend mit $p_{K-+} = p_{K+-}$. Füllt man in die soeben konstruierte Tafel die beobachteten Häufigkeiten ein, dann müssten unter der Hypothese $p_{S1} = p_{S2}$ in den beiden Feldern auf der Nebendiagonalen ungefähr gleich viele Werte liegen. Ist dies nicht der Fall und ist die Abweichung von der Gleichheit signifikant, dann kann die Hypothese gleicher Sensitivität der beiden Testverfahren verworfen werden. Dies ist die Idee des McNemar-Tests.


Bei diesem (bedingten) Test verwendet man nur die Werte, welche auf der Nebendiagonalen liegen, die sogenannten diskordanten Fälle. Sie enthalten in einem technischen Sinn alle Information über den Unterschied der beiden Tests, weil bei den Fällen, welche auf der Hauptdiagonalen liegen, ohnehin kein Unterschied zwischen den beiden Testergebnissen vorhanden ist. Unter der Hypothese $p_{S1} = p_{S2}$ folgen die tatsächlichen Werte auf der Nebendiagonalen einer (bedingten) Binomialverteilung mit $p=1/2$ und $n = n_{K+-} + n_{K-+}$. Man führt deshalb den Test in der Weise durch, daß man prüft, ob die tatsächliche Aufteilung der diskordanten Fälle in den Annahmebereich der $Bi(n,1/2)$-Verteilung fällt oder nicht (einseitiger oder zweiseitiger Test). Wegen der Symmetrie der Verteilung kann auch schon bei kleinerem n mit der Normalverteilungsapproximation gearbeitet werden.

Trennschärfe des Tests: Wir betrachten die Trennschärfe des McNemar-Tests unter der Alternative $p_{S1} = p_{S2} - d$ mit $d \neq 0$. Auch unter der Alternative hat $n_{K+-}$ gegeben $(n_{K+-} + n_{K-+})$ eine Binomialverteilung $Bi(n,p)$, aber mit $p \neq 1/2$ und einem anderen erwarteten n. Setzt man voraus, daß die Ereignisse der Fehlklassifikation bei den beiden Tests unabhängig voneinander auftreten, dann errechnet man leicht, daß approximativ die Beziehung $p = 1/2 + d/(4 * p_S * (1 - p_S))$ gilt. Die bedingte Varianz bedarf bei kleinen Werten von d keiner Korrektur.

Die Größe $n = n_{K+-} + n_{K-+}$ ist zufällig. Sei $n_K$ die Anzahl der Kranken in der Population, dann ist der Erwartungswert von n unter der Hypothese gegeben durch $E(n) = n_K(p_{K+-} + p_{K-+}) = 2n_K(p_S(1 - p_S))$.

Unter der Alternative errechnet sich ein Wert von

$$E(n) = n_K((2p_S(1 - p_S) - d(1 - 2p_S)).$$

Verwendet man diesen Erwartungswert für die Bestimmung der Trennschärfe (Miettinen 1968), dann ergibt sich als Gleichung für die erforderliche Anzahl von Kranken $n_K$ im Falle einer einseitigen Alternative die Beziehung:

$$\frac{d/(4p_S(1 - p_S)) * 2n_K p_S(1 - p_S) =}{u_\alpha\sqrt{2n_K p_S(1 - p_S)/4} + u_\beta\sqrt{n_K * (2p_S(1 - p_S) - d(1 - 2p_S))/4}}.$$

Dabei ist $u_\alpha$ der einseitige kritische Wert der Standardnormalverteilung zum Niveau $\alpha$. Löst man den Ausdruck nach $n_K$ auf, dann erhält man die Bestimmungsgleichung:

$$(*) \quad n_K = 1/(d^2) * 2p_S(1-p_S)(u_\alpha + u_\beta (1-d(1-2p_S)/(2p_S(1-p_S))))^2.$$

Die Lösung für $n_K$ ergibt im Falle der Sensitivitätsberechnung die Anzahl der Kranken, die am Vergleichstest teilnehmen müssen, wenn die statistischen Testkriterien für den Fehler 1. und 2. Art erfüllt sein sollen. Die Zahl der Probanden n erhält man, indem man $n_K$ durch die Prävalenzrate in der Screeningpopulation teilt. Der erhaltene Wert n liegt somit wesentlich höher als $n_K$.

Die Überlegungen zur Sicherung der Trennschärfe bei der Spezifität sind formal identisch mit den hier dargestellten Ergebnissen zur Sensitivität. Man erhält die erforderliche Anzahl der Gesunden in der Screening-Population, indem man in die Formel (*) die Werte für die Spezifität ($p_S$) und die zu entdeckende Abweichung (d) einsetzt. Nur die Division durch die Prävalenzrate entfällt, weil die Prävalenzrate für die Gruppe der Gesunden etwa 1 ist.

Numerische Ergebnisse: Die numerischen Ergebnisse einer Berechnung des erforderlichen Umfanges einer Vergleichsstudie hängen stark von den jeweiligen Parametern der Testverfahren ab. Wir geben hier die Ergebnisse für einen Schnelltest auf occultes Blut im Stuhl wieder. Nach Köbberling und Windeler (1985) liegt die Prävalenzrate in diesem Beispiel bei etwa 0,5 % und die Sensitivität des Standard-Tests bei etwa 50 - 70 %. Legt man diese Werte den Berechnungen zugrunde und wählt man das Testniveau $\alpha$ = 5 % und die Trennschärfe $1-\beta$= 90 %, dann erhält man folgende Umfänge:

Tab 1: Erforderlicher Umfang einer Studie zum statistischen Vergleich
der Sensitivitätswerte zweier Tests auf occultes Blut im Stuhl:


Sensitivität

| des Standard | 50% | 60% | 70% |
|---|---|---|---|
| d =  5% | 342693 | 331979 | 293827 |
| d = 10% | 85673 | 83739 | 74929 |
| d = 20% | 21418 | 21304 | 19456 |


Tab 2: Erforderlicher Umfang einer Studie zum statistischen Vergleich
der Spezifitätswerte zweier Tests auf occultes Blut im Stuhl:


Spezifität

| des Standard | 95% | 97% | 99% |
|---|---|---|---|
| d = 0,2% | 205158 | 126410 | 44223 |
| d = 0,5% | 33227 | 20642 | 7498 |
| d = 1,0% | 8472 | 5331 | 2043 |


<u>Schlußfolgerungen</u>: Der intraindividuelle Vergleich zweier Testmetho-
den, welche beide bei Screeningverfahren eingesetzt werden sollen,
verlangt sehr umfangreiche Testpopulationen, wenn er mit einer akzeptablen statistischen Sicherheit durchgeführt werden soll. Dabei sind
die Berechnungen unter zwei optimistischen Annahmen durchgeführt worden: 1) Alle test-positiven Fälle werden eindeutig klassifiziert (Abklärung) und 2) Fehlklassifikationen treten im statistischen Sinne unabhängig voneinander auf. Vor allem die zweite Annahme wird häufig
nicht zutreffen. Vielmehr ist oft von einer positiven Abhängigkeit
auszugehen. Jede Verletzung der genannten Annahmen führt zu einer Erhöhung des erforderlichen Studienumfanges. Ähnliche Größenordnungen
erhält man übrigens auch beim interindividuellen Vergleich, wobei dann
noch die zusätzliche Schwierigkeit der Sicherung identischer
Prävalenzraten in den beiden Testgruppen hinzukommt.

Geht man davon aus, daß in der Praxis der Vergleich häufig anhand wesentlich kleinerer Populationen durchgeführt wird, dann gelangt man zu
folgenden Schlußfolgerungen:

Die Hypothese, daß ein neuer Test in Bezug auf Sensitivität und Spezifität dem Standard ebenbürtig ist, läßt sich kaum statistisch widerle-
gen.

Der statistische Nachweis, daß ein neuer Test in Bezug auf Sensitivität oder Spezifität einem Standard überlegen ist, läßt sich kaum er-
bringen.


<u>Literatur</u>:

Benett, B.M., Underwood, R.E.: On McNemar's Test for the 2 by 2 Table
and its Power Function. Biometrics 26 (1970) 339-343.

Köbberling, J., Windeler, J.: Der Test auf okkultes Blut im Stuhl.
Thieme, Stuttgart-New York, 1985.

Miettenen, O.S.: The Matched Pairs Design in the Case of All-or-none
Responses. Biometrics 24 (1968) 339-352.

## DAS LEBENSERWARTUNGSDEFIZIT ALS MASS ZUR BEURTEILUNG DER LEBENSVERKÜRZENDEN WIRKUNG VON TUMORERKRANKUNGEN

S. Gräber, Universität des Saarlandes, Rechenzentrum
Nebenstelle Homburg, Universitätskliniken, Bau 86, 6650 Homburg

H. Kolles, G. Seitz, A.H. Niemeyer, Universität des Saarlandes,
Institut für Pathologie, Universitätskliniken, Bau 26, 6650 Homburg

## 1) Definition und biometrische Eigenschaften

Die Überlebenszeitanalyse (survival analysis) hat in den letzten Jahren als biometrisches Verfahren zunehmend an Bedeutung gewonnen. Das gilt besonders für die prognostische Beurteilung von Tumorerkrankungen; dazu ist die oft benutzte (und oft falsch berechnete) Größe "Fünf-Jahres-Überlebenszeit" jedoch nur sehr schlecht geeignet. Die Überlebenszeitanalyse verfügt über zahlreiche differenzierte Verfahren, die auch in den bekannten Statistik-Programmpaketen (z.B. SAS,SPSS,BMDP) implementiert sind.
Diese Methoden werden durch die Bestimmung des **Lebenserwartungsdefizits** (LED bzw. DLE = deficiency of life expectancy) ergänzt; es ist folgendermaßen definiert :

$$LED = E - ÜZ$$

wobei ÜZ = Überlebenszeit, berechnet ab Diagnose-Zeitpunkt, E = statistische Lebenserwartung zum Zeitpunkt der Diagnose-Stellung; E kann in Abhängigkeit von Diagnosealter, Diagnosejahr, Geschlecht und u.U. Zugehörigkeit zu einer bestimmten Bevölkerungsgruppe aus den Sterbetafeln der statistischen Ämter entnommen werden.
Das LED ist eine (lineare) Transformation der Zufallsvariable ÜZ und damit wieder eine Zufallsvariable; daher lassen sich die statistischen Verfahren der Überlebenszeitanalyse auf das LED anwenden : KAPLAN-MEIER-Schätzung für kleinere und mittlere Stichproben und Sterbetafel-Verfahren für große Stichproben (3). Da bei der Bestimmung des LED die Dauer der Erkrankung und die Altersverteilung des untersuchten Kollektivs mitberücksichtigt werden, eignet sich diese Größe, um die Prognose, d.h. insbesondere die lebensverkürzende Wirkung, einer Krankheit umfassend und quantitativ zu beurteilen. Dieser Sachverhalt erklärt auch das Interesse der Lebensversicherer an dieser Größe (1).
Wie bei jeder Überlebenszeitanalyse ergibt sich das Problem der Datenzensur : die ÜZ läßt sich nur bestimmen, falls Diagnose- und Todesdatum bekannt sind. Wenn aber (aus verschiedenen Gründen) das Todesdatum nicht bekannt ist, versucht man, es durch ein "Ersatzdatum" zu ersetzen, z.B. den Zeitpunkt des letzten Patientenkontakts. Dieser Ersatz heißt Datenzensur, genauer Rechtszensur, da am rechten Ende der Zeitachse, die von links nach rechts verläuft, ein Ersatzereignis betrachtet wird :

```
!-----------------------------!.......................>
Geburt                        Diagnose                Endereignis
```

Da zur Berechnung des LED die ÜZ subtrahiert wird, erhält man für das
LED eine Linkszensur, die jedoch durch eine (monotone) Transformation
(z.B. Subtraktion vom größten vorkommenden LED-Wert) wieder in eine
Rechtszensur überführt werden kann :

```
!---------------------------!----------<...........!
Geburt                      Diagnose   Endereignis  stat.zu er-
                                                     wartendes
                                                     Todesdatum
```

Daher lassen sich die statistischen Verfahren für zensierte ÜZ auch
für zensierte LED anwenden (s.o.).


2) Berechnung des LED


Zur Berechnung des LED müssen für jede Versuchsperson folgende Größen
(Variablen) bekannt sein :

- Geschlecht (für Auswahl der Sterbetafel)
- Geburtsdatum
- Diagnosedatum
- Todesdatum bzw. Datum des Ersatzendereignisses
  (i.a. sind Monat/Jahr für diese Daten ausreichend)
- Angabe, ob Endereignis oder Ersatzendereignis eingetreten ist
  ("Status").

Aus Geburtsdatum und Diagnosedatum läßt sich das Diagnose-Alter
berechnen. Mit Geschlecht und Diagnose-Alter läßt sich aus der (zum
Diagnosedatum gehörenden) Sterbetafel die statistische Lebenserwartung
E ablesen. Die ÜZ ergibt sich aus Diagnose- und Todesdatum; das LED
wird dann als Differenz aus E und ÜZ berechnet.
Dabei bereitet es gewisse Schwierigkeiten, dieses Rechenverfahren in
Statistikprogrammpakete zu integrieren, da die Sterbetafeln nicht im
Rechner gespeichert sind, sondern in geeigneter Weise als Konstanten
dem Programm zur Verfügung gestellt werden müssen. Dazu folgender
Ausschnitt aus einem SAS-Programm (siehe auch (2)):

```
      ...
      INPUT SEX GMONAT GJAHR DIAGMONAT DIAGJAHR ENDMONAT ENDJAHR
            STATUS;
      UEZ = ((ENDJAHR-DIAGJAHR)*12 + (ENDMONAT-DIAGMONAT))/12;
      ERKALTER = ((DIAGJAHR-GJAHR)*12 + (DIAGMONAT-GMONAT))/12;
      IF GJAHR GE 90 THEN ERKALTER=ERKALTER+100;
      * Auswahl der richtigen Sterbetafel *;
      IF DIAGJAHR GE 80 AND SEX EQ 'M' GOTO ST80M;
      ...
      * Sterbetafel 1980/82 - Männer *;
      ST80M : IF ERKALTER GE 50 AND ERKALTER LT 51 THEN E = 24.3;
              IF ERKALTER GE 51 AND ERKALTER LT 52 THEN E = 22.6;
      ...
      * Berechnung des Lebenserwartungsdefizits *;
      ALG : LED=E-UEZ;
      ...
```

## 3) Anwendung

Im Saarland besteht seit 1967 das einzige flächendeckende Krebsregister der BRD auf gesetzlicher Grundlage. Die Daten liefern Krankenhäuser, Pathologische Institute, Radiologische Einrichtungen und niedergelassene Ärzte. Alle zu einer Person eingehenden Angaben müssen korrekt zusammengefaßt werden (record linkage); dazu müssen neben den epidemiologisch relevanten Daten wie Geschlecht, Alter, Todesdatum u.a., auch Geburtsdatum, Name und Anschrift der Personen erfaßt werden. Damit lassen sich auch Folgemeldungen richtig einordnen (5). Das Krebsregister ist dem statistischen Amt des Saarlandes angegliedert.
Alle Erkrankungen an bösartigen Neubildungen werden nach den Positionen 140 bis 208 des ICD9 (International Classification of Diseases, 9.Revision) erfaßt. Wir haben für alle Positionen den Verlauf des LED im Zeitraum 1967 bis 1982 und die Absterberate berechnet und graphisch dargestellt. Für alle Tumoren nahm das LED im betrachteten Zeitraum ab. Der Grund dafür liegt entweder in einer Zunahme des Erkrankungsalters oder in einer Zunahme der ÜZ durch therapeutische Maßnahmen (oder an beidem). Für die meisten Tumoren ist der erste Fall anzunehmen, wie auch durch andere Untersuchungen belegt wird. Beim Mamma-Karzinom z.B. muß man jedoch auch die Wirkung einer verbesserten Therapie annehmen.
Die folgenden Abbildungen zeigen die LED-Entwicklung für die Tumoren von Lunge, Magen, Prostata und Mamma :

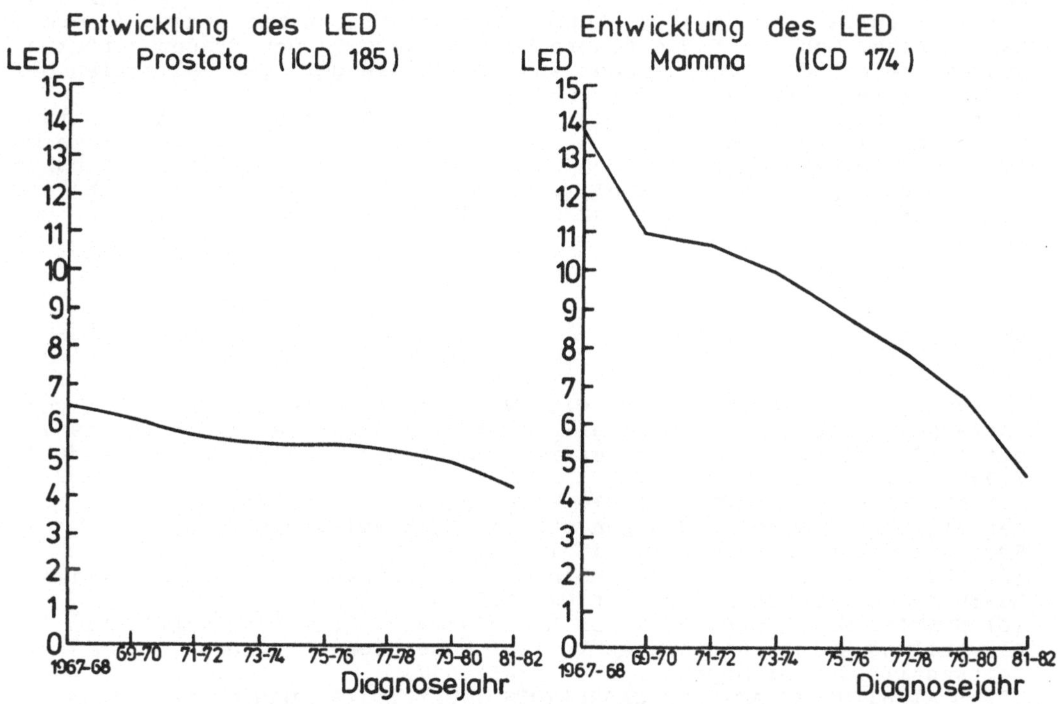

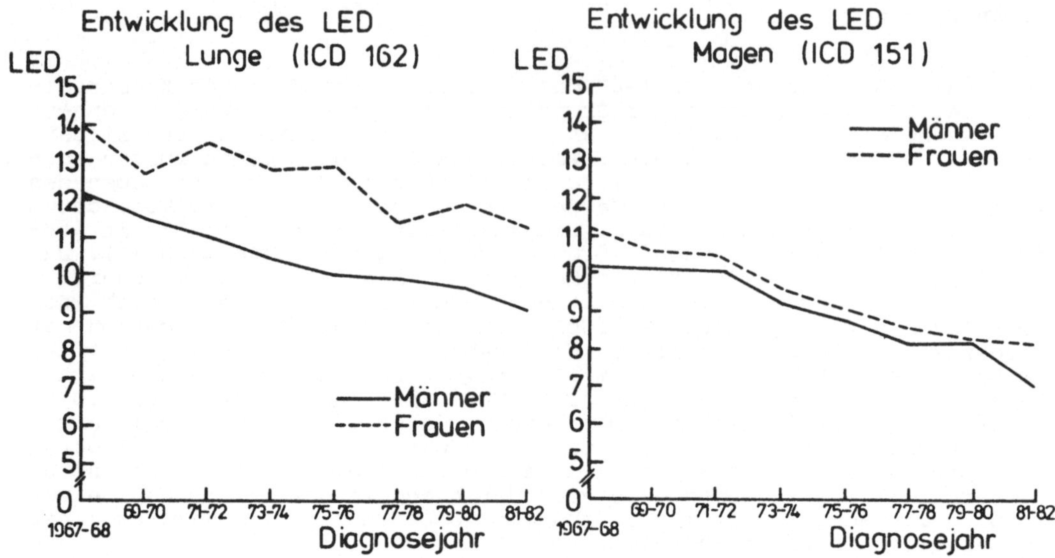



Bei den Tumoren von Lunge und Magen nimmt das LED etwa in gleicher Weise ab; die Überlebenszeiten haben sich jedoch kaum erhöht, vielmehr spielt hier die Zunahme des Erkrankungsalters die wesentliche Rolle. Der geschlechtsspezifische Verlauf ist bei beiden Organen sehr ähnlich; auffallend ist das höhere LED bei Frauen bei Lungen-Tumoren. Das dürfte wohl auf die höhere Lebenserwartung von Frauen zurückzuführen sein; die Schwankungen sind durch die geringen Fallzahlen bei Frauen (etwa 50-60 Fälle/Jahr) bedingt.
Beim Prostata-Karzinom hat die Überlebenszeit zugenommen, das Erkrankungsalter ist gleich geblieben. Der LED-Verlauf bei Tumoren der Mamma ist nicht allein mit der Zunahme des Erkrankungsalters (d.h. Zunahme der postmenopausalen Tumoren) zu erklären; hier macht sich auch die Verbesserung der Therapie und damit die Zunahme der Remissionen bemerkbar.


4) Literatur


(1) **KOLLES H., GRÄBER S., HEINRICH W.** : Die Entwicklung der lebensverkürzenden Wirkung des Bronchial-, Mamma- und Magenkarzinoms von 1967 bis 1982 im Saarland, Lebensversicherungsmedizin, 39.Jahrgang, Heft 4, (1987) 107
(2) **KOLLES H., SCHMITT O.** : Die Berechnung des Lebenserwartungsdefizits bei Tumorerkrankungen mit dem Statistikpaket SPSS, EDV in Medizin und Biologie, 17 (1986) 6
(3) **LEE E.T.A.** : Statistical Methods for Survival Analysis, Lifetime Learning Publications, Belmont CA (1980)
(4) **SCHMITT O., KOLLES H.** : Das Lebenserwartungsdefizit (LED). Ein Beurteilungskriterium für den Verlauf bösartiger Tumoren, Zeitschrift für Orthopädie, 124 (1986) 587
(5) **STATISTISCHES AMT DES SAARLANDES** : Morbidität und Mortalität an bösartigen Neubildungen im Saarland 1982, Jahresbericht, 125 (1985)

<u>MORTALITÄT UND KREBSRISIKO BEI VEGETARIERN:</u>
<u>5-JAHRESERGEBNIS EINER EPIDEMIOLOGISCHEN KOHORTENSTUDIE</u>

R. Frentzel-Beyme, Jenny Claude, Ursula Eilber
Institut für Epidemiologie und Biometrie
Deutsches Krebsforschungszentrum
D-6900 Heidelberg

## Ziel

Das Ziel der Studie ist festzustellen, ob eine vegetarisch lebende
Bevölkerungsgruppe aufgrund der Bevorzugung bestimmter Nahrungsmittel
und des Verzichts auf andere (insbesondere tierische Nahrungsmittel)
und aufgrund ihrer Lebensweise eine andere Sterblichkeit aufweist als
die Allgemeinbevölkerung. Die bei Studienbeginn erhobenen Angaben sollen darüber Aufschluß geben, welche Faktoren einen Einfluß auf die
Abweichungen in den Sterbe- und Krebsrisiken haben.

## Methodik

Vegetarier, die sich bei einer Vorstudie zur Teilnahme bereit erklärt
hatten,bekamen ab Mai 1978 einen postalischen Fragebogen, wo Angaben
zur Ernährung, zur Lebensweise und zu bestehenden Krankheiten erhoben
wurden. Alle Personen und ihre Familienmitglieder, die mindestens
10 Jahre alt waren und in der Bundesrepublik Deutschland wohnten, wurden in die Studie aufgenommen. Insgesamt nahmen 1984 Personen (858
Männer, 1046 Frauen) teil. Anfang 1984 wurden die Studienteilnehmer um
ihr Einverständnis gebeten, daß dem DKFZ im Falle ihres Todes Einsicht
in die Todesbescheinigung gewährt wird. Diese Aktion diente dazu, den
Verbleib der Studienteilnehmer bis Ende 1983 festzustellen. Für den
externen Vergleich der beobachteten Todesfälle an einzelnen Todesursachen wurden die erwarteten Sterbefälle auf der Basis der Mortalitätsdaten der Bundesrepublik Deutschland des Jahres 1980 für die jeweiligen Personenjahre in 5-Jahres-Altersgruppen berechnet, womit gleichzeitig eine Altersstandisierung erfolgte (EPAS).

## Mortalitätsanalyse

In der Kohorte der Vegetarier wurden in der Zeit von 1978 bis 1983
82 Todesfälle beobachtet (45 bei Männern, 37 bei Frauen). Wie zu erwarten war, sind Herz-Kreislauf-Krankheiten mit 36 Todesfällen (20 Männer,
16 Frauen) und Krebs mit 26 Todesfällen (15 Männer, 11 Frauen) die
wichtigsten Todesursachengruppen.

Zum Vergleich der Sterblichkeit in der Kohorte mit alterskorrigierten Erwartungswerten diente die Standardisierte Mortalitätsrate (SMR), die Ratio der beobachteten Sterbefälle (tatsächliche Inzidenz in der Kohorte) und der auf der Basis der Sterblichkeit der Gesamtbevölkerung erwarteten Sterbefälle (angenommene Inzidenz in der Kohorte).

Die 5-Jahres-Sterbeziffern für die wichtigsten Todesursachen waren bei beiden Geschlechtern sehr niedrig. Für alle Todesursachen wurde eine SMR von 37 bei Männern und 38 bei Frauen gefunden; für Krebs lag sie bei 58 bei Männern und 54 bei Frauen, für Herz-Kreislauf-Krankheiten bei 32 bei Männern und 28 bei Frauen (Abb. 1).

**Standardisierte Mortalitätsrate mit 95%-Konfidenzintervall für ausgewählte Todesursachen**

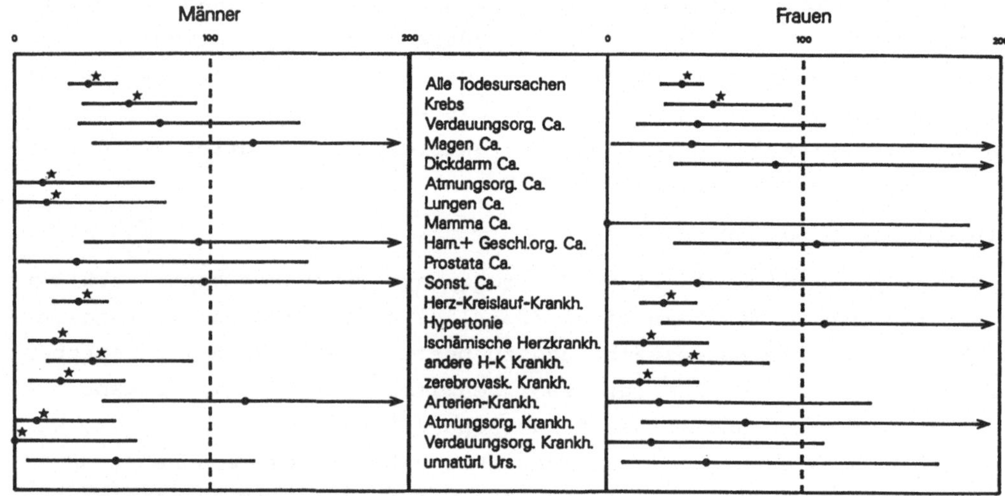


Differenziert nach Adhärenz zum Vegetarismus zeigten sich bei beiden Geschlechtern noch niedrigere Raten für die weniger strengen Vegetarier (selten Fleisch) im Vergleich zu den strengen (nie Fleisch) in den o. g. Todesursachengruppen, außer für Herz-Kreislauf-Krankheiten bei Männern (Abb.2).

## Schlußfolgerungen

Die deutlich herabgesetzte Sterblichkeit sowohl für Männer als auch für Frauen nach 5-jähriger Beobachtungszeit stimmt sehr gut mit den Ergebnissen amerikanischer Studien an 7-Tagen-Adventisten überein (Frentzel-Beyme et al.), kann aber nicht allein auf den vegetarischen Lebensstil zurückgeführt werden. Eine denkbare gesundheitsbezogene Selektion bei Eintritt in die Studie ("healthy participant effect")

oder besondere Eigenschaften dieser Personen, die sich von der
Allgemeinbevölkerung unterscheiden, könnten die Sterblichkeit günstig
beeinflußt haben.

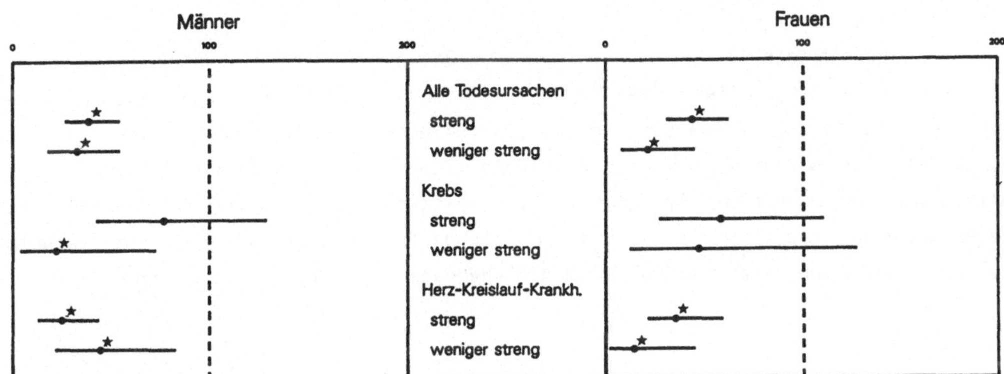



Abb. 2

## Ausblick

Eine Fortsetzung der Studie für eine weitere 5-jährige Beobachtungsperiode (bis 1988) wird eine bessere Schätzung der relativen Senkung
der Mortalität sowie eine Aussage über mögliche bedeutsame Unterschiede zwischen der Sterblichkeit von strengen und weniger strengen Vegetariern erlauben. Dabei werden in der Auswertung auch die an einer
großen Gruppe (ca. 2/3) der Kohortenmitglieder in den Jahren 1983,
1984 und 1985 vorgenommenen Bestimmungen von Nitrit- und Nitratspie-
geln im Speichel berücksichtigt.


Becker, N., H. J. Stenger: EPAS - Ein Programmpaket zur Auswertung
                    Epidemiologischer Studien. Techn. Rep. 2,
                    DKFZ/Epidemiologie, Heidelberg, 1980.

Claude, J., R. Frentzel-Beyme, U. Eilber: Prospektive epidemiologische
                    Studie bei Vergetariern. Techn. Rep. 9
                    DKFZ/Epidemiologie, Heidelberg, 1986

Frentzel-Beyme, R., J. Claude, U. Eilber: Mortality among German
                    Vegetarians, First Results after 5 years
                    of Follow-up. Nutrition and Cancer, 11 (2),
                    1988 (in press).

<u>Zervixkarzinom und zytologischer Befund - Gesetzliche Früherkennung 1984</u>

Burkard Berghof
Zentralinstitut für die kassenärztliche Versorgung
in der Bundesrepublik Deutschland, Köln

Für den Bereich der KV Bayerns wurden die Daten der Screeninguntersuchungen auf Zervixkarzinom ausgewertet; Die Abhängigkeit der zytologischen und histologischen Befunde vom Alter der Probandin und von zurückliegenden Untersuchungsintervall wurde dargestellt. Es wurde geprüft, ob bestimmte einzelne oder kombinierte Anamnesemerkmale eine Eingrenzung des Risikokollektivs in histologischer Hinsicht erlauben. Die Vorhersagegenauigkeit der zytologischen Befunde im Hinblick auf das histo-pathologische Ergebnis wurde mit Hilfe der Mantel-Haenszel Odds-Ratio beschrieben.

## Ergebnisse

Bei 1,2 Millionen untersuchten Frauen wurde in 2.981 Fällen Verdacht auf ein Karzinom der Zervix und in 1.104 Verdacht auf ein Karzinom des Corpus uteri geäußert. Krebs lag in 68 bzw. 94 Fällen vor. Weitere 146 Zervixpräparate wiesen Dysplasien, 157 Carcinomata in situ (CIS) auf. Bei 135 bzw. 248 Frauen war die Diagnostik noch nicht abgeschlossen. Die zytologische Untersuchung lieferte in den meisten Fällen entscheidende Hinweise bei der Karzinomsuche. 74 Präparate waren Pap V, 398 Pap IV, 2.650 Pap III D. Von ca. 10 % der Frauen lag kein Ergebnis der Zytologie vor. Pap-III-Befunde werden kontinuierlich mit dem Alter häufiger, während die Pap-III-D-Befunde mit zunehmendem Alter abnehmen. Für Pap IV finden wir ein Maximum im 4. Dezenium und ein relatives Minimum in der Altersgruppe 55 - 59; wie erwartet nehmen als Pap V klassifizierte Befunde exponientiell mit dem Alter zu (Abb. 1). Analog die

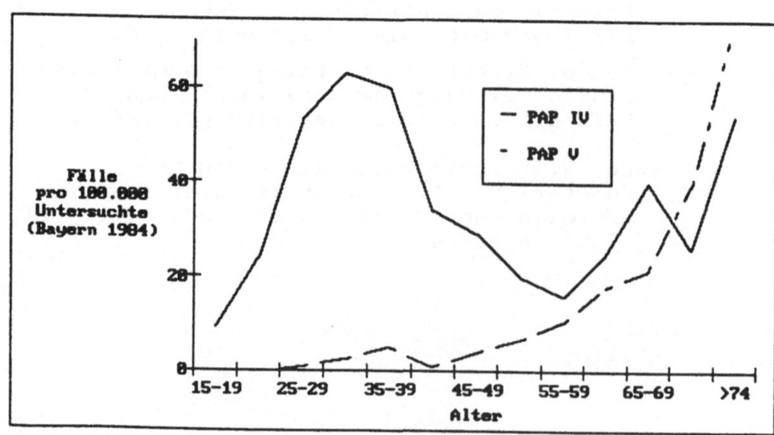


Abb. 1: Zytologische Befunde PAP IV und V

histologischen Befunde: die Entdeckungsrate für CIS ist sehr hoch in den Altersklassen 30 - 39 und hat ein Minimum bei den 60 - 64jährigen Frauen. Das invasive
Zervixkarzinom wird vornehmlich im höheren Alter entdeckt.

Weit über die Hälfte der Probandinnen (56,5 %) sind regelmäßige Teilnehmerinnen,
deren letzte Untersuchung im Vorjahr stattgefunden hat (W1). Bei jeder 5. bzw. jeder
10. Frau liegt die letzte Untersuchung zwei bzw. drei und mehr Jahre zurück (W2,
W3), und fast 13 % kamen zum ersten Mal (ERST). Sowohl für fortgeschrittene zytologische Befunde (Pap IV/V) als auch für histologische Auffälligkeiten an der Cervix
uteri zeigt sich eine ausgeprägte Abhängigkeit vom zurückliegenden Untersuchungsintervall. Insgesamt finden wir eine hohe Protektion für Teilnehmerinnen in ein-
bzw. zweijährigem Rhythmus (Abb. 2 und 3). Bemerkenswert sind die nur marginalen
Unterschiede der altersstandardisierten Entdeckungsraten bei W1 und W2; dies deutet
auf einen geringen, wenn überhaupt meßbaren Zusatznutzen der jährlichen Untersuchung
im Vergleich zum Zwei-Jahres-Intervall. Bei Erstteilnehmerinnen liegt die Entdeckungsrate für das invasive Karzinom bei 29 von 100.000; für regelmäßige Teilnehmerinnen ist sie 10mal so niedrig (3 pro 100.000). Teilnehmerinnen im zweijährigen Rhythmus haben ein geringfügig erhöhtes Risiko ein invasives Karzinom zu haben.

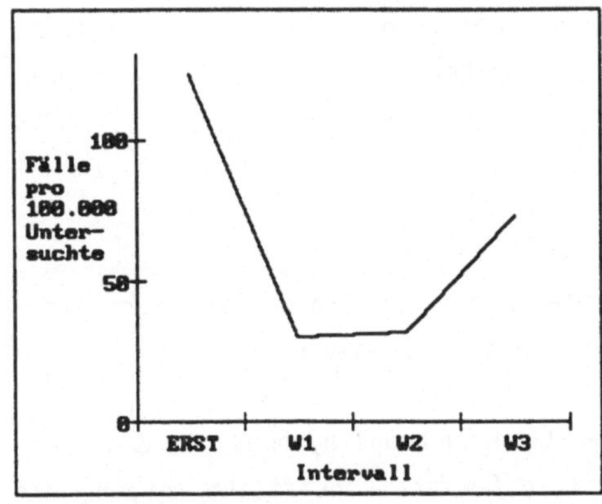


**Abb. 2: Papanicolaou IV/V**
**(altersstandardisierte Entdeckungsrate)**

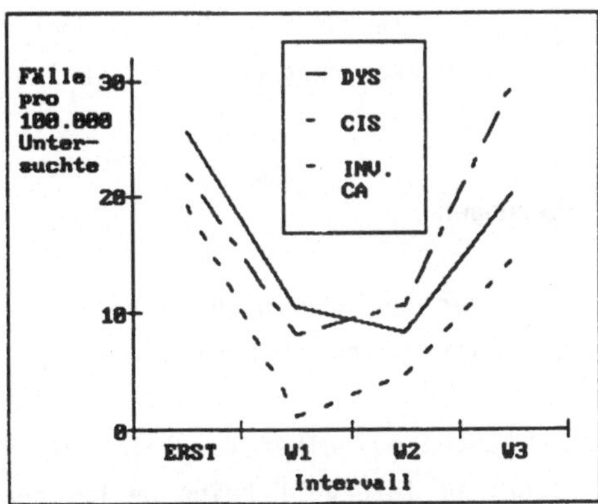


**Abb. 3: Histologische Befunde**
**(altersstandardisierte Entdeckungsrate)**

Obwohl Ersteilnehmerinnen und Frauen, deren letzte Untersuchung drei und mehr Jahre
zurückliegt (ERST, W3), nur knapp ein Viertel aller Teilnehmerinnen stellen
(23,4 %), finden wir in diesen beiden Untergruppen fast drei Viertel aller dokumentierten invasiven Zervixkarzinome in Bayern (73,5 %). Dies belegt, daß das invasive
Zervixkarzinom in erster Linie ein Problem ausgelassener früherer Untersuchungen
ist. Es wird durch die deutliche Altersabhängigkeit des invasiven Gebärmutterhals-
krebses akzentuiert.

Tabelle 1 zeigt die Mantel-Haenszel Odds Ratio nach Ausschaltung der Confounder Alter und Untersuchungsintervall. Es bleiben als Risikoindikatoren für histologische Veränderungen bestehen: eine auffällige Portiooberfläche, gynäkologische, pathologische Blutungen oder vorausgegangene Schwangerschaften.

<u>Tabelle 1:</u> Mantel-Haenszel Odds-Ratio, stratifiziert nach Alter und Untersuchungsintervall (Referenzkategorie ist Abwesenheit des Merkmals)

| | Dysplasie und höher | CIS und höher | invasives Karzinom |
|---|---|---|---|
| **Schwangerschaft** | | | |
| eine und mehr | 1,24* | 1,71 | 1,69* |
| zwei und mehr | 1,19* | 1,20* | 1,73 |
| drei und mehr | 1,29 | 1,29* | 1,87 |
| Portio | 6,87 | 7,12 | 29,61 |
| Blutung | 3,57 | 4,74 | 20,40 |
| Pap III und höher | 356 | 370 | 309 |
| Pap III D und höher | 404 | 477 | 407 |
| Pap IV und höher | 1.379 | 1.861 | 1.473 |
| Pap V | 1.074 | 1.483 | 1.562 |

* nicht signifikant

In der absoluten Größenordnung jedoch reichen sie nicht an die Bedeutung der Zytologie für die Früherkennung der Neubildungen der Zervix heran.


## Folgerungen

Diese Daten befinden sich in bester Übereinstimmung mit den Ergebnissen vergleichbarer Studien, insbesondere denen der IARC-Arbeitsgruppe (Hakama et al 1986).

1. Es können bei einem Vergleich des jährlichen Untersuchungsrhythmus mit dem zweijährigen Intervall keine deutlichen protektiven Gewinne konstatiert werden; die Notwendigkeit der jährlichen Abstrichentnahme muß neu überdacht werden.

2. Andere Indikatoren (auffällige Portiooberfläche, Blutung oder Schwangerschaft) sind zur Definition von Risikogruppen nur bedingt geeignet. Das Konzept des breiten, unselektiven Screenings scheint gerechtfertigt zu sein.

3. Eine größere Effektivität der Krebsfrüherkennungsuntersuchungen läßt sich am ehesten durch Einbeziehung bisher selten oder nichtgescreenter Frauen der jüngeren und mittleren Altersgruppen erreichen. Es sollte geprüft werden, ob Einladungsmodelle in diesem Punkt weitere Gewinne versprechen.

# AIDS




# Atemwegserkrankungen




# Unerwünschte Arzneimittelwirkungen

# SCHWELLENWERTE FÜR DIE PERSISTENZ DER HIV-INFEKTION


K. Dietz
Institut für Medizinische Biometrie
Universität Tübingen
D-7400 TÜBINGEN


## 1 Einführung

Trägt man halbjährlich die dem Bundesgesundheitsamt gemeldeten AIDS-Erkrankungen semi-logarithmisch auf, ergibt sich eine Gerade, die einem exponentiellen Zuwachs mit einer Verdoppe-lungszeit von 10,3 Monaten entspricht. Würde sich dieser Trend in den nächsten Jahren fortsetzen, wären für das Jahr 1990 mehr als 11.000 neue Fälle zu befürchten, d.h. zehnmal soviel wie von 1982 bis Juni 1987 kumulativ registriert wurden. Es ist offensichtlich, daß solche Extrapolationen allenfalls für zwei bis drei Jahre zulässig sind, da sie weder die Sättigung der einzelnen Risikogrup-pen bezüglich der Infektionsprävalenz noch die inzwischen eingetretenen Verhaltensänderungen berücksichtigen.

Auf lange Sicht ist zu erwarten, daß die Inzidenz von Neuerkrankungen einem Gleichgewichtswert zustrebt. Aus der Theorie der Infektionskrankheiten weiß man, daß sowohl das Niveau dieses Gleichgewichtszustandes als auch die Zeit bis zu seiner Realisierung entscheidend von der Repro-duktionszahl der Infektion abhängt, d.h. von der Zahl der Sekundärfälle, die ein Fall während der infektiösen Periode erzeugen könnte, wenn die Bevölkerung suszeptibel wäre. Diese Reprodukti-onszahl hängt einerseits von der Kontaktrate und andererseits von der Dauer und Intensität der Infektiosität eines Falles ab. Für die Persistenz einer Infektion in einer Bevölkerung muß diese Reproduktionszahl größer als 1 sein, d.h. im Mittel muß jeder Fall mehr als einen Sekundärfall erzeugen können, damit die Infektionskette nicht abbricht. Aus dieser Schwellenbedingung er-gibt sich eine untere Schranke für die Kontaktrate, die nur von Parametern abhängt, die für den Krankheitserreger spezifisch sind. Die vorliegende Arbeit setzt sich zum Ziel, diese Schwellenwerte sowohl für HIV als auch für Hepatitis B (HBV) und Gonorrhöe unter vergleichbaren Annahmen abzuschätzen.

## 2 Die Reproduktionszahl unter Berücksichtigung multipler Kontakte mit demselben Partner

Alle bisher veröffentlichten Modelle für die Übertragungsdynamik von Geschlechtskrankheiten (z.B. [1]; [3]) nehmen implizit an, daß alle Kontakte mit einem Partner auf einen Augenblick konzen-triert sind, so daß sich die Reproduktionszahl durch das Produkt $\kappa p D$ ergibt, wobei $\kappa$ die Zahl der neuen Partner pro Zeiteinheit angibt, $p$ die Ansteckungswahrscheinlichkeit pro Partnerschaft, wenn einer der beiden Partner suszeptibel und der andere Partner infektiös ist, und $D$ die Dauer der Infektiosität bedeutet. Diese Annahme entspricht zwar den in der Infektionsepidemiologie üblichen Voraussetzungen, ist für Geschlechtskrankheiten jedoch unrealistisch. Man muß klar die

Ansteckungswahrscheinlichkeit pro Sexualkontakt und pro Partnerschaft unterscheiden. Nimmt man an, daß während einer Partnerschaft die Sexualkontakte durch einen Poisson-Prozeß beschrieben werden können mit Rate $\beta$ und daß die Dauer einer Partnerschaft eine Exponentialverteilung mit Parameter $\delta$ hat, dann hat die Gesamtzahl der Kontakte während der Partnerschaft eine geometrische Verteilung mit Erwartungswert $\beta/\delta$ . Nimmt man weiterhin an, daß per Definition eine Partnerschaft mit genau einem Sexualkontakt beginnt, dann ist die Gesamtzahl $c$ der Sexualkontakte in einer Partnerschaft gleich $1 + \beta/\delta$ . Wenn die Ansteckungswahrscheinlichkeit pro Sexualkontakt mit $h$ bezeichnet wird, ergibt sich folgende Formel für die Ansteckungswahrscheinlichkeit pro Partnerschaft:

$$p \;=\; \frac{hc}{hc + 1 - h} \;. \tag{1}$$

Mit wachsender Zahl der Kontakte pro Partner strebt die Infektionswahrscheinlichkeit gegen den Wert 1 . Für $c = 1$ ist $p = h$ . Für kleine Werte von $c$ nimmt die Infektionswahrscheinlichkeit pro Partner linear mit der Zahl der Kontakte pro Partner zu, und zwar proportional zur Ansteckungswahrscheinlichkeit pro Kontakt. Setzt man diesen Ausdruck in die Formel für die Reproduktionszahl ein und berücksichtigt, daß das Produkt aus der Zahl der Sexualpartner pro Leben und der Zahl der Sexualkontakte pro Partner nach oben durch die maximale Zahl der Sexualkontakte pro Leben beschränkt ist, dann erhält man eine Abschätzung sowohl für die minimale Ansteckungswahrscheinlichkeit pro Kontakt als auch für die minimale Anzahl von Partnern pro Leben:

$$h \;>\; \frac{1}{(1 + D\beta)} \;, \tag{2}$$

$$\kappa \;>\; \frac{h\beta}{Dh\beta - (1 - h)} \;. \tag{3}$$

Die erste Ungleichung besagt, daß die Ansteckungswahrscheinlichkeit pro Kontakt mindestens gleich dem Kehrwert der Zahl der Sexualkontakte während der infektiösen Periode sein muß. Schätzt man für HIV die Dauer der infektiösen Periode auf 10 Jahre und die Zahl der Sexualkontakte im Durchschnitt auf 100 pro Jahr, dann muß die Ansteckungswahrscheinlichkeit pro Kontakt etwa den Wert von 1 Promille überschreiten. Aufgrund der Daten von [5] über die Ansteckungswahrscheinlichkeit pro Kontakt für Partner von Transfusionspatienten beträgt $h$ für heterosexuelle Kontakte etwa 1 Promille. Sollte sich dieser Schätzwert durch weitere Studien bestätigen, wäre es unwahrscheinlich, daß sich das Virus in der heterosexuellen Bevölkerung der Industrieländer halten könnte. Abb. 1 zeigt die Mindestanzahl der Partner pro Jahr für die Persistenz der Infektion in Abhängigkeit von der Ansteckungswahrscheinlichkeit pro Sexualkontakt $h$. Für Werte von $h$ größer als 1% genügen schon seltene Partnerwechsel alle 10 Jahre. Der sensitive Bereich für die kritische Anzahl von Partnern erstreckt sich von 1 Prozent bis 1 Promille. Hier steigt die kritische Anzahl von Partnern pro Jahr als Funktion von $h$ hyperbolisch an.

Diese heuristischen Überlegungen zeigen die Bedeutung des Faktors Partnerschaftsdauer bzw. Zahl der Sexualkontakte pro Partner für die Berechnung der Schwellenwerte für die Persistenz der Infektion. Eine genauere Behandlung dieses Phänomens wird in den folgenden Abschnitten durchgeführt.

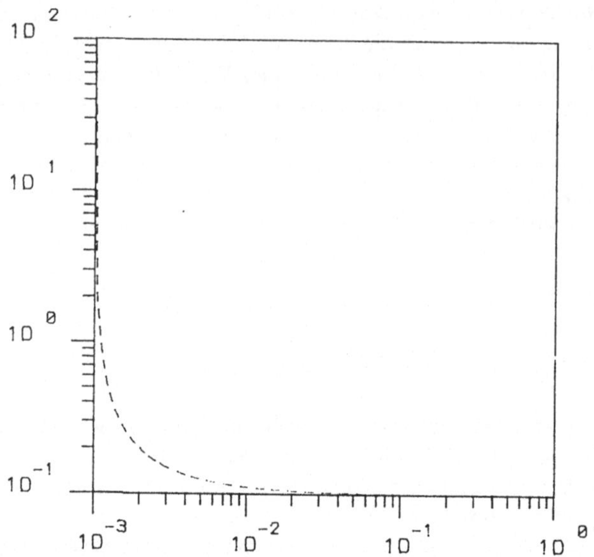

**Abbildung 1:** Mindestanzahl $\kappa$ der Partner pro Jahr für die Persistenz der Infektion in Abhängigkeit von der Ansteckungswahrscheinlichkeit pro Sexualkontakt $h$.

## 3 Paarbildungsmodelle

In der epidemiologischen Literatur sucht man vergebens nach Modellen, die die Bildung und Auflösung von Partnerschaften berücksichtigen. Selbst in der demographischen Literatur ist dieser Aspekt weitgehend ignoriert. Die überwiegende Zahl der mathematischen Arbeiten zur Bevölkerungsentwicklung beschränkt sich aufs weibliche Geschlecht. Dort ist die Reproduktionszahl durch die Zahl der Töchter einer Frau im Laufe ihrer Gebärfähigkeit definiert. Einer der ersten, die sich diesem Problem zuwandten, war Kendall [4], der schon auf die Probleme der konsistenten Wahl von sogenannten Heiratsfunktionen hinwies. Die meisten einschlägigen Arbeiten sind in [2] zitiert. Folgende Forderungen sind an eine Heiratsfunktion zu stellen. Wenn $x$ und $y$ die Zahl der ungepaarten Frauen bzw. Männer bezeichnet, dann soll gelten:

$$\phi(x,0) = \phi(0,y) = 0 \text{ für alle } x,y \geq 0 , \tag{4}$$

$$\phi(\alpha x, \alpha y) = \alpha\phi(x,y) \text{ für } \alpha \geq 0 , \tag{5}$$

$$\phi(x+u,y+v) \geq \phi(x,y) \text{ für } u,v \geq 0 . \tag{6}$$

Schon Kendall [4] hat die Minimumsfunktion vorgeschlagen, die die gewünschten Eigenschaften hat. Auch das harmonische Mittel wäre eine zulässige Funktion.

Mit $p$ wird die Anzahl der Paare bezeichnet. Ungepaarte Individuen treten mit der Rate $\nu$ in die sexuell aktive Bevölkerung ein. $\mu$ sei die Sterberate für Männer und Frauen, unabhängig ob sie gepaart oder nicht gepaart sind. Mit $\sigma$ wird die Scheidungsrate eines Paares bezeichnet. Eine Partnerschaft wird natürlich auch dann beendet, wenn einer der beiden Partner stirbt. Nach Beendigung einer Partnerschaft ist ein Individuum für eine neue Partnerschaft bereit. Unter diesen Annahmen läßt sich die Bildung und Auflösung von Partnerschaften mit folgendem Differentialgleichungssystem beschreiben:

$$
\begin{aligned}
\dot{x} &= \nu + (\mu + \sigma)p - \phi(x,y) - \mu x \ , \\
\dot{y} &= \nu + (\mu + \sigma)p - \phi(x,y) - \mu y \ , \\
\dot{p} &= \phi(x,y) - (2\mu + \sigma)p \ .
\end{aligned}
\tag{7}
$$

Nimmt man an, daß $\phi(x,y) = \rho \min(x,y)$, dann hat dieses Gleichungssystem folgende Gleichgewichtslösungen für die Anzahl der Frauen $\bar{F}$, der Männer $\bar{M}$ sowie der Paare $\bar{p}$ :

$$
\begin{aligned}
\bar{F} = \bar{M} &= \frac{\nu}{\mu} \ , \\
\bar{p} &= \frac{\bar{M}\rho}{2\mu + \rho + \sigma} \ .
\end{aligned}
\tag{8}
$$

Ein Individuum hat im Laufe seines Lebens im Mittel

$$
N = \frac{\rho(2\mu + \sigma)}{\mu(2\mu + \rho + \sigma)} \ .
\tag{9}
$$

Partnerschaften. Eine Partnerschaft hat die mittlere Dauer $(2\mu + \sigma)^{-1}$. Deshalb ist die mittlere Anzahl von Sexualkontakten pro Partner durch die folgende Formel gegeben:

$$
c = 1 + \frac{\beta}{2\mu + \sigma} \ .
\tag{10}
$$

## 4 Modelle für die Übertragungsdynamik von Geschlechtskrankheiten unter Berücksichtigung der Paarbildung

Abb. 2 zeigt die Stadien und Übergänge der Modelle für HIV, Gonorrhöe und HBV. Das Modell für HIV unterscheidet nur suszeptible und infektiöse Individuen, d.h. ein Individuum bleibt lebenslänglich infektiös. Für die Lebenserwartung eines infektiösen Individuums werden 10 Jahre angenommen. Bei der Gonorrhöe wird wie üblich berücksichtigt, daß ein Individuum nach einer infektiösen Periode wieder suszeptibel wird. Die Bildung von Partnerschaften erlaubt es, auf einfache Weise zu beschreiben, ob Individuen allein oder auch deren Partner gleichzeitig behandelt werden. In dieser Arbeit wird angenommen, daß die Individuen allein behandelt werden. Bei der Hepatitis B muß berücksichtigt werden, daß nur etwa 10% der Infizierten in den sogenannten Carrier-Status übergehen mit einer infektiösen Periode von etwa 15 Jahren Dauer. 90% der Infizierten durchlaufen eine relativ kurze infektiöse Periode bevor sie immun werden. Um die Formeln ohne allzu großen Aufwand explizit herleiten zu können, wurde hier angenommen, daß die Dauer der kurzen infektiösen Periode im Vergleich zur Dauer des Carrier-Stadiums vernachlässigt werden kann, d.h. es wird angenommen, daß 90% der Infizierten unmittelbar vom suszeptiblen in den immunen Zustand übergehen. Die dynamischen Gleichungen werden im folgenden nur für die HIV-Infektion angegeben. Zur Berücksichtigung von Geschlecht, Infektionsstatus und Partnerschaftsstatus benötigen wir 8 Gleichungen. Der Index 0 bezieht sich auf den infektionsfreien Status, der Index 1 auf den infektiösen Status. Unter den gemachten Annahmen läßt sich die

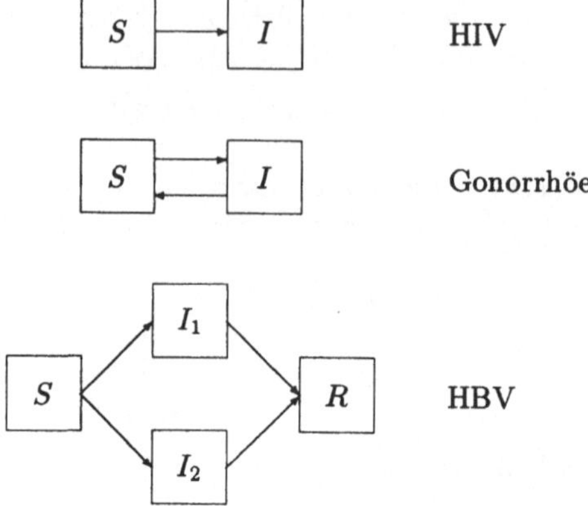

**Abbildung 2:** Stadien und Übergänge der Modelle für HIV, Gonorrhöe und HBV (S = suszeptibel, I = infektiös, R = immun).

Übertragungsdynamik für HIV mit folgendem Gleichungssystem beschreiben:

$$
\begin{aligned}
\dot{x}_0 &= \nu + (\mu_0 + \sigma)p_{00} + (\mu_1 + \sigma)p_{01} - (\mu_0 + \rho(y_0 + y_1)/(x_0 + x_1))x_0 \ , \\
\dot{x}_1 &= (\mu_0 + \sigma)p_{10} + (\mu_1 + \sigma)p_{11} - (\mu_1 + \rho(y_0 + y_1)/(x_0 + x_1))x_1 \ , \\
\dot{y}_0 &= \nu + (\mu_0 + \sigma)p_{00} + (\mu_1 + \sigma)p_{10} - (\mu_0 + \rho)y_0 \ , \\
\dot{y}_1 &= (\mu_0 + \sigma)p_{01} + (\mu_1 + \sigma)p_{11} - (\mu_1 + \rho)y_1 \ , \\
\dot{p}_{00} &= \rho y_0 x_0/(x_0 + x_1) - (2\mu_0 + \sigma)p_{00} \ , \\
\dot{p}_{01} &= (1 - h)\rho y_1 x_0/(x_0 + x_1) - (\mu_0 + \mu_1 + \sigma + h\beta)p_{01} \ , \\
\dot{p}_{10} &= (1 - h)\rho y_0 x_1/(x_0 + x_1) - (\mu_0 + \mu_1 + \sigma + h\beta)p_{10} \ , \\
\dot{p}_{11} &= \rho(y_1 x_1 + h y_1 x_0 + h y_0 x_1)/(x_0 + x_1) + h\beta p_{01} + h\beta p_{10} - (2\mu_1 + \sigma)p_{11} \ .
\end{aligned}
\tag{11}
$$

Hierbei wird angenommen, daß ungepaarte Männer in der Minorität sind im Vergleich zu ungepaarten Frauen, und daß als Heiratsfunktion das Minimum gewählt wird. Partnerschaften werden unabhängig vom Infektionsstatus gebildet. Infektionen können sowohl beim ersten Kontakt einer Partnerschaft als auch innerhalb einer Partnerschaft stattfinden. Deshalb sind die Rekrutierungsterme für die Variablen $p_{01}$ und $p_{10}$ mit dem Faktor $(1 - h)$ versehen, da in diese Kategorie nur Paare eintreten, die sich beim ersten Sexualkontakt nicht infizieren. Dieses achtdimensionale Gleichungssystem läßt sich auf ein dreidimensionales Gleichungssystem reduzieren, falls man gewisse Symmetrieeigenschaften berücksichtigt. Die Einzelheiten sind in [2] dargestellt. Dort finden sich auch die entsprechenden Gleichungen für Gonorrhöe. Im Falle der Hepatitis B braucht man selbst unter Vernachlässigung der kurzen infektiösen Periode 15 Gleichungen, die sich jedoch ebenfalls wieder unter Symmetrieannahmen stark vereinfachen lassen.

## 5  Schwellenwerte

Aus den Differentialgleichungen lassen sich die Gleichgewichtslösungen explizit herleiten. Positive Prävalenzen ergeben sich nur, wenn die Parameter gewisse Ungleichungen erfüllen. Für die drei

**Tabelle 1:** Parameterwerte zur Berechnung der Schwellenwerte.

| Parameter | HIV | HBV | Gonorrhöe |
|---|---|---|---|
| h | 0.005 | 0.05 | 0.5 |
| i | 0.2 | 0.03 | 0.002 |
| $(hi)^{-1}$ | 1000 | 667 | 1000 |

betrachteten Krankheiten wird folgende gemeinsame Notation eingeführt:

$i$  ist die Dauer der infektiösen Periode bezogen auf die Lebenserwartung eines Suszeptiblen;

$d$  ist die Dauer einer Partnerschaft, ebenfalls ausgedrückt in Bezug auf die Lebenserwartung eines Suszeptiblen;

$b$  ist die maximale Zahl der Sexualkontakte im Leben, d.h. $b = \beta/\mu$ .

Mit $q$ wird der Anteil der Carrier bei HBV bezeichnet.

Die Ungleichungen lassen sich am einfachsten für den Parameter $\rho$ herleiten. Setzt man $r = \rho/\mu$ dann gilt:

$$r = \frac{N}{1 - dN} \cdot \tag{12}$$

Mit Hilfe dieses Ausdruckes läßt sich dann leicht aus einer Ungleichung für $r$ eine Ungleichung für die Zahl der Lebenszeitpartner herleiten: Aus $r > r^*$ folgt

$$N > \frac{r^\star}{1 + dr^\star} \cdot \tag{13}$$

Die Ungleichungen für $r$ lauten wie folgt:

HIV

$$r > \frac{(2d + i - 2id)(i + d - id + hbid)}{i\left[h\{2d(i + d - 2id) + (i - 2id)(i - id + bid)\} - d(2d + i - 2id)\right]} \; ; \tag{14}$$

Gonorrhöe

$$r > \frac{(i + d - id)(i + 2d - 2id) + hbdi^2)}{i\left[hi\{(1 - d)(i + 2d - 2id) + bid(1 - 2d)\} - d(2d + i - 2id)\right]} \; ; \tag{15}$$

HBV

$$r > \frac{(i + d - id + hbid)(i + d - id)}{i\left[hqi(1 - d)(i + d - id + bid) - hbid^2 - d(i + d - id)\right]} \cdot \tag{16}$$

Tabelle 1 enthält die Parameterwerte für die drei Infektionen, die zur Berechnung der Schwellenwerte verwendet werden. Es wird angenommen, daß die Ansteckungswahrscheinlichkeit pro Kontakt für HBV um den Faktor 10 größer ist als für HIV. Dafür gibt es eine gewisse Evidenz im Rahmen einer schwedischen Kohortenstudie von Homosexuellen (Giesecke, persönliche Mitteilung). Würde mit einem Partner jeweils nur ein Sexualkontakt stattfinden, wäre die Mindestanzahl von Partnern pro Leben durch den Kehrwert des Produktes $hi$ bestimmt, d.h. sowohl für HIV als auch für Gonorrhöe wären mindestens 1.000 Partner pro Leben erforderlich, und für HBV

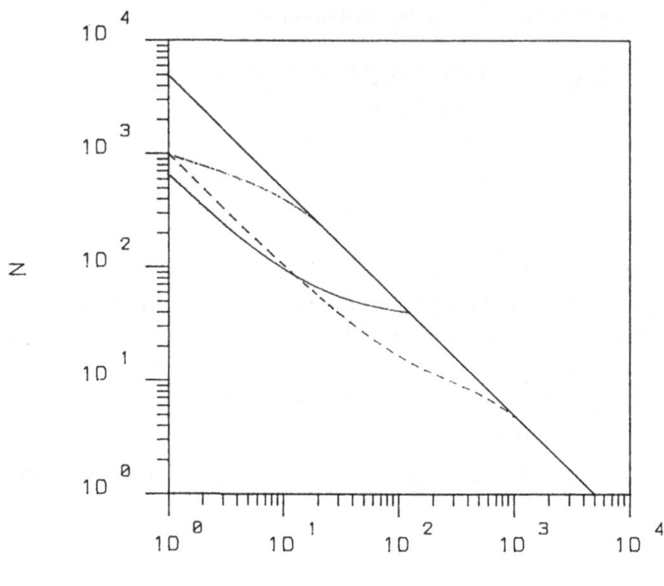


**Abbildung 3:** Mindestanzahl $N$ der Partner pro Leben für die Persistenz von HIV (– – –), HBV (———) und Gonorrhöe (– - - –) in Abhängigkeit von der Zahl $c$ der Sexualkontakte pro Partner.

mindestens 667 . Berücksichtigt man jedoch die Dauer einer Partnerschaft, d.h. die multiplen Kontakte während einer Partnerschaft, dann erniedrigt sich die Mindestanzahl für alle drei Infektionen beträchtlich. Mit wachsender Anzahl der Sexualkontakte pro Partner erreicht man für HIV Mindestanzahlen von weniger als 10 Partnern pro Leben. Dies unterstreicht die Bedeutung des Faktors „Dauer einer Partnerschaft". Zur Verdeutlichung der Zusammenhänge sind die Mindestanzahlen graphisch in Abb. 3 zusammengestellt. Die Gerade mit der Steigung -1 bezeichnet die Grenze des zulässigen Parameterraumes. Sie entspricht der Beziehung $N = b/c$ . Nimmt man an, daß pro Jahr 100 Sexualkontakte innerhalb einer Partnerschaft stattfinden, dann wäre $b = 5.000$ die maximale Zahl von Sexualkontakten pro Leben, wenn man von einer mittleren fünfzigjährigen Dauer des sexuell aktiven Lebens ausgeht. Dementsprechend schneidet diese Gerade die Axen bei $N = c = 5.000$ . Die Persistenz von Gonorrhöe erfordert die höchsten Mindestzahlen, d.h. Gonorrhöe kann sich nur in hochpromisken Untergruppen der Bevölkerung endemisch halten. Die Mindestzahlen für Hepatitis B sind deutlich geringer als für Gonorrhöe, d.h. Hepatitis B kann sich auch in weniger promisken Bevölkerungsgruppen endemisch halten. Treffen die Schätzwerte für die Parameter zu, dann legen die vorliegenden Berechnungen nahe, daß die erforderlichen Mindestzahlen für die Persistenz von HIV deutlich geringer als für Hepatitis B sind, d.h. daß die Bevölkerung, in der sich HIV endemisch halten kann, noch größer ist als diejenige, in der sich z.Zt. HBV endemisch hält. Ob sich HIV tatsächlich einer Gleichgewichtsprävalenz annähert, die diejenige von HBV übertrifft, hängt vom Ausmaß der Verhaltensänderungen bezüglich der Zahl der Partner und der Dauer der Partnerschaften ab. Es wird betont, daß die hier berechneten Schwellenwerte jeweils für eine Gesamtbevölkerung gelten: Wenn die mittlere Zahl von Lebenszeitpartnern unterhalb der vorgegebenen Schwelle liegt unter Berücksichtigung der Zahl der Sexualkontakte pro Partner, dann kann sich die Infektion in einer solchen Bevölkerung nicht endemisch halten und wird auf lange Sicht wieder eliminiert werden. Diese Schwellenwerte haben natürlich keinerlei Aussagekraft für das Einzelindividuum. Schon der erste Sexualkontakt mit einem neuen Partner kann zu einer Infektion führen. Für die Individualprophylaxe des Einzelnen sind diese Schwellenwerte irrelevant. Jeder, der sich schützen möchte, muß bei jedem Kontakt entsprechende Vorsorgemaßnahmen ergreifen. Das Modell läßt jedoch Voraussagen zu für die weitere Ausbreitungstendenz in einer Bevölkerungsgruppe mit einem vorgegebenen mittleren Verhaltensmuster, was die Zahl und die Dauer von Partnerschaften betrifft. Diese Beziehungen zeigen deutlich, welche der epidemiologischen Parameter für eine Einschätzung der Ausbreitungsgefahr relevant sind. Deshalb soll in der Diskussion auf die Probleme der Datenerhebung zur Prüfung dieser Voraussagen eingegangen werden.

# 6 Diskussion

Die hier vorgestellten Modelle identifizieren die epidemiologisch relevanten Parameter, die geschätzt werden müssen, um die Schwellenwerte und die erwartete Gleichgewichtsprävalenz genauer zu quantifizieren. Die wichtigsten Parameter sind die Dauer der infektiösen Periode $D$ und die Ansteckungswahrscheinlichkeit $h$ pro Kontakt. Die Schätzung von $D$ wird noch Jahrzehnte intensiver Studien beanspruchen, da in Zukunft immer mehr diejenigen Fälle an Bedeutung gewinnen werden, die eine besonders lange Inkubationszeit haben. Wegen der weit verbreiteten Anwendung von AZT erhebt sich die Frage, ob überhaupt noch Fälle zur Verfügung stehen werden, die in ihrem zeitlichen Verlauf gut dokumentiert sind und deren Inkubationszeit durch Therapieversuche nicht modifiziert wird. Falls die mit AZT behandelten Fälle ihre bisherigen Kontaktraten aufrechterhalten und falls es zutrifft, daß AZT das Leben und damit die infektiöse Periode verlängert, folgt daraus, daß durch diese Behandlung der Schwellenwert für die Partnerzahl erniedrigt wird, d.h. die Prävalenz der Infektion kann durch diese Maßnahme in der Gesamtbevölkerung erhöht werden.

Schätzwerte für den Parameter $h$ , d.h. die Ansteckungswahrscheinlichkeit pro Kontakt, können aus der Ansteckungswahrscheinlichkeit pro Partnerschaft nur dann ermittelt werden, wenn die Zahl der Kontakte pro Partnerschaft erhoben wird. Die vorliegenden Berechnungen weisen auf die Bedeutung dieser Information hin. Da es eine Reihe von epidemiologischen Hinweisen gibt, wonach die Ansteckungswahrscheinlichkeit pro Kontakt sich im Laufe der Infektion erhöht, wäre es auch wichtig, abzuschätzen, wie lange die jeweilige Infektion schon besteht. Die Ansteckungswahrscheinlichkeit pro Kontakt dürfte auch von der Art des Kontaktes abhängen und durch die Benutzung von Kondomen erheblich modifiziert werden. Hier wird man immer auf die Sammlung von retrospektiven Einzelbeobachtungen angewiesen sein, da eine Kohortenstudie von Paaren mit einem infektiösen und einem suszeptiblen Partner ohne Vorsorgemaßnahmen zur Verhinderung der Infektion ethisch nicht vertretbar wäre. Entsprechend unsicher wird auch weiterhin der Schätzwert der Ansteckungswahrscheinlichkeit pro Kontakt bleiben.

Zur Prüfung der Modellaussagen ist es außerdem erforderlich, sozialwissenschaftliche Erhebungen zum Sexualverhalten durchzuführen. Da man davon ausgehen muß, daß sich hier erhebliche zeitliche Veränderungen einstellen werden, sollten diese Erhebungen in regelmäßigen Zeitabständen wiederholt werden. Die Befragung sollte sich auf die epidemiologisch relevanten Parameter beschränken. Dazu gehört neben der Gesamtzahl der Partner eines Individuums auch die Angabe über die Dauer der jeweiligen Partnerschaft bzw. über die Frequenz der Sexualkontakte während einer Partnerschaft.

Wegen der relativ kurzen Inkubationszeit von Gonorrhöe und von HBV können die Inzidenzmeldungen dieser Infektionen ein sensitiver Indikator für Veränderungen des Sexualverhaltens darstellen. Deshalb ist es dringend erforderlich, sich nicht nur auf HIV, sondern auch auf diese anderen Geschlechtskrankheiten zu konzentrieren.

Zur Beurteilung der epidemiologischen Situation von HIV reicht die Meldung der AIDS-Fälle bei weitem nicht aus, da das AIDS-Vollbild wahrscheinlich im Mittel erst zehn Jahre nach der Infektion auftritt. Deshalb sind dringend serologische Erhebungen zum Antikörperstatus notwendig, um die Durchseuchung der Bevölkerung abzuschätzen. Solche Seroprävalenzstudien dienen nicht nur der besseren Vorhersage der weiteren Erkrankungsraten, sondern auch der Planung und der Bewertung von gesundheitserzieherischen Maßnahmen. Die von der Bundesregierung eingeführte Laborbe-

richtspflicht der positiven Testergebnisse kann bestensfalls eine untere Schranke für die absolute
Prävalenz der HIV-Positiven liefern. Daraus läßt sich jedoch keine Aussage über die relative Prävalenz in der Gesamtbevölkerung herleiten. Dazu bedürfte es vom methodischen Standpunkt idealer-
weise eines Mikrozensus, der in der Größenordnung von 1% die Gesamtbevölkerung repräsentativ
erfaßt. Wegen der Problematik der Mitteilung eines positiven Testergebnisses sollte die Erhebung
vollkommen anonymisiert durchgeführt werden, so daß nur die alters- und geschlechtsspezifische
Prävalenz bezogen auf grob gegliederte geographische Einheiten festgestellt werden kann. Falls
der Proband jedoch das Testergebnis wissen möchte, könnte ihm ein Teil des Serums zur weiteren
Untersuchung auf seine eigene Veranlassung hin überlassen werden (siehe [7]). Für solch einen Mikrozensus sind die gesetzlichen Voraussetzungen erst noch zu schaffen. Von der Royal Statistical
Society wurde vorgeschlagen, in Ermangelung von repräsentativen Stichproben die HIV-Prävalenz
aufgrund von ohnehin vorhandenen Seren anonym zu schätzen, etwa aufgrund von Seren, die bei
Blutspendern, Unfallpatienten, Schwangeren und Krankenhauspatienten entnommen worden sind.
Da es nicht zulässig ist, diese Prävalenzschätzungen auf die Gesamtbevölkerung wegen der möglichen Verzerrung in beiden Richtungen hochzurechnen, sollte zumindest einmal eine repräsentative
Stichprobe anolog dem Mikrozensus erhoben werden. Hier sind Epidemiologen und Statistiker
gefordert, konstruktive Vorschläge in die Diskussion einzubringen.

## Literaturverzeichnis


[1] BAILEY, N.T.J.: Introduction to the modeling of sexual disease. J. Math. Biol. **8**, 301-322
(1979)

[2] DIETZ, K. & HADELER, K.P.: Epidemiological models for sexually transmitted diseases. J.
Math. Biol. **26**, 1-25 (1988)

[3] HETHCOTE, H.W. & YORKE, J.A.: Gonorrhea transmission dynamics and control. Lect.
Notes Biomath., **56**, Berlin, Heidelberg, New York: Springer 1984

[4] KENDALL, D.G.: Stochastic processes and population growth. J. R. Statist. Soc. Ser. B. **11**,
230-264 (1949)

[5] PETERMAN, T.A., STONEBURNER, R.L., ALLEN, J.R., JAFFE, H.W. & CURRAN,
J.W.: Risk of human immunodeficiency virus transmission from heterosexual adults with
transfusion-associated infections. JAMA **259**, 55-58 (1988)

[6] ROYAL STATISTICAL SOCIETY: Statistical requirements of the AIDS epidemic. London
(1987)

[7] TURNER, C.F., FAY, R.E. & WIDDUS, R.: Monitoring the spread of HIV infection. (in
press)

# Epidemiologie kindlicher Atemwegserkrankungen

**H. E. Wichmann, M. Beckmann**
Medizinisches Institut für Umwelthygiene
an der Universität Düsseldorf
Auf'm Hennekamp 50
4000 Düsseldorf 1

## Zusammenfassung

Querschnittstudien an Schulkindern zeigten zu Beginn der 70er Jahre ein gehäuftes Auftreten von Atemwegssymptomen und Erkältungskrankheiten in Industrieregionen im Vergleich zu ländlichen Gebieten, wobei die Unterschiede seit Ende der 70er Jahre geringer werden. In laufenden Untersuchungen an Einschulungskindern ergeben sich regionale Muster, deren Analyse noch aussteht. Die Betrachtung der Störvariablen ergibt einen starken Einfluß des Sozialstatus, ferner spielen Geschlecht, Nationalität und familiäre Prädisposition eine wichtige Rolle. Die Bedeutung dieser Größen als Quelle für mögliche Verzerrungen der Analyse regionaler Muster wird diskutiert.

Seit fast 20 Jahren werden von unserem Institut epidemiologische Studien an Kindern durchgeführt. Diese begannen 1969-73 in Gelsenkirchen, Westerland, dem Hunsrück und dem südlichen Schwarzwald (Dolgner et al. 1974) und werden seit 1976 als Wirkungskataster-Untersuchungen fortgesetzt. Hierbei werden in den industriellen Belastungsgebieten Nordrhein-Westfalens (Raum Köln/Düsseldorf und das Ruhrgebiet) und in verschiedenen Kontrollgebieten am linken Niederrhein, in Nordwestfalen und im Bergischen Land alle 1-2 Jahre Querschnitterhebungen durchgeführt. Bis 1984 wurden insgesamt ca. 12 500 Schulkinder im Alter zwischen 6 und 12 Jahren untersucht, die länger als 2 Jahre am jeweiligen Ort wohnten (MAGS 1977-84). Bei diesen Studien zeigten sich folgende Zusammenhänge:
(1) Anfang der 70er Jahre fanden sich <u>pathologische Tonsillenbefunde</u> und vergrößerte Lymphknoten in Gelsenkirchen doppelt so häufig wie in ländlichen Gegenden. Dieser Unterschied wird seit Ende der 70er Jahre geringer. (2) 1978, als <u>Entzündungen der Nasennebenhöhlen</u> erstmals untersucht wurden, waren diese in Oberhausen doppelt so häufig wie im Vergleichsgebiet, in den Jahren danach waren keine Unterschiede mehr zu sichern. (3) <u>Messungen der Lungenfunktion</u> (Atemwegswiderstand, Peakflow), die seit 1976 durchgeführt werden, zeigten bis 1979 ungünstigere Werte in den Industrieregionen, insbesondere bei Jungen. Danach ließen sich ebenfalls keine eindeutigen Unterschiede zu den Kontrollregionen mehr aufzeigen. (4) 1978, 1980 und 1983 zeigten sich mehr <u>Erkältungssymptome</u> (Bronchitis, Husten, Erkältungshäufigkeit) in den Industrierevieren als in den Kontrollgebieten. (5) Insgesamt läßt sich feststellen, daß die anfangs deutlichen Stadt/Land-Unterschiede seit Ende der 70er Jahre kleiner werden und zum Teil verschwunden sind (EIKMANN et al. 1986). Es ist naheliegend, dies mit dem deutlichen Rückgang der Luftschadstoffbelastungen in den Industriegebieten und dem Anstieg der Immissionskonzentrationen in ländlichen Gegenden in Verbindung zu bringen.

Seit 1985 werden von unserem Institut Querschnittuntersuchungen durchgeführt, die sich überwiegend auf Einschulungskinder beziehen. Hierbei handelt es sich um Untersuchungen zum Pseudokrupp in verschiedenen Bundesländern (Wichmann 1986) und um neuere Wirkungs-
katasteruntersuchungen (MAGS 1985-87). Den Eltern wird ein vierseitiger Fragebogen zugeschickt,
in dem Angaben zu Atemwegserkrankungen des Kindes, der Eltern und der Geschwister, zur
Wohnsituation, zum Passivrauchen und zur Ausbildung der Eltern erhoben werden. Die Angaben
werden beim Untersuchungstermin durch Ärzte und Hilfskräfte des Gesundheitsamtes auf Vollständigkeit und Konsistenz überprüft und gegebenenfalls ergänzt.

**Tabelle 1:** <u>Übersicht der koordinierten Querschnittstudien mit
Einschulungskindern von 1985-1987</u>

|  | $n^1$ | Responserate |
|---|---|---|
| Pseudokrupp-Studien 1986/87 insgesamt | 24847 | 80% |
|  |  |  |
| Duisburg | 3777 | 79% |
| Köln | 6368 | 83% |
| Oberbergischer Kreis | 1932 | 74% |
| Stuttgart | 4972 | 96% |
| Tübingen/Reut-lingen/Rottenburg | 1436 | 93% |
| Freudenstadt | 1217 | 88% |
| Odenthal/Schildgen$^2$ | 744 | 76% |
| Gelnhausen$^2$ | 4401 | 63% |
|  |  |  |
| Wirkungskataster 1985/86 insgesamt | 8936 | 83% |
|  |  |  |
| Dortmund | 4928 | 76% |
| Ruhrgebiet-Mitte | 1529 | 91% |
| Borken/Dülmen | 1563 | 95% |
| Ludwigshafen/Frankenthal | 916 | 98% |

1  Anzahl der Kinder, für die Daten vorliegen
2  alle Kinder unter 6 Jahren

Nach Tabelle 1 liegen für den Zeitraum 1985-87 Daten von ca. 34 000 Kindern vor mit einer
Responserate von über 80%. Im folgenden sollen nur sechs Gebiete in Nordrhein-Westfalen hinsichtlich kindlicher Atemwegserkrankungen betrachtet werden, nämlich je zwei stark und mittel-
stark belastete Industrieregionen (Duisburg, Ruhrgebiet-Mitte und Köln, Dortmund) sowie zwei
ländliche Gebiete (Borken/Dülmen und Oberbergischer Kreis). Die Häufigkeiten, der in Tabelle 2
aufgelisteten Atemwegserkrankungen sind als Periodenprävalenzen für den Zeitraum zwischen
Geburt und 6. bis 7. Lebensjahr zu interpretieren.
Am häufigsten ist die obstruktive Bronchitis mit 12% bei Jungen und 9% bei den Mädchen angegeben worden. Diese Erkrankung tritt überwiegend in den ersten Lebensjahren auf und umfaßt die
Säuglingsbronchiolitis. Es folgt der Pseudokrupp, der sein Altersmaximum im zweiten bis vierten
Lebensjahr hat, und von dem 10% der Jungen und 7% der Mädchen betroffen sind. Heuschnupfen
und Asthma, die zu den allergischen Atemwegserkrankungen zählen, werden erheblich seltener
angegeben. Nasennebenhöhlenentzündungen können als Maß für akute Infektionserkrankungen
angesehen werden. Ihre Periodenprävalenz für das Jahr vor der Befragung liegt im Mittel aller Gebiete zwischen 12% und 13% bei Mädchen bzw. Jungen.

**Tabelle 2:** <u>Prävalenz[3] kindlicher Atemwegserkrankungen in Nordrhein-Westfalen</u>

|  | Jungen | | | Mädchen | | |
|---|---|---|---|---|---|---|
|  | alle Gebiete | Min. der Gebiete | Max. | alle Gebiete | Min. der Gebiete | Max. |
| obstr. Bronchitis[2] | 12.3% | 12.0% | 12.5% | 9.0% | 7.6% | 9.3% |
| Pseudokrupp[1] | 10.3% | 8.2% | 13.7% | 7.1% | 5.4% | 9.7% |
| Heuschnupfen[1] | 4.2% | 2.6% | 5.0% | 2.5% | 1.4% | 3.4% |
| Asthma[2] | 1.8% | 1.5% | 2.7% | 0.7% | 0.6% | 0.9% |
| Nasennebenhöhlenentzündung im letzten Jahr[1] | 13.4% | 10.1% | 14.7% | 11.7% | 8.2% | 12.9% |

1 alle sechs Gebiete (n=20097 Einschulungskinder)
2 nur Köln, Duisburg, Oberbergischer Kreis (n=12077 Einschulungskinder)
3 Periodenprävalenz zwischen Geburt und Einschulungsuntersuchung

Bei den meisten der angeführten Erkrankungen zeigen sich regionale Unterschiede, deren Analyse noch aussteht. Bevor diese interpretiert werden können, ist eine sorgfältige Auseinandersetzung mit den wichtigsten Störvariablen erforderlich. Dazu zählen (WICHMANN et al. 1985) das Geschlecht, die familiäre Prädisposition, der Sozialstatus und die Nationalität, ferner Ansteckungsmöglichkeiten durch Geschwister sowie Innenraumbelastungen (Passivrauchen, Heizen, Kochen).

Tabelle 3 zeigt, daß fast alle angegebenen Erkrankungen bei Jungen häufiger anzutreffen sind als bei Mädchen. Bei der Schätzung des relativen Risikos mit Hilfe der logistischen Regression wurde eine Adjustierung hinsichtlich der oben genannten Störvariablen und des Wohnortes vorgenommen. Beim Asthma sind Jungen doppelt so oft betroffen, bei Pseudokrupp und obstruktiver Bronchitis etwa anderthalb Mal so häufig wie Mädchen. Auch der Einfluß der familiären Prädisposition auf die Erkrankungshäufigkeiten ist hoch. So ist das Risiko für Asthma bei Kindern, deren Eltern auch an Atemwegserkrankungen litten, drei Mal so hoch wie bei Eltern ohne Atemwegserkrankungen, und selbst beim Heuschnupfen ist das Risiko immer noch doppelt so hoch. Ein gewisses 'Overreporting' ist hierbei allerdings nicht auszuschließen, da die Eltern betroffener Kinder möglicherweise eher über ihre eigenen, vergleichbaren Erkrankungen nachgedacht haben, als Eltern gesunder Kinder. Dennoch ist unwahrscheinlich, daß dies die gefundene Abhängigkeit völlig erklärt.

Einen wichtigen Einfluß auf Angaben zu kindlichen Atemwegserkrankungen haben die Nationalität und der Sozialstatus, der über die Schulausbildung der Eltern erfaßt wurde. Es zeigt sich, daß Eltern mit Universitätsabschluß etwa doppelt so oft wie Eltern mit Hauptschulabschluß angeben, der Arzt habe bei ihrem Kind Pseudokrupp diagnostiziert. Bei der obstruktiven Bronchitis und beim Heuschnupfen beträgt das relative Risiko der Ausbildung ca. 1.4, während es beim Asthma bei 1 liegt. Bei der Nationalität ist die Situation ähnlich: Die Nasennebenhöhlenentzündungen und der Pseudokrupp werden bei deutschen Kindern 2-3 Mal so häufig angegeben wie bei ausländischen

Kindern, während die Nationalität beim Asthma den geringsten Einfluß hat. Die Angaben der ausländischen Eltern zum Heuschnupfen sind möglicherweise verzerrt, da es insbesondere im Türkischen keine exakte Übersetzung dieses Begriffes gibt.

**Tabelle 3:** <u>Einfluß der Störvariablen auf die Prävalenz kindlicher Atemwegserkrankungen in Nordrhein-Westfalen</u>[1]
(adjustiert nach allen Störvariablen und dem Wohnort)

| | rel. Risiko für Jungen[3] | | rel. Risiko bei familiärer Prädisposition[4] |
|---|---|---|---|
| Asthma[2] | 2.33** | Asthma[2] | 2.99** |
| Heuschnupfen | 1.73** | obstr. Bronchitis[2] | 2.95** |
| Pseudokrupp | 1.49** | Nasennebenhöhlenentzündung | 2.31** |
| obstr. Bronchitis[2] | 1.41** | Heuschnupfen | 1.88** |
| Nasennebenhöhlenentzündung | 1.17** | Pseudokrupp | 1.78** |

| | rel. Risiko für Universitätsabschluß[5] | | rel. Risiko für Deutsche[6] |
|---|---|---|---|
| Pseudokrupp | 2.10** | Nasennebenhöhlenentzündung | 2.86** |
| Nasennebenhöhlenentzündung | 1.83** | Pseudokrupp | 2.33** |
| obstr. Bronchitis[2] | 1.43** | obstr. Bronchitis[2] | 1.12 |
| Heuschnupfen | 1.36* | Asthma[2] | 0.88 |
| Asthma[2] | 0.98 | Heuschnupfen | 0.28** |

1,2  wie Tabelle 2
3  Jungen im Vergleich zu Mädchen
4  Atemwegserkrankungen der Eltern (familiäre Prädisposition) im Vergleich zu Eltern ohne Atemwegserkrankungen)
5  Kinder von Eltern mit Universitätsabschluß im Vergleich zu Kindern von Eltern mit Hauptschulabschluß
6  deutsche Kinder im Vergleich zu ausländischen Kindern

** p < 1%      * p < 5%

Der Einfluß des Sozialstatus auf die Häufigkeit kindlicher Erkrankungen ist aus zahlreichen anderen Untersuchungen bekannt (GOLDING 1986, WICHMANN et al. 1985). Dabei verursachen selbstverständlich die soziale Klasse oder die Nationalität selbst keine Erkrankungen sondern dienen als Indikator für Unterschiede im Verhalten, in der Nutzung der Einrichtungen des Gesundheitswesens, in der Ernährung, in belastenden 'life events', im Wohnen und im Einkommen. Außerdem ist der Sozialstatus auch mit anderen Einflußgrößen auf kindliche Atemwegserkrankungen verquickt. Es ist bekannt, daß der gemeinsame Schlafraum bei Geschwistern wegen stärkerer Infektionsmöglichkeiten einen Risikofaktor für Atemwegserkrankungen darstellt. Kinder aus schlechter ausgebildeten Familien teilen z.B. in Köln in 83% den Schlafraum mit ihren Geschwistern, bei Akademikerkindern beträgt dieser Anteil lediglich 52%. Ähnliches gilt für die Innenraumbelastung durch Heizen und Kochen. Auch hier haben die besser ausgebildeten Eltern im Mittel weniger belastende Bedingungen. Schließlich geht auch das Passivrauchen in die gleiche Richtung: bei Eltern mit Hauptschulabschluß wird in Köln in 70% der Haushalte geraucht, bei Akademikern nur in 42%.

Darüberhinaus zeigen die genannten Risikofaktoren ein auffälliges räumliches Muster, denn in Industrieregionen findet man einen höheren Anteil von Rauchern, schlechtere Wohnbedingungen, einen höheren Anteil schlechter ausgebildeter Personen und stärkere Umweltbelastungen. Im Gegensatz zu diesen Tatsachen werden aber gerade von den besser ausgebildeten Eltern mehr Erkrankungsfälle insbesondere mit Pseudokrupp gemeldet. Für die Interpretation regionaler Unterschiede in den Erkrankungshäufigkeiten ist daher die sorgfältige Betrachtung der angegebenen Störvariablen unbedingt Voraussetzung.

Abschließend sei darauf hingewiesen, daß parallel zu diesen Querschnittuntersuchungen umfangreiche Längsschnittbeobachtungen (bisher 17 000 Erkrankungsfälle an Pseudokrupp und obstruktiver Bronchitis) durchgeführt werden (WICHMANN 1986), auf die hier nicht eingegangen werden kann.


<u>Literatur</u>

DOLGNER, R.; PELECH, L.; SCHMIDT, P.: Die Reaktion des Schulkindes auf Luftverunreinigungen - Ergebnisse und Erfahrungen aus mehrjährigen Untersuchungen. Zbl. Bakt. Hyg. A 227 (1974) 101-109

EIKMANN, T.; FINCKH, W.; EINBRODT, H.J.: Zum Gesundheitszustand der Bevölkerung in Gebieten mit unterschiedlicher Luftbelastung - II. Epidemiologische Untersuchungen von Kindern. Öff. Gesundh.-Wes. 48 (1986) 31-38

GOLDING, J.: Child Health and the Environment. Brit. Med. Bull. 42 (1986) 204-211

MAGS: Luftreinhaltepläne Ruhrgebiet/Rheinschiene. Minister für Arbeit, Gesundheit und Soziales des Landes Nordrhein-Westfalen, Düsseldorf (1977-87)

SCHMIDT, P.; DOLGNER, R.: Zur Deutung einiger Befunde aus Kinderuntersuchungen in Gebieten mit unterschiedlich starker Luftverunreinigung. Zbl. Bakt. Hyg. B 165 (1977) 539-547

WICHMANN, H.E.: Studien zum Pseudokrupp und zur obstruktiven Bronchitis in Nordrhein-Westfalen und Baden-Württemberg. Aktuelle Probleme der Luftreinhaltung - Band 2: Pseudokrupp und Dioxine/Furane VDI-Verlag Düsseldorf (1986)

WICHMANN, H.E.; KRÄMER, U.; SCHLIPKÖTER, H.W.: Luftverunreinigung und stenosierende Laryngitis ("Pseudokrupp"). Staub 45 (1985) 580-586

<u>Neuere Entwicklungen bei der Erkennung</u>
<u>und Bewertung von Unerwünschten Arzneimittelwirkungen</u>

J. Hasford,
Biometrisches Zentrum für Therapiestudien, München


Eine Untersuchung der internistischen Aufnahmen eines deutschen
Universitätsklinikums ergab, daß 6% der Aufnahmen durch unerwünschte
Arzneimittelwirkungen (UAW) bedingt waren (1). Zur Häufigkeit unerwünschter Wirkungen in der ambulanten Behandlung schreibt Kimbel:'Aus
den Ergebnissen einer neuseeländischen Studie, bei der 125 praktische
Ärzte zwei Monate lang alle in ihrer Praxis beobachteten unerwünschten
Wirkungen aufzeichneten (insgesamt 904), kann für die Verhältnisse in
der BRD hochgerechnet werden, daß jährlich etwa 50.000 lebensbedroh-
liche, 150.000 schwere und 1 Million leichte unerwünschte Wirkungen
vorkommen. Das Risiko der Arzneibehandlung liegt demnach in der Grös-
senordung desjenigen behandlungsbedürftiger Verletzungen bei Verkehrs-
unfällen' (2). 1986 hat das Bundesgesundheitsamt für 951 Arzneimittel
wesentliche Sicherheitsmaßnahmen getroffen oder veranlaßt (3). Diese
drei Referenzen sollen genügen um den Stellenwert von UAW deutlich zu
machen und um die Bedeutung einer frühzeitigen Erkennung von UAW für
die Schadensbegrenzung aufzuzeigen. Betrachtet man die Arzneimittelsicherheit als ein Handlungssystem, so lassen sich verschiedene Ar-
beitsschritte differenzieren: Eine UAW läßt sich als solche am Patienten nicht direkt erkennen. Am Patienten lassen sich nur Veränderungen oder Ereignisse qualitativer oder quantitativer Art beobachten.
Die Klassifizierung dieser Veränderungen oder Ereignisse in erwünschte
oder unerwünschte dürfte - wenn die Indikation feststeht, - keine
Probleme bereiten. Sehr viel schwieriger ist es, den Nachweis einer
kausalen Beziehung zwischen dem unerwünschten Ereignis (UE) bzw. der
unerwünschten Veränderung und der zuvorigen Anwendung eines bestimmten
Arzneimittels zu führen. Die Methodik für einen Nachweis der Kausalität ist für statistisch ausgewiesene Datenerhebungs- und Auswer-
tungsansätze wie die randomisierte Studie, die Kohortenstudie und die
Fallkontrollstudie gut entwickelt. Ein Problem stellt jedoch die
Beurteilung der Kausalität bei einzelnen UAW-Verdachtsfällen dar(4).
Das vorletzte Glied des Handlungssystems Arzneimittelsicherheit ist
die Prüfung, wie das neue Wissen die Schaden/Nutzen-Abwägung beeinflußt. Der letzte Schritt ist die Implementation der erforderlichen

Maßnahmen und deren Evaluation.

Im folgenden wird über neue Entwicklungen zu Problemen berichtet, die
bislang nicht zufriedenstellend gelöst sind. Dies sind zum einen die
Datenerhebung selbst, bzw. der Zugang zu bereits erhobenen Daten und
zum anderen die Beurteilung einzelner UAW-Verdachtsfälle.


Das System der Pharmacovigilance in Frankreich


Die systematische Erfassung vermuteter unerwünschter Arzneimittelwirkungen begann in Frankreich 1972 (5,6). Das System ist seither ge-
wachsen und hat mit dem Gesetz von 1984 einen beachtlichen Grad an
Perfektion erreicht. Frankreich hat bei der Arzneimittelüberwachung
einen regionalisierten Ansatz gewählt. Es gibt 28 Zentren für Arzneimittelüberwachung (Centre de Pharmacovigilance), die meist einem
Universitätsinstitut für Pharmakologie und Toxikologie angegliedert
sind. In der Regel ist ein Professor dieses Instituts zugleich Leiter
des Arzneimittelüberwachungszentrums. Im Durchschnitt stehen vier bis
sechs Voll-/Teilzeitwissenschaftler für die Erfüllung der Aufgaben zur
Verfügung. Für die Arbeit der Zentren bestehen einheitliche Rahmen-
richtlinien. Die Aufgaben der Zentren sind: Daten über unerwartete
oder toxische Arzneimittelwirkungen zu sammeln; Informationen über
unerwartete oder toxische Arzneimittelwirkungen sowie Möglichkeiten
ihrer Prophylaxe zu verbreiten; Validierungsstudien durchzuführen
sowie methodische Forschung.
Die Datensammlung erfolgt zum Teil über telefonische Meldungen von
niedergelassenen oder Krankenhausärzten, z.T. als Meldungen per Post
auf einem Berichtsbogen. Es gibt aber auch Ansätze, Patienten im Krankenhaus systematisch zu beobachten. Eine gesetzliche Meldepflicht für
UAW besteht seit 1984/85. Alle eingehenden Meldungen über unerwünschte
Wirkungen werden einheitlich mit dem Entscheidungsalgorithmus von
Dangoumau/Bégaud beurteilt (7). Die regional erhobenen Meldungen über
unerwünschte Wirkungen werden an eine nationale Datenbank in Lyon, die
gegenwärtig ungefähr 30.000 Fälle umfaßt, weitergeleitet. Zu dieser
Datenbank haben alle regionalen Zentren Online Anschluß, d.h. sie
können jederzeit Analysen mit dem zentral vorliegenden Datenmaterial
vornehmen. Die Zentrumsdirektoren treffen sich alle zwei Monate im
Commiteé Technique de Pharmacovigilance zu gemeinsamen Entscheidungen
bezüglich der Herausgabe von Warnungen oder der Durchführung soge-

nannter Validierungsstudien. Unter Validierungsstudie wird die detaillierte Analyse eines Verdachts über die Kausalität einer unerwünschten Wirkung verstanden. Dazu gehören auch Fallkontrollstudien und Kohortenstudien. Die Leistungsstatistik der regionalen Zentren weist für das Jahr 1983 allein fünfzig Validierungsstudien, die z.T. in Zusammenarbeit mit dem Arzneimittelhersteller durchgeführt wurden, aus.

Die Vorteile der Regionalisierung liegen auf der Hand. Sie ermöglicht eine enge Kommunikation zwischen den Mitarbeitern der Zentren und den Ärzten der Region. Dies dürfte einen positiven Einfluß haben sowohl auf die Frequenz der Meldungen als auch auf deren Qualität. Eine sorgfältige Datenerhebung wird ohne großen Aufwand möglich sein. Insgesamt dürfte diese "Basisnähe" ein effizientes und schnelles Handeln des regionalen Zentrums ermöglichen. Die zweimonatlichen Treffen der Zentren gewährleisten, daß die erhobenen Daten auch im größeren Kontext analysiert werden können.
Die Einbindung der Zentren in die Universitäten führt zu einer wissenschaftlichen Orientierung und dazu, daß bereits Medizinstudenten mit der Arbeit der Centres de Pharmacovigilance während ihrer Ausbildung Kontakt haben. Wichtig ist , daß durch die Vielzahl der Zentren vielen Ärzten Gelegenheit geboten wird auch praktisch die Arbeit eines Centre de Pharmacovigilance kennenzulernen. Laufbahnen im Bereich der Arzneimittelüberwachung sind möglich. Gelegenheit wissenschaftlich zu arbeiten geben die zahlreichen Validierungsstudien sowie die gesetzlich fixierte Aufgabe der Zentren die methodische Forschung voranzutreiben. 100 bis 150 Ärzte und Wissenschaftler, die auf dem Gebiet der Arzneimittelsicherheit in den Centres arbeiten, ermöglichen auf den jährlichen Journeés de Pharmacovigilance - einer mehrtägigen Tagung - eine inhaltliche Diskussion. Dies sind wichtige strukturelle Voraussetzungen, um qualifizierte Leute über längere Zeit in diesem Arbeitsbereich zu halten. Publikationsmöglichkeiten bestehen v.a. in der Zeitschrift Thérapie.

Die mangelnde Beherschung der französischen Sprache hat bislang verhindert, daß das französische Modell im deutschen und angelsächsischen Sprachraum allgemein bekannt wird. Diese Sprachbarriere darf nicht zu dem Fehlschluß führen, daß die französische Forschung auf dem Gebiet der Arzneimittelüberwachung qualitativ und quantitativ unbedeutend sei.

**COMPASS (Computerized Online Medicaid Pharmaceutical Analysis and Surveillance System)**

Während im französischen System Daten über vermutete UAWs für weitergehende Analysen eigens erhoben werden, ist es das Charakteristikum von COMPASS, daß es r o u t i n e m ä ßi g erhobene Daten analysiert. Veränderungen und Ereignisse werden als Diagnosen im Sinne eines Medical Record Linkage mit Arzneimittelverordnungsdaten zusammengeführt (8).
Hauptdatenquelle für COMPASS ist Medicaid. Medicaid ist ein staatliches Krankenversicherungssystem für sozial Schwache in den USA. Elf Staaten mit sieben Millionen Medicaidempfängern stellen ihre Daten für COMPASS zur Verfügung. Health Maintenance Organisations und private Krankenversicherungen stellen Daten von weiteren zwei Millionen Patienten. Von den insgesamt neun Millionen sind zwei Millionen Kinder unter 12 Jahren, davon 400.000 Kinder unter zwei Jahre, sowie 150.000 Schwangerschaften. Die Daten werden monatlich auf den neuesten Stand gebracht. Folgende Merkmale stehen für die Analysen zur Verfügung:
Patientenidentifikation; Alter, Geschlecht, Rasse, Staat und Bezirk; ambulante Arzneimmittelverordnungen und deren Dauer;
ambulante und stationäre Diagnosen (ICD-9-CM, fünfstellig);
Zeitpunkte der Leistungserbringung; weitere Leistungen wie Labor, Röntgen, etc.; die Leistungserbringer; sowie z.T. Angaben zum Vitalstatus bzw. die Todesursache.

Die Daten ermöglichen eine exakte zeitliche Zuordnung und entstammen ausschließlich Abrechnungsunterlagen, die bis auf die Diagnosen, einer rigorosen Qualitätskontrolle unterliegen. Um eine Vorstellung von der Größe der Arzneimittelanwenderkohorten und der Fallgruppen zu geben, seien einige beispielhaft angeführt: Es liegen Daten über 1,6 Mio Kodein-, 1,41 Mio Amoxycillin-, 1,37 Mio Penicillin-, 0,48 Mio Ibuprofen- und 0,21 Mio Amitriptylinanwender vor. 0,93 Mio Fälle von Otitis media, 0,87 Mio Fälle von Bronchitis, 0,80 Mio Harnwegsinfekte, 0,62 Mio Anaemien, 0,19 Mio Fälle von Asthma und 0,13 Mio Todesfälle sind registriert.
COMPASS-Daten lassen sich im Sinne von Kohorten- und von Fallkontrollstudien analysieren. Aber auch Einzelfallanalysen sind möglich.
Benutzerfreundliche menügesteuerte Auswertungsroutinen ermöglichen:
die Bildung jeglicher Kohorten; eine Expositions-/Reexpositionsanalyse, diese Routine sucht die Patienten, die nach einer definierten Exposition ein definiertes UE erlitten und nach einer Reexposition das

definierte UE erneut erlitten; die Berechnung des RR und der OR je
nach Studientyp mit Angabe des 95%-Vertrauensintervalles; die Zufallsauswahl alters-, geschlechts- und krankheits- gematchter Kontrollen; die Analyse der zeitlichen Abfolgen von Diagnosen und Verordnungen mit variablen Zeitfenstern; die Analyse der Vergleichbarkeit
der Nachbeobachtung; und mehr. Es besteht zudem die Möglichkeit auf
die Originalkrankenakten zurückzugreifen.

Die Leistungsfähigkeit und Sensitivität von COMPASS wurde mit der
Untersuchung folgender Hypothesen geprüft, wobei darauf geachtet
wurde, ob sich mit COMPASS auch bereits bekannte Arzneimittel - UW-Be-
ziehungen reproduzieren ließen:

NSA                       - GI-Blutungen, Allergien, Anaphylaxien
Orale Kontrazeptiva       - Gallenblasenerkrankungen, Thrombembolien
Thiazide                  - Gallenblasenerkrankungen
Ticrynafen                - Lebererkrankungen
Ampicillin                - Hautreaktionen
Phenothiazine             - Lebererkrankungen
Sulfonamide               - Thrombozytopenien
KCl                       - GI-Blutungen
Procainamid               - Zytopenien
ß-Blocker                 - Depression


Die Vorteile von COMPASS sind evident: Die Datenerhebung erfolgt
hypothesenfrei, prospektiv, frei von Recall-, Interview- oder Reporting Bias. Große Kohorten lassen sich bilden, die die Beobachtung
auch seltener UE ermöglichen. Es liegen ambulante und stationäre Diagnosen vor. Da die Daten aus einer definierten Bevölkerungsstichprobe
stammen, lassen sich auch Inzidenzen angeben. Da die Daten regelmäßig
und routinemäßig erhoben werden, lassen sich Kohorten-, Fallkontroll-
und Einzelfallstudien gegebenenfalls sehr schnell und d.h. auch relativ kostengünstig durchführen.
Die Nachteile von COMPASS liegen in der nicht sicheren Validität der
Diagnosen, den nicht völlig nachvollziehbaren lost to follow up-Fäl-
len, sowie der mangelhaften Erhebung von Confounding factors wie z.B.
Raucher-/ Alkoholstatus und Beruf. Es fehlen auch stationäre Verord-
nungsdaten. Zwei Monate vergehen von der Abgabe eines Arzneimittels
bis zum Auftauchen dieser Information in der COMPASS-Datenbank. Die
mangelhafte Repräsentativität der COMPASS-Patienten hingegen dürfte
eher ein Vorteil sein, da Kinder und Schwangere an Therapiestudien
meist nicht teilnehmen.

COMPASS steht Arzneimittelbehörden, Arzneimittelherstellern und
Forschern zur Verfügung. Bevor jedoch Zugang zu den Daten gewährt
wird, muß ein Studienprotokoll erstellt werden, das einem Gutachter-
gremium zur Genehmigung vorgelegt werden muß. Darüberhinaus wird das
genehmigte Protokoll bei der FDA oder einem Notar hinterlegt.


## UAW-Einzelfallanalyse – Entscheidungsalgorithmus mit Bayes-Ansatz


Die allgemein gebräuchliche Verwendung des Begriffs 'Unerwünschte
Arzneimittelwirkung' (UAW) erweckt den Anschein, daß es ein Leichtes
sei, eine unerwünschte Arzneimittelwirkung als solche zu erkennen und
das verursachende Arzneimittel zutreffend zu identifizieren. Die Wi-
dersprüchlichkeit verschiedener Begutachter bei der Beurteilung, ob
überhaupt eine unerwünschte Arzneimittelwirkung vorliegt und wenn ja,
welches Arzneimittel als causa anzuschuldigen sei, liegt jedoch wie
zahlreiche Untersuchungen zeigen, zwischen 37 und 80% (4). Zur Syste-
matisierung und Standardisierung der Beurteilung wurden in den letzten
Jahren Verfahren entwickelt, für die sich der Begriff 'Algorithmus'
durchgesetzt hat. Unter Algorithmus wird in diesem Zusammenhang ein
formalisiertes Verfahren zur schrittweisen Aufarbeitung der Angaben
über ein unerwünschtes Ereignis verstanden. Das Ziel der Anwendung
eines Algorithmus ist es, zuverlässig und reproduzierbar eine unerwünschte Arzneimittelwirkung als solche zu identifizieren und die
Wahrscheinlichkeit für das Vorliegen einer ursächlichen Wirkung eines
bestimmten Arzneimittels abzuschätzen. In den algorithmisierten Beur-
teilungsprozess gehen die Eigenschaften der vermuteten UAW, die Anamnese, die Erfahrung des Beurteilers und der Erkenntnisstand der Literatur ein. Entscheidungsregeln führen dann zu einer Abschätzung der
Wahrscheinlichkeit für das Vorliegen einer spezifischen Arzneimit-
tel-Wirkungsbeziehung auf Rangskalenniveau: z.B. zweifelhaft, möglich,
wahrscheinlich, sicher ursächlich bedingt.
Inzwischen liegen zwischen 10 und 15 Algorithmen vor, mit unterschiedlichem Differenzierungsgrad der Kriterien und differierenden Entscheidungsregeln. Wenig zufriedenstellend war bislang die mangelhafte Quantifizierung des Urteils. Der Statistiker D. Lane hat nun diese algo-
rithmisierte Beurteilung mit einem Bayes'schen Ansatz kombiniert
(9,10).

Das Ziel ist es, die posterior odds, daß ein Arzneimittel D das UE E verursacht hat, zu berechnen. Die posterior odds wird definiert als

$$\text{posterior odds (PO)} = \frac{P(D \rightarrow E \mid B,C)}{P(D \nrightarrow E \mid B,C)}$$

wobei B alle einzelfallunabhängigen Informationen umfaßt wie z.B. die ADME-Eigenschaften des Arzneimittels, Risikofaktoren der Patientenpopulation etc, und C alle einzelfallspezifischen Informationen wie die Krankengeschichte, der zeitliche Ablauf zwischen Arzneimittelanwendung und UE, das Verhalten beim Absetzen des Arzneimittels und bei Reexposition.
Diese posterior odds läßt sich wie bekannt darstellen als Produkt aus der prior odds und der likelihood ratio:

$$\frac{P(D \rightarrow E \mid B,C)}{P(D \nrightarrow E \mid B,C)} = \frac{P(D \rightarrow E \mid B)}{P(D \nrightarrow E \mid B)} \; X \; \frac{P(C \mid D \rightarrow E,B)}{P(C \mid D \nrightarrow E,B)}$$

Die prior odds wird unter der Bedingung der einzelfallunabhängigen Informationen B geschätzt. Die likelihood ratio wird aufgegliedert in die LR der einzelnen Bestandteile von C. So muß z.B. bezüglich der LR der Krankengeschichte angegeben werden: Die Wahrscheinlichkeit für die spezifische Anamnese unter der Bedingung, daß D E verursacht hat, bei gegebenen einzelfallunabhängigen Informationen B.

Der Vorteil dieses bayesianischen Ansatzes besteht darin, daß alle Informationen die in die Kausalitätsanalyse eingehen, quantifiziert werden müssen, d.h. ihr Einfluß auf die Kausalitätsanalyse wird überprüfbar. Auch erhält man eine Zahl als Ergebnis. Aber es drängt sich der Verdacht auf, daß diese Zahl eine Genauigkeit vorgibt, die weder durch Fakten noch durch die Vorgehensweise gedeckt wird. Wie will man, nicht nur in den frühen Phasen der Arzneimittelentwicklung, prior odds angeben? Die prior odds dürften sich nur in Ausnahmefällen empirisch zuverlässig ableiten lassen.

Lane schlägt vor, die prior odds aus den Inzidenzen des UE unter Arzneimittelanwendung und ohne Arzneimittelanwendung zu schätzen:

$$\text{prior odds} = \frac{\left[P(E \mid D^+) - P(E \mid D^-)\right]}{P(E \mid D^-)}$$

Nun ist aber denkbar, daß ein Arzneimittel eine UE sowohl auslösen als auch verhindern kann. Allgemein gilt

$$P(E|D^+) \quad = \quad P(E|D^-) \quad + \; X \quad + \; Y$$

| Anteil der unter D beobachteten Ereignisse | Spontan- rate von E | Anteil der Ereignisse die durch D zusätzlich ausgelöst wurden | Anteil der Er- eignisse die durch D verhin- dert wurden |
|---|---|---|---|

Empirisch läßt sich X und Y nicht einzeln beobachten, sondern nur als Differenz.

$P(E|D^+) - P(E|D^-)$ kann also auch 0 bzw. $<0$ werden. Aus $P(E|D^+) = P(E|D^-)$ darf also nicht geschlossen werden, daß D im Einzelfall nicht auch E auslösen kann. Die Benutzung der Differenz der Inzidenzen ist daher für die Beurteilung von Einzelfällen nicht zulässig. Problematisch ist die Vorgehensweise auch, da sie einen Zirkelschluß enthält. Nur wenn man schon a priori davon ausgeht, daß $D \rightarrow E$, wenn vielleicht auch nur sehr selten, verursacht, kann die posterior odds, daß $D \rightarrow E$ im Einzelfall verursacht hat $>0$ werden.


## Résumé


In den letzten 25 Jahren hat unser Fachgebiet dazu beigetragen, daß viele Probleme bei der Arzneimittelanwendungsüberwachung gelöst worden sind. Erinnert sein nur an das gut entwickelte Instrumentarium zur Planung, Durchführung und Auswertung von randomisierten Studien, Kohorten- und Fallkontrollstudien. Nicht befriedigend gelöst ist die Datenerhebung für einzelne Verdachtsfälle und der Zugang zu bereits erhobenen Daten. Dazu und zum Problem der Einzelfallanalyse wurden jüngste Entwicklungen vorgestellt. Dementsprechend läßt sich der Nutzen dieser Entwicklungen noch nicht empirisch belegen. Sie zeigen aber deutlich, daß in verschiedenen Ländern mit Hochdruck an der Lösung wichtiger Probleme bei der Erfassung und Bewertung von UAW gearbeitet wird. So dürften allein in Frankreich auf der Seite der Öffentlichen Hand rund 140 Wissenschaftler auf diesem Gebiet arbeiten. Es fällt auf, daß aus der BRD praktisch noch immer keine ernst zu nehmenden Beiträge vorliegen. Dies liegt auch an der mangelnden Infrastruktur - in der BRD dürfte die Vergleichszahl zu Frankreich, bei

optimistischer Betrachtung, bei maximal 40 liegen. Diese 'systematische' Nichtnutzung von Erkenntnismöglichkeiten über das Wirkungs-
spektrum von Arzneimitteln ist unverantwortlich, kurzsichtig und
könnte zumindest mittelfristig auch die Wettbewerbsfähigkeit der
bundesdeutschen pharmazeutischen Industrie beeinträchtigen.

Ich danke Frau G. Seiffert für wertvolle Anregungen.


Literatur:


1.  Kewitz, H.  (1977)  Erhebungen  über  die  Arzneitherapie  in  der
    Klinik. Verh. Dtsch. Ges. Inn. Med 83, 1487-1502
2.  Kimbel, K.H.  (1983)  Methodik  der  Erfassung  von  unerwünschten
    Arzneiwirkungen.  In:  Weber,  E.  (Hrsg.):  Taschenbuch  der
    unerwünschten  Arzneiwirkungen.  Gustav  Fischer,  Stuttgart,  New
    York, 10-16
3.  Bundesgesundheitsamt (1987)  Arzneimittelsicherheitsmaßnahmen  des
    BGA im Jahr 1986. Fortschr. Med. 105: 65
4.  Hasford, J. (1982) Current concepts for assessing the drug-adverse
    event relationship and their problems. In:  Auriche, M. Burke,  J.
    Duchier,  J.  (Hrsg.): Drug  Safety -  Progress and  Controversies.
    Pergamon Press, Paris 257-262
5.  Moore, N. et al. (1985) Adverse Drug Reaction Monitoring: Doing it
    the French Way. Lancet II: 1056-1058
6.  Dangoumau, J.  et al.  (1986)  A Drug  Information-ADR  Collection
    Network: The French System. Drug Information J. 20: 337-346
7.  Bégaud, B. et  al (1985)  Imputabilité des  effects inattendus  ou
    toxiques des médicaments. Actualisation de la méthode utilisée  en
    France. Thérapie 40, 111-118 (mit englischer Übersetzung)
8.  Morse, M.L. et al. (1986) COMPASS: a population based postmarketing
    drug surveillance system. In: Monitoring for Drug Safety,  (W.H.W.
    Inman, ed.) 2nd Edition Lancaster: MTP Press 237-254.
9.  Lane, D.A. (1986) The Logic of Uncertainty: Measuring Degree of
    Belief. Drug Information J. 20: 445-453
10. Lane, A.D. (1986) The Bayesian  Approach to Causality  Assessment:
    An Introduction. Drug Information J. 20: 455-461

Seltene Nebenwirkungen

bei variabel langer Expositionsdauer

Rudolf Repges

Abteilung Medizinische Statistik und Dokumentation
Technische Hcchschule Aachen

Für das Modell einer Fall-Kontroll-Studie wird eine stetige Version
vorgeschlagen. Diese Version erlaubt Aussagen für kurzzeitige
Expositionsdauern, ohne daß mit der Dauer auch das Risiko gegen Null
geht. Aussagen für variabel lange Expositionsdauer erfordern
zusätzliche Inferenzstrategien, die sich aus dem hier vorgeschlagenen
Ansatz direkt ableiten lassen.

## 1. Ein stetiges Fall-Kontroll-Modell

Die betrachtete seltene Nebenwirkung sei mit c (case) bezeichnet;
der Teil der betrachteten Bevölkerung, bei dem c auftreten kann,
bildet die Studienpopulation x . Zu einem Zeitpunkt t sei ein
Teil x' der Studienpopulation unter Exposition. Dieser Teil bildet
die Indexpopulation, und der übrige Teil $x_o = x-x'$ die Referenzpopulation. $r'(t)$ bzw $r_o(t)$ seien den Hazardfunktionen (Inzidenz-
funktionen) der beiden Populationen (Bezeichnungen nach Miettinen
(4), (5)).
Für die bis zum Zeitpunkt t aufgetretenen Fälle c' und $c_o$
aus Index- bzw. Referenzpopulation schreiben wir in erster
Näherung (getrennte Populationen, ohne Differenzierung nach der
Expositionsdauer, Fehlermartingale dw' und $dw_o$):

$$\text{Indexpopulation:} \qquad c'(t) = \int_o^t r'(s)\, x'(s)\, ds + \int_o^t dw'(s)$$

$$\text{Referenzpopulation:} \qquad c_o(t) = \int_o^t r_o(s)\, x_o(s)\, ds + \int_o^t dw_o(s)$$

Die entsprechenden Differentialgleichungen für die Erwartungswerte
sind

Indexpopulation: $\qquad\dot{x}' = -r'x' \qquad \dot{c}' = r'x'$

Referenzpopulation: $\qquad \dot{x}_o = -r_o x_o \qquad \dot{c}_o = r_o x_o$

Bei konstanten $x$ ("dynamische Population", da sich Verluste im
Mittel durch Immigration ausgleichen) und konstanten Risiken $r'$
und $r_o$ ist $c' = r'x't$ und ebenso $c_o = r_o x_o t$ ; dies ist der
klassische Ansatz für Fallkontrollstudien, vgl. (1) oder (3).


## 2. Kurzzeitige Exposition

Zur Zeit $t = o$ sei niemand exponiert, also $x'(o) = o$ .
Zu einem festen Zeitpunkt $t$ gerate ein Teil $q_o$ der Referenzpopulation $x_o$ in das Stadium der Exposition; von diesem Zufluß
von $q_o x_o$ Personen trete mit der Inzidenz $r'$ die Nebenwirkung
auf, der Rest übersteht die Exposition und fließt mit der Rate
$q'$ wieder zurück in die nichtexponierte Referenzpopulation.

$$x' \xrightarrow{r'} c' \qquad \dot{x}' = q_o x_o - q'x' - r'x' \qquad \dot{c}' = r'x'$$

$$q' \Big\Updownarrow q_o$$

$$x_o \xrightarrow{r_o} c_o \qquad \dot{x}_o = -q_o x_o + q'x' - r_o x_o \qquad \dot{c}_o = r_o x_o$$

Die Rückflußrate $q'$ wird so gewählt, daß Rückfluß = Zufluß ist,
also $\dot{x}' = o$ (steady state). Dies zusammen mit der Anfangsbedin-
gung $x'(o) = o$ sichert, daß die Verweilzeit hinreichend kurz ist.

Zur Bestimmung des Risikos $r'$ ist die Gleichung $\dot{c}' = r'x'$ nicht brauchbar, da $x'$ "beliebig klein" ist. Man muß daher auf die Definition zurückgehen, nach der das Expositionsrisiko $= P(C|E)$ ist mit den Ereignissen $C$ = Nebenwirkung und $E$ = Exposition. Davon ist $C \cap E$ ($= c'(t)$ = Anzahl der bis zum Zeitpunkt $t$ beobachteten Nebenwirkungen unter den Exponierten) bekannt, und $E$ ($= \int_o^t q_o x(s)\,ds$ = die Anzahl der unter Exposition geratenen) muß aus geeigneten Kontrollen geschätzt werden. Dieser Quotient ist zeitunabhängig, denn es ist wegen $\dot{x}' = o$

$$x' = \frac{q_o}{r' + q'}\, x_o \quad , \text{ also}$$

$$c'(t) = \int_o^t r'x'(s)\,ds = \int_o^t r'\, \frac{q_o}{r' + q'}\, x_o(s)\,ds$$

also
$$\frac{P(C \cap E)}{P(E)} = \frac{c'(t)}{\int_o^t q_o x_o(s)\,ds} = \frac{r'}{r' + q'} \quad .$$

Die Differentialgleichung für die Referenzpopulation gibt schließlich Auskunft über das Exzeßrisiko. Sie lautet (s.o.)

$$\dot{x}_o = -q_o x_o + q'x' - r_o x_o$$

$$= -q_o(1 - \frac{q'}{r' + q'})x_o - r_o x_o \quad \text{wegen} \quad x' = \frac{q_o}{r' + q'}\, x_o$$

$$= -(q_o \frac{r'}{r' + q'} + r_o)\, x_o$$

$$= -(q_o\, P(C|E) + r_o)\, x_o$$

$$= -(r_{Exz} + r_o)x_o$$

$r_o$, das "normale" Risiko, kann aus $c_o(t)$ wie üblich geschätzt werden, $q_o$ durch eine Stichprobe aus der Referenzpopulation, $r'/(r'+q')$ ist der eben erwähnte Schätzwert für $P(C|E)$. Das Produkt, also $q_o\, P(C|E)$, ist also das über $r_o$ hinausgehende Exzeßrisiko.

## 3. Variabel lange Exposition

Um variabel lange Expositionszeiten inkorporieren zu können,
erfahren die Kompartimente  $x'$  und  $c'$  der Indexpopulation
folgende Verallgemeinerung:

Zum Zeitpunkt  $s$  enthält  $x'$  auch noch einen gewissen Anteil  $G(u)$  der zum Zeitpunkt  $s-u$  eingeströmten Menge
$q(s-u)$, und zwar den Anteil, dessen Expositionszeit  $v$  mindestens  $= u$  ist. Ist  $F(v)$  die Verteilung der Expositionszeiten – die als stationär, d.h. unabhängig vom Zeitpunkt
$s-u$  des Beginns der Exposition angenommen wird –, so ist
$G(u) = 1 - F(u)$  der Teil der eingeströmten Menge  $q(s-u)$
mit  $v > u$ , also noch im Kompartiment  $x'$ , während der Teil
$F(u)$  mit  $v < u$  wieder zur nichtexponierten Referenzpopulation zurückgekehrt ist. Nimmt man an, daß das Risiko von der
Expositionszeit abhängt, so gibt zu jedem  $u$  mit  $o < u < s$ ,
eine Übergangsrate in das Kompartement  $c'$  :

$$\dot{c}'(s|u) = r(u)q(s-u)\,G(u) \quad .$$

Zur statistischen Inferenz, vgl. auch (2), ist bei der Kollek-
tion der Fälle für jedes Ereignis, das zu einer Zeit  $s$  stattfindet, das zugehörige  $u$  (Expositionsdauer), die Inzidenz
$q(s-u)$  zu dieser Zeit und die Häufigkeit, mit der ein  $v > u$
in der Indexpopulation auftritt, durch geeignete Stichproben
zu schätzen. Dann ist  $r(u)q(s-u)G(u)$  der Regressionskoeffi-
zient der Funktion  $c\,(t|u)$  mit  $c\,(o|u) = o$ , aus dem sich das
gesuchte  $r(u)$  bestimmen läßt.

Eine weitere Verallgemeinerung ist möglich, wenn man eine Ri-
sikofunktion  $r(u;v)$  einführt, die auch noch für  $u > v$  positiv sein kann. Mit ihr könnte man etwa ein Rest- oder Spät-
risiko modellieren, das auch nach Ende der Exposition noch
vorhanden ist. Man könnte außerdem für  $v$  einen weiteren Ar-
gumentebereich zulassen, etwa verschiedene Intensitäten oder
verschiedene Applikationsarten.  $v(u)$  wäre dann die bis zum
Zeitpunkt  $u$  abgelaufene Historie,  $r(u;v)$  das Risiko zum
Zeitpunkt  $u$ , gegeben die Historie im Intervall  $(o,u)$.

Im Kompartimentmodell ergibt dies eine weitere Spezifikation
von  c'  als eigenes Kompartiment  c'(s|u,v) für jedes
o < u < s  und jede Historie  v  im Intervall  (s-u,s), wenn
s  der Beobachtungszeitpunkt ist. Als Differentialgleichung
(Ableitung bezüglich  s) ergibt sich - mit  f(v)  als geeigneter Dichtefunktion der Verteilung  F(v) -

$$\dot{c}'(s|u,v) = r(u,v)q(s-u)f(v)$$

Durch Summation über alle  u < s  ergibt sich

$$\dot{c}'(s|v) = \int_{o}^{s} r(u,v)q(s-u)du\ f(v)$$

Für den anfangs betrachteten Fall kurzzeitiger Exposition könnte
v  z.B. noch ein zusätzlicher zweidimensionaler Index
v = (d,a)  sein, der die Dosierung  d  und die Applikationsart  a  angibt. Das Integral läßt sich dann interpretieren
als Anteil des Zustroms nach einer Exposition vom Typ  v
zur Zeit  s-u , der noch ein Restrisiko aufweist.
Die Summation dieser Anteile bildet aber gerade den Inhalt
x'(s|v)  des Kompartimentes vom Typ  v  zur Zeit  s , sodaß
die Anwendung des Mittelwertsatzes liefert:

$$\dot{c}'(s|v) = f(v)\ .\ \int_{o}^{s} r(u,v)\ q(s-u)\ du = r'(v)\ .\ x'(s|v)$$

als echte Verallgemeinerung der "case"-Gleichung für kurzzeitige Exposition.



Literatur

(1) Breslow,N.E;N.E.Day (1980): Statistical Methods in Cancer Research.
    International Ageny for Research on Cancer, Lyon.
(2) Feldmann,U.;W.Gaus;R.Repges (1988): To appear in Methods of Informa-
    tion in Medicine.
(3) Kleinbaum,D.G.;L.L.Kupper;H.Morgenstern (1982):
    Epidemiologic Research. Woodsworth Inc.,Belmont CA.
(4) Miettinen,O.S. (1985): Theoretical Epidemiology. Principles of
    Occurrence Research in Medicine. Wiley, New York.
(5) Miettinen,O.S. (1985): The "case-control" study: Valid selection of
    subjects. Journal of Chronic Diseases 38, 543-548.

**Erfassung unerwünschter Arzneimittelwirkungen (UAW)**
**in Praxen niedergelassener Ärzte**
**mittels eines Ereignismodells**

R. Hanpft, E. Becker, F. Beske, J. G. Brecht
Institut für Gesundheits-System-Forschung Kiel

Das Institut für Gesundheits-System-Forschung Kiel bearbeitet seit ungefähr einem Jahr das Forschungsvorhaben "Erfassung unerwünschter Arzneimittelwirkungen in Praxen niedergelassener Ärzte". Dieses Forschungsvorhaben wird durch das Bundesgesundheitsamt gefördert. Ziel des Projektes ist es, Arzneimittelbehandlungen mit neuen Wirkstoffen in den ersten Anwendungsjahren nach deren Zulassung zu beobachten. Dabei auftretende unerwünschte Arzneimittelwirkungen sollen in systematischer Weise erfaßt werden. Langfristig sollen unerwartete Effekte erkannt und die Häufigkeit seltener, aber schwerer unerwünschter Arzneimittelwirkungen ermittelt werden. Solche seltenen, u. U. lebensbedrohlichen UAW treten mitunter erst bei breiter Anwendung nach der Zulassung, d. h. in der Praxis des niedergelassenen Arztes in Erscheinung. Ihre Entdeckung kann eine erhebliche Änderung der Nutzen-Risiko-Bewertung des angeschuldigten Pharmakons zur Folge haben.

Im folgenden wird zunächst das Konzept des Forschungsprojektes erläutert, bevor auf erste Ergebnisse eingangen wird. Das Konzept wurde vom Institut für Gesundheits-System-Forschung Kiel, Pharmakologen der Universität Kiel und niedergelassenen Ärzten in Schleswig-Holstein erarbeitet. Fünf Schwerpunkte sollen herausgestellt werden:

1. Zur Beobachtung wird eine überschaubare Anzahl bestimmter Arzneimittel ausgewählt. Alle Behandlungen mit diesen Arzneimitteln und damit auch bestimmte Daten der behandelten Patienten werden dokumentiert. Grundgedanke ist dabei, durch Kenntnis des Gesamtumfanges der Verordnungen die Höhe des Risikos auftretender unerwünschter Arzneimittelwirkungen besser abschätzen zu können.

2. Die mit den ausgewählten Arzneimitteln ohnehin durchgeführten Therapien werden beobachtet und dokumentiert. Eine Einflußnahme auf das Verordnungsverhalten der am Forschungsvorhaben teilnehmenden Ärzte soll vermieden werden.

3. Alle "Ereignisse" während und nach der Arzneimittelbehandlung sollen dokumentiert werden. Dabei soll der Arzt von der Herstellung eines Zusammenhanges zwischen Arzneimittelbehandlung und bestimmten Beobachtungen befreit sein. Die am Forschungsvorhaben teilnehmenden Ärzte wurden über die Auslegung des Begriffes "Ereignis" unterrichtet. "Ereignisse" sind hiernach auch Verschlechterungen des Krankheitsbildes, Klinikeinweisungen, Unfälle, neue Diagnosen etc., also alle Vorkommnisse im Rahmen der Arzneimitteltherapie, die auffallen. Ziel dieser umfassenden "Ereignis"-Dokumentation

ist es, unbekannte, unerwartete und aus den Wirkeigenschaften nicht ableitbare unerwünschte Wirkungen zu entdecken.

4.  Das Erfassungssystem setzt sich aus drei Teilen zusammen.

    - Auf einem Patientenblatt werden bei Beginn der Behandlung mit einem der ausgewählten Arzneimittel Angaben zum Patienten, der Diagnose, der Behandlung mit dem ausgewählten Arzneimittel und der Begleitmedikation gemacht.

    - Verlauf und während der Behandlung auftretende Änderungen werden auf einem Therapiebogen dokumentiert. Dieses Formblatt wird bei einer bis zu dreimonatigen Behandlung einmal ausgefüllt, bei Langzeittherapie einmal pro Quartal.

    - Werden während der Behandlung "Ereignisse" beobachtet, so sind diese auf einem Ereignisblatt zu erfassen.

5.  Alle Teilnehmer des Forschungsvorhabens kommen regelmäßig in etwa vierteljährlichen Abständen zusammen, um methodische Fragen und pharmakologisch-therapeutische Probleme zu besprechen. Bei den Zusammenkünften ist immer ein Mitarbeiter des Pharmakologischen Instituts der Universität Kiel anwesend. Dadurch besteht die Möglichkeit, alle im Zusammenhang mit der Arzneimittelbehandlung auftretenden Fragen anzusprechen, auch solche, die nicht mit den ausgewählten Wirkstoffen in Verbindung stehen.

Durch das Institut für Gesundheits-System-Forschung Kiel erfolgt die Ausstattung der teilnehmenden Arztpraxen mit den Berichtsunterlagen. Hier wird ebenfalls eine Sammlung und vorläufige Bewertung der Therapieverläufe und Ereignisse vorgenommen. Das Projektteam im Institut besteht zur Zeit aus einem Arzt, einem Apotheker, einem Informatiker und einem Statistiker. Bei pharmakologischem Beratungsbedarf, zur Vorbereitung und Durchführung der regelmäßigen Zusammenkünfte und bei Fragen der Bewertung von Ereignissen wird ein Pharmakologe der Universität Kiel hinzugezogen. Zur Zeit arbeiten über 20 internistische und allgemeinärztliche Praxen im Forschungsvorhaben mit, die mit Hilfe der Berufsverbände (Landesgruppe Schleswig-Holstein des Berufsverbandes Deutscher Internisten und Landesverband Schleswig-Holstein des Verbandes der Praktischen Ärzte und Ärzte für Allgemeinmedizin) gewonnen wurden. Da von jeder Arztpraxis schon alleine aus Zeitgründen nur eine begrenzte Zahl von Therapieverläufen dokumentiert werden kann, wird daran gearbeitet, den Teilnehmerkreis wesentlich auszuweiten. Dies geschieht hauptsächlich durch persönliche Ansprache: Die im Forschungsvorhaben tätigen Ärzte versuchen zunächst, Kollegen zu einer Mitarbeit zu motivieren. Bekundet der angesprochene Arzt sein Interesse, wird die weitere Information und Betreuung vom Institut übernommen. Die Berufsverbände der Ärzte sind auch bei der weiteren Vergößerung des Teilnehmerkreises behilflich.

Für die erste Phase des Projektes wurden Arzneimittel aus drei verschiedenen Wirkstoffgruppen ausgewählt:

1.  die ACE-Hemmstoffe Captopril und Enalapril,

2.      die H$_2$-Antihistaminika Cimetidin, Ranitidin und Famotidin sowie

3.      die Gyrasehemmstoffe Norfloxacin, Ofloxacin, Enoxacin und Ciprofloxacin.


Diese Substanzen wurden aus verschiedenen Gründen aufgenommen:

-   Zum einen sollten nach Ansicht des BGA in der Arzneimittelauswahl relativ neu zuge-
    lassene Wirkstoffe vertreten sein.

-   Weiter mußten die Arzneimittel so ausgewählt werden, daß einerseits eine gewisse Zahl
    von Therapieverläufen erwartet werden konnte, andererseits die Arbeitsbelastung durch
    die Dokumentation der Therapieverläufe für den einzelnen Arzt vertretbar blieb.

-   Schließlich sollte innerhalb der einzelnen Stoffgruppen ein Risikovergleich zwischen äl-
    teren und neueren Substanzen ermöglicht werden.


Seit Beginn der Beobachtung im Herbst 1986 wurden insgesamt 387 Therapieverläufe dokumentiert.
Dabei lag folgende Verteilung der Arzneimittelverordnungen in dem beobachteten Patientenkollektiv
vor:

| Stoffgruppe | Wirkstoff | Verordnungen |
|---|---|---|
| ACE-Hemmstoffe | Captopril | 63 |
| | Enalapril | 34 |
| H$_2$-Antihistaminika | Cimetidin | 78 |
| | Ranitidin | 99 |
| | Famotidin | 26 |
| Gyrase-Hemmstoffe | Norfloxacin | 15 |
| | Ofloxacin | 68 |

Die beiden erst in diesem Jahr zugelassenen Gyrasehemmer Enoxacin und Ciprofloxacin wurden in
Frühsommer 1987 in die "Arzneimittelliste" aufgenommen, bisher wurden hiermit nur ganz vereinzelt
Behandlungen durchgeführt. Wie erwartet, wurden die ACE-Hemmstoffe bei Herz-Kreislauf-Erkran-
kungen, insbesondere Bluthochdruck, in letzter Zeit auch vermehrt bei Herzinsuffizienz eingesetzt.
Die H$_2$-Antihistaminika fanden bei allen Formen von Schleimhautschädigungen im Magen- und Duo-
denalbereich Verwendung, die Gyrasehemmstoffe bei der Therapie von Bronchopulmonal- und Harn-
wegsinfektionen.


Insgesamt wurden bisher 140 Ereignisse berichtet. Da der Arzt - wie bereits angesprochen - von der
Bewertung seiner Beobachtungen befreit sein soll, das Bundesgesundheitsamt aber an einer Einspei-
sung von Verdachtsmeldungen in seinen UAW-Datenpool interessiert ist, werden zur Zeit die Ereignisse zusammen mit der Abteilung Pharmakologie dahingehend bewertet, ob sie als UAW-Verdachts-
bericht eingestuft werden können oder nicht.

Bei den derzeit vorhandenen Therapieverlaufs- und Ereigniszahlen können allerdings noch keine statistisch gesicherten Zusammenhänge zwischen bestimmten Arzneimittelgaben und bestimmten Ereignissen hergestellt werden. Daher beschränkt sich die Bewertung bisher auf die Einzelfallbeurteilung, wobei folgende Kriterien eingehen:

1. Ist die berichtete Symptomatik bereits als unerwünschte Wirkung der Substanz oder der Stoffgruppe bekannt?

2. In welchem zeitlichen Zusammenhang liegen die Einnahme des Arzneimittels und das Ereignis?

3. Welche Reaktion zeigte sich bei Absetzen des Mittels?

4. Wurde der Patient reexponiert? Wenn ja, mit welchen Auswirkungen?

5. Gibt es andere mögliche Ursachen für das Ereignis (z. B. krankheitsbedingte Symptomatik)?

Ergibt sich bei dieser Einzelfallbewertung ein UAW-Verdacht, so wird dieser auf den herkömmlichen Berichtsbogen des Bundesgesundheitsamtes an das BGA und an die Arzneimittelkommission der deutschen Ärzteschaft weitergeleitet. Das Bundesgesundheitsamt unterrichtet in der Folge den Hersteller. In ca. vierteljährlichen Abständen erhält das Amt zusätzlich auf Datenträgern die Berichte über alle aufgetretenen Ereignisse.

Eine Zahl von 140 Ereignissen scheint zunächst relativ hoch im Vergleich zu einer Zahl von 387 Therapieverläufen zu sein. Die Ereignisse wurden daher in vier Gruppen aufgeteilt, wobei die jeweilige Zuordnung sicherlich kontrovers diskutiert werden kann:

In der ersten Gruppe befinden sich Ereignisse, die nach den bereits angesprochenen Kriterien als UAW-Verdacht eingestuft und so an das BGA weitergeleitet werden. Zu dieser Gruppe können 55 Ereignisse gezählt werden. 54 Ereignisse können vorläufig nicht bewertet werden. In dieser Gruppe könnten möglicherweise seltene UAW verborgen sein, bei denen sich erst bei wesentlich umfangreicheren Beobachtungen ein Verdacht statistisch erhärten ließe. 26 Ereignisse können auf Symptome und Auswirkungen des Krankheitsbildes sowie auf die Begleitmedikation zurückgeführt werden. Fünf Ereignisse sind Ausdruck einer zu starken Hauptwirkung des eingesetzten Arzneimittels.

In der gegenwärtigen Aufbauphase des UAW-Erfassungsmodells stehen besonders methodische Verbesserungen und Vereinfachungen sowie Bemühungen zur Ausweitung des Teilnehmerkreises im Vordergrund. Die erforderliche Fallzahlerhöhung und damit die Erhöhung der Wahrscheinlichkeit einer Beobachtung seltener Ereignisse kann nur über eine Erhöhung der Zahl teilnehmender Arztpraxen erzielt werden, da die Zahl der Therapiebeobachtungen pro Arztpraxis naturgemäß begrenzt sein muß.

# Synoptische Betrachtungen

Vergleichende Untersuchungen zum Lebensmittelverbrauch in
epidemiologischen Kohortenstudien mit unterschiedlichem
kulturellen Hintergrund
*Boeing, H., J. Wahrendorf*

Auswertung von internationalen koordinierten Studien über
neurotoxische Wirkungen von Blei bei Kindern
*Krämer, Ursula, W. Collet, G. Winneke*


# Evaluationsprobleme

Epidemiologische Befunde und die Formulierung medizinischer
"Orientierungsdaten" für das Gesundheitswesen – Erfahrungen
und Kritik
*Schwartz, F.W.*

Bewertung von Früherkennungs- und Nachsorgeprogrammen –
Aufgaben und Grenzen einer begleitenden Evaluation
*Robra, B.-P.*

Klinische Dokumentation und Qualitätssicherung ärztlichen
Handelns
*Reerink, E.*

Bewertung der Effizienz und Effektivität medizinisch-technischer
Geräte
*Diekmann, F.*

Klinikvergleiche zur Unterstützung von
Qualitätssicherungsaktivitäten in der Neonatologie
*Thieme, Ch., H.K. Selbmann, N. Lack, O. Rienhoff*

# VERGLEICHENDE UNTERSUCHUNGEN ZUM LEBENSMITTELVERBRAUCH IN EPIDEMIOLOGISCHEN KOHORTENSTUDIEN MIT UNTERSCHIEDLICHEM KULTURELLEN HINTERGRUND

H. Boeing, J. Wahrendorf
Institut für Epidemiologie und Biometrie
Deutsches Krebsforschungszentrum, Heidelberg


Bei der Identifizierung von Ernährungsaspekten als Risikofaktoren für die Krebsentstehung hat sich herausgestellt, daß Fall-Kontroll-Studien aufgrund der retrospektiven Erhebung der Exposition Grenzen gesetzt sind. Es werden daher vermehrt Kohortenstudien angestrebt, in denen die aktuelle Nahrungs- und Nährstoffzufuhr ermittelt und anschließend durch mehrjähriges Follow-up die Erkrankungshäufigkeit bei verschiedenen Expositionsstufen festgestellt wird. Dieses Vorgehen gilt als aussagekräftiger Beitrag zur Evidenz einer kausalen Beziehung, da die Exposition (d.h. bestimmte Ernährungsgewohnheiten) der Erkrankung vorausgeht und außerdem unbeeinflußt von der Krankheit festgestellt wurde.

Im Rahmen des WHO-Projektes "Multinational Monitoring of Trends and Determinants in Cardiovascular Diseases" (MONICA) wurden in verschiedenen Zentren bevölkerungsbezogene Untersuchungen über die Prävalenz von kardiovaskulären Risikofaktoren durchgeführt, darunter auch eine quantitative Erfassung des Lebensmittelverzehrs, z.B. durch 24-Stunden-Erinnerungsprotokolle, 3-Tage-Ernährungsprotokolle oder Ernährungsschichten (dietary history). In einigen Zentren wurden darüberhinaus mittels semi-quantitativer Häufig-keitsfragebögen auf dem Individualniveau allgemeine Ernährungsge-wohnheiten erfaßt. Die so vollzogene individuelle Charakterisierung eröffnet Möglichkeiten für eine prospektive Kohortenstudie zur Feststellung von Krebsrisiken in Verbindung mit Ernährungsge-wohnheiten. Vorhandene Krebsregister können ein solches Follow-up wesentlich erleichtern.

Da die in den einzelnen Studienzentren untersuchten Gruppen für eine eigenständige krebsepidemiologische Kohortenstudie zu klein sind, bietet sich, auch aus Gründen einer erhöhten Variabilität in den Ernährungsgewohnheiten, eine Zusammenführung der einzelnen Kohorten für eine Gesamtstudie an. Anhand der Ernährungsdaten aus den MONICA-Studienzentren der DDR, Polens (Warschau, Tarnobrzeg) und Dänemarks wurde untersucht, ob eine Zusammenführung angebracht ist.

Es gibt verschiedene Vorgehensweisen für eine solche Zusammen-führung. Man kann sich auf die Häufigkeitsinformation beschränken und, getrennt für jedes einzelne Lebensmittel, die Teilnehmer der jeweiligen Studien aufgrund der genannten Häufigkeitskategorien in Expositionsstufen zusammenfassen. Eine solche Vorgehensweise berücksichtigt nicht die Unterschiede in den Verzehrsmengen zwischen den einzelnen Zentren oder auch zwischen den verschiedenen Häufigkeitskategorien und kann daher als qualitative Vorgehensweise bezeichnet werden, zumal den Häufigkeitskategorien oft nur eine gewisse Rangfolge zugebilligt wird, aber keine intervallskalierte Abstufung.

Eine andere Vorgehensweise, die von uns präferiert wird, besteht in einer Kombination von Häufigkeitsfragebögen und quantitativen Erhebungen, indem "durchschnittliche Verzehrswerte" für die Häufigkeitskategorien berechnet werden. Dieses Vorgehen erfordert

die Aufstellung einer Konkordanzliste, durch die den Lebensmitteln
im Häufigkeitsfragebogen die in den quantitativen Erhebungen
genannten Lebensmittel zugeordnet werden. Personen mit ähnlichen
quantitativen Ernährungsgewohnheiten können daraufhin zusammen über
die einzelnen Studienzentren hinweg hinsichtlich des Auftretens von
Krankheiten betrachtet werden.

Der Häufigkeitsfragebogen des MONICA-Studienzentrums der DDR bestand
aus einer Liste von 12 Einzellebensmitteln, die auf 10 reduziert
werden mußten, damit eine Konkordanz zwischen den Lebensmitteln im
Häufigkeitsfragebogen und denen des anderen Erhebungsinstruments,
einem standardisierten 3-Tage-Ernährungsprotokoll, hergestellt
werden konnte. Der polnische MONICA-Häufigkeitsfragebogen umfaßte 38
Einzellebensmittel und wurde sowohl in Warschau als auch Tarnobrzeg
eingesetzt. Bei den polnischen Teilnehmern der MONICA-Studien wurden
zusätzlich 24-Stunden-Erinnerungsprotokolle erhoben. In der
dänischen MONICA-Studie sind die Verzehrshäufigkeiten von 26
Lebensmitteln mittels des Häufigkeitsfragebogens abgefragt worden.
Eine Ernährungsgeschichte lieferte die quanititativen Daten.

Die in den verschiedenen Studienzentren eingesetzten Häufigkeitsfragebögen erfaßten Ernährungsgewohnheiten durch das Ankreuzen
grober Häufigkeitskategorien (7 bis 8 Wahlmöglichkeiten). Jedes
einzelne MONICA-Zentrum verwendete eine unterschiedliche Häufig-
keitsskala, die erst in eine gemeinsame Skala umgesetzt werden
mußte.

Zur Gewinnung durchschnittlicher Verzehrswerte für einzelne
Häufigkeitskategorien (jeweils getrennt für jedes Lebensmittel des
Häufigkeitsfragebogens) wurden die quantitativen Angaben der Teilnehmer, die die entsprechende Häufigkeitskategorie im Fragebogen
angekreuzt hatten, daraufhin überprüft, ob ein Verzehr des zu
untersuchenden Lebensmittels an den Tagen, über die Informationen
vorlagen, stattgefunden hatte oder nicht. Ebenso wurde der Tages-
verzehr mengenmäßig bestimmt.

Diese Berechnung ergab den Anteil der Tage mit positivem Verzehr in
der Gesamtbeobachtungszeit. Für jede Häufigkeitskategorie, getrennt
nach dem Geschlecht der Teilnehmer, wurde der Median des
Tagesverzehrs bestimmt. Dabei wurden nur die Tage mit positivem
Verzehr herangezogen. Durch Bezug dieses Medians auf die Gesamtbeobachtungszeit wurde der durchschnittliche Verzehrswert in jeder
Häufigkeitskategorie ermittelt.

Die in den MONICA-Studienzentren verwendeten Häufigkeitsfragebögen
stimmten in nur 4 Lebensmitteln überein. Die Berechnung der durchschnittlichen Verzehrswerte in den Häufigkeitskategorien für diese 4
Lebensmittel ergab, daß die verwendeten semi-quantitativen und
quantitativen Erhebungsinstrumente in den Studienzentren unterschiedliche Fähigkeiten besaßen, die Ernährungsgewohnheiten der
Teilnehmer zu erfassen, sodaß eine Zusammenführung zu diesem Zeitpunkt nicht empfohlen werden kann.

Liegt ein durchschnittlicher Wert für den Lebensmittelverzehr
einzelner Häufigkeitskategorien vor, lassen sich aus diesen Angaben
auch Aussagen über die Leistungsfähigkeit des Häufigkeitsfragebogens, die interindividuelle Varianz im Lebensmittelverzehr
darzustellen, machen. Damit besteht gleichzeitig die Möglichkeit
einer Validierung des Häufigkeitsfragebogens.

Bei sorgfältiger Vorplanung erscheint die Kombination von semi-
quantitativen und quantitativen Erhebungsinstrumenten ein erfolg-
versprechender Ansatz zu sein. Es können so relativ kostengünstig
valide Angaben zum Lebensmittelverbrauch für größere Kollektive
geliefert werden.

Im folgenden sind die Publikationen aufgeführt, die die vorgestellte
Studie und das dahinter stehende Konzept näher beschreiben:

Wahrendorf, J. (1983)
        IARC Proposal for a cohort study on diet and cancer using the
        MONICA sample surveys and cancer registries
        in "Surveillance of the dietary habits of the population with
        regard to cardiovascular diseases" (DeBacker GG; Tunstall
        Pedoe H; Ducimetiere P [Hrg]), EURO-NUT report No 2, pp 97-99

Boeing, H.; Wahrendorf, J. (1987)
        Validation strategy for food frequency questionnaires under
        limited information on individuals
        zur Veröffentlichung eingereicht

Boeing, H.; Wahrendorf, J.; Heinemann, L.; Kulesza, W.; Rywik, S.L.;
Sznajd, J.; Thiel, C. (1987)
        Over- and underestimation of the frequency of dietary habits
        by food frequency questionnaires when compared to quantitative
        measurement instruments
        zur Veröffentlichung eingereicht

Wahrendorf, J.; Boeing, H.; Heinemann, L.; Kulesza, W.; Rywik, S.L.;
Schroll, M.; Sznajd, J.; Thiel, C. (1987)
        Comparability of dietary information collected in different
        population surveys for possible use in a pooled cohort study
        zur Veröffentlichung eingereicht

AUSWERTUNG VON INTERNATIONALEN KOORDINIERTEN STUDIEN ÜBER
NEUROTOXISCHE WIRKUNGEN VON BLEI BEI KINDERN * )

U. Krämer, W. Collet u. G. Winneke
Medizinisches Institut für Umwelthygiene (MIU)
Auf'm Hennekamp 50
4000 Düsseldorf

Als mögliche neurotoxische Wirkungen des Bleis werden unter anderem eine geringfügige
Verminderung der Intelligenzleistung und eine Verschlechterung der Hand-Auge Koordination bei
Kindern diskutiert (LANSDOWN; WINNEKE). Um diese Ergebnisse besser abzusichern, wurden
1984/86 koordinierte Querschnittsstudien an 6-10jährigen Schulkindern in mehreren europäischen
Ländern durchgeführt. Die Ziele dieses gemeinsamen Projektes waren, zu prüfen
- inwieweit die Ergebnisse konsistent sind und sich unter verschiedenen kulturellen Bedingungen
und unterschiedlich hohen Belastungen verifizieren lassen und
- ob sich durch Zusammenfassung von Studien aus unterschiedlich belasteten Gebieten Dosis-
Wirkungsinformationen über einen breiteren Bereich gewinnen lassen.

Im folgenden wird anhand von Ergebnissen aus Bulgarien, Griechenland, Italien, Jugoslawien,
Rumänien, Ungarn und Deutschland und an zwei ausgewählten Zielgrößen untersucht, welche
Auswertungsprobleme sich beim Nachweis dieser Ziele ergeben. Die Gruppen stellten ihre Einzel-
daten ( 1 Gruppe einen Teildatensatz) zur Verfügung. Die Umfänge der uns zur Verfügung
stehenden Datensätze variierten zwischen 48 und 301. Insgesamt wurden Daten von 1218 Kindern
einbezogen. Da die endgültigen Studienprotokolle noch nicht vorliegen,sind die Ergebnisse noch
als vorläufig zu betrachten. Um Anonymität zu wahren, sind die Untersuchungsländer in den nachfolgenden Tabellen in anderer Reihenfolge durchnummeriert.

Auswertemethode

Generell wurden lineare Modelle zur Auswertung benutzt. Die beiden Größen "Alter" und
"Geschlecht" wurden zur Erhöhung der Präzision einbezogen, "berufliche Ausbildung der Eltern"
als erfahrungsgemäß am stärksten konfundierende Variable. Als Einflußgröße galt bei jedem Kind
sein Blutbleispiegel. Aus Verteilungsgründen wurde dieser Wert logarithmiert. Zielgrößen sind die
Testintelligenz und die Hand-Auge Koordination.
Lineare Regressionen wurden für jeden Ort einzeln bestimmt, um die Konsistenz der erwarteten
Relation zu prüfen. Wenn die Skalen der untersuchten Größen zwischen den einzelnen Unter-
suchungsorten übereinstimmen, eine Vergleichbarkeit ihrer absoluten Höhe vorliegt und die Inter-
korrelationen zwischen den einbezogenen Variablen gleichartig sind, können die Ergebnisse in
einer einzigen Regressionsgleichung zusammengefaßt werden , die dann eine globale Dosis-
Wirkungsbeziehung beschreibt.

*)Die dieser Darstellung zugrundeliegenden Untersuchungen wurden teilweise von der Weltge-
sundheitsorganisation, Regionalbüro Europa (Kopenhagen) bzw. der Kommission der Europäischen Gemeinschaft (Brüssel) gefördert und vom MIU koordiniert.

<u>Einflußgröße : Blutblei</u>

Das erfaßte Spektrum der Bleibelastung ist recht hoch und reicht von im Mittel 8.3 ug/100 ml bis 22.9 ug/100 ml. Die Ergebnisse der Qualitätskontrolle liegen uns zur Zeit noch nicht vor. Die Korrelationen des Blutbleis mit den übrigen Variablen sind in den einzelnen Orten wie erwartet. Die Kinder von Eltern mit schlechterer Ausbildung haben höhere Blutbleiwerte und meist haben Mädchen niedrigere Werte als Jungen.

<u>Zielgröße Intelligenz</u>

Die Zielgröße Intelligenz wurde mit dem HAWIK-Test ((<u>Ha</u>mburg-<u>W</u>echsler-<u>I</u>ntelligenztest für <u>K</u>inder; HARDESTY, PRIESTER)gemessen, der eine deutsche Version des englischen WISC ist. Sowohl von der englischen wie von der deutschen Version liegen jeweils revidierte Fassungen aus den 80iger Jahren vor ( HAWIK-R,WISC-R), die gegenüber den alten Fassungen aus den 50iger Jahren erweitert und mit neuen Altersnormen versehen wurden (TEWES). Die Ergebnisse von 10 Untertests werden anhand von vorliegenden Altersnormtabellen in altersunabhängige und skalengleiche Wertpunkte umgeformt. Die Gültigkeit dieser Transformation hängt davon ab, inwieweit das Normkollektiv für die Verhältnisse in den gewöhnlich sogar anderssprachigen Untersuchungsländern repräsentativ ist. In jedem Land standen nur jeweils andere Versionen des Tests mit  anderen Normen zur Verfügung.

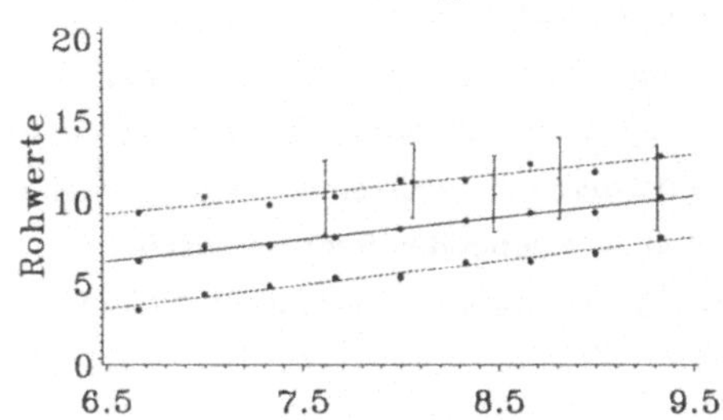


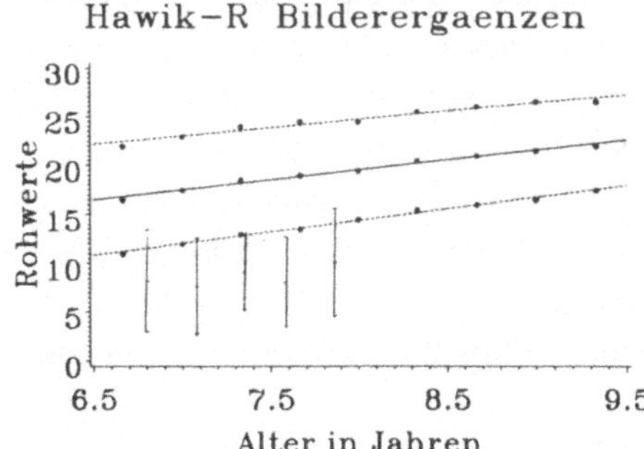


**Abbildung 1**
**Zusammenhang mit dem Alter im Normkollektiv
aus Deutschland (HAWIK 1956 / HAWIK−R 1983).
Eingetragen sind die tatsaechlich beobachteten Werte
in Ort 2 (HAWIK) und Ort 5 (HAWIK−R)
in jeweils 5 gleichbesetzten Altersgruppen.**

Abbildung 1 macht deutlich, wie stark bei 2 verschiedenen Fassungen des Subtests Bilder-
ergänzen die Relationen zwischen Normwerten und tatsächlich vorgefundenen Punktwerten voneinander abweichen können. Der Subtest erfordert, daß wesentliche Details, die auf vorgelegten
Bildern fehlen, genannt werden. Der Bekanntheitsgrad der dargestellten Bilder ist sicher sowohl
zeit- wie kulturabhängig. Eine Vergleichbarkeit der Wertpunkte ist daher nicht gegeben. Der
altersabhängige Anstieg der Rohwerte ist bei den älteren Versionen des Tests im Normkollektiv
überdies starker ausgeprägt als in den beobachteten Kollektiven, wie in Abildung 1 für Ort 2
deutlich wird. Bei den Orten, die ältere Testversionen benutzt haben, ergibt sich daher häufig eine
negative Korrelation mit dem Alter. Eine übergreifende zusammengefaßte Analyse zur Klärung des
Zusammenhanges zwischen Testleistung und Blutbleispiegel wurde daher wegen systematischer
Unterschiede sowohl in der Höhe der Meßwerte wie in der Korrelationsstruktur zwischen den
Variablen nicht durchgeführt.

Tabelle 1: Zusammenhang HAWIK - Blutblei; Regressionskoeffizienten mit Standardfehlern

| Ort | vor Berücksichtigung von Störgrößen | nach Berücksichtigung von Störgrößen | Subgebiete zusätz-lich einbezogen |
|---|---|---|---|
| 1 | - 2.46 (1.29) | - 2.77 (1.40) | ---- |
| 2 | - 0.05 (0.52) | 0.20 (0.51) | 0.22 (0.41) |
| 3 | - 1.27 (0.83) | - 0.65 (0.76) | - 0.48 (0.79) |
| 4 | ---- | ---- | ---- |
| 5 | 0.95 (1.31) | 1.31 (0.95) | 1.91 (1.08) |
| 6 | - 0.83 (1.08) | - 0.54 (1.14) | ---- |
| 7 | - 2.09 (1.49) | - 0.83 (1.58) | ---- |

Hawik:   mittlere Wertpunkte [0-20]
Blutblei: log [µg/100ml]

In Tabelle 1 sind die einzelnen Regressionskoeffizienten zusammengefaßt. Wegen fehlerhafter
Standardisierung fehlen die Werte aus Ort 4 noch, ansonsten sind Skalenlängen und Streuungen
und damit auch die Koeffizienten vergeichbar. Vor Einbeziehung der Störgrößen sind sie fast alle
erwartungsgemäß negativ, werden aber nach Einbeziehung größer. Wurden in einzelnen Ländern
unterschiedlich belastete Subgebiete untersucht, so wurde zusätzlich noch eine Dummy-Variable
für das Subgebiet in das Regressionsmodell aufgenommen. Die gepoolten Regressionskoeffizienten innerhalb der Subgebiete sind nahezu Null. Die Signifikanzgrenze wird nur in Ort 1 erreicht
und nur hier läßt sich das erwartete Ergebnis verifizieren.


3. Zielgröße Hand-Auge Koordination


Diese wurde mit dem Göttinger Form-Reproduktionstest(GFT; SCHLANGE et al.) gemessen, in dem
das Kind angehalten ist, vorgegebene Muster möglichst genau abzuzeichnen. Als Meßwert dient
der Fehler-Rohwert. Eine Qualitätskontrolle anhand verschickter Protokolle wurde mit Ergebnis-
rückmeldung vorab durchgeführt. Erwartungsgemäß zeigt sich für die meisten Orte der Effekt, daß
kleine Fehlerzahlen überschätzt und große unterschätzt werden im Vergleich zu den Bewertungen
des MIU. Die Befunde wurden aber als ausreichend genau und richtig angesehen, um eine
zusammengefaßte Auswertung zu versuchen.

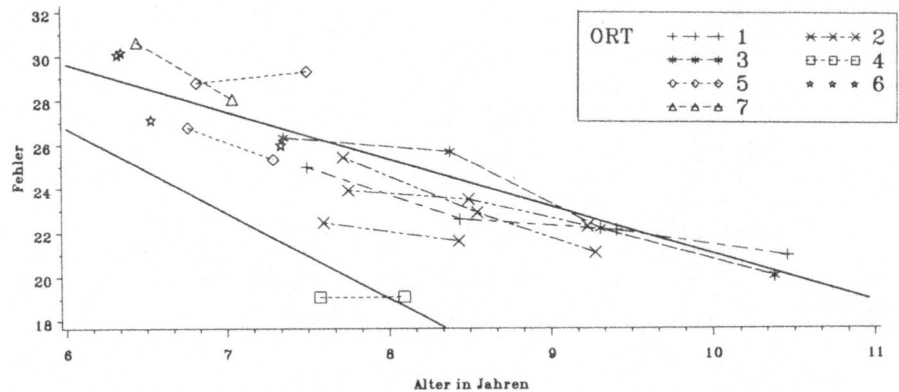



**Abbildung 2**

obere durchgezogene Linie :
aus den Daten berechnete Regressionsgerade (ohne Ort 4)
untere durchgezogene Linie :
Normwerte aus Deutschland (SCHLANGE)

Einen besonders starken Einfluss auf die Fehlerzahl im GFT hat das Alter. In Abbildung 2 ist die Altersabhängigkeit in den einzelnen Stichproben zusammengefaßt dargestellt. Mit eingetragen ist die aus allen Werten mit Ausnahme von denen aus Ort 4 geschätzte Regressionsgerade und die Normwertkurve aus Deutschland, die allerdings weit unterhalb fast aller beobachteten Mittelwerte liegt und einen stärkeren Altersabfall zeigt. Kritisch für eine Zusammenfassung aller Werte ist, daß die Altersbereiche in den einzelnene Studienorten nicht übereinstimmen und daß die Orte mit im Mittel älteren Kindern höhere Blutbleiwerte aufweisen.

Tabelle 2 zeigt die einzelnen Regressionskoeffizienten. Diese sind zwar erwartungsgemäß in den meisten Fällen positiv, erreichen jedoch in keinem Ort die Signifikanzgrenze. Der signifikant positive Zusammenhang, der sich nach Einbeziehung aller Orte ergibt, ist nur durch Ort 4 bedingt, der sowohl niedrige Blutbleiwerte wie auch sehr niedrige Fehlerwerte aufweist.
Falls die wahre Beziehung zwischen Alter und GFT allerdings ähnlich steil verläuft, wie die im Normkollektiv, ist die globale Beziehung zwischen GFT und Blutblei auch ohne Ort 4 positiv und signifikant, wie die Regression mit den auf diese Kurve standardisierten Werten zeigt.
In 4 der untersuchten Orte zeigt sich eine schwach ausgeprägte positive Beziehung zwischen GFT und Blutblei in der erwarteten Größenordnung. Wegen des für die vorliegenden Studien konfundierenden Einflusses des Alters, läßt sich die Frage nach einer globalen Dosis-Wirkungsbeziehung allerdings nicht eindeutig klären.

Tabelle 2: Zusammenhang GFT - Blutblei;  Regressionskoeffizienten mit Standardfehlern

| Ort | vor Berück-<br>sichtigung von<br>Störgrößen | nach Berück-<br>sichtigung von<br>Störgrößen | zusätzlich<br>Subgebiete/Orte<br>einbezogen |
|---|---|---|---|
| 1 | 2.81 (3.19) | 4.11 (3.39) | ---- |
| 2 | 0.01 (1.26) | -0.10 (1.28) | -1.33 (1.28) |
| 3 | 4.55 (2.40) | 2.17 (2.05) | 0.38 (2.10) |
| 4 | 0.96 (2.76) | 0.66 (2.86) | ---- |
| 5 | 3.13 (2.19) | 2.13 (2.93) | -3.97 (3.09) |
| 6 | -7.65 (5.23) | -10.66 (4.47) | ---- |
| 7 | 2.99 (2.93) | 2.18 (3.08) | ---- |
| alle Orte | --- | 4.48 (0.88) | 0.32 (0.91) |
| alle Orte<br>(außer 4) | --- | -0.15 (0.88) | -0.13 (1.00) |
| GFT | altersstandardisiert (deutsche Norm [SCHLANGE]) | | |
| alle Orte | --- | 8.12 (0.92) | 0.46 (0.98) |
| alle Orte<br>(außer 4) | --- | 3.07 (0.95) | 0.24 (1.05) |

GFT:     Fehlerpunkte [0-42]
Blutblei: log [µg/100ml]

Insgesamt läßt der lückenhafte Informationsstand noch keine abschließenden Aussagen im
Hinblick auf die Gesamtstudie zu. Jedoch deutet sich bereits an, daß ein Zusammenhang zwischen
Bleibelastung und Intelligenzminderung in dem vorliegenden Datenmaterial voraussichtlich nicht,
und zwischen Bleibelastung und Auge-Handkoordination allenfalls andeutungsweise nachweisbar
sein wird, wobei Unausgewogenheiten der einzelnen Studien einen Wirkungsnachweis erschweren. Weitere Auswertungen werden die hier nicht berücksichtigten Wirkungsaspekte des Reak-
tionsverhaltens und der Verhaltensbeurteilung betreffen.


Literatur

HARDESTY, F.P. und H. J. PRIESTER: Hamburg-Wechsler-Intelligenztest für Kinder (HAWIK),- Bern
u.a.: Huber, 1956
LANSDOWN, R.: LEAD, INTELLIGENCE, ATTAINMENT AND BEHAVIOR. In: R. Lansdown and W.
Yule (eds.): The Lead Debate. The Environment, Toxicology and Child Health.- London & Sidney:
Croom Helm, 1986, 235-270
SCHLANGE, H., B. STEIN, J. BÖTTICHER und S. TANELI: Göttinger Formreproduktionstest (GFT).-
Göttingen: Hogrefe, 1972
TEWES, U. (Hsg.): HAWIK-R. Hamburg-Wechsler-Intelligenztest für Kinder Revision 1983.- Bern
u.a.: Huber, 1984
WINNEKE, G.: Blei in der Umwelt. Ökopsychologische und psychotoxikologische Aspekteb- Berlin
u.a.: Springer Verlag, 1985

<u>**EPIDEMIOLOGISCHE BEFUNDE UND DIE FORMULIERUNG**</u>

<u>**MEDIZINISCHER "ORIENTIERUNGSDATEN" FÜR DAS**</u>

<u>**GESUNDHEITSWESEN - ERFAHRUNGEN UND KRITIK**</u>

F.W. Schwartz
Medizinische Hochschule Hannover
3000 Hannover 61

Die Thematik des Referates eröffnet ein weites Feld. Orientierungsdaten für das Gesundheitswesen sollen im Kontext dieses Referates
als quantitative Informationen definiert werden, die geeignet sind,
Entscheidungen im Gesundheitswesen für Maßnahmen, Programme oder
Allokationen nach dem Stand des Wissens hinreichend zu begründen.
Dieser Definition können sowohl demographische wie epidemiologische
Daten, Daten zur Versorgungsstruktur, zur Qualität, zu den  Inputs
und Outputs des Gesundheitswesens entsprechen und dies für unterschiedliche Zeiten, regionale Räume und Bezugsgruppen. Dies ist
ein weiter Informationskranz, der alle Façetten einer derzeit bei
uns diskutierten Gesundheitsberichterstattung abdeckt. Ich be-
schränke mich im folgenden vor allem auf bevölkerungsmedizinische
Befunde in einem solchen Verwertungszusammenhang. Es ist dies partiell ein Erfahrungsbericht aus den Arbeiten für den Sachverständigenrat für die Konzertierte Aktion im Gesundheitswesen. Ich glie-
dere ihn in drei Abschnitte.

Der erste Abschnitt knüpft an an den aktuellen gesundheitspolitischen Verwertungszusammenhang solcher Daten im nationalen und internationalen Raum. Der zweite Abschnitt skizziert modellhaft zwei
nur auf den ersten Blick alternative Vorgehensweisen. Der dritte
Abschnitt befaßt sich mit den Erfahrungen dieser Vorgehensweisen
und zieht Schlußfolgerungen für Epidemiologie, medizinische Statistik und Sozialmedizin.


**1. Gesundheitspolitische Nutzung epidemiologischer Daten als**
   **medizinische "Orientierungshilfe" für das Gesundheitswesen**

Im nationalen Bereich stehen gegenwärtig drei Formen im Mittelpunkt
der hier angeschnittenen Thematik.
Der Sachverständigenrat für die Konzertierte Aktion im Gesundheitswesen hat gemäß seinem Errichtungsauftrag "die Entwicklungen in

der medizinischen Versorgung mit ihren medizinischen und wirtschaftlichen Auswirkungen zu analysieren, positive und negative Entwicklungen aufzuzeigen, und unter Berücksichtigung der finanziellen Rahmenbedingungen ... Prioritäten für den Abbau von Versorgungsdefiziten und bestehenden Überversorgungen" darzulegen (1).

In dem für das Jahr 1987 vorgelegten Gutachten (1) ist den Aussagen zu den einzelnen Versorgungsblöcken des Gesundheitswesens eine übergreifende Darstellung zur demographischen und gesundheitlichen Entwicklung der Bevölkerung vorangestellt. Der verfügbare Datenbestand der Bundesrepublik ist darin unter inhaltlichen und methodischen Gesichtspunkten einer vorläufigen kritischen Sichtung unterzogen worden. Eine beispielhafte Mängelliste wurde aufgestellt und der Ausbau der Gesundheitsberichterstattung für die Bundesrepublik gefordert. Zu Einzelheiten sei hier auf das publizierte Gutachten verwiesen (1).

Unter inhaltlichen Aspekten wurden im Gutachten u.a. präventive Defizite in der gesundheitlichen Versorgung der Bevölkerung und insbesondere einzelner sozialer Gruppen ausgemacht. Diese Aussage erschien aufgrund weitgehender Parallelität zu den Analysen benachbarter Industriestaaten trotz relativ dünner deutscher Datendecke vertretbar. Für einzelne Datenquellen ließen sich auch regionale Disparitäten im Gesundheitszustand der Bevölkerung wahrscheinlich machen. Diese konnten in Einzelfällen, etwa im Beispiel der Standardisierung regionaler, perinataler Mortalitätsdaten nach dem Geburtsgewicht in Richtung auf dahinter vermutbarer Versorgungsdisparitäten weiter differenziert werden (1).

Versorgungsdisparitäten wurden auch etwa nahegelegt durch den internationalen Vergleich von Daten des Zahn-Status nach dem DMFT-Index. Diese für annähernd gleiche Geburtsjahrgänge, aber nur für kleine räumliche Bereiche verfügbaren Daten schienen um so eher verwertbar zu sein, als sie schlüssig den Unterschieden in der Dichte der zahnmedizinisch-prophylaktischen Versorgung der verglichenen Länder und weitgehend einheitlichem Expertenurteil entsprachen. Wir sprechen hier von konvergenter Evidenz. Diese Verknüpfbarkeit von Struktur- und Resultatdaten war allerdings eher eine Ausnahme. Insgesamt mußte sich das Gutachten in den versorgungsbezogenen Teilen daher vielfach auf Expertenurteile stützen.

Dennoch hat diese deutlich auf die Lücken der gegenwärtigen Gesundheitsdaten hinweisende Analyse politische Anstöße in Richtung einer
Stärkung der Gesundheitsberichterstattung für die Bundesrepublik auf
politischer Ebene gegeben. Dies wohl vor allem auch deshalb, weil
die inhaltlichen Datenmängel konkret auf bestimmte präventive oder
kurative Versorgungsziele hin bezogen werden konnten. Die Forderung
nach Verbesserung der Datenlage besitzt erst in Verknüpfung mit Ver-
sorgungsanliegen für potentielle Nutzer praktische Relevanz.

Mit dem Stichwort "Gesundheitsberichterstattung" ist eine zweite gegenwärtige Initiative im gesundheitspolitischen Raum angesprochen.
Im Rahmen einer beschränkten Ausschreibung sind Mittel seitens des
Forschungsministeriums zur konzeptionellen Feinstrukturierung dieses
Themenraumes zur Verfügung gestellt worden. An der Analyse werden
sich etwa ein Dutzend Institute und Forschungsgruppen des universi-
tären und nichtuniversitären Bereiches beteiligen. Diese Vielfalt
sichert nicht nur - wie ich hoffe - eine 'konzertierte Kompetenz',
sondern auf einen Erfahrungsaustausch und eine Harموninisierung der
Arbeitsweisen derer, die sich gegenwärtig, mehr isoliert als gemeinsam, um bessere Daten für das Gesundheitswesen bemühen.

Der Auftrag an diese Arbeitsgruppe sieht eine Bestandsaufnahme der
Datenquellen zu Gesundheitsrisiken, Gesundheitszuständen, der Versorgung und der zugeordneten Ausgaben vor mit Gliederungsmöglichkei-
ten nach Raum, Zeit, einzelnen Bevölkerungsgruppen und Krankheitsar-
ten. Es wird erwartet, daß Vorschläge sowohl zu einer kontinuierlichen Basisberichterstattung wie zu Datengrundlagen für die Erarbeitung aktueller Sonderberichte vorgelegt werden. Ziel ist es, quantitative Grundlagen für die Formulierung von Aufgaben, Zielerrei-
chungsgrad und damit der medizinischen und wirtschaftlichen Leistungsfähigkeit des Gesundheitswesens zu gewinnen, Daten, die damit
Orientierungsfunktionen im Sinne der eingangs gegebenen Definition
übernehmen sollen.

Als dritte politische Initiative soll die zwischen dem Bundesgesund-
heitsministerium und den Spitzenvertretern der deutschen Ärzteschaft vereinbarten Arbeitsgruppe über prioritäre Gesundheitsziele
erwähnt werden. Diese versucht auf der Basis von verfügbaren Daten
und Expertenurteilen ebenfalls Versorgungsaufgaben und Hypothesen
zum mittelfristigen Erreichungsgrad zu formulieren. Ökonomische
Überlegungen spielen in dieser Analyse eine nachgeordnete Rolle.
Ein Zwischenbericht liegt inzwischen vor.

Auf internationaler Ebene haben für unseren Bereich herausragende
Funktion die von der WHO in den letzten Jahren entwickelten Einzelziele zum Programm "Gesundheit 2000" (2). Die insgesamt 38 Ziele
zeichnen sich insbesondere dadurch aus, daß sie überwiegend als
quantitative Ziele formuliert wurden. Damit wurde im Vergleich zu
früheren Zielproklamationen der WHO ein entscheidender Schritt zur
Nachprüfbarkeit der Zielerreichungen vollzogen. Da für die Erreichung der Ziele einheitliche Bezugsjahre proklamiert wurden, wurde
damit zugleich die Möglichkeit eröffnet, Vergleiche der Zielerrei-
chung zwischen den beteiligten Ländern zu ziehen. Dies Programm ist
mit einer Reihe von recht präzisen Vorschlägen zur quantitativen
Evaluation dieser Ziele als Aufgabe für nationale oder regionale
Gesundheitsstatistiken oder evaluative Studien versehen worden. Ergänzend wurde ein Programm zur flankierenden Forschungsförderung in
diesen Bereichen formuliert (3).

Unzweifelhaft hat als Wegbereiter für diese Art von Gesundheits-
zielsystemen und ihre quantitative Umsetzung der frühe Versuch des
Lalonde-Reports (4) von 1974 für das kanadische Gesundheitswesen
gewirkt. Auch der 1979 in den USA erschienene "Surgeon General's
Report" (5) und die folgenden jährlichen Bände von "Health-United
States" (6) haben dazu beigetragen.


## 2.    Modellhafte Vorgehensweisen

### 2.1. Zielorientierter Zugang

Grundsätzlich gibt es mindestens zwei systematische und beliebig
viele unsystematische Vorgehensweisen bei der Unterstützung gesundheitspolitischer Entscheidungen durch Daten. Die unsystematischen
Verfahren sind gegenwärtig bei uns vorherrschend. Es wird gesammelt, was in der Vergangenheit einmal zu irgendeinem Zeitpunkt
wichtig erschien. Daneben gibt es bei neuen, unerwartet, gelegentlich krisenhaft auftretenden Entwicklungen eine hektische Suche
nach Information, die in der Regel nur durch Expertenurteile von
höchst unterschiedlicher Qualität und Reichweite gefüllt werden
kann. Darüber hinaus entläßt der medizinische, der sozialwissenschaftliche und neuerdings auch der ökonomische Forschungsbetrieb
kontinuierlich eine Fülle von Studien mit dem zumindest potentiellen Anspruch auf gesundheitspolitische Unterstützung. Plausibilität, Konsistenz und Reichweite der Ergebnisse sind in der Regel

weniger maßgeblich für ihre Durchsetzung als der jeweilige Trend
der öffentlichen Diskussion und Ort und Stil ihrer Publikation.
Dementsprechend ist die gegenwärtige Politikberatung durch gesundheitsbezogene Daten eher zufällig und kurzfristig.

Die in Abschnitt 1 skizzierten Versuche, die Gesundheitspolitik
zunehmend auf quantifizierbare Ziele hin zu orientieren, spricht
eine mögliche systematische Zugangsweise an, die man als einzel-
zielorientiert kennzeichnen kann.

Vereinfacht gesprochen formuliert die Gesundheitspolitik kurz-,
mittel- und langfristige Ziele und dazu werden die passenden Datenbestände bereitgestellt bzw. entwickelt. In diesem Verfahren geschieht die Formulierung der Ziele vorrangig durch Prozesse der
Konsensfindung in gesundheitspolitischen Gremien, Expertenkommis-
sionen oder sogenannten Konsensus-Konferenzen. Beispielhaft hierfür
sind die bereits genannten Ziele der WHO für das Jahr 2000 (2).
Ebenso zu nennen sind die in den USA 1980 erschienenen 'Objectives
for the Nation' (7). Die Forderung der WHO nach quantifizierbaren
Zielen hat den Vorteil, daß die Ziele nicht nur explizit, sondern
auch präzise und operationalisierbar formuliert werden müssen. Bei
diesem Ansatz gewinnt logischerweise Gesundheitsberichterstattung
einen sehr stark evaluativen Charakter. Die Bestimmung von Zieler-
reichungsgraden steht als Hauptaufgabe im Vordergrund.

Man kann dieser Vorgehensweise zu Recht vorwerfen, daß zwar die gegenwärtige Zufälligkeit im Bereich der Gesundheitsberichterstattung
abgebaut wird, aber an ihrer Stelle die Zufälligkeit von Konsens-
prozessen bei der Festlegung von Zielen gesetzt wird.

Es gibt deshalb eine Reihe von Vorschlägen, die diesen Prozeß stärker systematisieren wollen. Dazu gehört die genannte Unterscheidung
in kurz-, mittel- und langfristige Ziele oder der Altersgruppenbe-
zug der angestrebten Maßnahme, wie er sowohl im Gutachten des
Sachverständigenrates (1) wie in der ersten Vorlage zu den priori-
tären Gesundheitszielen der Arbeitsgruppe des Bundesgesundheitsmi-
nisters Anwendung gefunden hat (8). Ein anderer Weg ist eine Klassifizierung der Ziele nach politischen Handlungsfeldern (Abb. 1).

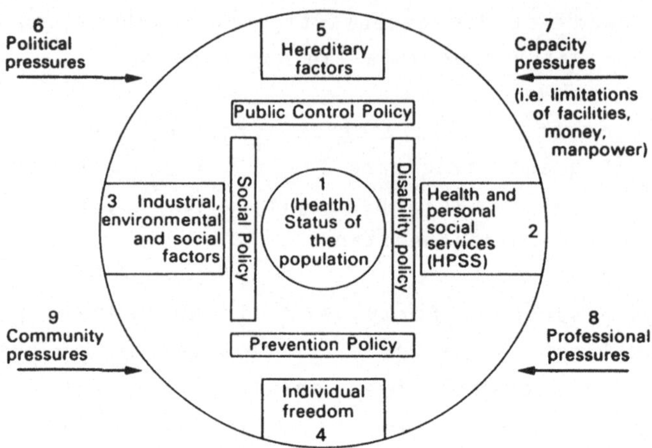



Die Betrachtung einiger Einzelziele aus den nationalen Gesundheitszielen der USA (1980) (Abb. 2) läßt eine Reihe von Auffälligkeiten
und ungelösten Problemen erkennen.


**Abb. 2:    modifiziert nach Green et al. (10)**

Zielorientierter Zugang zu epidemiologischen Daten
Konsensbildung durch die Formulierung von Zielen


Prioritäre Handlungsfelder

1.   Gesundheitsförderung und -erziehung
     - Reduzierung des Rauchens
     - Reduzierung von Alkohol- und Drogenmißbrauch
     - Verbesserung der Ernährung
     - Verbesserung der körperlichen Verfassung / Sport
     - Kontrolle von Streß und Gewalt

2.   Gesundheitsschutz
     - Kontrolle von giftigen Mitteln
     - Arbeitsschutz
     - Verhütung von Unfällen und Verletzungen
     - Fluoridierung und Zahngesundheit
     - Kontrolle der Infektionskrankheiten

3.   Präventive Gesundheitsdienste
     - Bluthochdruckkontrolle
     - Familienplanung
     - Gesundheit von Schwangeren und Säuglingen / Kleinkindern
     - Impfungen
     - Sexuell übertragbare Erkrankungen

Zu allererst fällt die Heterogenität der Ziele nach Dimensionalität, Präzision und Reichweite auf. Ferner wird deutlich, daß hinter solchen Einzelzielen sehr spezifischer Informationsbedarf steht.

Die Forderung nach Reduzierung des Rauchens ist sinnvoll vor dem Hintergrund von Studien, die schlüssig seine Schädlichkeit beweisen. Die Quantifizierung des Ziels für bestimmte Altersgruppen ist nötig, denn die am Lebensende ohnehin eintretende Reduktion des Rauchens führt in einer alternden Bevölkerung wie der unseren auch bei unverändertem Verhalten zu einer durchschnittlichen Absenkung.

Die Operationalisierung eines Zieles ist notwendig, wenn ein so unpräzises Ziel wie Verbesserung der körperlichen Verfassung proklamiert wird. In der Tat sind die hier wiedergegebenen Ziele eher noch als Überschriften, nicht aber schon als operationable Einzelziele zu verstehen.

Das aufgeführte Ziel der Kontrolle giftiger Mittel, etwa im Prozeß der Nahrungsmittelgewinnung, wirft die Frage nach sinnvollen Grenzwerten auf, da hier in der Regel starke "trade offs" mit anderen Interessen der Gesellschaft bestehen. Das bekanntlich geringe Wissen über die Langzeitwirkung kleiner Dosen in Kombination untereinander und in der Wechselwirkung mit der natürlichen Umwelt oder anderweitigen Vorschäden des menschlichen Organismus macht gegenwärtig die Festlegung derartiger Grenzwerte zu einem wissenschaftlichen Augurengeschäft, bei dem Expertenvoten eher unser Nichtwissen verbergen.

Daran anknüpfend kann man mit der hier vorgeschlagenen zielorientierten Vorgehensweise gut begründet die Forderung verbinden, daß nicht nur die Ziele, sondern auch die fachlichen Grundlagen stärker als bisher offengelegt werden sollen. Zum Beispiel wären, nach dem Vorbild einer kanadischen Task Force Group (9), auch Klassifizierungen des Grades unseres Wissens bzw. Nichtwissens möglich für jedes proklamierte Einzelziel (etwa im Sinne einer mehrstufigen Indexierung, die z.B. von Stufe A: wissenschaftlich ausreichend gesichert bis zu D: Lücken sowohl in der Grundlagen- wie in der Umsetzungsforschung - reichen könnte). Das bisher Gesagte läßt sich zu ersten einfachen Qualitätssicherungsanforderungen an gesundheitspolitische Zielfindung zusammenfassen (Abb. 3).

# Qualitätsanforderungen an gesundheitspolitische Zielfindung

- Ziele explizit machen
- Quantifizierung
- Zeitbezug
- Zielgruppenbezug
- Hierarchisierung von Handlungsfehlern
- Offenlegung der fachlichen Grundlagen

Ein weiterer Schritt im Prozeß einer zielorientierten Gesundheitsberichterstattung ist die Zuordnung vorhandener oder neu zu er-
schließenden Datenquellen.

Abb. 4a:

**Detailed Agency Analysis: Actual and Potential
Sources of Data for Tracking Objectives**

| FEDERAL AGENCIES | Current Source<br># of Objectives | Potential Source<br># of Objectives |
|---|---|---|
| Department of Health and Human Services | | |
| Alcohol, Drug Abuse and Mental Health Administration | 13 | 4 |
| Centers for Disease Control | 33 | 28 |
| Food and Drug Administration | 4 | 4 |
| Health Services Administration | 3 | 3 |
| National Center for Health Statistics | 69 | 48 |
| National Institutes of Health | 1 | 1 |
| President's Council for Physical Fitness and Sports | 1 | 1 |
| Office of Smoking and Health | 2 | 4 |
| Health Care Finance Administration | 5 | 9 |
| National Center for Health Services Research | — | 1 |
| National Institute for Dental Research | — | 1 |
| Office of Health Maintenance Organizations | — | 1 |
| Subtotal | 131 | 105 |
| Other Federal Government | | |
| Consumer Product and Safety Comission | 1 | 1 |
| Environmental Protection Agency | 3 | 7 |
| US Dept of Agriculture | — | 8 |
| US Dept of Labor | 7 | — |
| US Dept of Transportation | 4 | 1 |
| US Dept of Education | 1 | 1 |
| Federal Trade Commission | 2 | — |
| Occupational Safety and Health Administration | — | 2 |
| Subtotal | 18 | 20 |

| | | |
|---|---:|---:|
| STATE LICENSING | | 3 |
| Subtotal | | 3 |
| PRIVATE ORGANIZATIONS | | |
| Association of State and Territorial Health Officials | | 1 |
| Joint Commission on Accreditation of Hospitals | | 14 |
| National Board of Medical Examiners | | 3 |
| American Hospital Association | | 2 |
| Professional Activity Study / Medical Audit Program | | 5 |
| Alliance for Health, Physical Education, Recreation and Dance | | 1 |
| Association of American Medical Colleges | | 2 |
| IMS American (Prescription survey) | 1 | |
| Health Insurance Association of America | | 3 |
| Blue Cross / Blue Shield Associations | | 1 |
| US Chamber of Commerce | | 2 |
| Subtotal | 1 | 34 |
| PUBLIC OPINION POLLS | | 15 |
| Subtotal | | 15 |
| TOTAL | 150 | 177 |

Beispielhaft zeigt dies die Zusammenstellung von GREEN (10, Abb. 4a,b) für die Gesundheitsziele der USA. Der damit verbundene Review-Prozeß ist ein Wert aus eigenem Recht. In einer kritischen Würdigung der umfangreichen amerikanischen Bestände zur Gesundheitsstatistik stellte das United States National Committee on Vital and Health Statistics (1975) fest, daß das National Center for Health Statistics (NHCS) zu wenig an der inhaltlichen Verwertbarkeit, also dem Nutzerinteresse, von Statistiken dagegen, zu sehr um ihre technische Qualität besorgt sei. Allerdings sind Nutzerinteresse und Datenqualität kein notwendiger Gegensatz. SCHACH (11) weist zu Recht darauf hin, daß in Ländern, wie Großbritannien und Skandinavien, in denen die Daten tatsächlich für Entscheidungszwecke genutzt werden, zugleich das Interesse an Zuverlässigkeit, Vollständigkeit und Validität steigt. Sie weist ebenso darauf hin, daß unter verstärkten Nutzungsaspekten die Nachfrage nach prognostisch nutzbaren Daten steigt und eine Tendenz von bloßer beschreibender zu analytischer Statistik in Gang gesetzt wird. Es geht also um kein Entweder-Oder - Qualität oder Nutzbereich -, sondern um den richtigen strategischen Einstieg auf dem Weg zu besseren Daten.

## 2.2  Induktive Vorgehensweise

Die im vorigen Abschnitt beschriebene zielorientierte Vorgehensweise setzt das Vorhandensein von Zielen voraus. Dies ist in der Gesundheitspolitik in der Bundesrepublik gegenwärtig eher die Ausnahme. Natürlich gibt es eine Reihe diffuser Ziele, die als Global -
orientierung dienen. Eines davon ist die vielbeschworene Kosten-
dämpfung, die allerdings im Kern kein Gesundheitsziel aus eigenem
Recht darstellt, sondern ein abgeleitetes Ziel der wirtschaftlichen Forderung nach Konstanz der Lohnnebenkosten ist. Ferner gibt
es eine Reihe sehr grober Ziele, die eher als Randbedingungen auf-
zufassen sind: etwa die Erwartung einer 'weiteren Verbesserung des
Gesundheitszustandes', wobei die Inhalte solcher Erwartungen von
Verbesserung des psychosozialen Wohlbefindens bis hin zu der besseren Verfügbarkeit hochtechnischer Eingriffe reichen. Festzuhalten
ist gegenwärtig, daß die unmittelbar Beteiligten im Gesundheitswesen, die - wenig zu Gehör kommenden - Patienten einmal ausgenommen,
als wesentliche Interessen überwiegend Organisations- und Finan-
zierungsprobleme vortragen. Von Gesundheit ist in der gegenwärtigen Reformdiskussion bemerkenswert wenig die Rede (12').

Selbst eine Umfrage bei den medizinisch-wissenschaftlichen Fachgesellschaften der Bundesrepublik, durchgeführt 1986 und 1987 durch
den Sachverständigenrat und, unabhängig von diesem, durch die Arbeitsgemeinschaft der Wissenschaftlichen Fachgesellschaften (13),
hat einen erstaunlichen Mangel an inhaltlichen Zielen bei den Beteiligten zutage gefördert. Unter Versorgungsgesichtspunkten werden jeweils ganz überwiegend die Kapazitätsprobleme des eigenen Faches in den Mittelpunkt gerückt.

Der Mangel an inhaltlichen Zielen der gegenwärtigen Gesundheitspolitik ist ein sehr starkes Argument für eine zweite, zunächst alternativ erscheinende Vorgehensweise. Sie soll im folgenden als
datenorientiert-induktiv bezeichnet werden.

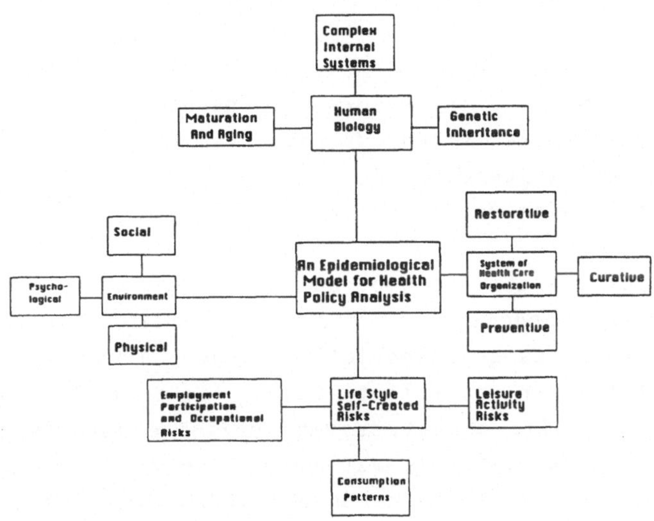



DEVER (14) hat dafür die Benutzung eines sogenannten epidemiologischen Modells für gesundheitspolitische Zwecke vorgeschlagen (Abb.
5). Natürlich steht auch hier im Mittelpunkt eine sehr allgemeine
Zielbestimmung, nämlich Einwirkung auf die menschliche Gesundheit.
Es werden die verschiedenen Einflußfelder definiert und vier Hauptursachengruppen zugeordnet:

- der menschlichen Biologie,
- der Umwelt,
- dem individuellen Lebensstil und
- dem System der Gesundheitsversorgung.

Diese gedachten Einflußbereiche sind jeweils weiter aufgegliedert.
Diesen Einflußbereichen lassen sich nun unterschiedliche Datenbasen
oder aktuell verfügbare oder geplante Studien zuordnen, die über
die raum-zeitliche oder sozio-demographische Verteilung angenommener Einflußfaktoren Informationen liefern.

Denkt man sich im zentralen Segment resultatorientierte Effektmaße,
wie etwa den klassischen Gesundheitsindikator Mortalität, so läßt
sich an einem kleinen Beispiel die Vorgehensweise aufzeigen:

Unterstellt, wir finden in der Bundesrepublik einen West-Nord-Süd-
Gradienten in der Mortalität, was gegenwärtig tatsächlich der Fall
ist, so können wir darüber eine Reihe von Hypothesen aufstellen. Es
kann sich handeln um:

- einen statistischen Artefakt,
- Unterschiede in Versorgungsangeboten oder
- der physikalischen oder sozialen Umwelt,
- lebensstilbezogene Faktoren oder um
- genetische Heterogenität.

Unter Zurückstellung der Annahme, daß es sich um einen bloßen statistischen Artefakt handelt, läßt sich nun in der Tat zeigen, daß im
nördlichen Bereich des Bundesgebietes Rauchen, Alkoholkonsum und erhöhtes Gewicht stärker verbreitet sind als im südlichen Bereich (1).
(Das bringt, beiläufig gesagt, einige beliebte Vorurteile über die
Körperfülle der Bajuwaren ins Wanken.) Eine mögliche Konsequenz,
die Gültigkeit der Zusammenhänge unterstellt, könnte sein, präventive Programme im Westen und Norden der Bundesrepublik mit anderer
Dringlichkeit zu behandeln als in anderen Landesteilen. Schichtet
man allerdings die Daten nach sozio-ökonomischen Merkmalen ab, so
werden die Ergebnisse dadurch etwas relativiert, daß die genannten
Merkmale ebensosehr einem sozio-ökonomischen Gradienten folgen, der
ebenfalls einem West-Nord-Süd-Gefälle folgt. (1) Die Konsequenz dieser Beobachtung könnte sein, präventive Programme insbesondere auf
sozio-ökonomisch schlechter gestellte Teilgruppen der Bevölkerung zu
konzentrieren. Das vorgestellte Beispiel soll inhaltlich nicht weiter verfolgt werden, zumal ich mich für die Qualität der hierbei
herangezogenen Daten nicht verbürgen möchte. Es sollte die prinzipielle Vorgehensweise deutlich gemacht werden, die durch explorative
Analyse des Materials unter Benutzung plausibler ätiologischer Mo-
dellvorstellungen Hypothesen generiert, entlang derer weitere Analysen sinnvoll erscheinen. Man kann auch von einer hypothesengeleite-
ten Vorgehensweise sprechen. Beim Vorliegen weiterer Zusatzinformationen kann im gesundheitspolitischen Prozeß der Punkt kommen, an
dem zu entscheiden gilt, ob die vorliegende Evidenz als ausreichend
für entsprechende Maßnahmen angesehen wird, oder ob eine gezielte
Studie mit angemessenem methodischen Aufwand in Gang gesetzt wird.

Der im Prozeß der Datengewinnung und -interpretation wiederholte
Rekurs auf dieses vordergründig keineswegs originelle Zusammen-
hangsmodell von DEVER (14) bietet eine Reihe methodisch-didakti-
scher Vorteile; diese bestehen insbesondere in:

- Transparenz gesundheitsbezogener Vorstellungen (denen wir in der
  Gesundheitspolitik auch ohne ihre Explizitmachung folgen);

-     einer klareren Verortung und damit konsequenterer Weiterentwicklung von Datenbasen oder Teilstudien, die als wesentlich
  für das Gesundheitswesen angesehen werden.

Nicht zuletzt schafft eine solche explizit gemachte Modellvorstel-
lung auch einen besseren Beurteilungshintergrund für die im vorigen
Abschnitt geforderte Hierarchisierung von Handlungsfeldern, für eine rationalere Zielmatrix. Damit wird klar, daß beide grob skizzierten modellhaften Vorgehensweisen nicht einander ausschließende
Alternativen sein können. Vielmehr sind sie miteinander zu
verbinden.

Der Sachverständigenrat hat in seinem Gutachten (1) beide Wege be-
schritten. Er hat in dem ersten, übergreifenden Teil des Gutach-
tens alle erreichbaren Datenbasen in der Bundesrepublik letztlich
unter einem gedachten Modell gesundheitlicher Zusammenhänge daraufhin ausgewertet, inwieweit sich aus Vergleichen und Trendanalysen
präventive oder Versorgungsziele ableiten lassen. Er hat insbesondere in dem zweiten, sektorspezifischen Teil zu einzelnen, letztlich von außen vorgegebenen Zielen, etwa Reduktion der Arzneimit-
telkosten, begründende bzw. handlungsleitende Datenbasen gesucht.

Das Fazit beider diskutierter Verfahren und erste Erfahrungen im
Umgang mit Politikberatung lassen sich in sehr einfacher Weise zusammenfassen: Beides sind bei systematischer Nutzung Wege zu verbesserten Daten. Der zweite datenorientierte Zugang ist nicht neu,
aber nicht systematisch genutzt. Das zielorientierte Verfahren ist
bislang vernachlässigt. Es ist geeignet, den evaluativen Charakter
von Gesundheitsstatistik zu stärken. Es generiert in besonderem Maße Datenbedarf und politische Unterstützung. Es weckt das Interesse an der Qualität der Daten. Es ist deshalb wichtig, nicht mangels
Daten auf die Formulierung expliziter, vor allem qualifizierbarer
Ziele zu verzichten. Die üblichen Kriterien zur Qualität von Daten
sollten, dies ist Teil des Erfahrungsprozesses, um

"nichtklassische" Gütekriterien erweitert werden: Nutzbarkeit,
Praktikabilität, Transparenz, Verständlichkeit, Verknüpfbarkeit
und Kostengünstigkeit, ggf. auch Kontinuität von Datenkörpern haben Vorrang vor konkurrierenden methodischen Erwägungen, wenn letz-
tere nachhaltig auf Kosten der genannten Kriterien gehen. Die Anforderungen an Validität und Rehabilität sind auf die angestrebten
Zwecke hin zu definieren und damit in der Regel anders und mit größerer Toleranz als bei klinischen Entscheidungsprozessen (15).


## 3. Situationsbewertung und Perspektiven

Angesichts der gegenwärtigen Unzulänglichkeit der Datenlage und unseres Zusammenhangwissens im komplexen Gesamtsystem der Medizin
einschließlich seiner ökonomischen und politischen Rahmenbedingungen stellt sich die Frage, ob Epidemiologie überhaupt schon befugt
ist, Politikberatung zu treiben. Es gibt eine Reihe gewichtiger
Gründe, dies zu bejahen. Einer dieser Gründe ist, daß auch ohne einen solchen, vielleicht verfrühten systematischen Ansatz Politikberatung stattfindet, eben geprägt durch den gegenwärtig typischen
Partikularismus im Sinne von miteinander völlig unverbundenen Orga-
nisationsinteressen und eher zufällig anfallender Einzelergebnisse.
Politik kann selbst nicht Wissenschaft sein. Sie hat aber dann,
wenn sie einen systematischeren und rationaleren Zugang zu Entscheidungsprozessen sucht, den Anspruch darauf, von seiten der Wissenschaft unterstützt zu werden. Der Auftrag des Gesetzgebers zur
Entwicklung medizinischer Orientierungsdaten beispielsweise begründet einen solchen Anspruch.

Zweitens kann die vorbehaltlose Analyse unseres partiellen Nichtwissens eine ebenso wertvolle Informationsquelle für politische Entscheidungen sein. Sie eröffnet drittens die Chance, zukünftige da-
tengestützte Entscheidungsgrundlagen zu verbessern, wie sie sich ohne einen systematischen Review-Prozeß auf der Ebene von Daten, Zielen und wieder Daten nicht von selbst ergibt. Im Idealfall stoßen
wir damit einen Schwingkreis an, der auch zu verstärkten Investitio-
nen seitens der öffentlichen Auftraggeber in diesem Bereich in den
nächsten Jahren führt, und damit die Bundesrepublik aus ihrem Dorn-
röschenschlaf in der Gesundheitsstatistik schrittweise herausführt.
Die gegenwärtige Datenlandschaft ist so lückenhaft und von so zwei-
felhafter bis offenkundig schlechter Qualität, daß ein Status quo
inakzeptabel ist und eher eine Verschwendung von Mitteln bedeutet.

Nicht zuletzt liegt in dem hier diskutierten Themenkreis auch eine
wissenschaftliche Herausforderung, die von den beteiligten Fächern aufgenommen werden sollte. Ich erinnere an die interessanten
Entwicklungen auf dem Sektor der Gesundheitsindikatoren oder zusam-
mengesetzter Gesundheitsindices. Nennen möchte ich hier das Konzept verlorener produktiver Jahre (16), das Konzept der qualitätsgewichteten Lebenserwartung von KAPLAN (17) oder einer sogenannten
verbleibenden Gesundheitserwartung (18), Konzepte, die insbesondere
in den angelsächsischen Ländern seit den 50er Jahren vorangetrieben
worden sind. ROSSER (19) verdanken wir eine Übersicht über die damit eng verbundene Entwicklung der Meßtheorie, insbesondere von
bloßen Klassifikationsverfahren hin zu skalierenden Techniken, von
nominalen zu ordinalen Verfahren. Als Beispiel sei der Index of
Activities of Daily-living von KATZ (20) genannt. Die stärkere Einbeziehung psychischer und sozialer Faktoren in das gegenwärtige
kulturelle Verständnis von Gesundheit ist eine weitere Herausforderung, der sich Psychiatrie, Psychologie und Sozialwissenschaften
nicht selten außerhalb der medizinischen Fakultäten inzwischen mit
Intensität widmen. Ebenso interessant und faszinierend ist ihre
Verknüpfung mit dem Konzept sozialer Indikatoren, wie es insbesondere im Rahmen der OECD vorangetrieben wurde (21). Auch instrumen-
telle Fragen etwa zu dem Verhältnis von Routinedaten, Registerdaten
und Surveys sind allenfalls für Teilbereiche vorläufig beantwortet.
Ich bin überzeugt, daß diese Aufgaben ein interessantes und frucht-
bares Aufgabenfeld für die nächsten Jahre darstellen, das interdis-
ziplinär von Medizinstatistik, Epidemiologie, Biometrie, Sozialmedizin, Health Care Research und weiteren medizinischen und sozial-
wissenschaftlichen Disziplinen anzugehen ist.

Literatur


1) SACHVERSTÄNDIGENRAT FÜR DIE KONZERTIERTE AKTION IM
   GESUNDHEITSWESEN:
   Medizinische und ökonomische Orientierung:
   Vorschläge für die Konzertierte Aktion im Gesundheitswesen.
   Baden-Baden: Nomos 1987
   (Jahresgutachten/Sachverständigenrat für die Konzertierte
   Aktion im Gesundheitswesen; 1987)

2) WHO (World Health Organization)
   Einzelziele für "Gesundheit 2000"
   Kopenhagen 1985

3) WHO EUROPEAN ADVISORY COMMITTEE ON HEALTH RESEARCH:
   Research for health for all, vol. 1,2.
   Copenhagen: Regional Office for Europe 1986

4) LALONDE,M.: A new perspective on the health of Canadians.
   Ottawa 1974

5) OFFICE OF THE ASSISTANT SECRETARY FOR HEALTH AND
   SURGEON GENERAL:
   Healthy people - The Surgeon General's Report on Health
   Promotion and Disease Prevention.
   Washington, DC: Government Printing Office, July 1979
   (Stock No. 017-001-00416-2)

6) U.S. DEPARTMENT OF HEALTH AND HUMAN SERVICES:
   Health - United States, 1980.
   Hyattsville, Md., 1980 (DHHS Publ. No. (PHS) 81-1232)

7) OFFICE OF THE ASSISTANT SECRETARY FOR HEALTH:
   Promoting health, preventing disease:
   objectives for the nation.
   Washington, DC: Government Printing Office, 1980

8) WEBER,I., MEYE,M.R., FLATTEN,G.:
   Vorrangige Gesundheitsprobleme in den verschiedenen Lebensab-
   schnitten: Entscheidungsgrundlagen für eine realistische Gesund-
   heitspolitik in der Bundesrepublik Deutschland.
   Köln: Zentralinstitut für die kassenärztliche Versorgung -
   Projektgruppe Prioritäre Gesundheitsziele - 1987

9) DEPUTY MINISTERS OF HEALTH:
   Periodic Health Examination Monograph.
   Hull, Quebec, 1980

10) GREEN,L.W., WILSON,R.W., BAUER,K.G.:
    Data requirements to measure progress on the objectives
    for the nation in health promotion and disease prevention.
    Amer. J. publ. Hlth 73 (1983) 18-24

11) SCHACH,E. (Hrsg.): Von Gesundheitsstatistiken zu Gesund-
    heitsinformation.
    Berlin, Heidelberg, New York: Springer 1985
    (Medizinische Informatik und Statistik; 61)

12) SCHWARTZ,F.W.: Gesundheit 2000 - realistisch? - realisierbar?
    Köln: Referat auf der Hauptversammlung des NAV am 14.11.1986

13) AWMF (Arbeitsgemeinschaft der Wissenschaftlichen
    Fachgesellschaften):
    Vordringliche Aufgaben der medizinischen Fachdisziplinen
    in Praxis, Klinik und Forschung unter besonderer Berück-
    sichtigung der Veränderung der Altersstruktur und ihrer
    gesundheitlichen Folgen.
    Düsseldorf 1987

14) DEVER,G.E.A.: An epidemiological model for health policy
    analysis.
    Social Indicators Research 2 (1976) 453-466

15) WARE,J.E., BROOK,R.H., DAVIES,A.R., LOHR,K.N.:
    Choosing measures of health status for individuals in
    general populations.
    Amer. J. publ. Hlth 71 (1981) 620-625

16) PERLOFF,J.D. et al.: Premature death in the United States:
    Years of life lost and health priorities.
    J. publ. Hlth Policy 5 (1984) 167-184

17) KAPLAN,R.M., BUSH,J.W., BERRY,C.C.:
    Health status: types of validity and the Index of Well-being.
    Hlth Serv. Res. 11 (1976) 478-506

18) WILKINS,R., ADAMS,O.: Healthfulness of life:
    a unified view of mortality, institutionalization,
    and non-institutionalized disability in Canada, 1978.
    Montreal: Institute for Research on Public Policy, 1983

19) ROSSER,R.: Issues of measurement in the design of health
    indicators: a review. In: Culyer,A.J. (ed.):
    Health indicators - an international study for the European
    Science Foundation, pp. 34-81
    Oxford: Robertson 1983

20) KATZ,S., BRANCH,L.G., BRANSON,M.H. et al.:
    Active life expectancy.
    New Engl. J. Med. 309 (1983) 1218-1224

21) HANSLUWKA,H.E.: Measuring the health of populations,
    indicators and interpretations.
    Soc. Sci. & Med. 20 (1985) 1207-1224

22) Holland,W.W. et al. (eds.): Oxford textbook of
    public health, vol. 1, S. 182
    Oxford, New York, Toronto: Oxford University Press, 1986

# Bewertung von Früherkennungs- und Nachsorgeprogrammen - Aufgaben und Grenzen einer begleitenden Evaluation

B.-P. Robra
Abt. Epidemiologie und Sozialmedizin der Medizinischen Hochschule Hannover

In das gestellte Thema soll ein Beispiel einführen. Ich möchte zunächst über den Stand der Einführung der Mammographie in das Krebs-Früherkennungsprogramm der gesetzlichen Krankenversicherung berichten. Darauf aufbauend möchte ich mich den grundsätzlichen Erwartungen an eine begleitende Evaluation bestehender Früherkennungs- und Nachsorgeprogramme der GKV zuwenden und schließlich einige Hinweise zum weiteren Vorgehen in methodischer und politischer Hinsicht ableiten.

Im folgenden lassen sich die Früherkennungs- und die Nachsorgeprogramme wegen der Ähnlichkeit ihrer methodischen Probleme - Nachsorge als Rezidivfrüherkennung - gemeinsam behandeln. Die Rezidivfrüherkennung ist aber verglichen mit dem qualitativen Bereich der primärärztlichen Führung der Betroffenen und ihrer Angehörigen vermutlich nicht die wichtigste Funktion von Nachsorgeprogrammen.

## 1) Mammographie als Beispiel einer neu einzuführenden Früherkennungsmethode

Eine mammographische Untersuchung bei allen asymptomatischen Frauen ist bisher nicht Teil des gesetzliche Früherkennungsprogramms. Seit 1979 ist diese Technik den Frauen vorbehalten, bei denen klinisch suspekte oder unklare Befunde abgeklärt werden müssen oder bei denen aufgrund früherer Befunde bzw. einer positiven Familienanamnese eine erhöhtes Krebsrisiko erwartet wird (11). Es gibt in der Bundesrepublik derzeit rund 1700 mammographische Untersuchungseinheiten. Nach vorsichtigen Schätzungen führen sie jährlich rund 2,5 Millionen Untersuchungen durch. Die durchschnittliche Zahl von Untersuchungen pro Untersuchungseinheit ist als Folge der hohen Dezentralisierung bei uns deutlich kleiner als die ausländischer Zentren. Welcher Anteil unserer Mammographien derzeit im weiteren Sinne "vorsorglich" gemacht wird, ist nicht bekannt.
Die Ergebnisse von zwei prospektiven randomisierte Studien und drei auf der Basis von bevölkerungsweiten Screeningprogrammen zusammengestellten Fall-Kontroll-Studien belegen eine Senkung der Sterblichkeit an Brustkrebs durch Früherkennung um 30% oder mehr (Tab. 1). Darüber hinaus wird bei früh erkannten Fällen zunehmend eine brusterhaltende Behandlung des Mammakarzinoms möglich. Die Evidenz zugunsten dieser Methode ist damit besser als die für andere Früherkennungsmaßnahmen. Es besteht insofern medizinischer und gesundheitspolitischer Handlungsbedarf zur Übernahme der "unselektiven" (im Gegensatz zu einer anhand von Befunden indizierten "klinischen") Mammographie in das flächendeckende Krebsfrüherkennungsprogramm.
Es bleiben allerdings offene Fragen, die die Implementierung einer anderswo erprobten Technologie in unser Gesundheitswesen betreffen. Diese lassen sich letztlich nur durch eigene empirische Ergebnisse beantworten. Nach übereinstimmendem Urteil von international ausgewiesenen Fachleuten stellt nämlich die Erkennung, Beurteilung und Versorgung klinisch okkulter, gering ausgeprägter Befunde im Rahmen der Brustkrebsfrüherkennung besondere Anforderungen an die Fachkunde des mammographisch tätigen Arztes (und an diejenige der an der Versorgung beteiligten Disziplinen). Diese Anforderungen liegen **über** denen der bisherigen klinisch indizierten Mammographie.

Die Screeningstrategie soll kleine Mammakarzinome möglichst vollständig erkennen,
andererseits darf sie nicht zu viele falsch positive Befunde "produzieren". Die nötige
Abwägung verlangt eine besondere Schulung und kontinuierliche Rückmeldung der
erzielten Ergebnisse an die beteiligten Ärzte.
Zu den Voraussetzungen eines effektiven und möglichst wenig belastenden mammographischen Screeningprogramms gehört daher eine konsequente Qualitätssicherung
mit den Dimensionen
- apparative Standards
- persönliche Voraussetzungen des mammographierenden Arztes
- Prozeßqualität.
Die Deutsche Gesellschaft für Senologie hat zu den ersten beiden Dimensionen konkrete
Vorschläge gemacht (periodische technische Überprüfung mit Phantom; Intensivkurs,
Prüfung (7)). Weitere Vorschläge zur Sicherung der Qualität in der Durchführung eines
mammographischen Screeningprogramms (sog. "Prozeßqualität") betreffen a) Stich-
proben-Prüfungen von Mammogrammen und Befunden durch eine Fachkommission und b)
Vorschläge für eine "statistische" Qualitätssicherung nach Art des cytologischen
Screenings oder der Perinatalstudien.
Im Vordergrund des letztgenannten Ansatzes steht eine (nach Alter, Screeningvor-
geschichte und ggf. weiteren Merkmalen) gegliederte Statistik der Empfehlungen zu
weiterführender Diagnostik sowie deren Ergebnis. Von besonderem Interesse sind die
Biopsierate und der positive Prädiktionswert der Biopsie. Nach internationalen Erfahrungen kann auf 2 bis 3 Biopsien ein entdecktes Karzinom kommen. Dies dürfte nicht
dem derzeitigen deutschen Stand entsprechen, der sich bei einem unselektiven Programm darüber hinaus nur schwer würde halten lassen.
Es wäre auch denkbar, als kurzfristiges Maß der Wirksamkeit des Programms eine Erfassung der "**Intervallkarzinome**" anzustreben, doch würde ein solches Bemühen
wegen der Seltenheit solcher Befunde und der Notwendigkeit, ein mittelfristiges
personenbezogenes Nachbeobachtungssystem zu organisieren, eine vermutlich nicht
realisierbare Logistik voraussetzen. Es muß retrospektiven Analysen vorbehalten
bleiben.
Die zukünftige Entwicklung dieses aktuellen Gebietes der systematischen Früherkennung wird ohne Zweifel von Art und Umfang einer jetzt vorzubereitenden Begleitevaluation abhängen. Es ist eine herausfordernde Aufgabe, eine entsprechende fallbezogene (in den Praxen anonymisierte) **Projektdokumentation** zu entwickeln und
hinsichtlich ihrer breiten Einsatzfähigkeit zu erproben.

## 2) Aufgaben und Grenzen einer begleitenden Evaluation

Eine Evaluation von Gesundheitsprogrammen ist keine einmalige Angelegenheit,
sondern ein iterativer Prozeß von der Problemidentifizierung über die Methoden-
bewertung, die Definition von Zielpopulationen, das Sammeln von Prozeß- und
Resultatdaten bis zum Schluß der Evaluationsschleife, d.h. Rückmeldung der
wichtigsten Ergebnisse an die handelnden Personen und ggf. Durchsetzen von Konsequenzen für das Programmdesign.
Eine **begleitende** Evaluation ist - das Beispiel der Mammographie zeigt es hoffentlich
deutlich - unvermeidbar, wenn komplexe Technologien nur unter den Bedingungen der
Routineversorgung eines Gesundheitswesens mit mehrgliedriger Versorgungskette endgültig erprobt und beurteilt werden können ("service level"). Die Inzidenz der Zielkrankheiten ist bei Früherkennungsproblemen typischerweise so gering, daß dafür
längere Laufzeiten in großen Populationen nötig sind. Auch kann die "Dissemination der

Innovation" aus den hochmotivierten Forschungsteams hinaus, vor allem die Fortbildung der Kollegen, nur schrittweise und begleitend gewährleistet werden. Darüber hinaus können wir – jedenfalls beim Stand unserer Instrumente eines rationalen "technology assessment" in der Bundesrepublik – der fachlichen und der allgemeinen Öffentlichkeit einen klinisch plausibel gemachten medizinischen Fortschritt nicht ohne politische Kosten so lange zum Zweck der **Feld**erprobung vorenthalten, wie dies in anderen Ländern offensichtlich durchsetzbar ist.

Als Aufgaben einer begleitenden Evaluation von Früherkennungs- und Nachsorgeprogrammen sehe ich an: a) Legitimierung, b) Qualitätssicherung, c) Effektschätzung, d) Effektsteigerung, e) Effizienzsteigerung

## a) Legitimierung

Ein Früherkennungsprogramm legitimiert sich vordergründig durch seine Inanspruchnahme. (Zur Legitimation durch Effektmaße vergl. c). Sofern wir von seiner Wirksamkeit schon überzeugt sind, ist die Inanspruchnahme in aller Regel auch eine Schlüsseldeterminante der Effektivität. Daher steht die Vollständigkeit der Teilnahme an unseren Früherkennungsprogrammen an erster Stelle ihrer öffentlichen Diskussion.

Die Beteiligungsziffern am Krebsfrüherkennungsprogramm und am Kinderfrüherkennungsprogramm werden jedes Jahr veröffentlicht. Für die Schwangerschafts-Vorsorgeuntersuchungen hat der neue Mutterpass Voraussetzungen für eine flächendeckende Analyse der Beteiligung geschaffen. Für die Krebsnachsorgeprogramme konstituieren sich klinische Register oder Nachsorgeleitstellen für die ambulante Versorgung mit dem vorrangigen Ziel, eine möglichst programmtreue Nachsorge sicherzustellen.

Der Aufwand für diese Aktivitäten ist groß, keinesfalls sind Beteiligungsziffern "natürliche" Abfallprodukte unseres Einzelleistungssystems. Die praktischen Probleme bei der Zusammenführung von zusammengehörenden Versorgungskarrieren sind unterschiedlich gelöst: Während im Krebsfrüherkennungsprogramm eine personenbezogene Zusammenführung der Früherkennungsbögen zum Nachteil der Aussagefähigkeit untersagt ist (§ 369 RVO), setzen das Schwangerenvorsorgeprogramm auf eine anonymisierte Epikrise nach Abschluß der Schwangerschaft und die Krebsnachsorgeprogramme zu einem wesentlichen Teil auf eine nicht-sprechende Identifikationsnummer, die auf allen Versorgungs-Bögen aufgetragen wird, aber nur von behandelnden Ärzten (via Nachsorgepaß, einem portablen Dokument in der Verfügung des Patienten) identifiziert werden kann. Eine Heftnummer auf allen Durchschlagseiten soll zukünftig auch die Längsschnittauswertung der Kindervorsorgeuntersuchungen von U1 bis U8 ermöglichen.

## b) Qualitätssicherung

Eines der wichtigsten Qualitäts-Kriterien in unserem Gesundheitswesen ist die flächendeckende Sicherstellung einer "Chancengleichheit" in der Versorgung. Diesem Ziel dienen u.a. Richtlinien des Bundesausschusses der Ärzte und Krankenkassen sowie der Kassenärztlichen Vereinigungen und eine Bevorzugung stark dezentralisierter Versorgungsstrukturen – mit erkennbaren Problemen des zentrifugalen Kompetenztransfers.

Für die cytologischen Labors z.B. ist auf der erstgenannten Basis ein statistisches Qualitätssicherungsprogramm eingeführt worden, das von den Labors eine Gegenüberstellung ihrer (positiven) cytologischen Befunde mit denen des Histologen vorsieht. Veröffentlicht sind diese Daten bisher nicht. So sinnvoll eine systematische Rückkopplung von Cytologie und späterer Histologie erscheint – es ist durchaus fragwürdig, ob eine solche Übung mehr bewirkt als gut geplante Ringversuche, die bisher

erst als kleine Pilotvorhaben erprobt werden konnten (19). Die stark erfahrungs-
abhängigen klinischen Teile unserer Früherkennungsverfahren (z.B. Palpation der
Mammae, die rektale digitale Austastung, die Unterweisung in der Selbstuntersuchung
der Brust oder die lokoregionäre LK-Palpation in der Nachsorge) entziehen sich bisher
einer Qualitätssicherung, wenn man vom "Lernen am Fall" absieht. Ein solches kasu-
istisches Lernen stößt allerdings schon durch die große Seltenheit tatsächlich
pathologischer Befunde (und mehr noch: falsch negativer Befunde) für den einzelnen
Arzt an seine Grenzen.
Ein leicht faßbarer Parameter mit qualitätssichernder Signalfunktion ist der positive
Prädiktionswert eines Tests. Dieser liegt nach der Früherkennungsdokumentation (12)
derzeit mit starker Altersabhängigkeit bei knapp unter 4% für den dokumentierten
"Verdacht auf Mammakarzinom" und bei ca 7-8% für den dokumentierten "Verdacht auf
Cervixkarzinom" (Zielläsionen: CIS/CIN III und höher). Für die Nachsorge haben Hölzel
und Mitarbeiter (10) auf ähnliche Verhältnisse aufmerksam gemacht. Geringe positive
Prädiktionswerte sind bekanntlich vor allem eine Folge der geringen Prävalenz der
Zielkrankheit und der Unspezifität des Suchverfahrens, nur zum geringen Teil ein Problem einer eventuell zu niedrigen Testsensitivität. Die Prävalenz entdeckbarer Zielkrankheiten kann bei bevölkerungsweiten Programmen nur durch (risikoabhängige) Verlängerung der Screeningintervalle gesteigert werden. Dies würde eine Änderung des §
181 RVO bedeuten, der einen jährlichen Anspruch auf Krebsfrüherkennungsmaßnahmen
festschreibt. Zur Spezifität s. u..
Hinsichtlich der frühen Resultate eines Früherkennungsprogramms, die beim Krebs die
Stadienverteilung oder den Anteil der Patienten mit organ- oder funktionserhaltenden
Eingriffen an allen Patienten betreffen, fehlen Trendinformationen mit Bevölkerungs-
bezug, die über vereinzelte institutionsbezogene klinische Statistiken hinausgehen
(z.B. 3). So fehlen z.B. in der gerade erschienenen "Dachdokumentation Krebs" (9) mit
Ausnahme des CIS der Cervix Hinweise auf Stadienverteilungen und ihre Entwicklung,
während das amerikanische SEER-Programm derartige Trends mitteilen kann. Das
Krebsregister Baden-Württemberg, das sich seit seiner Gründung eine Beobachtung der
Krebsfrüherkennungsuntersuchungen vorgenommen hat (14), weist bei den verschiedenen früherkennungsrelevanten Krebslokalisationen sehr unterschiedliche
Quotienten seiner durch Früherkennungsmaßnahmen entdeckten Fallzahlen zu denen in
der Dokumentation des Früherkennungsprogramms auf. Es erscheint daher nicht durch-
gängig brauchbar zur Beurteilung der Früherkennungsaktivität. Ein Beitrag der Krebsregister zur Evaluation der Früherkennungsmaßnahmen setzt im übrigen voraus, daß
die hier relevante Dichte der Früherkennungsanamnese richtig erhoben wird und ver-
gleichbare Anamnesen auch bei Kontrollpersonen ohne Krebs erhoben werden können.
Dies wird am besten allerdings speziellen Studien (s.u.) vorbehalten bleiben.

## c) Effektschätzung

Diese Hinweise leiten schon über zu einer der am dringensten gewünschten Aufgaben
einer begleitenden Programmevaluation - der Effektschätzung. Effektschätzungen unter
den Bedingungen der Routineversorgung können auf ein abgestuftes Instrumentarium
rekurrieren: den ökologischen Ansatz, Beobachtungsstudien und Fall-Kontroll-Studien.
Prospektive kontrollierte Studien gibt es im Rahmen der flächendeckenden Versorgung
der GKV bisher nicht.

**Ökologische Studien** untersuchen die Determinanten von gesundheitlichen Unterschieden zwischen **Bevölkerungsgruppen**. Aus epidemiologischer Sicht sind solche
Untersuchungen ebenso legitim wie Untersuchungen über die Determinanten der Unter-

schiede zwischen **Individuen** (22). Es gibt einige Studien über den Zusammenhang zwischen dem Grad der Screeningaktivität in verschiedenen Regionen und der Inzidenz bzw. Mortalität an Cervixkarzinom und Brustkrebs (Übersicht in 20, S. 46-47). Besonders überzeugend sind die Ergebnisse von Elsebeth Lynge (15) aus Dänemark. Sie konnte zeigen, daß Regionen, in denen das cytologische Screening früh und mit hoher Intensität begonnen hat, eine deutlich stärkere Abnahme der Inzidenz invasiver Cervixkarzinome haben als Regionen, in denen das Screening weniger intensiv war oder später begann. Zum Zweck der Evaluation von Früherkennungsprogrammen auf diesem Aggregatniveau brauchen wir vor allem eine Schätzung der **Screeningaktivität** als relevante Exposition (z.B. Zahl der Abstriche, Umsatz von Okkultbluttests, Quadratmeter mammographischen Films). Solche Expositionsschätzungen liegen in der Routinedokumentation des Krebsfrüherkennungsprogramms für die Regionen unserer kassenärztlichen Vereinigungen vor, sind aber bisher nicht systematisch ausgewertet.

Unter dem Stichwort **Beobachtungsstudien** kann man erwähnen, daß wir aus unserer Früherkennungsdokumentation (12) einen Effektschätzer berechnen können, wenn wir die (altersbereinigten) Entdeckungsraten bei Erstuntersuchungen mit denen bei Wiederholungsuntersuchungen mit kurzem bzw. länger werdendem Intervall vergleichen. Dieser Schätzer ist nicht frei von Selektionseinflüssen. Er stimmt aber für das Cervixkarzinom bemerkenswert gut überein mit dem Ausmaß der "relativen Protektion", das eine Arbeitsgruppe der IARC auf der Basis von Daten aus 10 Zentren bzw. Ländern errechnet hat (8, p. 139). Während die IARC für einen Zeitraum von bis zu einem Jahr nach 2 oder mehr negativen Abstrichen eine relative Protektion um den Faktor 15.3 berechnet, kommen wir im deutschen Programm 1984 auf den Faktor 18, für ein Intervall bis zu 2 Jahren beträgt die "relative Protektion" 11.9 bzw. 11.

**Fall-Kontroll-Studien** haben zur ätiologischen Forschung wesentlich beigetragen. Sie sind auch eingesetzt worden, um Screeningprogramme zu evaluieren und haben generell einen protektiven Effekt belegt (vergl. 20, S. 35). Fall-Kontroll-Studien sind retrospektive Studien. Ihr Feld ist daher die Evaluation von Programmen, die schon einige Jahre laufen. Die Logik ist einfach: die Teilnahme am Screeningprogramm wird als potentiell protektive Exposition angesehen. Fälle mit der zu vermeidenden Zielkrankheit sollten daher eine Screeninganamnese aufweisen, die nicht notwendig leer, aber weniger dicht als die vergleichbarer Kontrollpersonen ohne Zielkrankheiten ist. Im Saarland werden erste Schritte mit einem Fall-Kontroll-Ansatz zur Evaluation des kolorektalen Scrennings versucht.

### d) Effektsteigerung

Es geht in der Medizin weder bei der Versorgung eines einzelnen Kranken noch bei der Planung eines ganzen Programms um eine Maximierung gesundheitlicher Effekte um jeden Preis. Relevant sind die individuellen bzw. sozialen Präferenzen und eine Abschätzung des möglichen Nettoeffektes unter Berücksichtigung von unerwünschten Versorgungs-Wirkungen. Diesen Nettoeffekt determinieren auf Programmebene (neben dem Effekt selbst) vor allem zwei faßbare Kriterien:
- das gewählte Nutzenkriterium und
- die Rate falsch-positiver Befunde, das Komplement der Spezifität
Im öffentlichen Bewußtsein nicht ausreichend verankert ist, daß Vorschläge zur Optimierung von Screeningeffekten abhängig vom Nutzenkriterium sind. So macht es einen erheblichen Unterschied, ob die Zahl der verhüteten Todesfälle optimiert werden soll oder die Zahl der gewonnenen Lebensjahre. Im ersten Fall sollte ein Krebsscreeningpro-

gramm bevorzugt auf ältere Menschen zielen, im zweiten auf jüngere. Dies ist intuitiv leicht nachvollziehbar und wurde von einer Arbeitsgruppe am Institut des verstorbenen Prof. Walter in Freiburg (1) mit Hilfe des Screening-Modells von Eddy auch quantitativ dargestellt. Diese Untersuchung ist auch ein gutes Beispiel für den adjuvanten Stellenwert von Modellrechnungen in der Planung und Evaluation von Screeningprogrammen.
Während in der klinischen Einzelfall-Versorgung die Präferenzstruktur des Patienten in einem auch vom Arzt her sehr persönlichen Gespräch eruiert und in den weiteren Behandlungsablauf einbezogen wird, stehen wir hinsichtlich systematisch verwertbarer Kenntnisse über die Präferenzen unserer Bevölkerung bei Vorsorgeprogrammen am Anfang. Ein Beispiel soll dies erläutern: wenn beim mammographischen Screening drei Biopsien nötig sind, um einen Krebs zu entdecken, so entspricht dies (bei einer plausiblen a-priori case-fatality rate von 0.5 und einer 40%igen Mortalitätsreduktion durch Screening) dem Äquivalent von ca. 15 Biopsien für jeden verzögerten (um nicht zu sagen vermiedenen) Todesfall. Es können daher selbst kleine Verluste an Lebensqualität für die große Gruppe von von Personen mit falsch positiven Biopsien jeden Gewinn an Lebensqualität für die kleine Gruppe der geretteten Fälle deutlich einschränken. Darüber hinaus ergibt sich hier ein Diskontierungsproblem (vergl. z.B. 27). Jeder Verlust an Lebensqualität – auch durch die screening-bedingte Vorverlegung des Diagnosezeitpunktes – fällt sofort, jeder Gewinn aber erst später an. Jeder Fortschritt auf dem Gebiet der Operationalisierung einer qualitätsgewichteten Lebenserwartung (z.B. 13, 16, 25, 28) **muß** daher Konsequenzen für die Bewertung von Früherkennungs- und Nachsorgeprogrammen haben. Eine vertiefte Bearbeitung dieser Frage erscheint erfolgversprechend möglich, denn bei Früherkennungsprogrammen gibt es nur sehr wenige relevante Gesundheitszustände und nur wenige alternative Strategien. Wir müssen derzeit Defizite schon bei den deskriptiven Daten für potentiell unerwünschte Screening-Wirkungen feststellen, wie z.B. Konisationen (2) oder Hysterektomien (17; diese Studie ist ein instruktives Beispiel für eine Stichprobenerhebung). In jedem Fall reichen kontrollierte Studien mit der Mortalität als "hartem" Endpunkt nicht für eine abschließende Bewertung von Früherkennungsmethoden aus. Wir tun daher gut daran, uns vermehrt mit der Frage zu beschäftigen, wie man in Früherkennungsfragen mit imperfekter Information und unscharfen, womöglich mehrdimensionalen Nutzenkriterien ethisch, ökonomisch und politisch handlungsfähig bleibt.
Klinisch interessant scheint als pragmatischer Ansatz die Berücksichtigung eines sog. "kritischen Wertes" (4), der sich allerdings nur auf die Perspektive der Ärzte bezieht. Dabei müssen die beteiligten Kliniker angeben, welches Verhältnis von unbestätigten zu bestätigten Früherkennungstests ihnen ethisch (und organisatorisch) gerade noch akzeptabel erscheint (es handelt sich also um die odds des positiven Prädiktionswertes). Auf diesen kritischen Wert lassen sich dann Modellrechnungen zu Screeningvarianten gründen, die auch für die folgenden Effizienzüberlegungen relevant sind (dazu 4 und ähnlich 21).

### e) Effizienzsteigerung
Überlegungen zur Effizienzsteigerung betreffen die Einsparung von Kosten bei gleicher Effektivität oder genereller die Verbesserung des Verhältnisses von Aufwand zu Nutzen. Dazu sind detaillierte Kenntnisse der relativen Effektivität verschiedener Programmteile und Kenntnis der Zuordnung und der Mobilität von personellen und materiellen Ressourcen nötig. Es ist klar, daß wir hier von einer schlüssigen Bewertung selbst so umschriebener Teile unseres Gesundheitswesens, wie sie die Früherkennungs- und Nachsorgeprogramme darstellen, noch weit entfernt sind. Schon hinsichtlich so einfacher Parameter wie

- Kosten pro positivem Fall (einschl. üblicher Abklärungsuntersuchungen)
- Kosten pro entdeckter Zielkrankheit
- Kosten pro verhütetem Todesfall
- Kosten pro gerettetem Lebensjahr (incl. Problematik einer Qualitätsgewichtung)
fehlen begleitende Evaluationsdaten. Es ist auch hier klar, daß unterschiedliche
Nutzenkriterien zu unterschiedlichen Bewertungen führen werden. Soll es z.B. gehen um
- die Kosten des Gesundheitswesens für die betrachtete Zielkrankheit
-   die Kosten des Gesundheitswesens für die Zielpopulation (incl. konkurrierender
Krankheiten und Multimorbidität)
- die Kosten für das System der sozialen Sicherung incl. Renten (ein unter dem Aspekt
der Beitragssatz-Neutralität relevantes Kriterium)
-   den Nettobeitrag der Zielpopulation zur Wirtschaftskraft (z.B. mit einem Human-
kapital-Ansatz und den darin enthaltenen Bewertungsproblemen)?
Dennoch können wir partielle Aussagen zur Effizienz mit Überzeugung vertreten: Die
Effizienz des cytologischen Screenings z.B. ist in den letzten Jahren geringer geworden. Bei rückläufigen Entdeckungsraten, die sich sowohl in der Routinedokumentation des Programms als auch im Krebsregister Saarland (9, Abb.9.14) erkennen lassen, werden mehr und mehr Untersuchungen pro entdecktem Krebs nötig.
Wenn (sagen wir) die Kosten pro entdecktem Fall des Jahres 1975 die offenbarte Präferenz der Gesellschaft darstellen, dann sollten wir jetzt das Screeningintervall ver-
längern. Wenn wir andererseits bereit sind, mit demselben Screeningintervall weiter-
zumachen wie zuvor, dann sind alle vergangenen und vermutlich auch zukünftigen
Effizienzanalysen in diesem Segment des Gesundheitswesens mit einer variablen Skala
der öffentlichen Präferenz konfrontiert und damit letztlich fruchtlos.

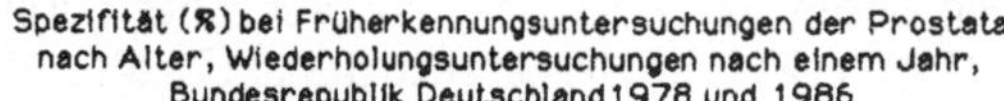
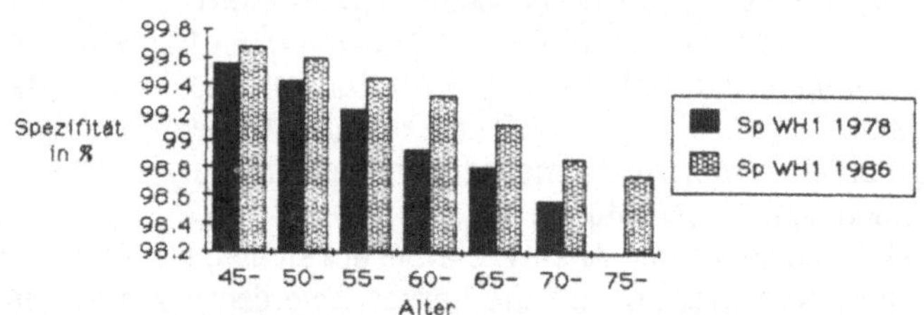


Abb 1

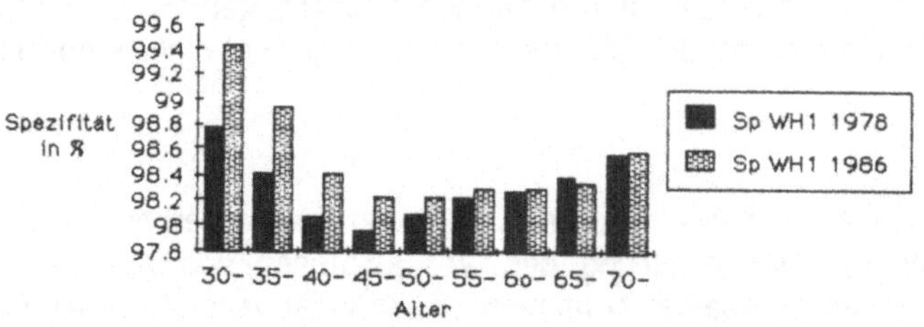


Abb. 2

Aus der Routinedokumentation des Krebsfrüherkennungsprogramms läßt sich erkennen,
daß die Spezifität (zur Ableitung vergl. 5) des Programms im Laufe der Jahre besser
geworden ist (Abb 1, Abb. 2). Die Rate falsch positiver Befunde hat sich zwischen 1978
und 1986 nennenswert verbessert, und zwar beim Prostatakarzinom relativ gleich-

mäßig in allen Altersgruppen, beim Mammakarzinom bevorzugt bei jüngeren Frauen.
Dies entspräche bei nahezu konstanter Entdeckungsrate einem deutlichen Effizienzgewinn.

## 3) Konsequenzen

Damit eine Begleitevaluation sinnvoll ist, brauchen wir Instrumente auf **drei** Ebenen:
a) Beobachten (individuelle und aggregierte Ebene), b) Bewerten, Entscheiden und c)
Bewegen, Umsetzen.
Über die Aufgaben und Grenzen der ersten Ebene haben wir relativ viel gehört. Insbesondere Fall-Kontroll-Studien versprechen alters- und intervallspezifische Effektschätzer für die flächendeckende Routineversorgung und sollten entwickelt werden.
Die Kompetenzen der zweiten Ebene sind klar geregelt. Für den Bereich der Gesetzlichen Krankenversicherung ist die Selbstverwaltung in Form des Bundesausschusses der Ärzte und Krankenkassen zuständig. Dieser Ausschuß hat bisher die in den
Früherkennungs-Programmen vereinbarten Leistungen periodisch überprüft und geändert, z.B. wurden neue Altersgrenzen festgesetzt und ein Test auf okkultes Blut im
Urin aus dem Programm entfernt (in der Privat-Gebührenordnung hat er sich dagegen
bis heute gehalten!). Bisher hat die Selbstverwaltung allerdings keine Nutzenkriterien
vorgegeben oder Mindesterwartungen durch operationalisierte Zielvorgaben und Zeitziele formuliert. Dieses Versäumnis schadet der Legitimität der Programme, man
verzichtet auf einen möglichen Anreiz, Maßnahmen in Richtung auf mehr Effektivität
zu entwickeln, und es fehlt damit an einem konsensfähigen, klaren Evaluationsziel.
Die dritte Ebene ist am wenigsten entwickelt. Eine flächendeckende Modellerprobung
neuer Programmteile - z.B. Mammographie - stößt auf leistungsrechtliche und verbandspolitische Hindernisse. Insbesondere eine "Chancengleichheit" für alle Versicherten ist unvereinbar mit einer rationalen Erprobung. Dabei bestehen differenzierte
vertragliche Gestaltungsmöglichkeiten, wie die Entwicklung der Nachsorgeprogramme
zeigt. Aber die Nachsorgeprogramme zeigen auch, daß die Möglichkeit zum geplanten
Vergleich unterschiedlich aufwendiger Programme innerhalb oder zwischen verschiedenen Regionen oder Versichertengruppen nicht gesehen oder nicht genutzt wird.
Im Gegenteil, die gewachsene - bei detaillierter Betrachtung nicht einmal sehr ausgeprägte - Heterogenität zeigt eine administrativ gestärkte Tendenz zur Vereinheitlichung.
Die Stellung der Selbstverwaltung als Vertretung auch qualitativer Patienteninteressen würde offensichtlich durch eine Experimentierklausel in der RVO gestärkt
werden. Die 10 Grundsätze des BMA für ein gesundheitspolitisches Gesamtkonzept,
denen die Konzertierte Aktion im Gesundheitswesen 1985 zugestimmt hat, sehen eine
Experimentierklausel für Satzungsleistungen vor. Untrennbar zu einer Experimentierklausel gehören Zielvorgaben und ein Evaluierungsgebot. Es wäre sicher eine angemessene Auslegung des Sicherstellungsauftrages, das gleichzeitige Fahren kontrollierter Alternativ-Strategien im Bereich von Früherkennung und Nachsorge aus
Mitteln der GKV zu ermöglichen, ja gesetzlich zu fordern. Eine stärkere Kooperation
zwischen Selbstverwaltung und Forschung im Gebiet von Epidemiologie, Biostatistik,
Gesundheitsökonomie und Gesundheitssystemforschung wäre für beide Seiten ein
Gewinn. Die Wissenschaft sollte dafür mit transparenten, praktikablen und kostengünstigen Angeboten für die weitere Planung und begleitende Evaluation von Früherkennungs- und Nachsorgeprogrammen auf die Selbstverwaltung zugehen.

# Literatur


1) Bammert J W, U Schubert, G Seiffert, K Kaufmehl, A Hauß: Optimierung von Krebsfrüh-
erkennungsstrategien anhand von mathematischen Modellen.
Schlußbericht des Forschungsvorhabens 01 ZO 040, Freiburg 1985
2) Bender HG, Schnürch, H-G: Conization data in the Federal Republic of Germany
in: Bender HG, L Beck: Cancer of the Uterine Cervix, Stuttgart, New York, Gustav Fischer
Verlag, 1985: 59 - 66
3) Blum U, E Ungeheuer, J Cappel: Sind aus chirurgischer Sicht durch Screeninguntersuchungen beim
kolorektalen Karzinom günstigere Tumorstadien zu erfassen?
in: Frühmorgen, P (Hg): Prävention und Früherkennung des kolorektalen Karzinoms. Berlin, Springer
Verlag, 1984 :  201 - 206
4) Brecht J G: The utility of cancer screening - a decision help by critical values.
in: Walter E, G Neiß (eds): Methodical problems in early detection programmes.Heidelberg, Springer
1985, pp. 110-115
5) Brecht JG, Robra, B-P: A graphic method of estimating the specificity of screening
programmes from incomplete follow-up data
Meth. Inform. Med. 26 (1987) 53-58
6) Collette H J A, N E Day, J J Rombach, F de Waard: Evaluation of Screening for breast cancer in a
non-randomised study (The DOM-Project) by means of a case control study.
Lancet i (1984) 1224-1226
7) Deutsche Gesellschaft für Senologie: Empfehlungen zur Durchführung der Mammographie als
Maßnahme zur Brustkrebsfrüherkennung. MS, Hamburg 1986
8) Hakama M, Miller AB, Day, NE (eds): Screening for Cancer of the Uterine Cervix. Lyon,
International Agency for Research on Cancer, 1986
9) Hoffmeister H (Hg) Bevölkerungsbezogene Krebsregister in der Bundesrepublik Deutschland;
München; MMV Medizin Verlag 1987
10) Hölzel D, C Thieme: Die Skelettszintigraphie in der Nachsorge des Mammakarzinoms:
Statistische und epidemiologische Gesichtspunkte.
Dtsch med Wschr 111 (1986) 1191 - 1199
11) Kassenärztliche Bundesvereinigung: Indikationen zur Durchführung einer Mammographie,
Merkblatt Nr. 7 ,1979
12) Kassenärztliche Bundesvereinigung und Spitzenverbände der Krankenkassen (Hg): Gesetzliche
Krankheitsfrüherkennungsmaßnahmen, Dokumentation der Untersuchungsergebnisse - Männer und
Frauen - 1984. Köln 1987
13) Katz S, L G Branch, M H Branson, J A Papsidero, J C Beck, D S Greer: Active life expectancy.
N Engl J Med 309(1983) 1218-24
14) Krebsverband Baden-Württemberg e.V.(Hg): Krebsregister Baden-Württemberg 1984. Stuttgart
1986
15) Lynge E: Regional trends in  incidence of cervical cancer in Denmark in relation to local smear-
taking activity.
Int J  Epidemiol 12 (1983) 405-413
16) McNeil B, S G Pauker: Decision analysis for public health: principles and illustrations.
Ann Rev Public Health 5 (1984) 135-161
17) Moya D J: The effectiveness of examinations in the early detection of cervical cancer.
in: Walter E, G Neiß (eds): Methodical problems in early detection programmes.Heidelberg, Springer
1985, pp. 145-154
18) Palli D, M Rosselli del Turco, E Buiatti, S Carli, S Ciatto, L Toscani, G Maltoni: A case-cotrol
study of the efficacy of a non-randomized breast cancer screening program in Florence (Italy).
Int J Cancer 38 (1986) 501-504
19) Pfitzer, P, R Hanke: Qualitätssicherung auf dem Gebiet der Zytologie.
Deutsches Ärzteblatt 84 (1987) B1308-10

20) Robra, B.-P.: Methods and data requirements for an evaluation of programmes for cancer
screening. Final report of contract MR-058-D (B) to the Commission of the European Communities,
DGXII (Arbeitsberichte aus dem Zentrum für öffentliche Gesundheitspflege, Abteilung
Epidemiologie und Sozialmedizin der Medizinischen Hochschule Hannover, Band 3, Hannover 1987)
21) Robra, B.-P.: Plädoyer für eine neue Abklärungsstrategie bei positiven Okkultblut-Tests im
Screening.
Leber Magen Darm 17 (1987) 113-124
22) Rose G A:Sick individuals and sick populations.
Int J Epidemiol 14 (1985) 32-38
23) Shapiro S, W Venet, Ph Strax, L Venet, R Roeser: Ten- to fourteen-year effect of screening on
breast cancer mortality.
JNCI 69 (1982) 627-638
24) Tabar L, C J G Fagerberg, A Gad, L Baldetorp, L H Holmberg, O Gröntoft, U Ljungquist B
Lundström, J C Manson, G Eklund, N E Day, F Pettersson: Reduction in mortality from breast cancer
after mass screening with mammography.
Lancet i (1985) 829-83
25) Smith G T: Measurement of Health. London, OHE 1985
26) Verbeek A L M, J H C L Hendricks, R Holland, M Mravunac, F Sturmans, N E Day: Reduction of
breast cancer mortality through mass screening with modern mammography – first results from
the Nijmegen Project, 1975-1981.
Lancet i (1984) 1222-1224
27) Weinstein M C, W B Stason: Hypertension: a policy perspective.
Cambridge, Mass., Harvard University Press 1976
28) Wilkins R, O Adams: Healthfulness of life: a unified view of mortality, institutionalization, and
non-institutionalized disability in Canada, 1978.
Montreal, Institute for Research on Public Policy, 1983

## Tabelle 1: Übersicht über Bevölkerungsstudien zur Mortalitätssenkung durch mammographisches Screening

| Studie | Alter (Jahre) | Effekt: Senkung der Brustkrebs-Sterblichkeit in Prozent |
|---|---|---|
| HIP-Studie (USA), randomisiert, kontrolliert, ab 1963, | 40-64 | - 38% nach 5 Jahren<br>- 25% nach 14 Jahren |
| Kopparberg-Östergötland (S), randomisiert und kontrolliert, 1977-1984, | 40-74 | - 31% nach 6-7 Jahren |
| Nijmegen (NL), Fall-Kontroll-Studie, 1977-82 | ab 35 | - 45% |
| Utrecht (NL), Fall-Kontroll-Studie, 1974- 82, | 50-64 | - 70% |
| Florenz (I), Fall-Kontroll-Studie, 1970-84 | 40-70 | - 47% |

(Quellen : 6, 18, 23, 24, 26)

<u>KLINISCHE DOKUMENTATION UND QUALITÄTSSICHERUNG ÄRZTLICHEN HANDELNS</u>

E. Reerink
Nationale Organisation für Qualitätssicherung in Krankenhäusern
(CBO)
Utrecht, Niederlande

EINLEITUNG.

Seit etwa einem Jahrzehnt finden in vielen Ländern Europas sowohl im
Bereich der stationären wie der ambulanten Versorgung Aktivitäten
zur Qualitätsüberwachung und Qualitätssicherung ärztlichen Handelns
statt. Am weitesten ist man wohl damit in den Niederlanden voran-
gekommen (Selbmann, 1984). Das ärztliche Handeln in den Krankenhäusern wird hier mit einer Methode überwacht und gesichert, die von
Fachärzten akzeptiert und bereits 1976 beschrieben wurde.
Bei diesem Verfahren werden zunächst Kriterien für eine gute medizinische Versorgung entwickelt. In einem zweiten Schritt wird das
ärztliche Handeln, wie es in der Praxis stattfindet oder stattgefunden hat, beobachtet und dokumentiert. Bei der Evaluation wird
dann beurteilt, ob die Wirklichkeit mit den Kriterien übereinstimmt.
Wenn dies nicht der Fall ist, sollte eine Änderung in Gang gesetzt
werden, damit eine Verbesserung zustande kommt.

Diese Verbesserung kann in einer Reevaluation festgestellt werden
(Reerink, 1978). In den Krankenhäusern nimmt man sich überwiegend
Problemen an, die den Ärzten bei der unmittelbaren Patientenversorgung begegnen. Diese Probleme werden in einer strukturierten
Art und Weise diskutiert (Reerink, 1981). Dabei stellt sich oft
heraus, daß man zwar der Effektivität ärztlichen Handelns viel
Interesse schenken muß, daß man aber auch seine Zweckmäßigkeit nicht
aus den Augen verlieren darf. Nur wenige Probleme betreffen inter-
personelle Konflikte, Kommunikationsschwierigkeiten oder den Mangel
an Patienteninformation.

Dieses Verfahren wurde auch in den vergangenen Jahren in den Niederlanden die Basis der Qualitätssicherung professionellen Handelns von
Allgemeinmedizinern, Krankenschwestern und Physiotherapeuten.
Besprechungen mit anderen Berufsgruppen wie Apothekern, Zahnärzten
und Betriebsärzten finden derzeit statt, damit die Qualitätssicherung ebenfalls ein Teil ihres professionellen Handelns wird.

In den uns angrenzenden Ländern hat man auch begonnen, der Qualitätssicherung im Gesundheitswesen mehr Aufmerksamkeit zu schenken.
Jedes Land hat dabei seine eigene Strategie entwickelt. In England
zum Beispiel finden sehr viele isolierte Aktivitäten statt, die man
als rein professionelle Aktivitäten betrachten kann. Sie sind mit
klinischen Studien vergleichbar. Der National Health Service hat
damit nichts zu tun. Er hat eine Initiative entwickelt, ein eigenes
System zu gründen (Manchester, 1987).

In Ländern wie Spanien, Italien und Schweden hat man die isoliert
stattfindenden Qualitätssicherungsaktivitäten in wissenschaftlichen
Gesellschaften zusammengefaßt. Diese Gesellschaften veranstalten
Kongresse und Trainingskurse und sorgen für den so notwendigen
Erfahrungsaustausch mit dem Ausland.

In den Niederlanden wird die Qualitätssicherung in erster Linie von
den Standesorganisationen getragen, zum Beispiel von denen der Ärzte
und der Krankenschwestern. Daher gibt es hier auch keine wissenschaftliche Gesellschaft für Qualitätssicherung. Die holländische
Regierung hat eine Gesetzesvorlage in Vorbereitung, nach der die
verschiedenen Berufsgruppen im Gesundheitswesen verpflichtet werden
sollen, nachzuweisen, daß sie Qualitätssicherung betreiben, jedoch
sollen sie dazu eigene Initiativen entwickeln. Die Behörde,
jedenfalls die heutige, soll dabei im Hintergrund bleiben und
beobachten, wie die Berufsgruppen und Instanzen die Sache
organisieren. Dies paßt in die heutige Deregulierungspolitik.

Wenn wir die Literatur betrachten, können wir für die Bundesrepublik
Deutschland feststellen, daß sich die Entwicklung der Qualitäts-
sicherung entlang zweier Linien abspielt: die monodisziplinäre
Qualitätssicherung und die Dokumentation. So kennt man in der
Bundesrepublik Deutschland ein Qualitätssicherungsprogramm für die
Chirurgie (Schega, 1978, 1984) und ein Informationssystem für die
Perinatologie, das sich potentiell zu einem Qualitätssicherungs-
programm entwickeln kann (Selbmann, 1978, 1984). Zumal, wenn diese
Datenerhebungen auf Landesebene organisiert werden, kann das Mittel
zum Zweck werden. Doch auch hier gilt: "In der Beschränkung zeigt
sich der Meister".

In Krankenhäusern, in denen Qualitätssicherung betrieben wird, weiß
man von der Notwendigkeit der Dokumentation. Zwar gibt es dort
Informationssysteme. Es ist aber fraglich, ob diese die Fragen der
Qualitätssicherung beantworten können. Bei der Einführung der Qualitätssicherung sollten die Möglichkeiten und Grenzen der bestehenden
Informationssysteme berücksichtigt werden. Auf sie wird im folgenden
näher eingegangen. Vieles davon basiert auf den Systemen, die in den
holländischen Krankenhäusern eingeführt worden sind, und auf den
Erfahrungen, die dort gemacht wurden. Allerdings sollte man nicht zu
schnell verallgemeinern. Dazu ist die Qualitätssicherung in Deutschland noch zu wenig umrissen und spielen nationale Gegebenheiten eine
Rolle.

Besondere Aufmerksamkeit wird für ein Problem der Informations-
bearbeiter gefordert: welche Rolle spielen sie bei der Qualitätssicherung im Gesundheitswesen? Wir gelangen damit wieder zur Frage
nach den neuen Strategien zur Einführung der Qualitätssicherung und
zu den heutigen Entwicklungen in der Klinischen Dokumentation:
können sie noch zusammenkommen? Zwei holländische Projekte lassen
sich als Beispiele anführen: eines, wo zu früh und ohne Erfolg eine
Verbindung hergestellt wurde, und eines, wo die Materie in gegen-
seitigem Einverständnis gut überdacht wurde und eine Erfolgschance
deutlich vorhanden ist.


QUALITÄTSSICHERUNG IM KRANKENHAUS

Wenn wir von Qualitätssicherung im Krankenhaus reden, können wir an
das Krankenhaus als Einrichtung denken, in dem Hunderte von Behandlungen zur gleichen Zeit stattfinden oder in dem Ergebnisse erreicht
werden, sowohl im gesundheitlichen wie in finanziell ökonomischem
Sinne. Zur Evaluation all dieser Aspekte kennt man verschiedene
Methoden.

In verschiedenen Ländern ist es üblich, die "Strukturen" eines Krankenhauses im Rahmen der Akkreditierung oder Lizenzierung zu prüfen (Roberts, 1984, Roscam Abbing, 1987). Auch kennt man die Prüfung der Versorgungsstrukturen durch die Einrichtung selbst oder durch extramurale Instanzen. Insbesondere gilt dies für komplizierte Apparate, bei denen auf Sicherheit und Benutzbarkeit zu achten ist.
Die Überwachung der "Behandlungsqualität" der im Gesundheitswesen tätigen Personen ist das Ziel einer großen Anzahl von Programmen. In den USA war in der Zeit von 1973 bis 1981 das Gesetz der Professional Standards Review Organizations (PSROs) in Kraft. Danach waren die Krankenhäuser verpflichtet, bei bestimmten Patienten den Einsatz der Mittel (insbesondere der Krankenhausbetten) zu beurteilen. Auch wurden Leistungsprofile von Ärzten gemacht, aus denen der Untersucher ablesen konnte, wie diese Ärzte arbeiteten und die ihnen zu Verfügung gestellten Mittel einsetzten. Sei 1979 existiert in den holländischen Krankenhäusern ein Programm, das sich zum Ziel gesetzt hat, die Qualität des fachärztlichen Handelns zu messen und, wo nötig, zu verbessern.

Die Ergebnisse ärztlichen Handelns werden viel seltener in den existierenden Qualitätssicherungsprogrammen angesprochen. Dafür gibt es einige Gründe. Einer davon ist, daß die Gesundheitsversorgung stark behandlungsorientiert ist, und sich die Evaluation daher in erster Linie auf den Behandlungsprozeß richtet. Die Medizin kennt außerdem nur einen Behandlungsvertrag zwischen Arzt und Patient und keine Verpflichtung zum Ergebnis. Der Arzt verspricht, sein Bestes zu tun, ohne für das Ergebnis seines Handelns zu garantieren. Schließlich ist eher bekannt, was ein Arzt getan hat, als das Ergebnis seines Handelns. Dies erklärt, weshalb es so schwer ist, Ärzte zu Auskünften über ihr diagnostisches Handeln in Form von falsch-positiven oder falsch-negativen Ergebnissen und über ihr therapeutisches Handeln in Form von Effektivitäts- und Nicht-Effektivitätsangaben zu bewegen.
Obwohl die Qualitätssicherung in den Händen der Ärzte liegt und von ihnen ausgehen muß, bedeutet das nicht, daß Verwalter und Dokumentare ganz im Abseits stehen. Insbesondere gilt dies nicht für jenen Schritt der Qualitätssicherung, für den Daten über die aktuelle medizinische Versorgung benötigt werden. Hier ist die Notwendigkeit einer intensiven Zusammenarbeit zwischen Ärzten und Informationsverarbeitern gegeben.


INFORMATIONSBEDARF DER QUALITÄTSSICHERUNG

An verschiedenen Stellen des Prüfungsprozesses werden Einzelheiten untersucht, um eine bessere Qualität der Patientenversorgung zu erreichen. Das in Abbildung 1. wiedergegebene Prüfungsschema zeigt verschiedene Schritte des Prüfungsprozesses. Da ist zunächst das Aufstellen von Prioritäten: welche Themen lassen sich am Besten mit diesem Verfahren angehen? Dabei muß man von möglichen Problemen im Krankenhaus ausgehen: Dinge, die nicht gut gehen, und Dinge, die eine deutliche Verbesserung benötigen. Eine Beurteilung möglicher Probleme kann nur dann optimal erfolgen, wenn man gute Daten zur Verfügung hat. Dies können Daten über die Patientenversorgung aus dem ganzen Krankenhaus oder von einzelnen Ärzten sein, aber auch Abrechnungsdaten sind oft sehr brauchbar.

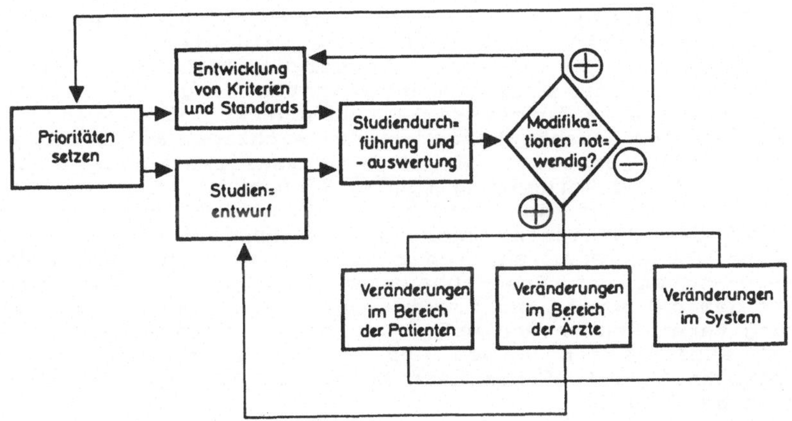


Abb. 1. Die Stellen des Prüfungsprozesses in den Krankenhäusern.
        aus: Selbmann 1984

Diese Daten kommen aus der Medizinischen Dokumentation oder aus dem
Rechenzentrum des Krankenhauses. Auch die verschiedenen Labora-
torien, die über einen eigenen Computer verfügen, können nützliche
Daten liefern. Zur Feststellung, ob eine Abweichung von der Norm
oder eine bestimmte Entwicklung ein Problem ist, benötigt man Kenntnisse über das Funktionieren des Krankenhauses und die Patientenversorgung, die von den Ärzten und der Verwaltung eingebracht werden
können.

Auch zur Festlegung der Kriterien für eine gute Patientenversorgung
benötigt man Informationen. Was ist eine gute Versorgung und wie
sieht diese aus? Meistens handelt es sich dabei um Daten aus der
wissenschaftlichen Literatur, die angeben, wie am besten zu handeln
ist (kontrollierte Studien, klinische Untersuchungen). Inzidenzen
und Prävalenzen von Symptomen und Krankheitsbildern, prädiktive
Werte diagnostischer Tests oder Häufigkeiten falsch-positiver und
falsch-negativer Ergebnisse sind Daten, die sofort bei der Definition von Kriterien für eine gute medizinische Versorgung benutzt
werden können. Die Epidemiologie kann hier gute Dienste leisten.

Wenn man sich auf eine Definition der Qualität festgelegt hat, läßt
sich der Informationsbedarf beschreiben. Dazu können auch Fallbei-
spiele dienen, die deutlich machen, welchen Problemen man begegnen
kann.
Der für Datenbankspezialisten und -verwalter relevanteste Schritt im
Prozeß der Qualitätssicherung ist die Dokumentation und Aufbereitung
von Daten über die aktuell im Krankenhaus oder in der Praxis
geleistete Versorgung. Für die Qualitätssicherung braucht man nur
jene Daten, die sich auf den Teil der Versorgung beziehen, den man
gerade untersuchen will. Diese kann man "de novo" erheben, aber
meistens werden sie bestehenden Datenbeständen entnommen. Oft entstehen dabei Probleme, wenn die existierenden Datenbestände die
Daten nicht produzieren können, die für die Qualitätssicherung notwendig sind.

In den USA und einigen europäischen Länder (u.a. Frankreich) wurden
Klassifikationssysteme entwickelt, die Patienten mit gleichen Ent-
lassungsdiagnosen und gleichem Versorgungsbedarf zu einer Gruppe
zusammenfassen. Dies sind die sogenannten Diagnosis-Related Groups
(DRGs), denen starke Aufmerksamkeit geschenkt wird, weil sie bei der
Finanzierung der Krankenhäuser eine wichtige Rolle spielen. Die
Frage wird oft gestellt, ob diese Klassifikationen auch bei der
Qualitätssicherung Verwendung finden können.
So erscheint es auf den ersten Blick attraktiv, ein bestehendes
System bei der Qualitätssicherung im Gesundheitswesen einzusetzen.
Die Gefahr dieses oder ähnlicher Systeme besteht jedoch darin, daß
beim Vergleichen von Krankenhäusern und Regionen der Durchschnitt
zur Norm gemacht wird. Und das ist genau das, was bei der Qualitäts-
sicherung vermieden werden muß. Man leistet dann gute Qualität, wenn
man nach akzeptierten Normen und Kriterien arbeitet oder handelt.
Der Durchschnitt ist sicher kein Kriterium, auf das das Handeln ausgerichtet sein darf.

Als Reaktion auf die Diskrepanz zwischen den Möglichkeiten der
Klinischen Dokumentation und den Bedürfnissen der Qualitätssicherung
wurden in der Praxis eigene Systeme entwickelt. Dabei kommen immer
mehr Personal Computer zum Einsatz. Für Informationsverarbeiter und
Computerexperten muß dies eine schreckliche Erfahrung sein: man
fühlt sich überflüssig, der Laie nimmt das Heft in die Hand.
Wenn man die Probleme zwischen den Informationsverarbeitern und den
Ärzten genauer betrachtet, stellt man fest, daß es ein Kampf
zwischen zwei Interessengruppen ist. Die Ärzte entwickeln ihre eigenen Programme und finden kein Verständnis bei den Informationsverarbeitern, die glauben, daß sie am besten wissen, wie man die
Dinge angeht. Der Informationsverarbeiter arbeitet aus einer glo-
baleren Sicht heraus und schätzt es nicht, wenn an verschiedenen
Stellen kleine Systeme entwickelt werden, die oft nicht aufeinander
abgestimmt sind. Beide Seiten sprechen außerdem nicht die gleiche
Sprache, und die Dokumentation ist stolz darauf, älter zu sein als
die moderne Qualitätssicherung.
Die Qualitätssicherer sind oft nicht in der Lage, zu definieren,
welche Daten sie brauchen. Dies ist eine weitere Quelle der Irri-
tation. Es ist daher sehr wahrscheinlich, daß neue Strategien erforderlich sind, um den notwendigen Kontakt zwischen beiden Berufsgruppen und ihren Aktivitäten wieder herzustellen.


NEUE STRATEGIEN.

Die CBO (Organisation für Qualitätssicherung in Krankenhäusern) in
Utrecht, die sich mit der Entwicklung und Einführung der Qualitätssicherung in niederländischen Krankenhäusern beschäftigt, hat selbst
erfahren müssen, wie schwer es ist, Dokumentation und Qualitätssicherung zusammenzubringen. Sie tritt oft als Vermittler zwischen
Klinikern und Informationsverarbeitern auf, um zu erreichen, daß
Qualitätssicherungsprojekte begonnen werden, die große Informationssysteme benutzen. Dies sind oft Klinikinformationssysteme, die zwar
Daten für die Finanzbuchhaltung und die Patientenverwaltung enthalten, aber nur selten etwas für das medizinische Management und
die Patientenversorgung zu bieten haben.

Der erste Versuch der CBO, ärztliche Qualitätssicherung und Informationssysteme zusammenzubringen, fand in der radiologischen Abteilung eines großen Universitätsklinikums statt. Beabsichtigt war,
ein dezentrales Informationssystem in der radiologischen Abteilung
aufzubauen. Mit Hilfe eines Barcodesystems sollten Informationen zur
Terminplanung und über den Einsatz von Räumen, Geräten und Personal
und die Effektivität der bildgebenden Verfahren gesammelt und gespeichert werden. Das Personal der Abteilung, Ärzte und Hilfspersonal, waren zur Zusammenarbeit bereit und interessiert daran, eine
Technik in ihrem Alltag einzusetzen, die sie bisher nur aus dem
Supermarkt kannten. Eine Regierungsstelle war bereit, die notwendigen finanziellen Mittel für die Programmierung und die Beschaffung der EDV-Geräte zur Verfügung zu stellen, hauptsächlich weil sie
in dem Vorhaben ein Demonstrationsprojekt für andere Krankenhäuser
sah.

Das Universitätsklinikum sollte sich jedoch an einem nationalen
Informationssystem beteiligen, das zu jener Zeit einen zentralen
Computer vorsah und keine dezentralen Rechnersysteme zuließ. Hinzu
kam, daß die Regierung auch die Finanzierung dieses auf den Uni-
versitätsklinika basierenden Informationssystem übernommen hatte.
Nach umfangreichen Überlegungen kam man zu dem Schluß, daß die
beiden Systeme inkompatibel seien und die radiologische Abteilung
ihr Vorhaben zurückziehen müßte. Das Klinikinformationssystem
seinerseits erfüllte jedoch nicht die Projektziele, da die Radiologie auf einem der hinteren Plätze der Prioritätenliste stand.

Wir lernten daraus, daß computerisierte Klinikinformationssysteme
sehr einflußreich sind und restriktiv reagieren können, wenn ihre
Macht in Gefahr gerät und neue Dinge eingeführt werden sollen.

Das zweite Projekt, an dem sich die CBO beteiligte, war dem ersten
sehr ähnlich: es galt, den Informationsbedarf für spezielle Qualitätssicherungsaktivitäten in sechs Krankenhäusern zu untersuchen.
Dieses Mal versicherten wir uns der Unterstützung der Krankenhaus-
verwaltung und des existierenden Klinikinformationssystems, bevor
wir starteten. Auch hier war der Rahmen des Projektes auf spezielle,
interessierende Bereiche in den sechs beteiligten Krankenhäusern
beschränkt: die Standardisierung der Versorgung bestimmter Patientengruppen, die Poliklinik, Informationen, die an der Schnittstelle
zwischen Krankenhaus und niedergelassenem Arzt benötigt werden,
Informationen über die chirurgische Versorgung allgemein und zwei
Operationstechniken im besonderen und die Dokumentation und Erfassung postoperativer Komplikationen. Ärzte und Pflegepersonal auf der
einen Seite und Verwaltungspersonal und Informationsverarbeiter auf
der anderen versuchten mit vereinten Kräften festzulegen, welche
Informationen benötigt werden, um die medizinische Versorgung in den
Krankenhäusern optimieren zu können. Bis heute sind Spannungen
zwischen beiden Gruppen nicht zu beobachten.

In einer großen Zahl von Krankenhäusern existieren bzw. sind derzeit
neue Informationssysteme mit dezentralen Konzepten in Planung. Dies
erlaubt den Abteilungen, ihre eigenen Systeme zu entwickeln und mehr
Betonung auf die Qualitätssicherung zu legen. Je erfolgreicher die
Qualitätssicherung wird und je mehr Anerkennung sie bei den Ärzten
gewinnt, desto mehr Möglichkeiten tauchen auf, Informationssysteme
und Qualitätssicherung miteinander zu verbinden.

LITERATUR.

Selbmann, H.K., K.K. Überla. 1982. Quality Assessment of Medical Care. Gerlingen, Bleicher Verlag.

Reerink, E. 1978. Beurteilung der Qualität medizinischer Leistungen. Münchener Medizinische Wochenschrift 120, 593-595.

Reerink, E. 1981. Problem Recognition and Priority Setting in Quality Assurance. in: Qualitätssicherung in der Medizin. H.K. Selbmann, F.W. Schwartz und W. van Eimeren, Herausg. Medizinische Informatik und Statistik, Band 31. Berlin, Springer Verlag. S. 33-38.

Reerink, E. 1984. Qualitätssicherung in den Niederlanden. Erfahrungen mit der interkollegialen Qualitätssicherung im Krankenhaus. in: Qualitätssicherung ärztlichen Handelns. H.K. Selbmann, Herausg. Gerlingen, Bleicher Verlag. S. 61-84.

Manchester University Centre for Professional development. 1988 Creating Quality in the National Health Service. CPD Occasional Papers nr 11. S. 88.

Schega, W. 1978. Qualitätskontrolle zwischen Utopie und Realität. Situation in der Chirurgie. Münchener Medizinische Wochenschrift. 120, 583-587.

Schega, W. 1984. Qualitätssicherung in der Chirurgie. in: Qualitätssicherung ärztlichen Handelns. H.K. Selbmann, Herausg. Gerlingen, Bleicher Verlag. S. 91-97.

Selbmann, H.K. 1978. Qualitätskontrolle in der Perinatologie. Münchener Medizinische Wochenschrift. 120, 595-599.

Berg, D. 1984. Möglichkeiten und Grenzen der Qualitätssicherung in der Bayerischen Perinatal-Erhebung. in: Qualitätssicherung ärztlichen Handelns. H.K. Selbmann, Herausg. Gerlingen, Bleicher Verlag. S. 85-91.

Roberts, J.R., R. Walczak., D.E. Widmann 1984. Das Qualitätssicherungsprogramm der Gemeinsamen Kommission zur Akkreditierung von Krankenhäusern (JCAH). in: Qualitätssicherung ärztlichen Handelns. H.K. Selbmann, Herausg. Stuttgart, Bleicher Verlag. S. 43-61.

Roscam Abbing, H.D.C. 1987. The Licensing System of Dutch Hospitals: a method for quality assurance in health care. Australian Clinical Review 7. S. 7-10.

Selbmann, H.K. 1984. Qualitätssicherung ärztlichen Handelns. Gerlingen, Bleicher Verlag.

<u>**Bewertung der Effizenz und Effektivität**</u>
<u>**medizinisch-technischer Geräte**</u>

Fritz Diekmann
I&D - Gesellschaft für Organisationsentwicklung
und Beratung im Gesundheits- und Sozialwesen mbH Berlin


## 1. Ausgangssituation

Die Ziele der wesentlich Beteiligten im Gesundheitswesen sind auch
hinsichtlich der Effizienz und Effektivität medizinisch-technischer
Geräte nicht kongruent. Die Steuerungsinstrumente sind entweder global fiskalistisch (Konzertierte Aktion im Gesundheitswesen) konzipiert oder bemühen sich aus Vergangenheitswerten, die Kapazitäten
einzelner Leistungsbereiche zu beeinflussen (1)(2). Eine output-ori-
entierte Bewertung, bezogen auf den Gesundheitszustand der Bevölkerung, erfolgt nicht (3)(4).

Krankheits- und gerätespezifische Effizienz- und Effektivitätsana-
lysen, orientiert an epidemiologischen Fragestellungen, werden bisher
nur sehr bedingt durchgeführt (5). Als Planungsgrundlage für medizinisch-technische Großgeräte werden die in den Großgeräte-Richtlinien-Ärzte ausgewiesenen Sollwerte (Gerät/Bevölkerung) verwendet (6).

Diese Planungsgrundlagen ermöglichen keine ausreichende Analyse der
Effektivität und Effizienz medizinisch-technischer Geräte und haben
Disparitäten in der Versorgung weder ausgleichen noch die Leistungs-
mengen erklären können.


## 2. Bewertungskonzeption

Ausgehend von der Zielsetzung, die epidemiologisch notwendige Lei-
stungsmenge medizinisch-technischer Leistungen regional zu wirtschaftlichen Bedingungen zur Verfügung zu stellen, sind Informationen
über

    - Aufgabenstellung der Geräte
    - Indikationen
    - Inzidenzraten

     - Aufgabenstellung der Leistungsanbieter
     - Aufbau- und Ablauforganisation
     - Einzel- und Gesamtwirtschaftlichkeit
     - Regionalplanung
in die Analyse einzubeziehen.


3. Angebotsorientierte Indikationsrate

Ausreichend differenzierte Indikationsdefinitionen stehen für die
einzelnen medizinisch-technischen Geräte ebenso wie die quantitative
Verteilung der Indikationen pro Gerät nicht zur Verfügung. Ebenfalls
fehlen Angaben zur Inzidenzrate. Diese notwendigen Informationen
ließen sich mit zur Verfügung stehenden wirtschaftlichen Verfahren
der Diagnosen- und  Leistungserfassung im Routinebetrieb der Kliniken
erfassen (7)(8).

Um eine verbesserte Leistungs- und Kostentransparenz zu erreichen,
kann als ein differenzierteres Planungsverfahren die Verwendung von
"angebots-orientierten Diagnose- und Therapiepotentialen" verwandt
werden. Die "angebotsorientierte Indikationsrate" drückt aus, wieviel Fälle jährlich pro 100.000 Einwohner unter Berücksichtigung der
Anzahl der zur Verfügung stehenden Geräte und der gewichteten Kapazität diagnostiziert bzw. therapiert werden können.

Diese Angaben ermöglichen unter Berücksichtigung einer Altersstandardisierung und der genannten weiteren Analyseteile eine differenziertere Versorgungsanalyse und Planung.


4. Analysebeispiel: Computertomographie

Für den Bereich der Computertomographie können mit dem Untersuchungs-
ansatz folgende Angaben gemacht werden. Die Großgeräte-Richtlinien-
Ärzte gehen nach wie vor von einer Versorgungsdichte 1 Gerät/250.000
Einwohner aus. Der derzeitig installierte Gerätebestand in der Bundesrepublik Deutschland schwankt zwischen den Bundesländern von
1 Gerät/51.000 Einwohner bis 1 Gerät/163.000 Einwohner (untere
Werte)(5). Betrachtet man die "angebotsorientierte Indikationsrate",
so ist festzustellen, daß regional Untersuchungskapazitäten von

2.150 Fälle/100.000 Einwohner bis

7.000 Fälle/100.000 Einwohner

zur Verfügung stehen. Bei überdurchschnittlicher Auslastung der Geräte sind 10.000 Fälle/100.000 Einwohner diagnostizierbar. Die Unterschiede der regionalen Leistungsmengen sind bisher epidemiologisch nicht ausreichend erklärt, so daß weitere Untersuchungen erforderlich sind.

Neben der epidemiologischen Fragestellung haben die Leistungsmengen ökonomische Auswirkungen. Bei einer Gewichtung der Leistungsmengen (Modellrechnung) mit der Gebührenordnung für Ärzte (GOÄ) ergeben sich, bezogen auf die Bundesrepublik, bei unterschiedlicher Versorgungsdichte folgende Werte:

| Geräte/Einwohner | Fälle/Jahr | Kosten (DM/Jahr) |
|---|---|---|
| 1 : 250.000 | 812.000 | 308.560.000 |
| 1 : 125.000 | 1.624.000 | 617.120.000 |
| 1 :  56.000 | 3.625.000 | 1.377.500.000 |

Die Gefahren, die sich aus einer Unterversorgung ergeben können, sind ebenso wie Überkapazitäten differenziert zu analysieren. Weiter zu beachten sind Substitutioneffekte zwischen Computertomographen und konventiellen Röntgengeräten, die einen verstärkten Einsatz von CT rechtfertigen können.

## 5. Versorgungsdichte Medizinisch-technische Großgeräte

Für medizinisch-technische Großgeräte werden mit dem Bewertungsansatz der "angebotsorientierten Indikationsrate" folgende regionalen Versorgungspotentiale (Stand 12/1985 - untere Werte) ermittelt:

| Medizinisch-technische Großgeräte | "angebotsorientierte Indikationsrate" nach Bundesländern pro 100.000 Einw. | | |
|---|---|---|---|
| | minimum | ⌀ BRD | maximum |
| Strahlentherapie-Geräte | 120 | 166 | 294 |
| Gamma-Kamera | 2.340 | 4.010 | 5.840 |
| ECT | 36 | 61 | 269 |
| DSA | 390 | 980 | 2.270 |
| Linksherzkathermeßplätze | 83 | 190 | 344 |
| Computer-Tomographen | 2.150 | 2.760 | 6.880 |
| Kernspin-Tomographen | 20 | 150 | 332 |
| Nieren-Lithotripter | 13 | 36 | 151 |

(berechnet nach Diekmann,F.; Riefenstahl,R. (5)

Die Werte relativieren sich, sofern die länderübergreifende Versor-
gungsfunktion der Stadtstaaten berücksichtigt wird. Die Leistungspo-
tentiale erhöhen sich durch einen 12 Stunden-Betrieb der Anlagen
sowie durch die Installationen in den Jahren 1986/87.


6. Zusammenfassung

Neben betrieblichen und regional-planerischen Gesichtspunkten bietet
die "angebotsorientierte Indikationsrate" Möglichkeiten, Versorgungs-
unterschiede in den Regionen klarer zu identifizieren. Die Methodik
macht deutlich, daß eine verbesserte Analyse der Medizintechnologie
mit diesem interdisziplinären Ansatz möglich ist.

Die Steuerungsinstrumente der Großgeräte-Richtlinien-Ärzte können als
nicht adäquat angesehen werden. Statt administrativer Planungsvorga-
ben, die in der Regel den technologischen Fortschritt hemmen, könnten
neben einem veränderten Preissystem regionale Leistungsmengen, die
epidemiologisch zu begründen sind, als Steuerungsinstrument (Kosten-
und Leistungstransparenz) eingesetzt werden.


7. Literaturverzeichnis

(1) Diekmann, Fritz: Krankenhausbedarfsplanung - Weiterentwicklung
    der Methoden und Verfahren, in: Krankenhaus Umschau, 1/87, 15-22
(2) Deutsches Krankenhausinstitut: Stand der Methodik der Kranken-
    hausbedarfsplanung in der Bundesrepublik Deutschland, Düsseldorf
    1986
(3) Schräder, Wilhelm F.; Diekmann, Fritz, u.a. Kommunale Gesund-
    heitsplanung, Basel 1986
(4) Sachverständigenrat für die Konzertierte Aktion im Gesundheits-
    wesen, Medizinische und ökonomische Orientierung, Jahresgutachten
    1987
(5) Diekmann, Fritz; Riefenstahl, Robert; u.a., Medizinisch- tech-
    nische Großgeräte, Berlin 1987
(6) Richtlinien des Bundesausschuß der Ärzte und Krankenkassen für
    den bedarfsgerechten wirtschaftlichen Einsatz von medizinisch-
    technischen Großgeräten (Großgeräte-Richtlinien-Ärzte) 1986
(7) Krankenhaus-Basisdokumentation (MBDS) der Europäischen Gemein-
    schaft -Vorschlag 1981- Lambert, P.M.; Roger,F.H., Hospital Sta-
    tistics in Europe, Amsterdam 1982
(8) Diekmann, Fritz; Müller, Udo; Ruhl, Ulrich; Unterstützung der
    Diagnosenstatistik der Krankenhäuser durch ein Diagnose-Codier-
    System, in: Perspektiven der Informationsverarbeitung in der Me-
    dizin - Kritische Synopse der Nutzung der Informatik in der Me-
    dizin, Berlin, Heidelberg 1986, 182-185

## KLINIKVERGLEICHE ZUR UNTERSTÜTZUNG VON
## QUALITÄTSSICHERUNGSAKTIVITÄTEN IN DER NEONATOLOGIE


Ch. Thieme[1], H.K. Selbmann[2], N. Lack[3], O. Rienhoff[4]

[1] Zentrale EDV der Kassenärztlichen Vereinigung Bayerns, München
[2] Institut für Medizinische Informationsverarbeitung, Tübingen
[3] Perinatologische Arbeitsgemeinschaft Niedersachsen, Hannover
[4] Institut für Medizinische Informatik, Marburg

Die Idee, Qualitätssicherungsaktivitäten in der Geburtshilfe und in der Neonatologie durch statistische Vergleiche qualitätsrelevanter Parameter zwischen den Kliniken zu initiieren und zu fördern, nahm 1975 mit der Münchner Perinatal-Studie ihren Ausgang /1/. Daten über den Schwangerschafts- und Geburtsverlauf und das mütterliche und kindliche Ergebnis wurden von den beteiligten Kliniken auf freiwilliger Basis für jede Geburt erhoben und einer zentralen Auswertung zugeführt. Durch die Übernahme der Trägerschaft und der Organisation dieser Erhebung durch die Bayerische Landesärztekammer und die Kassenärztliche Vereinigung Bayerns wurde es möglich, diese Erhebung 1979 allen geburtshilflichen Abteilungen Bayerns anzubieten. Kurze Zeit später wurde auch in Niedersachsen die Perinatal-Erhebung eingeführt. Inzwischen existieren in allen Bundesländern einschließlich West-Berlins solche Perinatal-Erhebungen.

## Perinatologische Klinikprofile

Jede Klinik, die sich an den Perinatal-Erhebungen beteiligt, erhält von den Auswertungszentralen jährlich eine Reihe von Statistiken zugeschickt, darunter auch die sogenannten Klinikprofile, mit denen sie ihre eigene Position im Spektrum aller Kliniken bezüglich ausgewählter, qualitätsrelevanter Parameter bestimmen kann. In diesen Klinikprofilen werden die Verteilungen der Raten aller Kliniken nur angedeutet, wobei das Spektrum von der niedrigsten bis zur höchsten Kliniksrate eine normierte Strecke bildet, auf der die Lagen der 10. und der 90. Perzentile und des Gesamtmittels ausgewiesen sind /2/. In dieses für alle Kliniken gleiche Grundschema werden dann für jede teilnehmende Klinik die klinikeigenen Raten eingesetzt. Auf diese Weise entstehen individuelle Klinikprofile. Die klinikeigenen Raten werden zusätzlich noch mit einem "U" für unauffällig oder "A" für auffällig markiert, je nachdem, ob sich die Klinikwerte innerhalb oder außerhalb der 95%-Toleranzintervalle befinden. Auf diese Weise soll der großen, zufälligen Variation der Kliniken mit kleinen Geburtenzahlen Rechnung getragen werden. Bei einer auffälligen Abweichung der eigenen Klinikrate vom Gesamtmittel hat sich die Klinik zu fragen, ob diese Abweichung durch eine besondere Zusammensetzung der eigenen Patientenklientel begründet oder ob sie auf ein abweichendes Patientenmanagement zurückzuführen ist.

## Besonderheit der Neonatologische Klinikprofile

Im Rahmen der Neonatal-Erhebungen, die als Erweiterungen der Perinatal-Erhebungen in die Neonatal-Abteilungen der Kinderkliniken zu verstehen sind und derzeit in vier Bundesländern praktiziert werden, wurden diese Profildarstellungen bisher noch nicht eingesetzt. Der Grund hierfür ist vor allem die prognostische Heterogenität der in die Neonatal-Abteilungen verlegten Neugeborenen. Als wichtigster prognostischer Faktor sei hier der Reifegrad des Kindes genannt. So

variieren z.B. in Abhängigkeit vom Reifegrad die Mortalität auf den
Stationen zwischen 67% bei sehr unreifen Kindern und ca. 1% bei den
Reifgeborenen, die Häufigkeit der Beatmung zwischen 97% und 6%, die
Antibiotikatherapie zwischen 90% und 36% und die Fototherapie
zwischen 61% und 25%.

Patientenmix- und Klinikeffekte

Am Beispiel dieser vier Parameter, die vom wichtigsten "outcome"-
Kriterium, der Mortalität auf Station ohne eine Begrenzung der
Liegezeit, über sehr eingreifende bis hin zu weniger folgenschweren
therapeutischen Maßnahmen das gesamte Spektrum der in der Neonatal-
Erhebung erfaßten Parameter repräsentieren, soll im folgenden untersucht werden, wie sich Unterschiede in der Verteilung des Reifegrades (Patientenmix) in den einzelnen Kliniken auf die Klinikraten
auswirken. Weiter soll der Frage nachgegangen werden, welche Verfahren der statistischen Eliminierung der Patientenmixeffekte erforderlich und geeignet sein können, um Klinikprofile in der Neonatologie interpretierbar zu machen.

Wie bereits gezeigt /2/ läßt sich die Differenz zwischen der Origi-
nalklinikrate und dem Gesamtmittel, R(roh)-R(gesamt), in zwei addi-
tive Komponenten R(roh)-R(ind.stand.) und R(ind.stand.)-R(gesamt)
zerlegen, wobei die zweite als Patientenmix-Effekt und die erste als
Summe eines reinen Klinikeffektes und einer Wechselwirkung zwischen
Patientenmix- und Klinikeffekt, kurz als angenäherter Klinikeffekt
interpretiert werden können.

Werden in einem Streungsdiagramm Originalklinikraten R(roh) und
"angenäherte" Klinikeffekte R(roh)-R(ind.stand.) gegenübergestellt,
so lassen sich Positionsverschiebungen der Kliniken im Spektrum
aller Kliniken erkennen, die sich in den Klinikprofilen ergeben
würden, wenn statt der Originalraten die "angenäherten" Klinikeffekte verwendet werden würden. Das Streungsdiagramm zwischen
"angenäherten" Klinik- und Patientenmixeffekten gibt zum einen Aufschluß über die Vorzeichen der Effekte (gleichsinnig oder gegenläu-
fig), zum anderen über die Größenordnung beider zueinander. Zur
besseren Visualisierung des letztgenannten Aspektes kann auch das
Streuungsdiagramm der absoluten Beträge der "angenäherten" Klinik-
und der Patientenmixeffekte herangezogen werden.

Das Streuungsdiagramm der Originalmortalitätsraten und der "angenäherten" Klinikeffekte (Abb. 1) zeigt naturgemäß auf Grund des
teilweise funktionalen Zusammenhanges eine deutliche Korrelation.
(Spearman'scher Rangkorrelationskoeffizient $r_s = 0.72$).

Die Daten gehören zu den 33 teilnehmenden Kliniken der Bayerischen
Neonatal-Erhebung der Jahre 1984 bis 86. Bei den primär ins Auge
fallenden "Ausreißern" handelt es sich um zwei hochspezialisierte
Kliniken, deren Mortalitätsraten nachweislich nicht nur vom Reife-
grad der Kinder abhängen. Die markanteste Positionsverschiebung beim
Übergang vom Profil der Originalraten zu dem der "angenäherten"
Klinikeffekte erfährt jedoch die in der Abbildung 1 markierte
Klinik, die sich von Rang 30 auf Rang 6 verbessert. Auch für einige
andere Kliniken ergeben sich ausgeprägte Verschiebungen, während die
Mehrzahl der Kliniken ihre Position im Spektrum aller Kliniken kaum
verändert. Derartige Positionswechsel zeigen andererseits, daß die
Originalraten zumindest für einige Kliniken überwiegend vom Patien-
tenmix bestimmt werden. Je größer daher der Patientenmixeffekt einer
Klinik ist, umso größer ist deren erwarteter Informationsgewinn aus
der Darstellung des Klinikeffektes. Daß keine bedeutende Korrelation

zwischen Patientenmix- und "angenähertem" Klinikeffekt existiert
($r_s$=-0.20), zeigt die Abbildung 2. Die in Abbildung 1 bereits aufge-
fallenen Klinik zeichnet sich hier durch den größten Patientenmixeffekt aus.

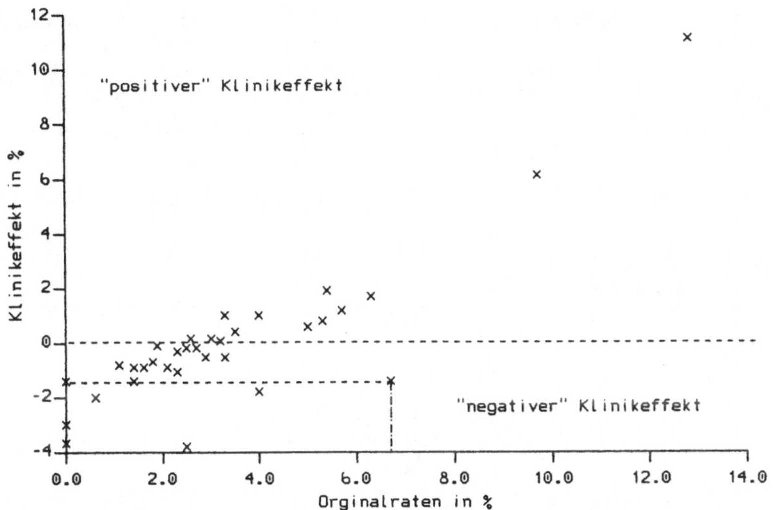


Abb.1: Streuungsdiagramm zwischen den Originalraten und den "angenäherten" Klinikeffekten für die Mortalität (n=33, $r_s$=0.72).

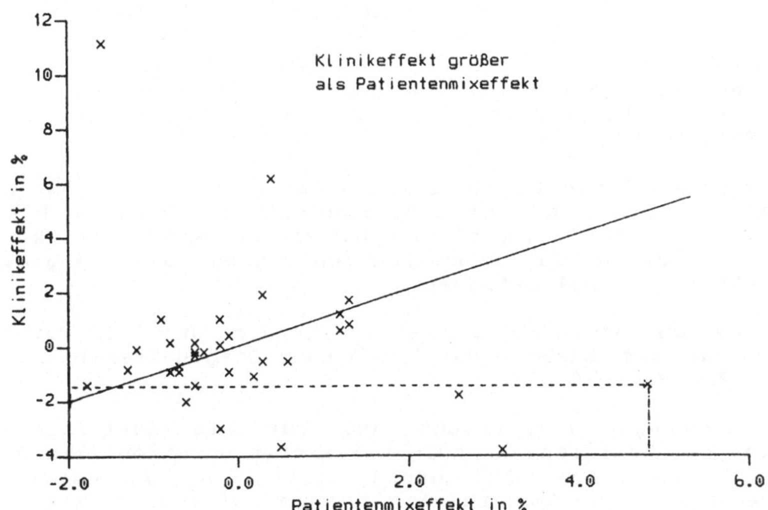


Abb.2: Streuungsdiagramm zwischen den Patientenmix- und den "angenäherten" Klinikeffekten für die Mortalität (n=33, $r_s$=-0.20).

Für den Parameter Beatmung ergibt sich eine stärkere Korrelation
zwischen den Originalraten und dem "angenäherten" Klinikeffekt
($r_s$=0.81) als bei der Mortalität. Der Stellenwert des Patientenmix
ist demnach hier geringer. Nur bei 3 Kliniken ist der Patientenmix-
effekt größer als der "angenäherte" Klinikeffekt.

Für die Antibiotikagabe ergibt sich ein noch engerer Zusammenhang
zwischen den Originalraten und dem "angenäherten" Klinikeffekten
(Abbildung 3). Entsprechend zeigt sich hier ein extremes Übergewicht
des "angenäherten" Klinikeffektes gegenüber dem Effekt des Patientenmix. Mit anderen Worten: die Klinikunterschiede in den

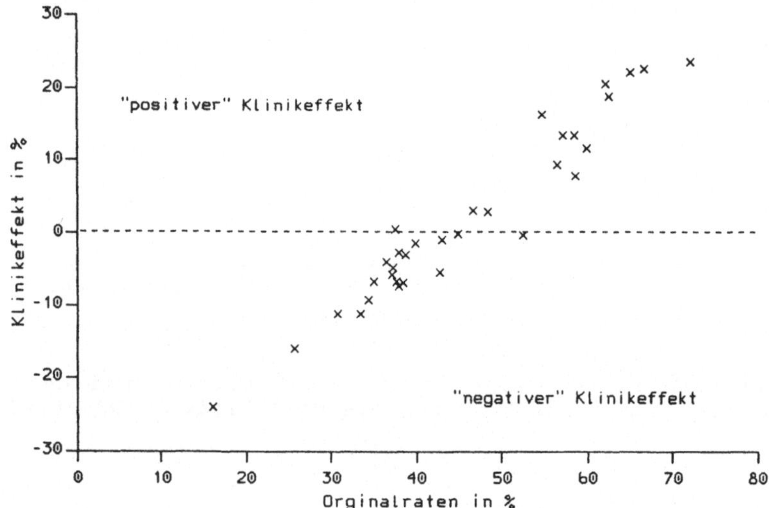


Abb.3: Streuungsdiagramm zwischen den Originalraten und dem "ange-
       näherten" Klinikeffekt für die Antibiotikagabe (n=33, $r_s$=
       0.94).

Antibiotikagaben zwischen 20 und 70% sind nur zu einem geringen
Anteil durch Unterschiede im Patientenmix zu erklären. Die größte
für eine Klinik durch den Patientenmix vorzunehmende Korrektur liegt
unter 10%, während die Abweichungen durch den "angenäherten"
Klinikeffekt bis zu 25% betragen.

Überhaupt keinen Patientenmixeffekt zeigt der Parameter Fototherapie
($r_s$= 0.99 für den Zusammenhang zwischen Originalraten und "angenähertem" Klinikeffekt).

Klinisch besonders interessant und für die Qualitätssicherung
wichtig ist das ärztliche Handeln bei extrem unreifen (bis 27 Wochen
Tragzeit) Neugeborenen. Auf Grund deren sehr geringer Inzidenz
(unter 2% aller in Neonatal-Abteilungen verlegten Neugeborenen)
gehen jedoch ihre Daten nachweislich bei der Berechnung von Patien-
tenmix- und "angenäherten" Klinikeffekten unter. Für sie sind eigene
Statistiken anzulegen, die den Schritt zu den unbedingt notwendigen
Einzelfallanalysen erleichtern.

Schlußfolgerungen

Der Einfluß des Patientenmix auf die beobachteten Unterschiede in
den Klinikraten, basierend auf den unterschiedlichen Verteilungen
des Reifegrades in den Kliniken, ist geringer als erwartet. Hieraus
läßt sich folgern,
- daß die für einen methodisch nicht trainierten Klinikarzt ohnehin
  anschaulichste Form der Präsentation der Originalklinikraten auch
  aus methodischer Sicht im allgemeinen vertretbar ist.
- daß für bestimmte Parameter die Darstellung der angenäherten
  Klinikeffekte als zusätzliche, nicht aber als alleinige Information in Betracht zu ziehen ist.
- daß die Daten der unteren Reifegradklassen – nicht zuletzt wegen
  ihres besonderen klinischen Interesses – in separaten Tableaus
  dargestellt werden sollten. An Stelle der Verwendung von Prozent-
  zahlen scheint bei diesen seltenen Ereignissen die Gegenüberstellung von beobachteten und erwarteten Patientenzahlen angebracht,
  wobei die für die Kliniken erwarteten Patientenzahlen sich aus dem
  Gesamtmittel aller Kliniken errechnen.

Die Darstellung von Auffälligkeiten im Rahmen solcher Profile soll
jedoch nicht Endpunkt, sondern Ausgangspunkt einer qualitätssichern-
den Aktivität in den Kliniken sein. Erst die kreative Auseinandersetzung und die aktive Suche nach den Ursachen der Auffälligkeiten
machen den eigentlichen Wert der Profildarstellungen und anderer
vergleichender Auswertungen aus. Daher muß bisweilen das statistisch
Machbare zugunsten einer Nachvollziehbarkeit durch Nichtstatistiker
zurückstehen.

Literatur

/1/ Selbmann H.K., M.Brach, H.Elser, K.Holzmann, J.Johannigmann,
K.Riegel: Münchner Perinatal-Studie 1975-77. Deutscher Ärzteverlag,
Köln 1980
/2/ Selbmann, H.K., W.Warncke, H.J.Eissner: Comparison of hospitals
supporting quality assurance. Meth.Inform.Med. 21 (1982), 75-80

# Entscheidungshilfen in der Medizin

Entscheidungsunterstützung in der Medizin
Methodik – Stand der Forschung – Probleme und Hoffnungen
*Überla, K.*

Methodik diagnostischer Studien
*Keller, H.*

Biasbildung bei der Selektion von Variablen in statistischen
Modellen der computerunterstützten Diagnose
*Ohmann, C., M. Künneke, W. Lorenz*

Unterstützung der Diagnose–Findung mittels Lehrbuch–Wissen in
einer Datenbank
*Wieding, J.U., P.W. Schönle, B. Conrad*

Ein zweisprachiges Expertensystem zur Hypertonie:
Aufgabenstellung und Prototyp–Design
*Kauffmann, K., G. Pfaff, B. Heller, W. Schönfeld, R. Behrendt*

Die Verwendung textlich codierten Wissens bei der maschinellen
Interpretation medizinischer Bilder
*Schmidt, K.-H., W. Menhard*

DERMATITIS: Ein Expertensystem für entzündliche
Hautveränderungen
*Füzesi, L.*

<u>ENTSCHEIDUNGSUNTERSTÜTZUNG IN DER MEDIZIN</u>

<u>METHODIK - STAND DER FORSCHUNG - PROBLEME UND HOFFNUNGEN</u>

Prof. Dr. med. K. Überla
Institut für Med. Informationsverarbeitung,
Statistik und Biomathematik der Universität
Marchioninistr. 15, 8000 München

Die Anwendung der Informatik in der Medizin ist bisher auf eher neben-
sächliche Teilbereiche und sekundäre Hilfsfunktionen beschränkt. Mit
der Entwicklung von Expertensystemen geht man - wieder einmal - an den
Kern, an das Eingemachte der Medizin. Der Vorgang des Sich-Heran-
Tastens an die richtige Diagnose und der schrittweisen Auswahl der
Therapie soll vom Rechner in wesentlichen Teilen übernommen werden.

Was heißt auf diesem Hintergrund Entscheidungsunterstützung in der Medizin? Wer entscheidet über Gesundheit und Krankheit? Inwieweit wird
der Methodiker benötigt und beteiligt bei Entscheidungen in der Medizin? Inwieweit hat er sich in einen Elfenbeinturm zurückgezogen, inwieweit ist er Feigenblatt, inwieweit Motor?

Ich bin zu einem Übersichtsreferat gebeten worden, das die großen Linien zeichnen soll. Dabei muß ich auf die Arbeit zahlreicher Gruppen,
vor allem im Ausland, zurückgreifen. Ich werde einleitend nach wichtigen Aspekten der Entscheidungsunterstützung in der Medizin fragen. In
einem ersten Teil werde ich die methodischen Instrumente behandeln,
dann den Stand der Technik resümieren und schließlich Probleme, Hoffnungen und Zukunftsaspekte ansprechen.

Der Begriff Entscheidung schließt ein, daß es verschiedene Möglichkeiten gibt. Entscheidung ist ein Prozeß, der kurz oder lang dauert, ein-
stufig oder vielstufig abläuft. Ein Entscheidungsprozeß kann weitgehend
determiniert sein. Er kann ein Zufallsvorgang sein, bei dem die Natur
oder der Mensch würfeln. Er kann eine spielerische Aktivität oder eine
vom Menschen frei verantwortete Entscheidung sein. Die vom Menschen
frei verantwortete Entscheidung ist unsere Zielvorstellung. Sie zu unterstützen, nicht durch Information und Algorithmen unmöglich zu machen, ist die Aufgabe.

Im medizinischen Bereich haben Entscheidungen weitreichende Folgen. Sie
betreffen Leben und Gesundheit einzelner Menschen und ganzer Gruppen

und Völker. Der Arzt ist die zum Beruf geronnene Entscheidungsunterstützung für einzelne Kranke. Er seinerseits benötigt Hilfe. Die Unterstützung einer Entscheidung darf nicht mit der Entscheidung selbst verwechselt werden. Freilich kann man die Verantwortung für eine Enscheidung entkoppeln vom System, das sie trifft. Hier liegt eine Gefahr.

Entscheidungsunterstützung ohne Anteil an menschlicher Verantwortung gibt es nicht. Inhärent nimmt jede Unterstützung durch Information oder Algorithmen dem Entscheidenden einen Teil der Verantwortung ab bis hin zur völligen Automatisierung. Der Arzt muß sich auf eine Unterstützung verlassen können. - Je weniger durch eine Entscheidungsunterstützung Verantwortung übernommen wird, desto weniger trägt sie im allgemeinen zur menschlichen Entscheidung bei. Die Frage ist, wieweit ein Methodiker Verantwortung übernehmen soll.

Drei Felder der Entscheidungsunterstützung in der Medizin stehen heute im Vordergrund:

1. **Überindividuelle Entscheidungsunterstützung** für Gruppen von Menschen oder ein ganzes Land. Beispiele sind Entscheidungen zum Verbraucherschutz, im Arzneimittelbereich oder über Forschungsprojekte. Überindividuelle Entscheidungsunterstützung wird um so bedeutender, je eingreifender staatliche, rechtliche oder wirtschaftliche Maßnahmen sind. Entscheidungen über Gesundheitsfragen sollten auf biometrisch und epidemiologisch gesicherten Aussagen beruhen. Der Boden des fundierten Wissens ist freilich oft dünn. Es bleiben meist erhebliche Unsicherheitsbereiche. Entscheidungen müssen manchmal trotzdem getroffen werden, ohne daß man fundiertes Wissen hat. Sie werden dann getragen von unseren Wünschen, Hoffnungen oder Befürchtungen. Interessenskonflikte und Konflikte in den Grundrechten treten auf. Der Ausgang einer Entscheidung hängt weitgehend davon ab, was das jeweils führende Denkmodell ist, z.B. die Toxikologie oder die Stochastik. Entscheidungen werden bisweilen nach Mehrheiten getroffen, nicht nach Fakten. Die am lautesten schreien, setzen sich manchmal besser durch als die, die Recht haben. Die Rolle des Methodikers bei überindividuellen Entscheidungen wird es sein, auf dem Beibehalten der Nullhypothese zu bestehen, wenn dies gerechtfertigt ist, wie auf die Annahme der Alternativhypothese. Er wird auf Entscheidungsvarianten hinweisen, die die weitere wissenschaftliche Entwicklung bis zur Klärung offen halten. Solche gibt es oft.

2. **Patientenbezogene Entscheidungsunterstützung durch Geräte.** Die Computertomographie oder die Kernspintresonanztomographie sind Beispiele. Technische Geräte können Entscheidungen in der Medizin sehr konkret unterstützen. Sie liefern immer spezifischere und für Entscheidungen immer relevantere Informationen. Sehr viel weitreichendere Diagnosegeräte als die heute bekannten befinden sich im Entwicklungsstadium. Je umfassender und relevanter die Aussagen solcher Geräte werden, desto weniger wird man Entscheidungsunterstützung durch Algorithmen in getrennten Systemen brauchen. Entscheidungsunterstützung reduziert sich gegebenenfalls auf einen einzigen Apparat, auf ein einziges Bild, auf einen einzigen Blick.

3. **Patientenbezogene Entscheidungsunterstützung durch Informationsbereitstellung und auf den Einzelfall bezogene Regeln oder Strategien.** Auf diese Entscheidungsunterstützung im engeren Sinn muß ich mich beschränken.

## I. Methodische Instrumente zur Entscheidungsunterstützung

Zu jeder Entscheidungsunterstützung benötigt man Wissen. Medizinisches Wissen, so gut es auch ist, ist unvollständig und lückenhaft. Es ist wenig empirisch gestützt, inkonsistent und kontrovers. Es erweitert sich exponentiell und wird laufend geändert. Dieser unbefriedigende Zustand des medizinischen Wissens wird immer so bleiben, gerade wegen der großen Leistungen der Medizin und wegen des Fortschritts, der immer neue Fragen produziert.

Im Bereich der Diagnoseunterstützung haben wir ein halbes Jahrhundert Forschung hinter uns. In den dreißiger Jahren beschäftigte sich die Biometrie mit der Vaterschaftsdiagnostik, d.h. mit der Frage, mit welcher Wahrscheinlichkeit einer von mehreren beschuldigten Männern der wirkliche Vater ist und zum Zahlvater gemacht werden kann. Das ist der Kern des diagnostischen Problems, das damals im Ansatz gelöst wurde. 1958 faßten LEDLEY und LUSTED die statistischen Ansätze zusammen. Weit mehr als 2000 Arbeiten sind zum diagnostischen Problem publiziert worden.

Die grundsätzlichen methodischen Instrumente zur Entscheidungsunterstützung sind in der Abb. 1 aufgeführt.

<u>METHODISCHE INSTRUMENTE ZUR ENTSCHEIDUNGSUNTERSTÜTZUNG</u>

1. Handlungsanweisungen und Protokolle

2. Suchen ähnlicher Fälle in Datenbanken

3. Mathem. Modelle physiolog. Vorgänge

4. Statistische Zuordnungsverfahren

5. Mustererkennungsverfahren

6. Bayes scher Ansatz

7. Entscheidungstheoretischer Ansatz

8. Verfahren zur Informationsbereitstellung und zum Informationsmanagement

9. Verfahren zur Fokusierung der Aufmerksamkeit des Arztes

10. Expertensysteme
Symbolic Reasoning
Künstliche Intelligenz

Abb. 1: Methodische Instrumente zur Entscheidungsunterstützung.

Die Verwendung von <u>Handlungsanweisungen und Protokollen</u> für Ärzte und Hilfspersonal ist weit verbreitet. Gedruckt, geschrieben oder mit Hilfe von Flußdiagrammen wird festgehalten, wer wann was tun soll. Über den eigentlichen Diagnosevorgang sagen solche Handlungsanweisungen meist wenig aus. Das <u>Suchen ähnlicher Fälle in Datenbanken</u> ist die nächste Möglichkeit. Ausgehend von gut geführten Krankenakten, die in einer Datenbank verfügbar sind, werden zu einem Patienten ähnliche Fälle herausgesucht und dem Arzt zur Verfügung gestellt. Er kann daraus prognostische Hinweise, Tips für Diagnose und Therapie ableiten. Manchmal lassen sich für bestimmte physiologische Vorgänge <u>mathematische Modelle</u> anpassen, z.B. in der Pharmakologie oder der Lungenfunktionsdiagnostik. Nur Spezialisten gehen bisher mit solchen Modellen um. <u>Statistische Verfahren</u> finden in der Biosignalverarbeitung und der Bilderkennung Anwendung. Ausgehend von einer Trainingsmenge klarer Fälle wird ein diagnostisches Muster und eine Diskriminanzfunktion gesucht, die es gestatten, spätere Fälle diesem Muster möglichst eindeutig zuzuordnen. Derartige Ansätze sind in begrenzten Anwendungsbereichen sehr erfolgreich. Sie liefern bis zu 95% richtige Zuordnungen. Ein Nachteil ist, daß immer die gleichen Maßstäbe und Skalen verwendet werden müssen. Nach der <u>Bayesschen Formel</u> läßt sich die Wahrscheinlichkeit für das Vorhandensein einer Diagnose berechnen, wenn ein bestimmtes Symptom vorliegt. Voraussetzung ist, daß man eine Symptom-Diagnosematrix empirisch beobachtet hat, daß es nur wenige Diagnosen gibt und daß die Symptome voneinander unabhängig sind. Der Ansatz funktioniert ebenfalls ausgezeichnet. Bereits 1964 hat dies WARNER an angeborenen Herzkrankheiten gezeigt. Was trotz der umfangreichen Literatur und zahlreicher positiver Beispiele fehlt, sind die Akzeptanz und die fehlenden Ausgangsdaten. Der <u>entscheidungstheoretische Ansatz</u>, wie er von RAIFFA, GINSBERG oder SCHWARZ vorgetragen wurde, geht davon aus, daß Entscheidungen sequentiell auf einem vorgegebenen Weg durch ein Netz, einem Entscheidungsbaum getroffen werden. Der Entscheidungsbaum enthält Entscheidungsknoten und Zufallsknoten. Jeder

Verzweigung wird eine Wahrscheinlichkeit und eine sogenannte "utility"
zugeordnet, ein erwarteter subjektiver Wert, der diese Entscheidung
bezüglich der Abwägung von Schaden und Nutzen kennzeichnet. Für jeden
Pfad im Entscheidungsbaum wird aus Wahrscheinlichkeiten und Utilities
ein Gesamtwert errechnet. Der Pfad mit dem höchsten Gesamtwert wird bevorzugt. GORY z.B. hat dies auf die Diagnose des akuten Nierenversagens
angewendet und kam in einem zweistufigen Verfahren zu sehr guten Ergebnissen. Verfahren zur <u>Informamationsbereitstellung und zum Informa-
tionsmanagement</u> sind z.B. Literatursuchsysteme oder Krankenhausinformationssysteme. Sie geben dem Arzt einen allgemeinen Informationshinter-
grund, helfen aber nicht unmittelbar in einer konkreten Entscheidung,
außer sie haben "intelligente" Systemkomponenten. Sie tragen indirekt
sehr viel zur Verbesserung von Entscheidungen in der Medizin bei. Verfahren zur <u>Fokusierung der Aufmerksamkeit des Arztes</u> gehen einen
Schritt weiter. Sie erinnern den Arzt im laufenden Betrieb aktiv an
Probleme oder Fragen, die er übersehen haben kann. Beispiele sind Er-
gebnislisten aus Labors mit besonders gekennzeichneten abnormen Werten
oder Hinweise auf ungewöhnliche Kombinationen von Medikamenten.
Schließlich sind <u>Expertensysteme, symbolic reasoning oder künstliche
Intelligenz</u> der neueste Ansatz.

"Künstliche Intelligenz ist ein Zweig der Informatik, der sich mit Verfahren beschäftigt, die Computer in die Lage versetzen, Dinge zu tun,
die Menschen als intelligent erscheinen lassen, oder die ein Mensch als
intelligent bezeichnen würde". Diese Definition, wie sie z.B. von
WINSTON gegeben wurde, hat nichts mit dem zu tun, was Intelligenz beim
Menschen ausmacht. Sie beschreibt Ziele für technische Systeme, deren
Reaktion so aussehen soll, daß sie Menschen auf den ersten Blick mit
dem Wort "intelligent" umschreiben würden. Expertensysteme sind ein
Teil der Forschung über künstliche Intelligenz. Sie kommen aus der Informatik, nicht aus der Medizin. Sie erhalten ihr Fachwissen von Experten, eben den Ärzten. Sogenannte "Wissensingenieure" versuchen, dieses
Fachwissen in vorhandene Softwareinstrumente einzuarbeiten. Expertensysteme werden dort eingesetzt, wo es noch keine exakten Theorien und Algorithmen gibt, wo es praktisch nicht möglich oder sinnvoll ist, alle
Möglichkeiten durchzuspielen, und wo man auf Daumenregeln angewiesen
ist.

Expertensysteme haben gewisse Grundbausteine (s. Abb. 2). Die <u>Wissens-
basis</u> enthält Fakten und Regeln. Entscheidend ist, daß die Wissensbasis
von der Problemlösungsstrategie getrennt ist. Dadurch können verschiedene Schlußfolgemechanismen auf verschiedene Wissensbasen angewandt

## GRUNDBESTANDTEILE VON EXPERTENSYSTEMEN

Wissensbasis

Problemlösungsstrategien (Schlußfolgemechanismen)

Erklärungskomponente

Dialogteil

Wissensaquisition

Abb. 2: Grundbestandteile von Expertensystemen.

werden. Eine Erklärungskomponente ist nötig, weil das System dem Benutzer darlegen soll, wie es zu seinem Schluß gekommen ist. Der Dialogteil ist für die Akzeptanz entscheidend. Spezielle Programme zur Wissensakquisition sollen es erlauben, Expertenwissen möglichst einfach in solche Systeme einzubringen.

Die Problemlösungsstrategien oder Schlußfolgemechanismen sind der Kern eines Expertensystems. Sie verknüpfen Fakten und Regeln nach vorgegebenen Verfahren und liefern Ergebnisse. Im Programm ist - teilweise datengesteuert - festgelegt, welche Regel wann "feuert", d.h. benutzt wird.

Expertensysteme sind nicht abgeschlossen. Man kann die Ergebnisse, die erzielt werden, im allgemeinen nicht vorweg aufzählen. Es gibt sehr verschiedene Problemlösungsstrategien, auf die ich nicht näher eingehen kann, die in der Abbildung 3 aufgeführt sind.

## PROBLEMLÖSUNGSSTRATEGIEN

Vorwärts- Rückwärtsverkettung

Zerlegung in Teilaufgaben

Abarbeiten eines hierarchischen Lösungsbaums

Generieren von Lösungsbäumen u. frühes Ausscheiden schlechter Lösungen

Direktes Aktivieren der interessantesten Hypothesen und ihre Überprüfung

Schrittweises Eingrenzen der Lösungen

Differentialdiagnostik: Reduktion auf wenige Alternativen und deren Lösung

Blackboard: Koordination verschiedener Wissensquellen

Auswahl der geeigneten Abstraktionsebene

Abb. 3: Problemlösungsstrategien.

Diese Problemlösungsstrategien, auch die eingangs erwähnten, können beliebig gemischt werden. Es ist offen, welche Mischung von Strategien für welche medizinischen Probleme unter welchen Nebenbedingungen am besten geeignet ist. Es ist auch offen, wie man Strategien optimal zusammenfügen kann. Hier liegen wichtige Forschungsfelder.

Für die Programmierung von Expertensystemen werden spezielle Programmiersprachen verwendet, die es gestatten, logische Verknüpfungen besonders leicht auszudrücken, z.B. PROLOG oder LISP. Da auch mit Hilfe dieser Sprachen ein Expertensystem nur mit größerem Aufwand zu realisieren ist, werden sogenannte "Shells", leere Hüllen für Expertensteme, etabliert, die es gestatten, leicht konkrete Wisseninhalte einzufüllen.

Das große Interesse an Expertensystemen zur Entscheidungsunterstützung
in der Medizin wird aus mehreren Quellen gespeist:

- das zunehmende Interesse an der Informatik auf allen Gebieten
- die zunehmende Verwendung von Rechnern in der Medizin für andere
  nützliche Aufgaben
- die schnelle Entwicklung der Technik
- das Interesse der Informatiker, mit Expertensystemen in der Medizin
  praktische Erfolge nachzuweisen
- die zunehmende Unzufriedenheit der Ärzte mit Papierarbeit, Formularen
  und Schreibkram
- die relative Leichtigkeit, mit der nicht besonders ausgewiesene Mediziner irgendwelche Regeln in solche Systeme füllen, damit spielen und
  auch renomieren können.

## II. Stand der Forschung

Der Stand der Forschung ist durch die existierenden Systeme charakterisiert. In der Abbildung 4 sind die Namen einiger bekannter Expertensysteme in der Medizin aufgeführt - keines ist deutsch. Die Systeme werden zunehmend Feldtests unterzogen, werden weiterentwickelt und die
Spreu trennt sich langsam vom Weizen.

## EINIGE BEKANNTE EXPERTENSYSTEME

| | |
|---|---|
| INTERNIST | ONCOCYN |
| QMR | ATTENDING |
| PIP | DX |
| MYCIN | MEDLINE |
| CASNET | HELP |
| ABEL | CARE |

Abb. 4: Einige bekannte Experten-
        systeme.

Expertensysteme wurden für sehr verschiedene Aufgaben entwickelt.
Das MEDIS-Institut hat 1986 eine Technologieabschätzung durchgeführt. Insgesamt wurden 64 Systeme untersucht. Die überwiegende
Mehrheit wird zur Diagnoseunterstützung eingesetzt. Die heutige
Anwendungsumgebung medizinischer Expertensysteme ist nach dieser
Untersuchung eine Forschungseinrichtung oder Universitätsklinik. In anderen Bereichen finden sich wenige Anwendungen. Dies wird nach Schätzung der Befragten im Jahr 2000
anders sein. Die Anwendungsumgebungen dürften sich deutlich in die Pe-
ripherie verschieben.

In Anlehnung an DAVIS sind verschiedene Stadien in der Entwicklung von
Expertensystemen zu unterscheiden: Systementwurf - Fertigstellung eines
Prototyps - Tests des Prototyps - Weiterentwicklung der Wissensbasis -
Test in der realen Anwendung - routinemäßig praktische Anwendung. Nur

wenige Systeme erzielten bisher die routinemäßig praktische Anwendung.
SHORTCLIFF hat kürzlich in der JAMA einen Überblick über den Stand der
Technik gegeben. Danach sind Systeme zur Unterstützung klinischer
Entscheidungen nach 5 Dimensionen zu charakterisieren.

## BEURTEILUNGSDIMENSIONEN FÜR KLINISCHE EXPERTENSYSTEME

1. Angezielte Systemfunktion: – Diagnosehilfe
                               – Handlungshilfe

2. Art der Beratung: – passiv
                     – aktiv

3. Konsultationstil: – Beratung
                     – Kritik

4. Verwendete Entscheidungsstrategien: vielfältig

5. Interaktion Mensch – Maschine
       – Logistik: Integration in HIS
       – Technik: Maus / Spracheingabe
       – Psychologie: Akzeptanz

*Nach SHORTCLIFFE, E.H., JAMA 258 (1987) 61-66*

Abb. 5: Beurteilungsdimensionen
        für klinische Experten-
        systeme.

Die angezielte Systemfunktion kann stärker auf das Finden der Diagnose oder stärker auf Handlungshilfe ausgerichtet sein. Die Art der Beratung kann passiv oder aktiv sein. Der Konsultationsstil kann sich an eine kollegiale Beratung anlehnen oder aber den vom Arzt vorgegebenen Plan kritisieren. Die verwendeten Entscheidungsstrategien können vielfältig sein. Eine weitere Dimension ist die Art der Interaktion Mensch - Maschine. Hier spielen die Logistik, etwa die Integration in ein laufendes Klinikinformationssystem, die Technik der Benutzerschnittstelle, z.B. Maus, Spracheingabe, Graphiken und die Psychologie, d.h. die Akzeptanz, eine wichtige Rolle. Diese Beurteilungsdimensionen kann man erweitern.

Der Stand der Forschung kann kurz so charakterisiert werden: Mit einer neuen Technologie und großem Engagement werden weitreichende Ziele angepeilt, deren Realisierung in der Praxis auf Schwierigkeiten stoßen muß, aber auch beträchtliche Chancen hat. Die älteren von uns haben die Euphorie der Computerdiagnostik vor 20 Jahren bereits einmal erlebt. Heute sind freilich nicht nur die technischen Voraussetzungen anders.

## III. Probleme und Hoffnungen

Es gibt eine Reihe grundsätzlicher Schwierigkeiten, die in der Abb. 6 genannt sind.

**Ärztliches Wissen** ist komplex, unscharf und lückenhaft. Verschiedene Experten sind durchaus verschiedener Meinung und kommen zu unterschiedlichen Ergebnissen. Expertensysteme müssen daher ebenfalls zu unter-

# GRUNDSÄTZLICHE SCHWIERIGKEITEN

Lückenhaftigkeit, Unschärfe, Komplexität
und Inkonsistenz medizinischen Wissens,
widersprüchliche Expertenmeinungen

Unscharfe Problemlösungsstrategien
mit inkonsistenten Ergebnissen

Fehlen eines Gesamtkonzepts

Komplexität auf der technischen Ebene

Spracheingabe durch Experten
Standard—Fachsprache

"Common sense" fehlt, soziale Strukturen
werden nicht berücksichtigt

Grenzen des Expertensystems werden nicht
erkannt: Wo hört die Kompetenz auf?

Akzeptanzprobleme

Abb. 6: Grundsätzliche Schwierig-
        keiten

schiedlichen, auch gegenteiligen Ergebnissen kommen. Die unscharfen Problemlösungsstrategien führen zu inkonsistenten Ergebnissen. Es ist auch nicht auszuschließen, daß seltene Bedingungskombinationen zu Empfehlungen führen, die dem Patienten schaden können. Ein Gesamtkonzept für die Entscheidungsunterstützung in der Medizin wird nicht leicht zu etablieren sein. Die Komplexität auf der technischen Ebene ist nicht zu unterschätzen. Der Versuch der Einbindung in Klinikinformationssysteme oder die Integration in lokale Netze erhöhen die Komplexität. Die Spracheingabe für Experten ist nicht ausreichend entwickelt. Eine standardisierte medizinische Fachsprache fehlt. Expertensysteme sprechen verschiedene Dialekte. Gesunder Menschenverstand, "Common Sense" fehlt den derzeitigen Systemen. Sie kennen den Hintergrund nicht, auf dem Ärzte agieren. Soziale Unterschiede etwa kann ein Expertensystem nicht ohne weiteres berücksichtigen. Es behandelt Patienten genauso wie den Chefarzt, genauso wie den einfachen Benutzer. Des weiteren ist die Frage ungelöst, wie Expertensysteme die eigenen Grenzen abschätzen sollen und an einen "Kollegen" überweisen, wenn sie nicht mehr kompetent sind und eigentlich ein anderer Bereich aufgesucht werden muß. Die vielfachen ethischen und sozialen Probleme, oft sehr wichtige Gesichtspunkte bei ärztlichen Entscheidungen, können von Expertensystemen kaum übernommen werden. Mit unerwartet auftretenden Problemen können sie nicht fertig werden. Schließlich spielen Akzeptanzprobleme eine gravierende Rolle. Degeneriert der Arzt zum Registrierer, zum halbblinden Meßfühler und Erfüllungsgehilfen eines Systems? Inwieweit Ärzte bereit sind, sich von einem Expertensystem beraten zu lassen und sich in teilweise wesentlichen ärztlichen Funktionen unterstützen oder sich gar ersetzen zu lassen, hängt von vielen Dingen ab.

Offene Fragen betreffen die fehlende Schnittstelle zu medizinischen Datenbanken und die fehlende Berücksichtigung zeitlicher Abläufe. Risiken liegen in der inkompetenten Handhabung und der Fehlfunktion durch mangelnde Evaluierung. Von ersterem wissen wir noch nicht viel, weil es kaum Routineanwendungen außerhalb von Entwicklungsumgebungen gibt. Zur Evaluierung **vor** einer allgemeinen Freigabe gehört die Beurteilung der Qualität der Wissensbasis und die gesicherte Wiederholbarkeit der Ergebnisse. Oft gibt es freilich **die** richtige Antwort nicht. Wie Expertensysteme in der Medizin durch eine Art TÜV überprüft werden sollen oder ob sie staatlich zugelassen werden müssen, ist offen. Die Verantwortung für einen breiten Einsatz wäre nicht klein.

**Ungelöste Probleme** liegen z.B. in der ärztlichen Haftung. Soll ein Arzt, der sich auf ein Expertensystem stützt und sich nicht die optimale Entscheidung dieses Systems zu eigen macht, haftbar sein? Soll er haften, wenn er die bessere Entscheidung des Expertensystems verwirft und eine sehr viel weniger optimale eigene Entscheidung trifft? Datenschutzprobleme sind vorhanden, lassen sich aber vermutlich lösen. Die Kosten der Systembeschaffung und der Systemunterhalt sind zu berücksichtigen. Es kann schließlich erwartet werden, daß durch Expertensysteme wegen ihrer Systematik und dem notwendigen Gewicht auf Sicherheit Überdiagnostik und Übertherapie resultieren. Es gibt also eine Fülle von Problemen. Demgegenüber sind freilich auch die Hoffnungen groß, die man mit Recht in medizinische Expertensysteme setzt.

## HOFFNUNGEN

Schere zwischen Bedarf und möglichem Angebot verkleinern

Wissenszuwachs abfangen

Ausgleich der Unterschiede der Versorgung

Schnellere Wissensverbreitung

Erhöhung der Diagnosesicherheit

Gezieltere Therapie

Vereinfachte Anwendung der Medizin

Fehlerüberwachung ärztlicher Entscheidungen

Formalisierung der Probleme der Medizin

Abb. 7: Hoffnungen.

Man hofft, die Schere zwischen Bedarf und möglichem Angebot an medizinischen Leistungen zu verkleinern. Der Wissenszuwachs in der Medizin könnte zumindest teilweise abgefangen und aufgearbeitet werden. Die großen Unterschiede in der Versorgung zwischen verschiedenen Gebieten, zwischen Stadt und Land, zwischen armen und reichen Ländern könnten sich verkleinern. Man hofft auf eine schnellere Wissensverbreitung. Eine erhöhte Diagnosesicherheit wäre ein entscheidender Vorteil. Eine gezieltere Therapie könnte zu Kosteneinsparungen führen. Vielleicht sind Expertensysteme eine der wenigen Möglichkeiten, den Kostenanstieg in der Medizin aufzuhalten, ohne die Leistungen für die Patienten zu drosseln. Eine vereinfachte Anwendung mancher Vorgänge in der Medizin ist denkbar. Die Fehlerüberwachung ärztlicher Entscheidungen zur Qualitätssicherung wäre eine wesentliche Hoffnung. Schließlich sehe ich in der Formalisierung der Probleme der Medizin durch Expertensysteme einen großen Vorteil.

Expertensysteme sind eine verführerische Forschungsaufgabe. Wenn es gelingt, das sichere medizinische Fachwissen in einen Rechner zu bringen, zu organisieren, aufzubereiten, systematisch durchzusuchen und fallbezogen zweckmäßige diagnostische, prognostische oder therapeutische Vorschläge zu machen, würde der Rechner als intellektuelles Werkzeug das Medizinsystem deutlich ändern.

## IV. Zukunftsaspekte

Die Unübersichtlichkeiten der Welt sind um eine neue Unübersichtlichkeit reicher geworden: Künstliche Intelligenz und Expertensysteme zur Entscheidungsunterstützung in der Medizin. Wir gehen mit ihnen um, wie mit anderen Unübersichtlichkeiten auch: Vorsichtig erproben wir Einsatzgebiete.

Welche Scenarios für die Zukunft gibt es?

Einerseits ein **zurückhaltendes Scenario**: Expertensysteme zur Entscheidungsunterstützung setzen sich nur in wenigen eng begrenzten Anwendungsfeldern der Medizin durch, z.B. als Berater des Arztes in Spezialfragen, als Lehrsystem zur besseren Übertragung neuen Wissens oder zur Verbesserung der Qualität ärztlichen Handelns in konkreten sehr begrenzten Anwendungsfeldern. Andererseits ist ein **expansives Scenario** denkbar: Expertensysteme werden in sehr vielen Anwendungsfeldern der Medizin intensiv eingesetzt. Der Verbraucher, d.h. der gebildete Patient, findet Zugang zu solchen Systemen und benutzt sie, um die Ärzte besser zu verstehen und auch um sie zu kontrollieren.

Die Entwicklung dieses expansiven Scenarios stützt sich nicht auf Expertensysteme allein, sondern ist in Verbindung mit anderen neuen Technologien als Gesamtphänomen zu sehen. Die Kommunikationstechniken werden generell ausgeweitet sein. Auf medizinischen Chipkarten, die alle Daten einschließlich der bildgebenden Verfahren enthalten, trägt der Patient seine Krankengeschichte mit sich herum und gibt sie soweit frei, als er dem jeweiligen Arzt oder Krankenhaus vertraut. Neue, nichtinvasive diagnostische Techniken, z.B. NMR mit Aussagen über die chemische Zusammensetzung kleinster Körperbereiche, sind breit verfügbar, ebenso Medizinisches Expertenwissen und diagnostische Kits. Kombinationen solcher Techniken könnten die Medizin verändern. Zwischen beiden Scenarios sind viele Abstufungen denkbar.

Entscheidungsunterstützung in der Medizin wird langfristig eine größere Rolle spielen als heute. Es handelt sich um einen säkularen Prozeß, beginnend in der Mitte dieses Jahrhunderts, der noch weit ins nächste Jahrhundert hineinreicht und nie abgeschlossen sein wird. Expertensysteme sind dabei ein führendes Instrument. Ihre Entwicklung ist eine große interdisziplinäre Aufgabe, der wir uns als Methodiker zu stellen haben und der sich gerade die Jüngeren nicht verschließen dürfen, freilich mit der nötigen methodischen Kritik. Es wird dabei kein einziges einheitliches System entstehen. Auch wird nicht eine einzige Gruppe führend sein und alle Systeme besitzen.

Unsere Aufgabe als Wissenschaftler und als Fachgesellschaft ist es dabei nicht, in dumpfer Hoffnung auf ein gutes Ende Expertensysteme rasch und unkritisch zu realisieren. Ihre Validierung, die Messung des Effekts, macht die Wissenschaft aus. Im Sinne Poppers haben wir entscheidungsunterstützende Systeme in der Medizin widerlegbar zu machen. Heute sind sie noch weitgehend eine Frage des Glaubens. Die Messung des Effekts, die Validierung, die performance evaluation sind die Grenzen, an denen aus dieser Empirie Wissenschaft werden kann. Es muß sich herausstellen können, ob und wo das Paradigma von der Entscheidungsunterstützung in der Medizin stimmt und wo es Fiktion ist.

Die Formalisierung durch entscheidungsunterstützende Systeme allein überzeugt nicht. Besseres Erkennen und besseres Handeln wird immer, auch mit solchen Systemen, ein menschliches Ganzes sein und die Kunst des Erfahrens bleiben.

<u>METHODIK  DIAGNOSTISCHER  STUDIEN</u>

Herbert Keller
Institut für Klinische Chemie und Hämatologie
des Kantons, 9000 St. Gallen, Schweiz

Ziel diagnostischer Studien ist es, die Voraussetzungen für die Indikation einer oder mehrerer diagnostischer Massnahmen zu definieren und den möglichen Informationsgewinn zu quantifizieren, der bei indizierter Anwendung dieser Massnahmen resultieren kann (1,2).

Im Rahmen einer diagnostischen Studie müssen stets drei Qualitäts-Kriterien der diagnostischen Verfahren beurteilt werden, gleichgültig welche Verfahren zur Diskussion stehen: die technische Leistungsfähigkeit, die diagnostische Wertigkeit, d.h. die diagnostische Validität, und das Cost/Benefit Verhältnis des zu prüfenden diagnostischen Verfahrens, bei der zur Diskussion stehenden Krankheit.

Die wichtigsten Merkmale der technischen Leistungsfähigkeit sind im Zusammenhang mit diagnostischen Studien Präzision und Richtigkeit (3). Richtigkeit bedeutet im statistischen Sinn ein Lagekriterium, Unrichtigkeit beziffert demnach die Abweichungen einer Erhebung vom wahren Wert. Präszision bedeutet dagegen das Streuungskriterium, d.h. die Impräzision beziffert das Ausmass mit der die erhobenen Daten um einen zentralen Wert schwanken.

Zur technischen Charakterisierung eines diagnostischen Verfahrens muss auch die Vorbereitungsphase gerechnet werden (4). Bei vielen Parametern sind die Fehler der präanalytischen Phase weit grösser als die unvermeidlichen Unschärfen der Analytik. Eine konsequente Standardisierung der Vorbereitungsphase ist daher im Rahmen einer diagnostischen Studie unverzichtbar.

Wenn die technischen Charakteristika eines diagnostischen Verfahrens festgelegt sind, so gilt es, seine diagnostische Validität zu ermitteln. Dazu sind zunächst die Referenzintervalle an einer geeigneten Referenzgruppe festzulegen und nachzuprüfen (5). Statt untere und obere Referenzlimiten von einer Population festzulegen, kann zwischen zwei Kollektiven durch eine Diskriminationsschwelle unterschieden werden. Es tritt dann folgendes Entscheidungsproblem auf (Abb. 1):

Die Häufigkeitsverteilungen einer Kenngrösse überschneiden sich bei zwei Populationen, z.B. Kranken und Gesunden, resp. Nicht-Kranke, zwischen A und E. Die Wahrscheinlichkeit der Zugehörigkeit zum Kranken-Kollektiv wächst mit steigender Quantität, rechts von Punkt E besteht Sicherheit für Kollektiv "Krank", links von Punkt A

dagegen Sicherheit für Kollektiv "Nicht-Krank". Es kann nun jene Diskriminations-
schwelle ermittelt werden, die eine grösst-mögliche Zahl richtiger Zuordnungen liefert. Damit ergeben sich die von Yerushalmy 1947 eingeführten Begriffe Sensitivität
und Spezifität als Indizes für diagnostische Tests (6). Die Sensitivität beziffert
die Wahrscheinlichkeit, mit der Kranke mittels eines diagnostischen Verfahrens
erkannt werden; die Spezifität beziffert die Wahrscheinlichkeit mit der Nicht-Kranke
ausgeschlossen werden.

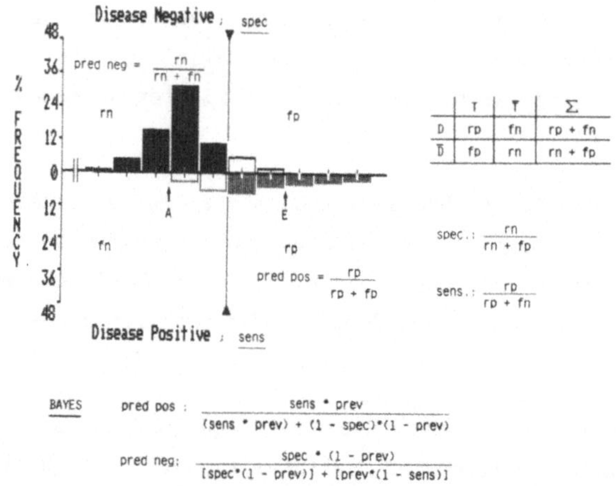


Abb. 1 Modell-Verteilung mit Diskriminations-Schwelle; spec = Spezifität, sens =
       Sensitivität, predpos (predneg) = prädiktiver Wert des positiven (negativen)
       Resultats. rp (rn) = Zahl der richtig positiven (negativen), fp (fn) = Zahl
       der falsch positiven (negativen).

Bei der Berechnung der prädiktiven Werte (7) zeigen sich rasch die Leistungsgrenzen
diagnostischer Tests. Angenommen, ein Schwangerschaftstest habe eine Sensitivität
von 99 % und eine Spezifität von 98 %. Ein positiver Test zeigt also in 98 von 100
Fällen eine Schwangerschaft an, in 2 % ist er falsch-positiv. Dies gilt aber nur,
wenn die Mutmassung einer Schwangerschaft a priori besteht, d.h. wenn eine Prätest-
Wahrscheinlichkeit von etwa 50 % angenommen werden kann. Wäre die Prätest-Wahrscheinlichkeit nur 10 %, so wären 15 % der positiven Ergebnissen falsch, und wäre
sie nur 1 %, so wären 67 % der positiven Resultate falsch.

Und noch eine wichtige Tatsache wird häufig übersehen: Die Einführung des Diskrimi-
nators führt nicht zu einer Trennung in zwei, sondern in drei Kollektive, weil die
analytischen Unschärfen und die individuale Variabilität um den Diskriminator Oszil-
lationen erzeugen. Zur Beurteilung, ob die Differenz zweier analytischer Resultate
signifikant ist, muss deshalb die kritische Differenz berücksichtigt werden. Sie

entspricht  der pythagoräischen Summe von analytischer und individualer Varianz (8).
Es muss deshalb festgelegt werden, wie bei jenen Patienten vorzugehen ist, deren Resultate im definierten Unsicherheitsintervall um die Diskriminationsschwelle liegen.

Die  technischen Einschränkungen, d.h. mangelhafte Richtigkeit und Präzision und die
Schwierigkeiten  bei der Interpretation, führen zu zwei Fehlertypen (9): Die diagnostische Erhebung wird als abnorm oder pathologisch bewertet, obwohl der tatsächliche
Zustand  physiologisch ist. Falsch-positive  Bewertung  bedeutet Fehlertyp I. Wird
umgekehrt  der Befund als physiologisch gedeutet, obwohl er tatsächlich als pathologisch zu  interpretieren wäre, so entspricht die falsch-negative Bewertung dem Fehlertyp II. Ein  wichtiges  Ziel klinischer  Studien ist es auch, die mutmassliche
Grösse dieser beiden Fehler abzuschätzen.

Die dritte Stufe einer diagnostischen Studie besteht in einer Cost/Benefit Analyse.
Für  therapeutische  Entscheidungen haben Pauker und Kassirer in einer grundlegenden
Arbeit die Berechnung eines "Therapeutic Threshold" empfohlen (10). Ihre Ueberlegungen  basieren  auf  dem Einsatz von Entscheidungsbäumen mit Entscheidungs- und Wahr-
scheinlichkeits-Knoten.  Der  Entscheidungsbaum beschreibt alle verfügbaren Aktionen
und alle Konsequenzen, die jede Aktion haben kann.

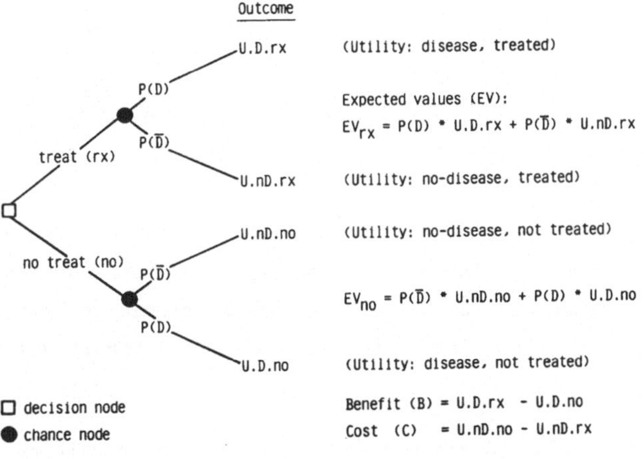


Abbildung  2  zeigt einen einfachen Entscheidungsbaum. An seinem Entscheidungsknoten
wird  festgelegt, ob die Therapie anzuwenden, oder nicht anzuwenden ist. Die darauf-
folgenden Zufallsknoten beziffern die  Wahrscheinlichkeit, mit der ein Patient an
einer  Krankheit leidet oder nicht leidet. Die vier möglichen Resultate werden durch
die  Endzweige  des  Baumes  dargestellt. Jedes dieser vier möglichen "Outcomes" hat
einen bestimmten Wert, eine "Utility", die  in  verschiedenen  Einheiten ausgedrückt
werden kann, z.B. als Lebenserwartung, Freiheit von Schmerz, monitärem Wert oder

auch arbiträren Einheiten. Der "Expected Value" (EV) stellt jeweils die Summe der Produkte aus Wahrscheinlichkeit mal Nützlichkeit jeder einzelnen Verzweigung dar. Beim hier dargestellten Entscheidungsbaum ergeben sich zwei Expected Values, bei Entscheidungsbäumen mit mehr Verzweigungen würden entsprechend mehr Expected Values resultieren. Die vier Outcomes erlauben auch die Berechnung von Benefit (B) und Cost (C) jeder einzelnen Aktion. Cost/Benefit Ueberlegungen können auch graphisch als Utility-Diagramm dargestellt werden.

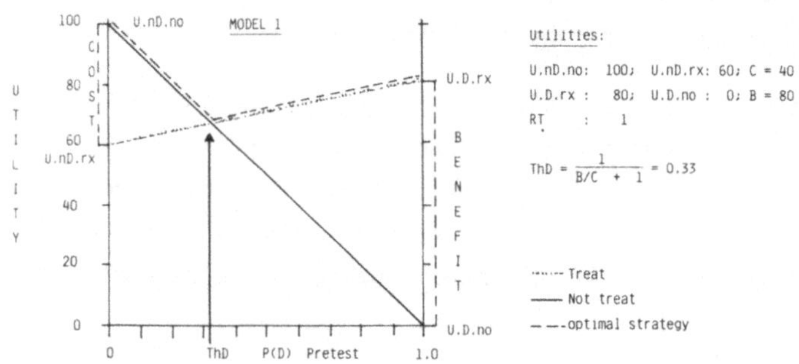


Abb. 3 Utility-Diagramm,  ThD = Decision Threshold, C = Cost, B = Benefit, die übri-
       gen Symbole entsprechen Abbildung 2

Abb. 3 zeigt ein solches Diagramm. Die Gerade der Nicht-Behandlung und die Behand-lungsgerade schneiden sich am "Decision Threshold", der bei diesen angenommenen Uti-lities 0.33 entspricht. Dies bedeutet: bei einer Prätest-Wahrscheinlichkeit < 0.33 wird keine Behandlung durchgeführt, bei einer Prätest-Wahrscheinlichkeit von >0.33 setzt die Behandlung ein.

Dieses Konzept kann durch die Einführung eines diagnostischen Tests erweitert werden (11)(Abb. 4). Bei gleichen Utilities wird ein hypothetischer Test eingesetzt, der eine Sensitivität von 0.9 und eine Spezifität von 0.8 habe. Der diagnostische Test entspricht der "Test-Geraden", die von Punkt $ zu Punkt £ führt. Ihre Positionen können nach den in der Abbildung angegebenen Algorithmen berechnet werden. Die Test-Gerade schneidet die Nicht-Behandlungs-Gerade am "Threshold of Test" (ThT) und die Behandlungs-Gerade am "Threshold of Treatment" (Thrx). Die optimale Strategie ist: Kein Test und keine Behandlung erfolgen bis zum Punkt ThTest, d.h. bei diesem Modell bis zur Prätest-Wahrscheinlichkeit 0.11. Bei grösseren Prätest-Wahrscheinlichkeiten bis zur Schwelle Thrx = 0.78 wird der Test durchgeführt, sein Ausfall entscheidet,

ob behandelt wird oder nicht. Bei grösseren Prätest-Wahrscheinlichkeiten erfolgt die
Behandlung sofort, ein Testresultat wird nicht abgewartet.

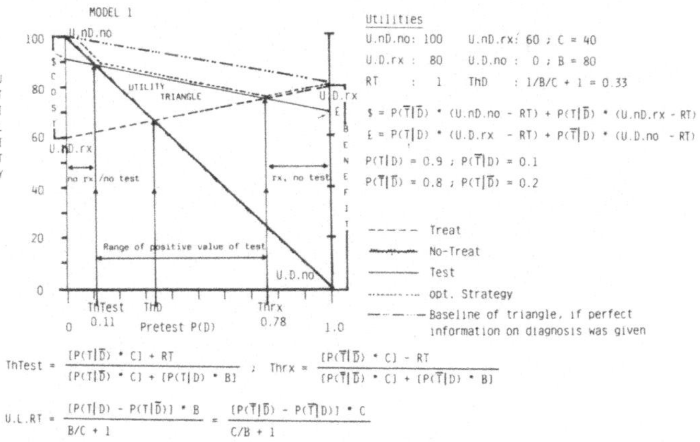


$$ThTest = \frac{[P(T|\bar{D}) \cdot C] + RT}{[P(T|\bar{D}) \cdot C] + [P(T|D) \cdot B]} \; ; \; Thrx = \frac{[P(\bar{T}|\bar{D}) \cdot C] - RT}{[P(\bar{T}|\bar{D}) \cdot C] + [P(\bar{T}|D) \cdot B]}$$

$$U.L.RT = \frac{[P(T|D) - P(T|\bar{D})] \cdot B}{B/C + 1} = \frac{[P(\bar{T}|\bar{D}) - P(\bar{T}|D)] \cdot C}{C/B + 1}$$

Abb. 4 Utility-Diagramm, wie Abb. 3, jedoch ist zusätzlich eine Test-Gerade
  eingefügt (näheres siehe Text).

Der ideale Test, bei dem Spezifität und Sensitivität 1.0 betragen, beginnt beim
Punkt "keine Krankheit, keine Behandlung" und endigt bei "Behandlung der Krankheit".
Nicht ideale Testeigenschaften in Bezug auf Sensitivität und/oder Spezifität und/
oder Risiko des Tests verschieben die Testgerade nach unten.

Es ist unabhängig von der Prätest-Wahrscheinlichkeit, d.h. es schränkt die Testan-
wendung über den gesamten Bereich der Prätest-Wahrscheinlichkeiten in gleicher Weise
ein. Die obere Grenze des Testrisikos (U.L.RT) ist einerseits abhängig von Sensitivität und/oder Spezifität, andererseits von Benefit und Cost. Der zur Berechnung
erforderliche Algorithmus ist in Abbildung 4 wiedergegeben.

In der Praxis bedeutet dies: Wenn das Testrisiko niedrig ist, können auch eingeschränkte Zuverlässigkeits-Kriterien des Tests toleriert werden. Ist das Testrisiko
dagegen hoch (etwa bei Gewebsentnahmen oder Anwendung ionisierender Strahlen), dann
kann nur ein Test mit hoher diagnostischer Zuverlässigkeit verantwortet werden. Das
von der Testgeraden, der Behandlungsgeraden und der Nicht-Behandlungsgeraden gebildete Dreieck, das "Utility Triangle", entspricht dem informativen Wert des Tests im
Vergleich zur bevorzugten Behandlungsstrategie. Je niedriger Cost und Benefit, je
höher das Testrisiko und je kleiner Sensitivität und Spezifität, desto kleiner ist
der erreichbare Informationsgewinn durch den diagnostischen Test.

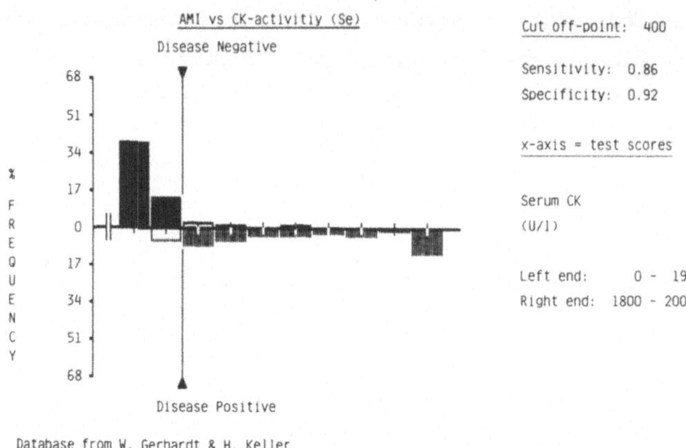


Abb. 5 Verteilung der CK-Aktivitäten im Serum von 132 Patienten mit gesichertem Myocardinfarkt (oben) und 168 Patienten, bei denen ein Infarkt ausgeschlossen
werden konnte (unten).

Wie wesentlich die Abschätzung der Utilities für die Beurteilung der Testindikation
ist, sei an einer unlängst publizierten Studie (12) demonstriert (Abb. 5): Bei 300
Männern mit dem klinischen Verdacht auf das Vorliegen eines akuten Myocardinfarktes
wurde die Creatinkinase-Aktivität 10 bis 20 Stunden nach dem Einsetzen der akuten
Symptome bestimmt. Das Histogramm zeigt die Verteilung der erhaltenen Werte,
aufgesplittet in 10 Testklassen. Das untere Feld präsentiert die 132 Patienten, bei
denen der Infarkt durch den klinischen Verlauf, das EKG, den Ultraschall usw.
verifiziert worden war. Im oberen Feld ist die Verteilung der Referenzpopulation
dargestellt, d.h. jene Patienten mit gleich grossem klinischen Verdacht auf einen
Myocardinfarkt, der aber mit den gleichen Methoden ausgeschlossen werden konnte. Das
Referenzkollektiv besetzt die Klassen 1 - 9, die Infarktpatienten die Klassen 1 10,
mit anderen Worten: Beide Kollektive überlappen sich nahezu vollständig. Die
wirksamste Trennung der beiden Gruppen wird bei einer Diskriminatorposition von
400 U/1 erreicht, wobei die Sensitivität 0.86, die Spezifität 0.92 beträgt.

Wir nehmen nun an, es handle sich um einen 60jährigen Patienten, für den 5 Utilities
möglichst objektiv festgelegt werden (13):
1. Bei einem 60jährigen Mann ohne Infarkt und ohne Behandlung werden die nächsten 5
Jahre mit einer Warscheinlichkeit von 95 % überlebt.
2. Die Chancen, dass ein 60jähriger einen Myocardinfarkt ohne Behandlung überlebt,

ist schwieriger abzuschätzen (14). Die meisten Autoren unterscheiden heute zwischen high risk und low risk-Patienten (15,16). Hier sei angenommen, die Ueberlebenschancen seien mit 50 % korrekt beziffert.

3. Die Chance, einen Myocardinfarkt unter optimaler klinischer Behandlung zu überleben, wird in der Literatur heute zwischen 70 und 97 % angegeben (17,18,19). Wir nehmen einen mittleren Wert von 80 % an.

4. Am schwierigsten ist die Frage zu beantworten, ob eine nicht-indizierte Therapie die Lebenserwartung des Nicht-Infarkt Patienten beeinträchtigt. Unter der Annahme, dass keine eingreifende Therapie durchgeführt wird, aber jede Hospitalisation ein gewisses Risiko in sich birgt, das mit 5 % zu veranschlagen sei, wird diesem Outcome ein Wert von 90 % zugemessen.

5. Das Risiko der Blutentnahme ist gering und wird mit 1 % bewertet.

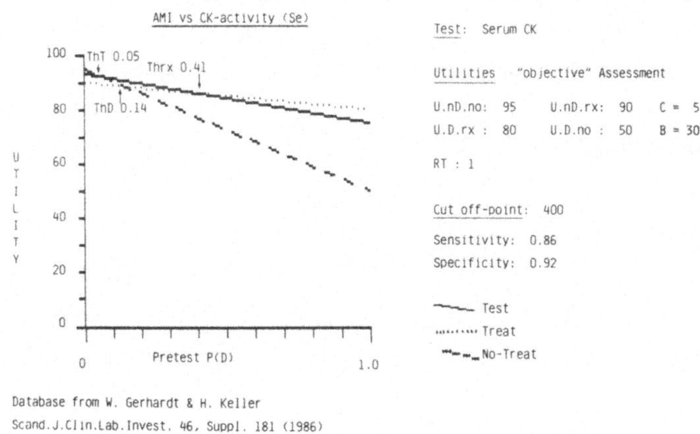


Abb. 6 Utility-Diagramm basierend auf den Daten von Abb. 5 unter Annahme "objektiver Utilities"

Abbildung 6 zeigt das Resultat unserer Ueberlegungen. Der Threshold of Test beträgt 0.05, d.h. der Test ist schon bei niedriger Prätest-Wahrscheinlichkeit angezeigt, jedoch beträgt der Threshold of Treatment nur 0.41.

In einer kardiologischen Notfall-Aufnahmestation, wo die Vermutung für oder gegen Herzinfarkt sehr häufig mit 1 : 1 geschätzt wird, würde dies bedeuten, dass bei diesen Patienten die spezifische Therapie ohne vorherige CK-Bestimmung angezeigt ist. Darüber hinaus zeigt die Abbildung, dass die Nützlichkeit der CK-Bestimmung für die Diagnose des Myokardinfarkts sehr niedrig ist, denn die Fläche des Utility Triangle beträgt nur 0.45. Reflektiert dieser niedrige Wert die Meinung verschiedener Autoren, wonach die Bestimmung der CK-Aktivität in einer kardiologischen Station

bei vermutetem Myokardinfarkt nutzlos ist, während andere Kriterien den Myokardinfarkt weit sicherer ausschliessen (20,21)?

Dieser niedrige Wert der erwarteten klinischen Information steht im Gegensatz zur
Meinung der meisten Kardiologen, welche die Nützlichkeit der CK und anderer Herzen-
zyme zur Diagnose und Therapiekontrolle des Myokardinarkts nicht in Frage stellen
(22,23). Deshalb soll der objektiven Abschätzung der Utilities eine neue subjektive
Abschätzung aus der Sicht des behandelnden Kardiologen gegenübergestellt werden:
1. Das beste Resultat bedeutet keinen Myokardinfarkt und keine Therapie, es wird mit
   100 veranschlagt, ohne Alterskorrekturen.
2. Die nicht indizierte Behandlung eines Patienten ohne Myokardinfarkt, d.h. eine
   falsch-positive Diagnose macht die ärztlich-diagnostische Kompetenz zweifelhaft
   und wird deshalb nur mit 50 % veranschlagt.
3. Die richtige Diagnose und die anschliessende korrekte Behandlung ist in jedem
   Fall für den Arzt ein gutes Resultat und wird deshalb mit 95 % bewertet.
4. Einen Herzinfarkt nicht zu erkennen und deshalb keine Behandlung zu veranlassen
   ist ein Kunstfehler, das schlechtest-denkbare Resultat, und wird deshalb mit 0
   bewertet.
5. Das Testrisiko bleibt bei 1 %.

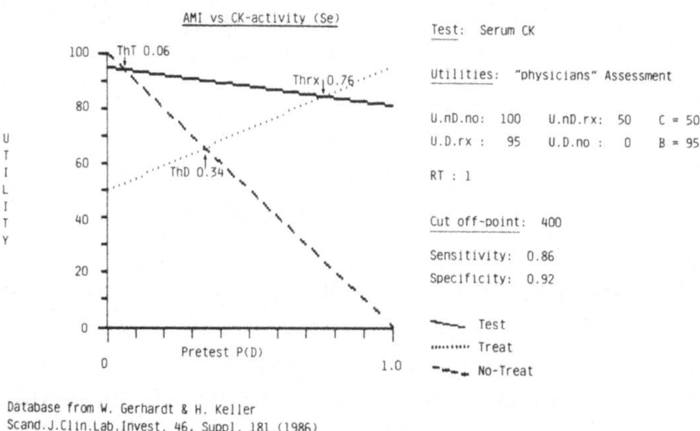


Database from W. Gerhardt & H. Keller
Scand.J.Clin.Lab.Invest. 46, Suppl. 181 (1986)

Abb. 7 Utility-Diagramm wie Abb. 6, jedoch unter Annahme von "subjektiven" Utilities
      aus der Sicht des behandelnden Arztes.

Abbildung 7 zeigt das Resultat dieser Ueberlegungen: Der Threshold of Test liegt
jetzt bei 0.05, der Threshold of Treatment bei 0.76. Am eindrücklichsten ist die
Vergrösserung der Fläche des Utility Triangle, die nun 9 beträgt.

Aus der Perspektive des Kardiologen ist also die CK-Bestimmung ein Test von hoher
Nützlichkeit, um einen frischen Myokardinfarkt zu sichern oder auszuschliessen. Das
Missverhältnis zwischen der objektiven und der subjektiven Abschätzung basiert auf
der Tatsache, dass statistische Daten für den einzelnen Patienten oft irrelevant
sind. Nicht seine statistisch ermittelte Lebenserwartung ist für den 60jährigen
essentiell, sondern allein sein persönliches Schicksal, das mit den statistischen
Daten keineswegs übereinstimmen muss.

Cost/Benefit Analysen fassen die technischen Qualitäten und die diagnostischen Charakteristika eines diagnostischen Verfahrens zusammen und berücksichtigen zugleich
die Konsequenzen, die ein Testresultat haben kann. Ziel der Cost/Benefit Analysen
ist es, optimale diagnostische und therapeutische Strategien zu entwickeln.

Auf den geschilderten Voraussetzungen basierende diagnostische Studien sind in der
Literatur nur vereinzelt publiziert. Dies führt zu einem Dilemma, das Pauker und
Kassirer mit folgendem Statement beschreiben (24):

"...diagnostic tests are expensive, and they are frequently used excessively and
inappropriately ... doctors often use newly developed tests long before all the
benefits, risks and errors of these studies are recognized ... Patients want to know
why their doctors order so many tests and why the tests account for such a large
fraction of their medical bills...".

Rational geplante, korrekt durchgeführte und sachverständig interpretierte diagnostische Studien, könnten dieses Dilemma schlagartig beseitigen.


<u>Zusammenfassung</u>

Ziel diagnostischer Studien ist es, die Voraussetzungen für die Indikation einer
oder mehrerer diagnostischer Massnahmen zu definieren und den möglichen Informationsgewinn zu quantifizieren, der bei indizierter Anwendung dieser Massnahmen
resultieren kann. Dazu müssen in einer diagnostischen Studie die technische Leistungsfähigkeit, die diagnostische Wertigkeit und das Cost/Benefit Verhältnis des zu
prüfenden Verfahrens bei der zur Diskussion stehenden Krankheit eruiert werden. An
verschiedenen Modellen und der CK-Aktivitätsbestimmung zur Diagnose des Myocardin-
farkts wird gezeigt, welchen Einfluss die Test-Charakteristika und die Bewertung der
Utilities auf die optimale diagnostische Strategie haben können.

LITERATUR

 1. Vogel H.R. (Ed.): Effizienz und Effektivität medizinischer Diagnostik,
    G. Fischer Verlag, Stuttgart 1985 (dort auch weitere Literatur)

 2. Keller  H.,  & Gessner U.: Die logischen Grundlagen der Laboratoriumsdiagnostik
    Schweiz.Med.Woschr. 112, 914-926 (1982)

 3. Stamm D.: Der analytische Teilschritt und seine Zuverlässigkeit. In H. Greiling
    und A.M. Gressner (Eds.) Lehrbuch der klinischen Chemie und Pathobiochemie
    Schattauer Verlag, Stuttgart 1987

 4. Wisser H.: Der präanalytische Teilschritt. In H. Greiling und A.M. Gressner
    (Eds.) Lehrbuch der klinischen Chemie und Pathobiochemie
    Schattauer Verlag, Stuttgart 1987

 5. Gräsbeck R.: Terminology and biological aspects of reference values.
    In E.S. Benson & M. Rubin (Eds.), Elsevier, New York 1978

 6. Yerushalmy  J.:  Statistical  problems in assessing methods of medical diagnosis
    with special reference to X-ray techniques. Pub.Health.Rep. 62, 1432-1449 (1947)

 7. Galen  R.S.,  & Gambino S.R.: Beyond normality. John Wiley & Sons, New York 1975

 8. Keller H.: Krankheitsfrüherkennung und Entscheidungsgrenzen von klinisch-
    chemischen Tests. Mitteilg. DGKC 17, 2-9 (1986)

 9. Feinstein A.R.: Clinical biostatistics. CV Mosby Co., St. Louis 1977

10. Pauker S.G., & Kassirer J.P.: Therapeutic clinical decision making:
    a cost-benefit analysis. N.Engl.J.Med. 293, 229-234 (1975)

11. Pauker S.G., & Kassirer J.P.: The threshold approach to clinical decision making
    N.Engl.J.Med. 302, 1109-1117 (1980)

12. Gerhardt W., & Keller H.: Evaluation of test data from clinical studies
    Scand.J.Clin.Lab.Invest. 46, Suppl. 181 (1986)

13. Luria  M.H., Debanne S.M., & Osman M.I.: Long-term follow-up after recovery from
    acute myocaroial infarction. Arch.Intern.Med. 145, 1592-1595 (1985)

14. Pell  S., & Fayerweather W.E. : Trends in the incidence of myocardial infarction
    and in associated mortality and morbidity in a large employed population
    (1957 bis 1983). N.Eng.J.Med. 312, 1005-1011 (1985)

15. Willerson  J.T.,  & Buja L.M. : Cause and course of acute myocardial infarction
    Am.J.Med. 69, 903-914 (1980)

16. Pedersen T.R. : Six-year follow-up of the Norwegian multicenter study on Timolol
    after acute myocardial infarction. N.Engl.J.Med. 313, 1055-1058 (1985)

17. Report  of  a  WHO  scientific group: Sudden cardiac death WHO technical report
    series no. 726, Genf (1985)

18. Beaglehole  R. :  Medical  management and the decline in mortality from coronary
    heart disease. Brit.Med.J. 292, 33-35 (1986)

19. Goldberg  R.J.  et  al.:  Recent  changes in attack and survival rates of acute
    myocardial infarction (1975 through 1981). JAMA 255, 2774-2779 (1986)

20. Lee T.H. et al.: Acute chest pain in the emergency room.
    Arch.Intern.Med. 145, 65-69 (1985)

21. Pozen M.W. et al.: a predictive instrument to improve coronary-care-unit
    admission practices in acute ischemic heart disease.
    N.Engl.J.Med. 310, 1273-1278 (1984)

22. Wei J.Y. et al.: Time course of serum cardiac enzymes after intracoronary
    thrombolytic therapy. Arch.Intern.Med. 145, 1596-1600 (1985)

23. Roberts R.: Diagnostic assessment of myocardial infarction based on lactate
    dehydrogenase and creatine kinase isoenzymes. Heart-Lung 10, 486-506 (1981)

24. Kassirer J.P., & Pauker S.G.: Should diagnostic testing be regulated?
    N.Eng.J.Med. 299, 947-949 (1978)

**BIASBILDUNG BEI DER SELEKTION VON VARIABLEN IN STATISTISCHEN MODELLEN DER COMPUTERUNTERSTÜTZTEN DIAGNOSE** *

[1]C. Ohmann, [2]M. Künneke, [2]W. Lorenz

[1]Funktionsbereich Theoretische Chirurgie
Klinik für Allgemeine und Unfallchirurgie
Universität Düsseldorf, Moorenstr. 5, 4000 Düsseldorf und

[2]Institut für Theoretische Chirurgie
Universität Marburg, Baldingerstr., 3550 Marburg

Die Evaluierung von klinischen Anwendungen statistischer Modelle der computerunterstützten Diagnose und Prognose stellt ein schwieriges Problem dar. Optimal aber zeit- und kostenaufwendig ist eine separate prospektive Validierungsstudie. Wird sie in der gleichen klinischen Umgebung durchgeführt, so lassen sich immerhin Probleme aufgrund mangelnder Reproduzierbarkeit des Studiendesigns und der Datensammlung sowie nicht vorhandener zeitlicher Stabilität der Daten feststellen (1). Bei Testung der Modelle in einer neuen klinischen Umgebung ist es es darüberhinaus möglich, Effekte durch ungenügende Reproduzierbarkeit der klinischen Methoden und Definitionen zu untersuchen und damit die Chancen für einen zukünftigen, weit verbreiteten klinischen Einsatz des Modelles abzuschätzen.

Bei Verzicht auf eine separate prospektive Validierungsstudie lassen sich dagegen Effekte durch Fehler bei der Patientenselektion oder der Datensammlung nicht eliminieren, auch nicht durch Teilung des Datensatzes in eine Trainings- und in eine Testgruppe (1). Weitere mögliche Fehler bei der Leistungsmessung von Modellen ohne separate Validierung, wie z.B. überoptimistische Resultate bei Training und Testung auf dem gleichen Datensatz (Reklassifikation), sind in der Regel durch Ansätze wie Cross-Validierung oder Bootstrapping kontrollierbar. So liefert Cross-Validierung fast unverzerrte Schätzwerte der tatsächlichen diagnostischen Richtigkeit, wenn die Kombination der Prädiktorvariablen vorher festgelegt ist (2).

Wird jedoch eine Variablenkombination aus der Menge aller potentiellen Prädiktorvariablen selektioniert, indem man die Diskriminierung optimiert (z.B. Selektion der Variablenkombination mit maximaler Richtigkeit), so entsteht ein systematischer Fehler bei der Schätzung der tatsächlichen Richtigkeit (=Selektionsfehler), auch dann, wenn Cross-Validierung oder Bootstrapping verwendet wird (3). Die Größenordnung dieses Fehlers kann in Einzelfällen beträchtlich sein (4,5). Wir haben daher eine Studie mit klinischen und simulierten Daten durchgeführt, bei der untersucht wurde, ob durch den methodischen Ansatz einer doppelten (ineinandergeschachtelten) Cross-Validierung der Selektionsfehler bei der Schätzung der tatsächlichen Richtigkeit vermieden oder vermindert werden kann.

## Material und Methoden

**Statistisches Modell:** Die computerunterstützte Diagnose wurde mit Hilfe des Bayes-Theorems unter Voraussetzung der bedingten Unabhängigkeit (kurz "Unabhängigkeits Bayes") durchgeführt (3). Die bedingten Wahrscheinlichkeiten (Likelihoods) wurden folgendermaßen geschätzt:

---

*mit Unterstützung durch die Deutsche Forschungsgemeinschaft Oh 39/2-1

$$P(S/D) = \frac{\text{(Zahl der Pat. mit D und S)} + (1/c)}{\text{(Zahl der Pat. mit D)} + 1}\quad,$$

wobei D = Diagnose, S = Symptom und c = Anzahl der Klassen von S. Für alle
Diagnosen wurden gleiche A-priori-Wahrscheinlichkeiten vorausgesetzt. Die
Diagnose D mit maximaler A-posteriori-Wahrscheinlichkeit wurde als Computer-
diagnose definiert. Die Leistungsfähigkeit des Modelles wurde mit Hilfe der
diagnostischen Richtigkeit gemessen.

**Selektionsstrategie:** Die Selektion der Variablen erfolgte schrittweise vor-
wärts basierend auf dem Kriterium der diagnostischen Richtigkeit (6). Dabei
wurde in dem ersten Schritt aus allen potentiellen Variablen die mit der
höchsten Richtigkeit ausgewählt. Im zweiten Schritt wurden alle Paare von
Variablen, die die erste selektionierte Variable enthielten, untersucht. Aus
diesen Paaren wurde dann das Paar mit der höchsten Richtigkeit ausgewählt.
Dieser Prozeß wurde fortgesetzt, bis alle Variablen in das Modell eingebracht
waren.

**Schätzmethoden für die diagnostische Richtigkeit:** Bei der diagnostischen Richtigkeit muß unterschieden werden zwischen der tatsächlichen Richtigkeit ("true
diagnostic accuracy") und der augenscheinlichen Richtigkeit ("apparent diagnostic accuracy", (3)). Die tatsächliche Richtigkeit ist die Richtigkeit des aus
den gegebenen Daten entwickelten Modells bei der Anwendung auf zukünftige
Fälle. Wird dagegen ein Datensatz sowohl zur Entwicklung eines Modelles (z.B.
Schätzung der Wahrscheinlichkeiten) als auch zur Beurteilung der Leistungsgüte
durch die diagnostische Richtigkeit verwendet, so spricht man von der augenscheinlichen Richtigkeit. Um die oben genannte Selektionsstrategie durchführen
zu können, bedarf es der Bestimmung der diagnostischen Richtigkeit mit Hilfe
einer gegebenen Stichprobe. Wird die Leistungsgüte der selektionierten Varia-
blenfolge anhand der für die Selektion verwendeten Richtigkeit beurteilt, so
stellt dies ebenfalls nur die augenscheinliche Richtigkeit dar.
Bei der Bestimmung der augenscheinlichen Richtigkeit wurden in dieser Studie
zwei Ansätze verwandt: _Reklassifikation_ und _Cross-Validierung_ ("leaving-one-
out",(2,3)). Bei der Cross-Validierung erfolgt die Schätzung der Wahrscheinlichkeiten mit Hilfe von N-1 Datensätzen und die Beurteilung einer Kombination
von Variablen erfolgt an dem herausgenommenen Datensatz. Dies wird für alle N
Patienten wiederholt. Die augenscheinliche Richtigkeit einer Variablenkombination ergibt sich dann als der Anteil richtiger Computerdiagnosen. Bei der
Reklassifikation werden alle N Datensätze zur Schätzung der Wahrscheinlichkeiten herangezogen und das Modell wird auf den gleichen Patienten getestet.

Zur Schätzung der tatsächlichen diagnostischen Richtigkeit wurde für beide
Verfahren (Selektion mit Reklassifikation, Cross-Validierung) eine _separate_
_Testgruppe_ herangezogen (Teilung des Datensatzes in eine Trainings- und
Testgruppe). Zum Vergleich und zur Fehlerschätzung wurden darüberhinaus die
augenscheinlichen Richtigkeiten als (schlechte) Schätzwerte der tatsäch-
lichen Richtigkeit betrachtet (Trainingsgruppe = Testgruppe).

**Doppelte Cross-Validierung:** Gegenstand der Studie stellte das Verfahren der
doppelten, ineinandergeschachtelten Cross-Validierung dar ("cross-validatory-
assessment of cross-validatory choice" (7)). Bei diesem Verfahren wird aus den
vorhandenen N Datensätzen einer entfernt. Die Selektion erfolgt dann mit
Cross-Validierung auf den verbliebenen N-1 Datensätzen. Die selektionierte
Folge von Variablen wird dann an dem herausgenommenen Datensatz getestet. Dies
wird mit allen Datensätzen wiederholt. Man erhält insgesamt N verschiedene
Folgen von Variablen. Als Schätzwert für die tatsächlich diagnostische

Richtigkeit wurde in unserer Studie der bei jedem Selektionsschritt erzielte
Anteil richtiger Computerdiagnosen bei der Testung verwendet.

**Datensätze:** Zur Untersuchung der doppelten Cross-Validierung wurden sowohl
simulierte Daten als auch klinische Daten herangezogen. Die Simulation erfolgte für 2 Diagnosen, binäre Variablen mit der Voraussetzung der bedingten
Unabhängigkeit und gegebene Wahrscheinlichkeiten P(S/D). Mit Hilfe des Zufall-
szahlungsgenerators von BASIC wurden Datensätze à 50, 100, 200 Fälle mit 10,
20, 50 Variablen erzeugt. Bei den Ansätzen mit separater Testgruppe wurde die
Hälfte der Fälle zur Entwicklung des Modells und die andere Hälfte zur Testung
des Modells verwendet. Bei den Ansätzen ohne separate Testgruppe wurden
sämtliche Datensätze in die Trainingsgruppe aufgenommen. Um die Differenz
zwischen doppelter Cross-Validierung und den anderen Methoden genauer schätzen zu können, wurden alle Methoden auf die erzeugten Datensätze angewandt
("variance reduction technique", (8)).
Als klinischer Datensatz wurden prospektiv dokumentierte Daten bei der oberen
Gastrointestinalblutung verwendet (3). Bei 529 Patienten wurde eine computerunterstützte Prognose mit 14 Variablen aus Anamnese und klinischem Befund
durchgeführt. Das vorherzusagende Zielkriterium war das Auftreten einer Rezi-
divblutung. Fehlende Variablenwerte wurden bei der Berechnung der A-posterio-
ri-Wahrscheinlichkeiten nicht berücksichtigt (6).

**Durchführung:** Sämtliche Berechnungen erfolgten mit eigenen in Turbo PASCAL geschriebenen Programmen auf einem IBM PC AT.

Ergebnisse

**Simulation:** Für den Fall von Variablen ohne Diskriminierungsfähigkeit (P(S/D)
= 0,5 für alle S, D; tatsächliche Richtigkeit = 50%) wurde bei der Reklassifikation ohne separate Testgruppe ein beträchtlicher Selektionsfehler festgestellt. Bei der Cross-Validierung ohne separate Testgruppe war ein Selektionsfehler ebenfalls vorhanden, der bei den ersten Selektionsschritten gegenüber
der Reklassifikation kaum, im weiteren Verlauf der Selektion aber deutlicher
reduziert war. In Abbildung 1 ist beispielhaft das Ergebnis der Simulation von
20 Datensätzen à 100 Fällen mit 20 binären unabhängigen Variablen dargestellt.
Doppelte Cross-Validierung resultierte in einer Verminderung des Selektionsfehlers gegenüber Cross-Validierung ab dem vierten Selektionsschritt. Gegenüber den Ansätzen mit separater Testgruppe und der tatsächlichen Richtigkeit
waren die Ergebnisse allerdings immer noch zu optimistisch. Der Unterschied
zwischen Cross-Validierung und doppelter Cross-Validierung war erwartungsgemäß
bei einer Selektion aus einer großen Anzahl von Variablen größer als bei einer
Selektion aus einer kleinen Anzahl von Variablen; in jedem Fall aber waren die
Ergebnisse bei doppelter Cross-Validierung verbessert. Weiterhin ergab sich
mit doppelter Cross-Validierung bei gleicher Variablenzahl eine Verminderung
des Selektionsfehlers bei Vergrößerung der Stichprobe.

**Klinischer Datensatz:** Auch hier wurden erhebliche Unterschiede zwischen den
Modellen festgestellt (Abb. 2). Ähnlich wie bei der Simulation resultierte
die Reklassifikation in optimistischen Schätzungen der prognostischen Richtigkeit. Die Methode der Cross-Validierung erzielte in den ersten
Selektionsschritten nur leicht verbesserte Ergebnisse gegenüber der Reklassifikation, näherte sich im weiteren Verlauf der Selektion aber den
Ergebnissen mit separater Testgruppe. Die doppelte Cross-Validierung lieferte Schätzungen der tatsächlichen prognostischen Richtigkeit, die unterhalb
der Cross-Validierung aber noch oberhalb der Modelle mit separater Testung
lagen. Zwischen Reklassifikation mit separater Testung und Cross-Validierung
mit separater Testung wurden ähnlich wie bei der Simulation nur geringfügige
Unterschiede beobachtet.

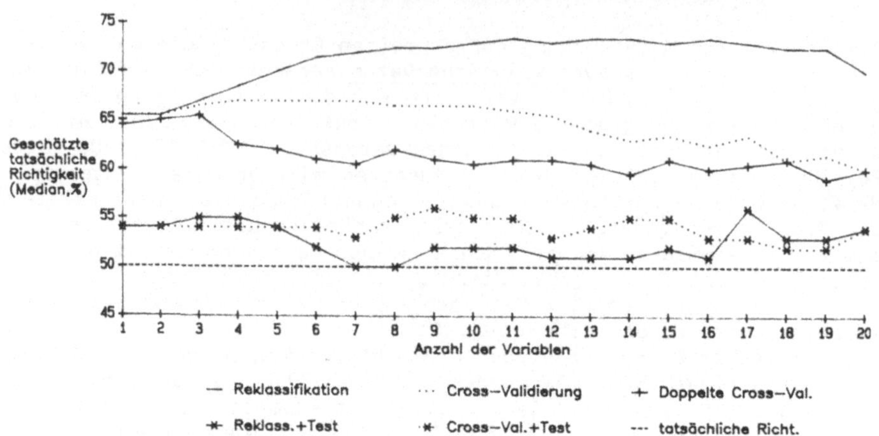


**Abb. 1:** Simulation: 20 Datensätze à 100 Fälle, 20 binäre unabhängige Variable S, zwei Diagnosen D, P(D)=P(S/D)=0,5

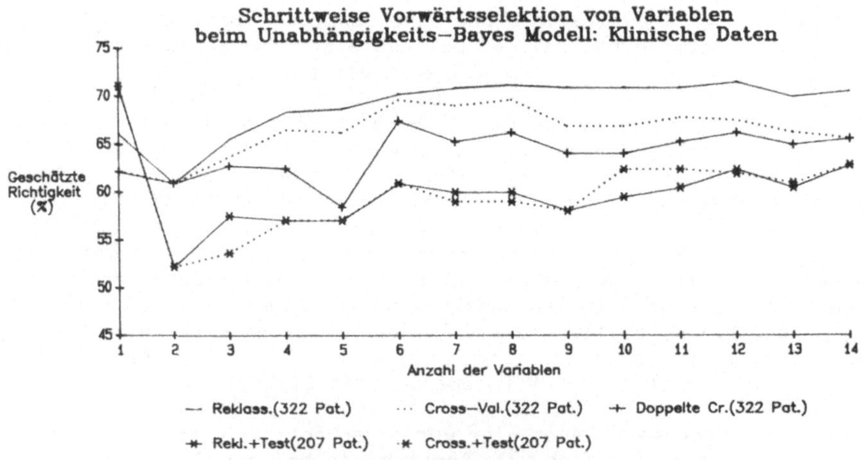


**Abb. 2:** Prognose der oberen Gastrointestinalblutung:
Trainingsgruppe: 322 (1978—81)
Testgruppe: 207 (1982—84)
Zwei Prognosen, 14 Variable, P(D)=0,5

## Diskussion

Die Selektion von Variablen anhand eines Optimierungskriteriums aus einem Pool
von potentiellen Prädiktorvariablen führt zu einer Überschätzung der tatsächlichen diagnostischen Richtigkeit, wenn keine separate Testgruppe verwendet
wird. Dies wurde in Simulationsstudien unter anderem für die schrittweise
Diskriminanzanalyse mit dem F-Kriterium und Reklassifikation (5) und für
Diskriminanzanalysen basierend auf Populationsparametern mit Maximierung der
Richtigkeit gezeigt (4). Die Ergebnisse dieser Studie zeigen, daß dies ebenfalls für die Cross-Validierung und die schrittweise Vorwärtsselektion mit
Maximierung der Richtigkeit zutrifft. Durch doppelte Cross-Validierung (7)
läßt sich der Selektionsfehler bei der Schätzung der Richtigkeit zwar reduzie-
ren, aber nicht ganz vermeiden.

Bei kleinen Stichproben, dem Regelfall klinischer Studien, steht der Unter-
sucher vor folgendem Dilemma: Ist er interessiert an einem Modell mit voller
Effizienz und optimaler Datenausnutzung, so müssen alle Fälle zur Entwicklung
des Modells herangezogen werden und es ist nicht möglich das Modell zu testen.
Ist er daran interessiert ob das Modell richtig ist, so kann er nicht alle
Daten zum Training des Modelles nehmen und hat damit keine volle Effizienz. In
Situationen, in denen das Abspalten einer separaten Testgruppe aufgrund der
kleinen Stichprobenzahl nicht möglich erscheint und in denen eine Selektion
von Variablen durchgeführt wird, stellt die doppelte Cross-Validierung
durchaus eine sinnvolle Alternative dar. Sie führt allerdings zu einer Multi-
plikation des Zeitaufwandes, was die Anwendbarkeit bei anspruchsvollen statistischen Modellen (z.B. lineare logistische Regression) einschränkt. Bei einfachen Modellen, wie z.B. dem Unabhängigkeits-Bayes Modell, verliert dieser
Umstand in Zeiten rapide fallender Rechenzeitkosten an Bedeutung.

## Literatur


1. Wasson, J.H., Sox, H.C., Neff, R.K., Goldman L.: Clinical prediction rules
   Applications and methodological standards. N. Engl. J. Med. **313:** 793-799
   (1985)
2. Efron, B.: Estimating the error rate of a prediction rule: Improvement on
   cross-validation. J. Amer. Stat. Assoc. **78:** 316-331 (1983)
3. Ohmann, C., Künneke, M., Zaczyk, R., Thon, K., Lorenz, W.: Selektion of
   variables using "Independence Bayes" in computer-aided diagnosis of upper
   gastrointestinal bleeding. Statist Med. **5:** 503-515 (1986)
4. Murray, G.D.: A cautionary note on selektion of variables in discriminant
   analysis. Appl. Statist. **26:** 246-250 (1977)
5. Hecker, R., Wegener H.: The valuation of classification rates in stepwise
   discriminant analysis. Biometrical J. **20:** 713-727 (1979)
6. Habbema, J.D.F., Gelpke, G.J.: A computer program for selection of variables
   in diagnostic and prognostic problems. Comp. Progr. Biomed. **13:** 251-270 (1981)
7. Stone, M.: Cross-validatory choice and assessment of statistical predictions.
   J. Roy Statist. Soc. B **2:** 111-147 (1974)
8. Bratley, P., Fox, B.L. Schrage, L.E.: A guide to simulation. Springer Verlag,
   New York (1983).

# Unterstützung der Diagnose-Findung mittels Lehrbuch-Wissen in einer Datenbank

J.U. Wieding, P.W. Schönle, B. Conrad

Klin. Neurophysiologie, Universitätsklinikum, D - 3400 Göttingen

## Zusammenfassung

Mit der vollständigen und schnellen Verfügbarkeit von Lehrbuchwissen, unter Berücksichtigung sämtlicher Querverweise, wird sich der Prozess der Diagnosefindung bis hin zur Differentialdiagnose verbessern lassen.   Ziel ist daher die bessere Verfügbarkeit umfassenden Lehrbuch-Wissens durch datenverarbeitende Geräte.

Ausgehend von den Symptomen/Befunden eines Patienten werden unter Berücksichtigung sämtlicher möglicher Diagnosen und Querverweise die wahrscheinlichsten Diagnosen sowie weitere differentialdiagnostisch relevante Untersuchungen vorgeschlagen.

Die Repräsentation von Wissen spezifisch zu den einzelnen Krankheiten erscheint sinnvoller in Form von 'Facts' als von PROLOG-'Regeln'.   Bei einer einheitlichen Struktur des Fakten-Wissens mit wenigen verschiedenen Prädikaten/Relationen  bietet sich die Repräsentation in einer rechteckigen Datenstruktur an. Hierbei erlaubt eine geringe Anzahl 'übergeordneter' Regeln neben der PROLOG-Implementierung auch die Programmierung mittels einer imperativen Sprache (PASCAL) und damit eine gute Kontrolle des Datenflusses.   In der Symptom-orientierten Diagnostik lässt sich allein mit der Relation "Krankheit (K) 'hat Merkmal' (M)" der grösste Teil des diagnostischen Wissens ausdrücken.   Ausgehend von Freitext aus Lehrbüchern ist dann zwar eine strenge Formalisierung des Fachwissens erforderlich, dadurch aber mit dem rascheren Zugriff auf die Daten der Wissensbasis eine effizientere Abfrage möglich;  der indexsequentielle Zugriff auf die Wissensdaten in einer Datei gestattet kurze Antwortzeiten unabhängig von der Grösse des Datenbestandes.

Insgesamt ist die Datenbank-orientierte Verwaltung von Lehrbuch-Wissen eine einfache und wirksame Möglichkeit, umfangreiches medizinisches Wissen für die Differential-Diagnostik verfügbar zu machen.

## Einleitung

Das Stellen einer Diagnose basierend auf den Informationen über einen Patienten ist eine der häufigsten Anforderungen an den Arzt, insbesondere in den nichtoperativen Fächern wie der Inneren Medizin oder der Neurologie.

Dem Mediziner erlauben dabei in der Regel neben den akuten Beschwerden des Patienten schon wenige anamnestische Angaben, Symptome und Befunde die Formulierung einer Verdachtsdiagnose.   Bei diesem Prozess der Entscheidungsfindung zieht der Arzt medizinisches Wissen heran, das auf eigenen Erfahrungen und Diskussionen mit Kollegen basiert und bei Unklarheiten durch Nachschlagen in Lehrbüchern ergänzt wird.   Ein Merkmal gerade des kritischen Arztes ist es, dass er bei nicht alltäglichen Fällen immer wieder Literatur heranzieht.

Denn mit dem umfassenden Wissen der gängigsten Lehrbücher lassen sich mehr als etwa 95% der differential-diagnostischen Fragestellungen beantworten; jedoch dauert ein vollständiges Nachschlagen aller Informationen zu nur 2 bis 3 Symptomen bereits 20 bis 30 Minuten.

Ziel dieses Projektes ist deshalb ein "intelligentes Nachschlagewerk"  mit der raschen und vollständigen Verfügbarkeit von Lehrbuchwissen unter Berücksichtigung und Verknüpfung sämtlicher Querverweise sowie die Verarbeitung der erhaltenen Informationen entsprechend ihrer medizinischen Bedeutung. Als Wissensbasis sollen die Lehrbücher und Nachschlagewerke verschiedener medizinischer Disziplinen verwendet werden.

"

# Hard- und Software

Die Programmierungen erfolgten auf einem IBM-PC-AT unter MS-DOS. Für die Experimente zur Struktur
des repräsentierten Wissens wurde ein relationales Datenbanksystem benutzt und die Ergebnisse zur
Wissensrepräsentation übertragen auf eine PASCAL-Programmierung zur effizienteren Verarbeitung (Verknüpfung) der Fakten mit einem schnelleren Zugriff auf Daten u.a. von externen Speichermedien. Mit
PROLOG wurden Möglichkeiten der deklarativen Programmierung mit einem gemischten Forward- und
Backward-chaining genutzt. Für TURBO-PROLOG wurde ergänzend eine Utility für einen Index-sequenti-
ellen Zugriff auf eine grosse externe Wissensbasis erstellt, um die Zugriffsgeschwindigkeit zu erhöhen
(verl.(1)). Das Expertensystem-Entwicklungswerkzeug "XiPlus" bietet die Möglichkeit, bei der Abarbei-
tung über das Datenbanksystem dBASE indexsequentiell auf Fakten einer externen Datei zuzugreifen.

## Strukturierung der Wissensbasis

Ineffizienz bei der Abfrage mit langen Frage-Antwortzeiten limitieren bei vielen Regel-orientierten Systemen die Erweiterung der Wissensbasis, u.a. durch das sequentielle Abarbeiten von Regeln und Fakten (2,
6,7). Zur Beschreibung einzelner Krankheitsbilder erschien daher die Formulierung in Form von "If-Then-
Clauses" weniger geeignet zur Verwaltung eines umfangreichen differentialdiagnostischen Wissens
(vergl. MYCIN (3)). Gut geeignet erwies sich dagegen ein 'Objekt-Relationen Modell', da sich der grösste
Teil diagnostischen Wissens in Form der Relation "Krankheit (K) 'hat Merkmal' (M)" beschreiben lässt.
Die Relation 'hat Merkmal' umfasst dabei Informationen wie 'hat Symptom', 'hat Befund', 'hat Anamnese',
'hat Pathologie'. Damit ergibt sich eine netzartige Wissensstruktur (Abb.1). In der Wissensbasis ist jede
Krankheit durch ihr spezifisches Merkmalsmuster charakterisiert (Abb.1). In der Diagnose-Findung wird
zu den Merkmalen eines Patienten (Symptome/Befunde) diejenige Krankheit als die wahrscheinlichste
ermittelt, deren Merkmalsmuster am besten mit dem des Patienten übereinstimmt.

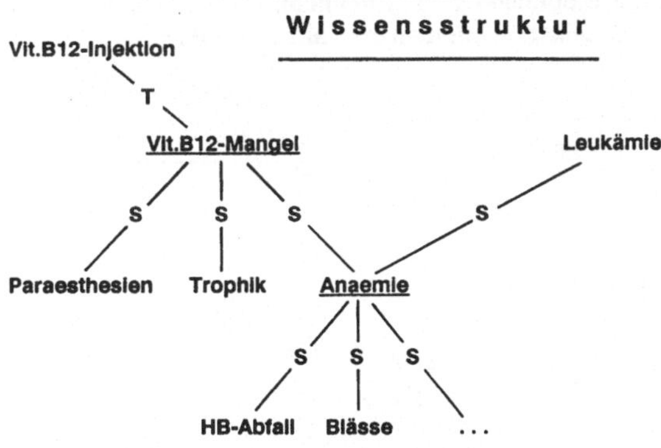



Abb. 1 : Wissensstruktur ; Merkmalsmuster

Bei der Erstellung der Wissensbasis fanden Lehrbücher mit guter Strukturierung Verwendung. Das Lehrbuch von T.R.Harrison (4) ist nach Organsystemen gegliedert und innerhalb der einzelnen Krankheiten in
Ätiologie (Pathophysiologie/Pathogenese), Anamnese, Befunde (Labor), Prognose und Therapie unterteilt.
Ausgehend vom Freitext ist dabei zur Extraktion des Wissens eine strenge Formalisierung erforderlich,
dadurch aber eine umso effizientere Abfrage möglich.
Im Nachschlagewerk von H.Vogl (9) sind die Informationen zu Erkrankungen schon in Form kurzer Text-
phrasen, vorwiegend im Nominalstil enthalten; diese Informationen sind nach Leitsymptomen gegliedert.
Das Aufführen gleicher Erkrankungen mit gleichen weiteren Symptomen jeweils unter verschiedenen Leit-
symptomen führt mit dieser multiplen Repräsentation zu einer grossen Redundanz, aber auch einer guten
Praktikabilität beim Nachschlagen.

## Benutzer-Schnittstelle

Das Abfragen implementierter Informationen (Retrieval) bereitete schon Probleme bei nur geringen Abweichungen in der Formulierung der Eingaben, da das System diese als nicht bekannt meldete.  Für eine gute Akzeptanz ist daher eine komfortable System-Benutzer-Schnittstelle zu fordern mit einer Toleranz des Systems gegenüber variablen Formulierungen des Benutzers sowie gegenüber kleinen Fehlern bei der Eingabe.  Durch die Entfernung grammatischer Morpheme und einer indexsequentiell verwalteten Substring-Suche ist dann (bei Vermeidung von Komposita) die Eingabe in Form relativ frei formulierten Text-Phrasen möglich.  Bei nicht identifizierten Begriffen verzweigt das System in eine Synonyma-Datei und schlägt alternative Begriffe vor.

## Konsultation des Systems

Das System sieht zu Beginn die Eingabe von ca. 3 bis 8 bei einem Patienten erhobenen Befunden/Symptomen vor (Abb.2).  Darauf erstellt das System anhand der vorliegenden Merkmalsmuster eine Liste der möglichen Diagnosen ('forward-chaining') sortiert nach ihren relativen Wahrscheinlichkeiten zueinander (Abb.3);   dabei wird nach folgender übergeordneter Regel verfahren: Eine Erkrankung ist umso wahrscheinlicher, je besser die individuellen Krankheiterscheinungen des Patienten mit dem im System implementierten Merkmalsmuster übereinstimmen.  Zur Errechnung der relativen Wahrscheinlichkeit werden z.Zt. noch die je Erkrankung zutreffenden Symptome aufaddiert mit doppelter Berücksichtigung der Leitsymptome.  Dieser Zugriff auf die Fakten der Wissensbasis erfolgt indexsequentiell.  Anhand der implementierten Krankheitsprofile werden dann gezielt Merkmale auf ihr Vorhandensein vom Benutzer erfragt ('backward-chaining') und diese neuen Informationen zusätzlich berücksichtigt.
Dieser Prozess der Diagnose-Differenzierung wird fortgesetzt, bis eine der möglichen Diagnosen eine ausreichend hohe Differenz in ihrer relativen Wahrscheinlichkeit zu der nachfolgenden hat oder zwei Erkrankungen als koexistent angesehen werden müssen.
Der Benutzer kann dabei Einblick in den Prozess der Diagnose-Findung nehmen, indem er sich zu den vorgeschlagenen Diagnosen die in der Wissensbasis abgelegten Infomationen ausgeben lässt.

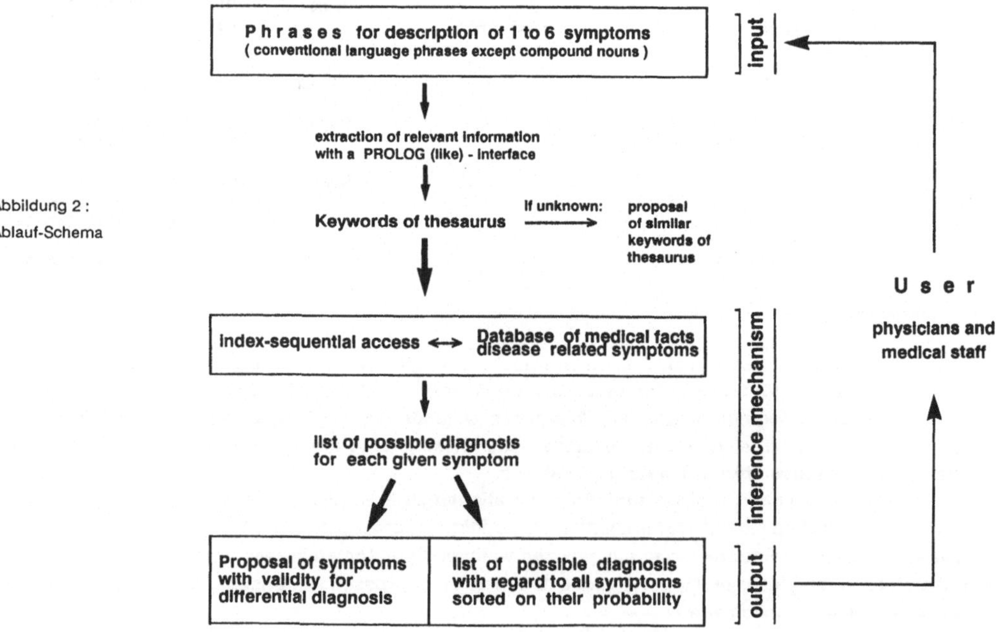


Abbildung 2 :
Ablauf-Schema

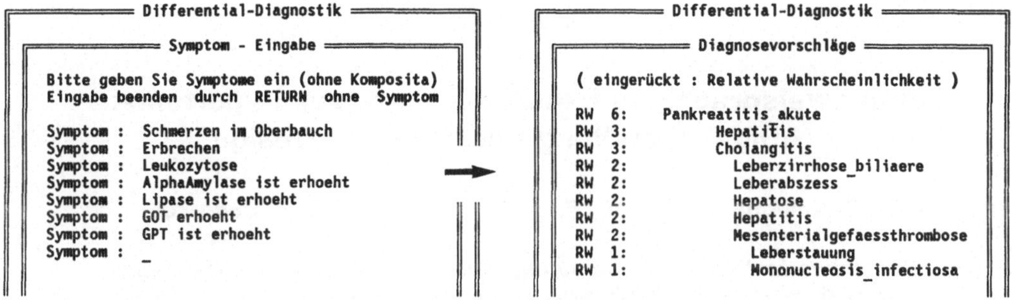



Abb.3:   Beispiel einer Konsultation :  Symptom-orientierte Diagnostik  (Bildschirm-Masken verkleinert, Diagnosen-Liste gekürzt)

## Anwendungsbereiche der computerunterstützten medizinischen Diagnostik (CMD)

Das CDM-System INTERNIST (5) bewies mit seiner sehr grossen Wissensbasis eine gute klinische Aussagekraft und damit eine gute Übereinstimmung mit der ärztlichen Diagnose; der grosse Hardware-Aufwand stand allerdings einer breiten Anwendung des Systems entgegen. PRO.M.D. (8) mit Wissen aus verschiedenen, engabgegrenzten Bereichen der Laboratoriumsmedizin, repräsentiert in PROLOG-Regeln auf einem IBM-PC, zeichnet sich durch gute Praktikabilität bei der Unterstützung von Routine-Aufgaben aus.
Für unser CMD-System sind folgende Anwendungsbereiche denkbar. Bei der Unterstützung der Diagnose-Findung in ungewöhnlichen oder seltenen Fällen, bei denen die erhobenen Befunde nicht sicher zur Stellung einer Diagnose ausreichen, kann das System bisher erforderliche umfangreiche Literatur-Recherchen abnehmen. Daneben wird durch die Überprüfung bzw. Präzisierung bereits gestellter Diagnosen zur Differenzierung von Krankheitsbildern und evtl. zur Vermeidung von unkorrekten Diagnosen beigetragen. Eine Verbesserung und Verkürzung der Diagnostik durch gezielte Auswahl möglicher Untersuchungen sollte eine Kosten- und Zeitersparnis im diagnostischen Vorgehen ermöglichen.
Durch die Möglichkeit, die implementierten Informationen abzurufen, kann das System auch in Unterricht und Fortbildung (von Studenten und Ärzten) eingesetzt werden sowie in der ärztlichen Routine dazu dienen, Informationen über Krankheiten, z.B. die Therapie, schnell verfügbar zu machen.

**Danksagung :**  Den Herren  Toralf Naue  und  Karsten Volle  gilt unser Dank für die gute Zusammenarbeit und für die umfangreichen Programmier-Tätigkeiten.

## Literatur


1 .:   Appelrath, H.J.:  Von Datenbanken zu Expertensystemen. Informatik-Fachberichte 102.  Springer, Berlin 1985

2 .:   Blum, B.I.:  Clinical Information Systems.  In: Blum, B.I.(Hrsg.): Medical-Decision Making.  Springer, New York 1986, 294 - 341

3 .:   Davis, R., Buchanan, B., Shortliffe, E.:  Produktion Rules as a Representation for a Knowledge Based Consultation Program. Artificial Intelligence 8 (1977) 15 - 45

4 .:   Isselbacher, K.J., Adams, R.D., Braunwald, E., Petersdorf, R.G., Wilson, J.D.:  Harrison's Principles of Internal Medicine. McGraw-Hill International, London 1986.

5 .:   Miller, R.A., Pople, H.E., Myers, Jr., Myers, J.D.:  INTERNIST - I, An Experimental Computer-Based Diagnostic Consultant for General Internal Medicine.  N.Engl.J.Med. 307 (1982) 468-476.

6 .:   Pople, H.E.:  Heuristic Methods for Imposing Structure on Ill-Struktured Problems: The Structuring of Medical Diagnostics; In: Szolovits, P. (Hrsg.):  Artificial Intelligence in Medicine. Westview Press, Colorado 1982, 119-190.

7 .:   Reggia, J.A., Tuhrim, S.:  An Overview of Methods for Computer-Assisted Medical Decision Making. In: Reggia, J.A., Tuhrim, S. (Hrsg.): Computer-Assisted Medical Decision Making Vol.1. Springer, New York 1985, 3-45.

8 .:   Trendelenburg, C., Zeller, H., Krautter, W.:  Eigenschaften und Einsatz eines PROLOG-Systems zur Entscheidungsunterstützung im labormedizinischem Bereich. In: Ehlers, C.T., Beland, H.(Hrsg.): Perspektiven der Informationsverarbeitung in der Medizin. Springer, Heidelberg 1986, 412-15

9 .:   Vogl, H.:  Differentialdiagnose der medizinisch-klinischen Symptome.  UTB Reinhard, München 1981

# Ein zweisprachiges Expertensystem zur Hypertonie:
## Aufgabenstellung und Prototyp-Design

*K. Kauffmann, G. Pfaff, B. Heller, W. Schönfeld, R. Behrendt*

*Deutsches Institut zur Bekämpfung des hohen Blutdrucks, Heidelberg*
*IBM Deutschland GmbH, Wissenschaftliches Zentrum, Heidelberg*
*IBM Deutschland GmbH, Stuttgart*

Das Erstellen eines die Diagnose unterstützenden Expertensystems (ES) für eine von unterschiedlichen Faktoren verursachte Erkrankung, bewirkt ein ES-Design, das unseren heutigen Vorstellungen über Ursachen und Verlauf dieser Krankheit entspricht. Die Struktur eines solchen ES kann nicht geschlossen sein. Als offenes System muß es neue Informationen über die Ursachen und Therapievorgänge aufnehmen und sie in Form von neuen Regeln oder Regelgruppen, ohne Änderungen des vorgehenden Programmes, integrieren können.

Der Vergleich der einzelnen medizinischen ES weist darauf hin, daß es nicht ohne weiteres ein einheitliches Design im Sinne einer standardisierten Vorgehensweise zur Problemlösung geben kann. Das hat seine Ursache darin, daß das Design eines medizinischen ES sich einerseits an den Hauptmerkmalen und den Verknüpfungsgegebenheiten einer Krankheit orientieren muß, und daß andererseits die entsprechende Problemlösung mit der vorgegebenen Software zu realisieren sein muß.

## Strukturierung des ES-Hyperton

Zum Aufbau des ES-Hyperton steht zur Verfügung das Expert System Environment (ESE/VM) auf einem IBM Rechner 3083 unter VM/SP.

Die Grobstruktur des ES-Hyperton besteht aus zwei Grundstrukturen:

* dem Expertenwissen (gegliedert in 4 Wissensbasen)

* einer Methode zur Anwendung dieses Wissens in einem Dialog mit dem Benutzer.

Zum Expertenwissen gehört auch die Beurteilung (durch Gewichtung) der Diagnose und der Therapie auf Grund der "Verknüpfungen" zwischen einzelnen Wissensbasen.

Das Design soll einen Erkenntnisprozess, der sich aus der Definition der Hypertonie ableiten läßt, nachvollziehen.

> *Hypertonie - chronisch erhöhte Werte des interarteriellen*
> *Blutdrucks als Folge von exogenen und endogenen Ursachen.*
>
> *Sie ist ein Risikofaktor für das gesamte Herz- und Kreislaufsystem.*

Der vorgestellte Entwurf entspricht hauptsächlich dem ersten Teil der Definition der Hypertonie. Die zusammenfassende Darstellung der Hypertonie und ihrer Behandlung im gesamten Spektrum der Herz-Kreislauferkankungen verlangt auch Hinweise auf Interdependenzen und Schnittstellen zu anderen Krankheiten. Im derzeitigen Bearbeitungsstadium wird auf diese Problemstellung noch nicht eingegangen.

# Expertensystem - Hyperton

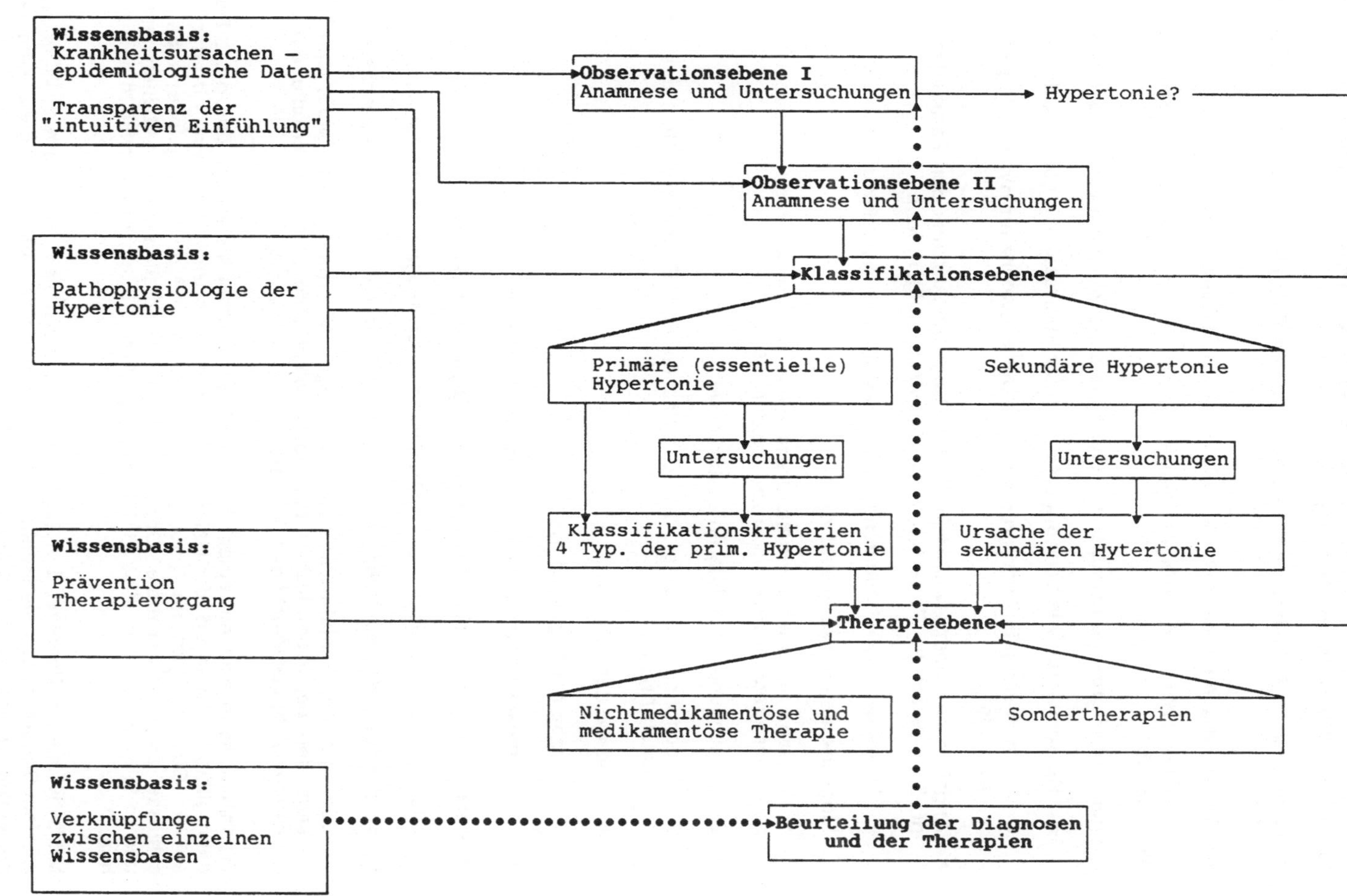

In den ersten Ansätzen zum Aufbau des ES-Hyperton wurde erprobt, welche Möglichkeiten das ESE/VM bietet in Hinblick auf:

- unfangreiche Aufnahme und Verarbeitung von Patientendaten und Blutdruckmeßwerten

- Anwendung von speziellen Schlußweisen zur Erstellung von "Vordiagnose".

Die Patientendaten und Meßwerte wurden in der ersten Observationsebene so eingeordnet, daß z.B.

- getrennte Vorgänge für weibliche und männliche Patienten vorgegeben wurden, weil:

  - Risikofaktoren wie Schwangerschaft oder Kontrazeptiva geschlechtsbedingt sind

  - die Aufteilung in Altersgruppen auch der Prävalenz für Hypertonie geschlechtsbezogen ist.

- Angaben des Übergewichts in % des Broca-Indexes aus den Parametern: Körpergröße, Gewicht des Patienten, Normalgewicht erfolgen, weil:

  - Übergewicht ein bedeutender, leicht erfaßbarer Risikofaktor ist.

- Möglichkeiten gegeben sind zur:

  1. Eingabe von mehreren Blutdruckmeßwerten (3x während 3 verschiedener Tage; linker - rechter Arm; im Sitzen, Liegen, Stehen)

  2. Berechnung des mittleren Blutdruckwertes;

  3. Berechnung des Unterschieds zwischen den Blutdruckwerten des linken und rechten Armes.

  4. Eingabe der Jahreszeit

  5. Eingabe der Tageszeit, weil:

     - dieser Vorgang zur Eindeutigkeit der Diagnose beiträgt.

Informationen aus der ersten Observations-Ebene können:

- aussagen, daß Verdacht auf das Bestehen einer Hypertonie vorliegt oder nicht.

- vorschlagen, daß ein Übergang zur zweiten Observations-Ebene wünschenswert wäre.

- über spezielle Schlußweisen eine "Vordiagnose" ermitteln, z.B: wenn eine Regel besagt, daß bei Jugendlichen mit Übergewicht eine milde Hypertonie durch dieses Übergewicht verursacht sein könnte.

Ergänzend kann man mit einer "Monitor Regel" darauf hinweisen, daß diese Regel nur dann gültig ist, wenn z.B. der Habitus des Patienten "normal" ist. Damit wird der Verdacht auf ein Cushing-Syndrom "intuitiv" ausgeschlossen. Monitor Regeln erlauben, "Kurzschlüsse" zwischen der ersten Observationsebene und allen anderen Ebenen herzustellen und so teilweise die "intuitive Einfühlung" des Arztes in ein Krankheitsbild nachzuvollziehen.

Mit "why" hat der Benutzer den Zugriff zu den Erklärungen des Experten. Wünschenswert ist, dem Benutzer noch die Möglichkeit zu geben, mit "go into depth" die Zusammenhänge der einzelnen Erklärungen näher zu erläutern.

Auf Grund der jetzigen Erfahrung kann man aussagen, daß:

- ESE/VM mit seiner ausbaufähigen Struktur für das Erstellen einer umfangreichen Wissensbasis im medizinischen und naturwissenschaftlichen Bereich geeignet ist.

- daß eine sehr gut durchdachte Strukturierung des Wissens notwendig ist, da das Zusammenfügen von Regeln in einer streng logischen Hierarchie stattfinden muß.

- daß ESE/VM den Experten ohne Kenntnis einer Computersprache die Möglichkeit bietet, Einblick in den detaillierten Strukturierungsvorgang des Systems zu haben.

**Referenzen:**

**Alty, J.L.; Coombs, M.J.:** Expert Systems - Concepts and Examples; The National Computing Centre Limited, 1984

IBM Expert System Development, Program Offering, Reference Manual; International Business Machines Corporation, 1985, 1986

DIE VERWENDUNG TEXTLICH CODIERTEN WISSENS BEI DER MASCHINELLEN
INTERPRETATION MEDIZINISCHER BILDER


K.-H. Schmidt, W. Menhardt
Philips GmbH Forschungslaboratorium Hamburg
Vogt-Kölln-Str. 30, D-2000 Hamburg 54, FRG


In dieser Arbeit beschäftigen wir uns mit der Verwendung textlich codierten Wissens
bei der maschinellen Verarbeitung medizinischer Bilder des menschlichen Schädels.
Für die grundsätzlich drei Wissensquellen, die dabei eine Einschränkung der medizinisch möglichen Interpretationen für Bildbereiche erlauben:

> (a) Wissen über die Bildgebung,
> (b) anatomisches Wissen,
> (c) nosologisches Wissen,

beschreiben wir im folgenden, wie in einem System zur maschinellen Interpretation
transaxialer Schädelschnitte die Wissensquellen (b) und (c) eingesetzt werden
können.

Die weitere Argumentation hat folgenden Aufbau:

- Zunächst bestimmen wir den klinischen Ort des für die Erzeugung und Interpretation
  medizinischer Bilder verwendeten Wissens (1),
- führen anschließend für dessen Semantik eine begriffliche Einteilung durch und
  charakterisieren für diese Einteilung den Stellenwert der Codeform 'Text' (2) und
- beschreiben schließlich die Verwendung textlich codierten Wissens am Beispiel
  eines Computersystems zur automatischen Interpretation von Kernspintomogrammen
  (3).


(1)

In der Medizin sind sowohl im Spektrum ihrer Teildisziplinen als auch in der klinischen Praxis Radiologen als Experten für das instrumentierte bildliche Sichtbar-
machen des Körperinneren ausdifferenziert.

Die von Radiologen angefertigten Bilder sind dabei zumeist in die folgende
Handlungssequenz eingebettet:

(i) Ein Arzt sieht sich mit dem Symptomenkomplex eines Patienten konfrontiert,
formuliert eine Vermutung über die mögliche Lage der diesen Symptomemkomplex verur-
sachenden Krankheitsherde und überweist den Patienten zur Uberprüfung der Hypothesen
über Art und Lage der Krankheit an einen Radiologen.

(ii) Der Radiologe, an den eine solche Überweisung gerichtet ist, wählt aus dem ihm

zur Verfügung stehenden Methodenarsenal der Bilderzeugung ein Verfahren aus, das ihm
zur Sichtbarmachung des vermuteten Krankheitsherdes geeignet erscheint, und
aquiriert einen Bilddatensatz.

(iii) Das erzeugte Bild wird von dem Radiologen in einem 'Befund' versprachlicht,
der die in (i) genannten Hypothesen zur Erklärung des Symptomenkomplexes anhand des
angefertigten Bildes neu gewichtet (etwa verifiziert).


(2)

Dieser Arbeitsteilung entspricht eine Differenz im Umgang mit dem Phänomen 'Krankheit' und - damit einhergehend - eine Differenz der in (i) bis (iii) verwendeten
Textsorten, die wir nun kurz charakterisieren.

Wir unterscheiden mit [1] zunächst zwei 'Verräumlichungen des Pathologischen':

- Zum einen den 'primären Raum des Pathologischen', der aus den von den in der
  Medizin akzeptierten Klassifikationen von Krankheitsbildern besteht, die von der
  Krankheitslehre - der Nosologie - gepflegt und weiterentwickelt werden: Diese
  Klassifikationen beschreiben Krankheiten systematisch in Sätzen, in denen jene als
  Arten behandelt werden;

- zum anderen den 'sekundären Raum des Pathologischen', mit dem zunächst nichts
  anderes gemeint ist als der Sitz einer Krankheit im Körper; codiert wird dieser
  Raum durch Bilder (etwa in Atlanten) und Texte.

Hinsichtlich ihrer Bedeutung haben wir dabei drei Sorten von Texten zu unterscheiden. Für den primären Raum des Pathologischen die sprachliche Ordnung der diagnostisch relevanten Zeichen und Symptome einerseits und der Krankheitsbilder andererseits, für den sekundären Raum des Pathologischen die sprachliche Ordnung der
Körperräume.

Entsprechend der in Abschnitt (1) skizzierten Arbeitsteilung erfüllen diese drei
Textssorten drei verschiedene Funktionen in

- der Codierung der Symptomatik eines Patienten,
- der Codierung der Hypothesen über die diese Symptomatik erzeugende Krankheitsart
  vor und nach der Bildgebung und
- der Codierung der klinisch relevanten Bildinhalte.

Diese Unterschiede begründen eine Aufteilung des von diesen Textsorten codierten
Wissens in verschiedene Systemkomponenten.


(3)

Wir stellen nun diese Auftrennung anhand eines Framesystems zur Detektion von
Läsionen in transaxialen supraorbitalen Kernspintomogrammen des menschlichen
Schädels dar; Besonderheiten dieses Beispiels berühren nicht den Strukturkern der
Überlegungen in (1) und (2).

Symptome werden    nach den Klassenbildungen der Symptomatologie gruppiert und
maschinenintern als Frames repräsentiert; prinzipiell enthalten diese Frames die
Informationen, die für lokalisatorische Aussagen relevant sind: insbesondere also
Beschreibungen zu dem anatomischen Ort, an dem das jeweilige Symptom verursacht
werden kann, und eine Liste von Krankheitsbildern, unter deren Voraussetzung das
jeweilige Symptom eine Pathologie an dem angegebenen anatomischen Ort anzeigt.

Zwei Frames, die zu zwei verschiedenen Symptomen gehören, werden mit einer 'IS-A'-
Kante verbunden, wenn die Intension des einen Framenamens in medizinischen Experten-
diskursen die Intension des anderen umfaßt: In Fig. 1 sehen wir beispielhaft die
systeminterne Aufgliederung von epileptischen Anfällen:

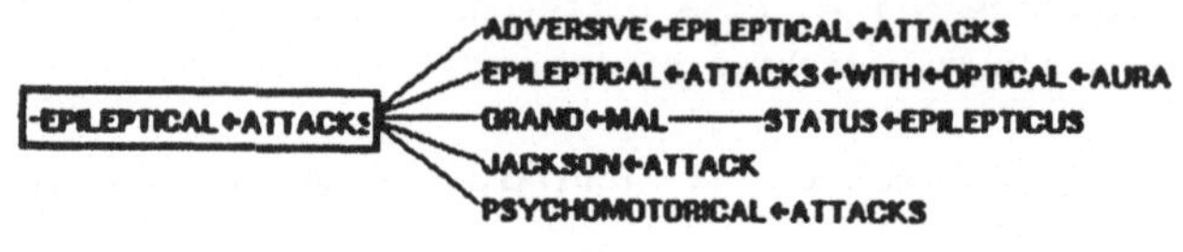


FIG. 1

Da die Extension eines Symptoms, i.e. sein Gegebensein und seine Ausprägung bei
Patienten, im allgemeinen nur interaktiv mit – ärztlichen – Benutzern geklärt werden
kann, wird für zusammengehörige Mengen von Symptomen ein Bedienfeld zur Verfügung
gestellt, das Wertzuweisungen über 'active windows' ermöglicht (in Fig. 2 findet
sich so ein Bedienfeld für die Symptomengruppe 'epileptical_attacks'). Damit können
interaktiv Patientenprofile festgelegt werden, die eine Menge von Sätzen der Form:

'Patient P hat vermutlich Symptom oder Zeichen S'

als wahr oder falsch etabliert. Die möglichen Lokalisationen sind in einem
gerichteten Baum repräsentiert: Jeder seiner Knoten ist mit einem anatomischen Namen
versehen; als Name eines Nachfolgeknotens dürfen dabei nur

(a) die Bezeichnung einer anatomischen Teilstruktur der vom Vorgängerknoten bezeich-
    neten Struktur, e.c.

•————————>•
brain       ventricle

(b) oder die Bezeichnung einer Menge von anatomischen Teilstrukturen, die zusammen
    die vom Vorgängerknoten bezeichnete Struktur ergeben, e.c.

•————————>•
brain       hemispheres

verwendet werden.

Die Kanten repräsentieren damit ein 'HAS_PARTS'.

Alle Knoten vom Typ (a), für die positive Evidenz über die Präsenz einer Pathologie
vorliegt, werden nun als Ziele einem Konfigurierungssystem für Bildverarbeitungs-
moduln übermittelt (cf. [3]).

Nach der Durchführung einer positiv evaluierten Konfiguration werden die Symptomatik
des Patienten und die Resultate der maschinellen Interpretation  verwendet, um Aussagen über die vorliegende Krankheitsart und deren Ausprägung zu gewinnen.

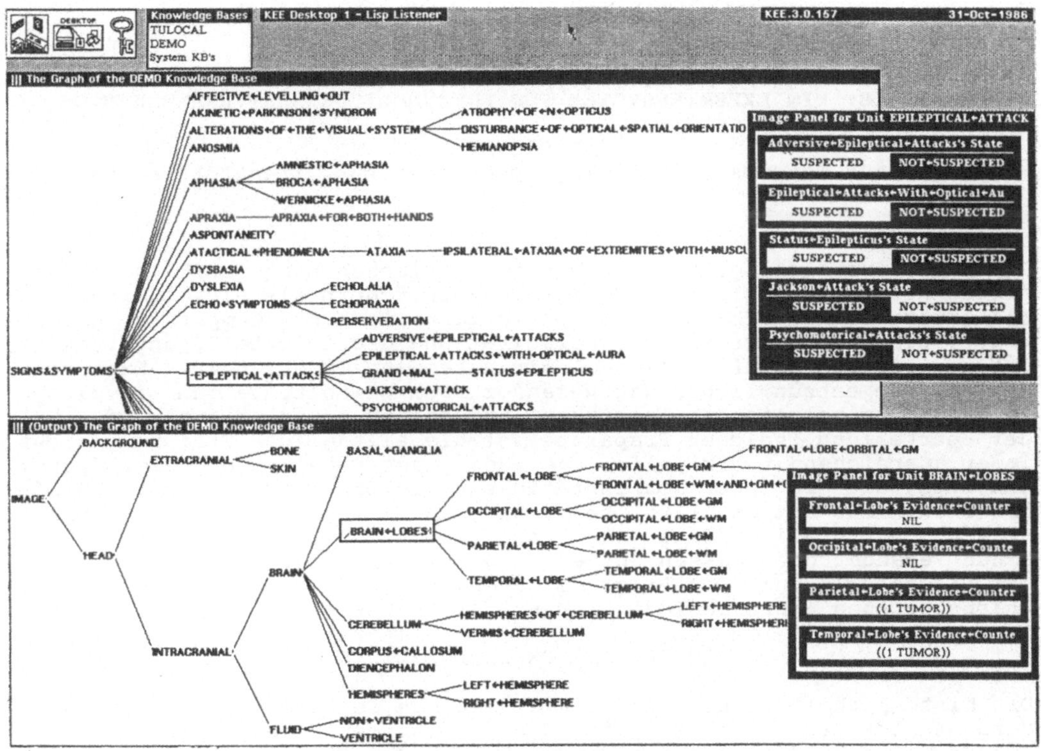


FIG. 2: Auf diesem Display kann für jede Gruppe von Symptomen - hier für die Symptomengruppe 'epileptical_attacks' - eingegeben werden, ob ein Symptom der jeweiligen Gruppe 'suspected' oder 'not_suspected' ist. Nachdem für einen Patienten auf diese Art und Weise das Profil seiner Symptomatik festgelegt worden ist, wird für jeden (dem System bekannten) anatomischen Ort automatisch ermittelt, wieviel Evidenzhinweise für die Präsenz einer Pathologie vorliegen: So erzeugen die beiden in Fig. 2 als 'suspected' gekennzeichneten epileptischen Anfälle 'Jackson_Attack' und 'Psychomotorical_attack' im Parital- und Frontallappen bei Annahme eines Tumors je einen Evidenzhinweis dafür, daß sich in diesen Bereichen ein Tumor befindet; dieser Sachverhalt wird auf einem Fenster in der unteren Hälfte des Displays in Fig. 2 dokumentiert.

Literatur


[1] Foucault, M.: Die Geburt der Klinik, hrsg. von Wolf Lepenies und Henning Ritter, Ffm., Berlin, Wien: Ullstein 1976
[2] Menhardt, W., Schmidt, K.-H.: "Automated Interpretation of Transaxial MR-Images of the Brain", Proceedings of CAR'87, Computer Assisted Radiology, Berlin, Springer Verlag, 1987, pp. 386-390.
[3] Menhardt, W., Schmidt, K.-H.: "Wissensbasierte Konfigurierung von Interpretationsoperatoren anhand eines hierarchischen Szenenmodells", erscheint in Proceedings 9. DAGM, Braunschweig, 1987.

# DERMATITIS: EIN EXPERTENSYSTEM FÜR ENTZÜNDLICHE HAUTVERÄNDERUNGEN


L.Füzesi
Krankenhaus Nordwest,  Pathologisches Institut, Frankfurt am Main


Die Expertensysteme gelten  in der medizinischen Diagnostik  neben den
differentialdiagnostisch orientierten Fachbüchern als ein alternativer
Wissenstransfer.  Dabei werden  viele Vorteile eines Computers  ausgenutzt; u.a. die große Speicherkapazität und die leichte Zugänglichkeit
von medizinischen Informationen. Wir haben zum Thema unseres Expertensystems die entzündlichen Hautveränderungen gewählt, da man mit diesen
in vielen pathologischen Instituten nur selten konfrontiert wird.  Bei
der Beurteilung  solcher Präparate ist die alltägliche Erfahrung nicht
immer ausreichend.  Wir wollen  gerade  jenen Pathologen dieses System
anbieten, die  in ihrer Routinetätigkeit  immer  wieder  einmal  Hilfe
brauchen.  Das System hilft  bei konkreten Fällen durch Auflistung von
seltenen und häufigen Diagnosen,  die zu den beobachteten  morphologischen Veränderungen passen und es zeigt differentialdiagnostische Wege
zur Diagnosefindung. Das Programm wurde in  TURBO PASCAL (Version 3.0)
erarbeitet und läuft an jedem IBM-kompatiblen Personalcomputer.

## AUFBAU DES EXPERTENSYSTEMS

Die histo-pathologische Differentialdiagnose  entzündlicher Hautveränderungen ist sehr komplex.  Die  Routinediagnostik zeigt den folgenden
Ablauf:  Zur Bildung eines gesamten Bildes des jeweiligen untersuchten
Falles muß man die charakteristischen Veränderungen  anatomischer Einheiten betrachten.  Dann werden die vorhandenen Veränderungen als primär  und  sekundär weiter klassifiziert.  Die endgültige Entscheidung
menschlicher Diagnostik  wird anhand der im Vordergrund  stehenden histologischen Merkmale unter Berücksichtigung wichtiger klinischer  und
anamnestischer Angaben gestellt.  Das hier vorgestellte Expertensystem
folgt der eben geschilderten menschlichen Denkweise und es stützt sich
auf eine Wissensbasis und eine Diagnosefindungsprozedur.

### Wissensbasis

Die Wissensbasis unseres Expertensystems wurde den bekannten  dermatologischen Büchern entnommen (1, 6, 7, 8, 9).  Dieser Wissensinhalt ist
in zwei Datenbanken gespeichert: Diagnose-Datenbank  und  Morphologie-
Datenbank.

Die Diagnose-Datenbank   enthält die möglichen Diagnosen entzündlicher
Hautveränderungen.  Zu jeder Diagnose werden  auch die bei ihr vorkom-
menden  morphologischen Veränderungen,  charakteristischen  klinischen
Erscheinungsformen  und  anamnestischen  Angaben  aufgehoben.  Bei all
diesen  drei  Gruppen  wird noch  gesondert  vermerkt,  ob sie für die
Krankheit beweisend, vermutend oder auschließend sind.

Die Morphologie-Datenbank   besteht aus  drei  hierarchischen  Ebenen:
anatomische, pathologische und diagnostische Ebene (Tab. 1).

Anatomische Ebene:  Im Prinzip wird die Haut  in drei Schichten aufgeteilt: Epidermis, Dermis  und  Subcutis.  Je nach der Kompliziertheit
einzelner anatomischer Strukturen sind dann weitere Untergruppen definiert. So unterscheidet man z.B.  bei der Dermis zwischen Hautanhangs-

gebilden, Gefäßen usw.; bei den Hautanhangsgebilden können wiederum
Haarfollikel, Talgdrüsen oder Schweißdrüsen unterschieden werden.

Pathologische Ebene: Die pathologischen Veränderungen bilden die zweite Ebene der Hierarchie. Sie folgen den anatomischen Strukturen. Bei
den Haarfollikeln kommen z.B. folgende Veränderungen vor: Reduktion
der Haarfollikel, perifollikuläre Entzündung, Abszessbildung usw. Wenn
ein patho-morphologischer Begriff weiter zu spezifizieren ist, werden
neue Untergruppen eingeführt; z.B. wird die perifollikuläre Entzündung
nach dem Überwiegen von neutrophilen Granulozyten, Plasmazellen oder
Lymphozyten weiter unterteilt. Bei verwechselbaren Veränderungen wie
z.B. Spongiose oder mucoide Degeneration der Epidermis werden die histologischen Veränderungen mit differentialdiagnostischen Bemerkungen
versehen, wie man sie voneinander differenzieren kann.

<pre>
        Tabelle 1. Ausschnitt aus der Morphologie-Datenbank

        Dermis                                    (Anat. Ebene I)
            Hautanhangsgebilde                    (Anat. Ebene II)
                Haarfollikel                      (Anat. Ebene III)
                    Reduktion                       (Path. Ebene)
                        Alopecia areata             (Diag. Ebene)
                        Alopecia cicatrisata
                        Alopecia mucinosa
                        Lichen planopilaris
                                  .

                                  .

                                  .
                    Muzinöse Degeneration           (Path. Ebene)
                        Alopecia mucinosa           (Diag. Ebene)
                Schweißdrüsen                     (Anat.Ebene III)
                    Zyste                           (Path. Ebene)
                        Ekkrines Hydrozystom        (Diag. Ebene)
            Gefäße                                (Anat. Ebene II)
                Arterien                          (Anat. Ebene III)
                Venen                             (Anat. Ebene III)
                Lymphgefäße                       (Anat. Ebene III)
                    .
                    .
                    .
</pre>

Diagnostische Ebene: Die letzte Ebene der Hierarchie bilden die Diagnosen. Mit anderen Worten, Diagnosen folgen den jeweiligen histologischen Veränderungen, die bei diesen Krankheiten vorkommen können. Eine
Reduktion der Haarfollikel kann z.B. bei Alopecia areata, Lichen
planopilaris usw. vorkommen.

## Diagnosefindung

Zunächst einmal wird ein Präparat mikroskopisch untersucht. Es werden
die pathologischen Merkmale festgestellt und in den Computer eingegeben. Der Computer sucht dann nach Diagnosen, bei denen die beobachteten Veränderungen vorkommen und er erstellt zwei Listen: eine sog.
Hauptliste und eine "Missing list".

In der Hauptliste werden sämtliche Diagnosen aus der Morphologie-
Datenbank herausgesucht, bei denen wenigstens eine der angegebenen
histologischen Veränderungen vorkommen kann. Am Anfang der Liste stehen die Diagnosen, die alle angegebenen Symptome enthalten. Die her-
ausgesuchten Verdachtsdiagnosen werden dann mit Hilfe der Diagnose-
Datenbank kontrolliert, ob sie unter den beobachteten morphologischen
Veränderungen eine haben, die für sie als ausschließend gilt. Falls,

eine gefunden wird, wird die Diagnose aus der Hauptliste weggelassen.

Zu jeder Diagnose wird eine zweite sog. "Missing list" ausgedruckt.
Diese zweite Liste gibt bei jeder Verdachtsdiagnose die nicht beobachteten, aber für die Krankheit charakteristischen, weiteren histologischen Merkmale an. Zu dieser Prozedur wird die Diagnose-Datenbank benutzt. Bei jeder Diagnose wird geprüft, ob alle charakteristischen
morphologischen Merkmale im aktuellen Fall vorhanden sind. Die fehlenden werden dann in der "Missing list" zusammengestellt. Der Pathologe
kann dann aus dieser Hilfsliste die Veränderungen entnehmen, auf die
er noch zu achten hat. Wenn er noch weitere histologische Veränderungen beobachtet, kann er sie eingeben. Dadurch wird die Liste der Verdachtsdiagnosen gekürzt.

In der nächsten Hilfsebene wird interaktiv versucht die histologischen
Veränderungen zu präzisieren. Wenn man am Anfang der Diagnosefindung
z.B. einen pathologischen Oberbegriff eingegeben hat, werden dann in
der Hauptliste alle Diagnosen der dazu gehörigen Unterbegriffe aufgelistet. Durch vom Computer gestellte Fragen wird versucht, den genauen
Unterbegriff zu treffen und damit die Menge der Verdachtsdiagnosen
weiter zu reduzieren. Falls der Pathologe den feinsten Unterbegriff
angeben kann, werden alle zu den restlichen Unterbegriffen gehörenden
Diagnosen aus der Hauptliste weggelassen. Z.B. wird erst nur Parakeratose angegeben, so werden alle entzündlichen Hautveränderungen in der
Hauptliste aufgelistet, die entweder eine umschriebene oder eine flä-
chenhafte Parakeratose aufweisen. Bei der Präzisierung wird der Computer die Frage stellen, ob die vorhandene Parakeratose umschrieben oder
flächenhaft ist. Falls der Benutzer eine Entscheidung treffen kann,
wird die Gruppe der Verdachtsdiagnosen verkleinert. Die Präzisierung
wird für jede vom Benutzer angebene histologische Veränderung vorgenommen.

In der weiteren interaktiven Phase werden bei den einzelnen histologischen Veränderungen aus der Morphologie-Datenbank die differentialdiagnostischen Bemerkungen kontrolliert. Bei leicht verwechselbaren Veränderungen werden die Untersscheidungskriterien und die möglichen weiteren speziellen Untersuchungen (z.B. Spezialfärbung) angegeben.

In der letzten Phase der Diagnosefindung werden wichtige klinische und
anamnestische Angaben abgefragt, die für die einzelnen Krankheiten
eventuell beweisend oder aussschlißend sind.

Falls unter den histologischen Veränderungen oder den klinischen, bzw.
anamnestischen Angaben beweisende Kriterien gefunden werden, wird eine
endgültige Diagnose gestellt. Am Ende der Diagnosefindung kann es aber
vorkommen, daß immer noch mehrere Verdachtsdiagnosen bestehen; in solchen Fällen trifft der Pathologe die Entscheidung, die dann gespeichert wird.

## DISKUSSION

In der Medizin werden alltäglich Entscheidungen getroffen. Diese hängen immer vom Wissensstand und der Erfahrung des jeweiligen Ärzte-
teames oder Arztes ab. Erfahrung bedeutet in diesem Sinne nichts anderes als eine Fähigkeit zur Bewertung der Symptome nach ihrer Wichtigkeit. Diese Denkweise - von den Symptomen ausgehend eine Diagnose zu
stellen - wird während des Studiums nicht geübt. In der späteren Rou-
tinearbeit wird aber gerade dieses Können verlangt. Um die Ärzte bei
den medizinischen Entscheidungen zu helfen, hat die Entwicklung ent-
scheidungsunterstützender Verfahren auf diesem Gebiet vor über einem
Vierteljahrhundert begonnen (5).

Die Dermatopathologie erweist sich als ein sehr schwieriges Feld der
histologischen Diagnostik. Dabei werden nicht nur die morphologischen
Veränderungen, sondern auch die klinischen und anamnestischen Angaben
berücksichtigt.

Wir versuchten mit unserem Expertensystem diesem Weg zu folgen. Bei
der Diagnosefindung muß man erst die vorhandenen morphologischen Veränderungen definieren. Die hierarchische Struktur der Morphologie-
Datenbank bietet für ungeübte Pathologen einen Leitfaden, um von den
anatomischen Strukturen ausgehend, die dazu gehörigen histologischen
Veränderungen aufzulisten und schließlich zu zeigen, bei welchen
Krankheiten die gemeinten mophologischen Veränderungen vorkommen.
Falls bei der Diagnosefindung nicht das feinste histologische Merkmal
definiert wird, wird interaktiv versucht die morphologischen Veränderungen weiter zu spezifizieren.

Gegenüber den bis jetzt beschriebenen dermatologischen Expertensystemen (2, 3, 4) bietet unser System eine sog. "Missing list" an. Diese
gibt zu jeder Verdachtsdiagnose die bei dem konkreten Fall nicht beobachteten, aber für die Krankheit sonst charakteristischen, histologischen Merkmale an. Diese Liste hilft bei den weiteren mikroskopi-
schen Untersuchung eines Präparates. Während der Diagnosefindungsprozedur werden weiterhin auf verwechelbare Veränderungen hingewiesen und
gezeigt, wie man sie voneinander unterscheiden kann.

Falls am Ende der Diagnosefindung keine eindeutige Diagnose gefunden
wird, wird eine Liste von Verdachtsdiagnosen angegeben. Wir wollen die
ärztliche Entscheidung nicht unbedingt vereinfachen und die Möglichkeit offen lassen, daß zwei Krankheiten gleichzeitig vorkommen können.

Die histologischen Befunde mit allen klinischen Angaben und den gestellten Diagnosen werden vom Computer erfasst, um später spezifische
Kombinationen von klinischen und morphologischen Angaben herauszufin-
den.

## LITERATURVERZEICHNIS


1. Ackerman,A.B., Niven,J., Grant-Kels,J.M.: Differential Diagnosis
   in Dermatopathology. Lea & Febiger, 1982
2. Evans,J.S., Norwich,K.H., Cobbold,R.S.C., Diehl,D.L., Haberman,H.,
   Harvey,B.J., O'Beirne,H., Zingg,W.: Computer diagnosis of skin
   disease: System design and preliminary results. Int.J.bio-med.
   Comput. 15:271-284, 1984
3. Finlay,A.Y., Hammond,P.:Expert systems in dermatology: computer potential. Dermatolog 173:79-84, 1986
4. Hardley,T.P., Geer,D.E., Bleich,H.L., Freedberg,I.M.: The use of
   digital computers in dermatologic diagnosis: computer-aided diagnosis of febrile illness with eruption. J.invest.Derm. 62:467-
   471, 1974
5. Ledley,R.S., Lusted,L.B.: Reasoning foundations of medical diagnosis. Science 130, 9-21 (1959)
6. Lever,W.F., Schaumburg-Lever,G.: Histopathology of the Skin.
   J.B.Lippincott Comp., Philadelphia, 6th Edition, 1983
7. Mehregan,A.H.: Pinkus' Guide to Dermatopathology. Appleton-Centruy-
   Crofts, Norwalk, Connecticut, 4th Edition, 1986
8. Nasemann,Th., Jänner,M., Schütte.B.: Histopathologie der Hautkrank-
   heiten. Springer-Verlag Berlin Heidelberg New York, 1982
9. Schnyder,U. Histopathologie der Haut. In: Doerr, Seifert, Uehlinger
   Spezielle pathologische Anatomie, Band 7., Springer-Verlag, Berlin
   Heidelberg New York, 1979

# Biometrische Probleme

Epidemiologische Risiko-Angaben bei ordinal skalierten Risiken
und Risiko-Faktoren:
Ist präoperative Hypertonie ein Operationsriskio?
*Feldmann, U.*

Statistische Methoden zur Bewertung der Lebensqualität bei
Präventions- und Nachsorgemaßnahmen
*Wittkowski, K.M.*

Vergleich mehrerer neuerer Ansätze zur Behandlung von
Residualeffekten in Crossover-Studien
*Kemmler, G.*

Adaptive sequentielle Entscheidungsstrategien zur Beurteilung
von Erfolgswahrscheinlichkeiten in mehrarmigen Phase II-Studien
*Giani, G.*

Ein neuer Kombinationstest und dessen Erweiterung zur
Identifikation von Alternativen
*Hommel, G., W. Maurer, B. Mellein*

Exakte kombinatorische Tests für Haupteffekte und
Wechselwirkungen in mehrfaktoriellen vollständigen Zufallsplänen
*Roebruck, P.*

Non-Parametric Discriminant Analysis
*Lack, N.*

Ein stochastisches Simulationsmodell der Zellkinetik in der
Darmkrypte
*Löffler, M., U. Paulus, J. Glatzer*

Epidemiologische Risiko-Angaben
bei ordinal skalierten Risiken und Risiko-Faktoren:
Ist präoperative Hypertonie ein Operationsrisiko?


Uwe Feldmann
Abt. Medizinische Statistik, Biomathematik und Informationsverarbeitung
Universität Heidelberg, Klinikum Mannheim

## Einleitung

Die Ätiologie von Risiken ist nicht nur für die Epidemiologie, sondern auch für die klinische Prognostik von größter Bedeutung. Oft stellen sowohl die Risiken als auch die Risikofaktoren klinische Befunde dar. Solche Gesamtbeurteilungen werden aus einer Vielzahl von Einzelbefunden aggregiert. Ferner werden häufig ordinale Risiko- und Expositions-Kategorien verwendet, z.B. 'keine', 'mittel' und 'schwer'.

Am Beispiel der präoperativen Prognose perioperativer Komplikationen soll ein mathematisches Verfahren dargestellt werden, das die Analyse solcher Daten ermöglicht und folgende Fragen beantwortet:

1. Wie groß ist die Wahrscheinlichkeit für das Eintreten eines bestimmten Risikos, falls eine bestimmte Exposition erfolgt?
2. Ist die Risiko-Variable wirklich ordinal oder lediglich nominal?
3. Sind die Kategorien der Risiko-Variablen unterscheidbar?
4. Sind die Kategorien des Risikofaktors direkt den Kategorien der Risiko-Variablen zuordbar?
5. Sind die Kategorien des Risikofaktors ordinal?
6. Sind die Kategorien des Risikofaktors unterscheidbar?
7. Welchen Einfluß hat ein möglicher Confounder auf die Prognose?

Unabhängig voneinander haben J.A.Anderson (1984) und U.Feldmann (1984) logistische Regressionsansätze entwickelt, die die Beantwortung der Fragen 1 bis 3 gestatten. Die Ansätze unterscheiden sich erheblich bezüglich der Parametrisierung. In dieser Arbeit wird eine Weiterentwicklung des logistischen Regressionsmodells vorgestellt, das sämtliche der oben genannten Fragen zu beantworten in der Lage ist und das zusätzlich eine formale Unterscheidbarkeit zwischen einem Risikofaktor und einem Confounder ermöglicht.

## 1. Kohortenstudie

Als Beispiel verwenden wir Daten aus einer Kohortenstudie über die präoperative Prognose perioperativer Komplikationen, siehe Feldmann et al.(1985), und betrachten ordinal skalierte Ziel-, Einfluß- und Störvariable:

| Risiko | Exposition | Confounder |
|---|---|---|
| OP-Komplikation | präoperative Hypertonie | Alter |
| **- keine** | **- keine** | - jünger als 50 Jahre |
|   -keine Komplikation |   -Normotonie | - mindestens 50 Jahre |
|   -kein Organschaden | | |
| **- mittel** | **- mittel** | |
|   -fraglich bleibende |   -behandelte Hypertonie | |
|    Organschäden |    (kontrolliert) | |
| **- schwer** | **- schwer** | |
|   -Organschaden |   -behandelte Hypertonie | |
|   -Exitus |    (unkontrolliert) | |
| |   -unbehandelte Hypertonie | |

Die Bewertung des Schweregrades der Komplikation erfolgte durch einen Facharzt für Anästhesie und ergab sich aus perioperativen Befunden über Medikamenteninteraktionen, Herzkreislaufkomplikationen, Atemkomplikationen und dem Allgemeinzustand des Patienten. Normotonie wurde definiert als systolischer Blutdruck kleiner als 160 mm Hg und ferner diastolischer Blutdruck kleiner als 95 mm Hg. Als Confounder, d.h. als eine Störgröße, die den Zusammenhang von Risikofaktor zu Risiko systematisch verzerren könnte, wird ferner das Alter betrachtet.

Die quantitative Beziehung zwischen Exposition und Risiko lautet:

| **Exposition** | **Risiko** | | | |
|---|---|---|---|---|
| Hypertonie | Komplikation | | | |
| | keine | mittel | schwer | Summe |
| keine | 288 | 105 | 86 | 479 |
| | 60% | 22% | 18% | 100% |
| mittel | 30 | 42 | 42 | 114 |
| | 26% | 37% | 37% | 100% |
| schwer | 18 | 39 | 45 | 102 |
| | 18% | 38% | 44% | 100% |
| Summe | 336 | 186 | 173 | 695 |
| | 48% | 27% | 25% | 100% |

Es handelt sich hier um eine 9-Felder-Tafel, aus der man verschiedene relative Risiken (relative risk, rate ratio) und zuschreibbare Risiken (attributable risk, excess risk, rate difference) bestimmen kann. Ein Beispiel wäre:

| | |
|---|---|
| Schweres Risiko bei Schwer-Exponierten: | 44% |
| Schweres Risiko bei Nicht-Exponierten: | 18% |
| Relatives Risiko: | 44%/18% = 2.44 |
| Zuschreibbares Risiko: | 44%-18% = 26% |

Der Test auf Unabhängigkeit ergibt $x^2 = 89.6$ mit 4 Freiheitsgraden und einen p-Wert von $p < 0.00001$. Also besteht eine extrem hohe Abhängigkeit zwischen präoperativer Hypertonie und perioperativer Komplikation. Prognose darf jedoch nicht als Assoziationsproblem, sondern sollte als Regressionsproblem modelliert werden.

## 2. Ordinalität der Risikovariablen

Wir gehen zunächst davon aus, daß sowohl die Risikovariable als auch der Risikofaktor in vorgegebener Weise skaliert ist:

| | |
|---|---|
| Risiko $Y = 0,1,2$ | Exposition $X = 0,1,2$ |
| Komplikation | Hypertonie |
| 0 = 'keine ' | 0 = 'keine ' |
| 1 = 'mittel' | 1 = 'mittel' |
| 2 = 'schwer' | 2 = 'schwer' |

Gesucht ist die a-posteriori Wahrscheinlichkeit

$$\mathrm{pr}(\, Y{=}i \,:\, X{=}x \,) = p_i(x) \qquad \text{mit } i{=}0,1,2 \ \text{ und } x{=}0,1,2$$

für das Auftreten einer Komplikation $Y{=}i$, falls die Exposition $X{=}x$ vorliegt.

Während die Skalierung der Risikovariablen lediglich eine Indexierung darstellt, bedeutet die Skalierung des Risikofaktors, daß sowohl die Ordinalität als auch eine gewisse Metrik des Risikofaktors erzwungen wird.

Die Modellierung der a-posteriori Wahrscheinlichkeit $p_i(x)$ erfolgt mit Hilfe der logistischen Regression:

$$(1) \qquad p_i(x) \,/\, p_{i+1}(x) = \exp(\, t_i*(a_i - x) \,) = g_i(x) \qquad \text{für } i{=}0,1$$

Die gesuchten a-posteriori Wahrscheinlichkeiten ergeben sich als
$p_0(x) = g_0(x)*g_1(x)/G(x)$, $p_1(x) = g_1(x)/G(x)$ und $p_2(x) = 1/G(x)$,
mit $G(x)=1+g_0(x)+g_0(x)*g_1(x)$.

Folgende Risiko-Angaben können modelliert werden: Risiko des Exponierten $p_i(x)$, Risiko des Nicht-Exponierten $p_i(x^*)$, relatives Risiko $p_i(x)/p_i(x^*)$ und zuschreibbares Risiko $p_i(x)-p_i(x^*)$. Ferner ist durch (1) das approximierte relative Risiko (odds ratio, relative chance) definiert: $\exp(t_i(x-x^*))$.

Die Parametrisierung in (1) unterscheidet sich erheblich von der gewohnten Darstellung des logistischen Modells. Um die Indexierung $Y{=}i$ eindeutig zu machen, nehmen wir o.B.d.A. an, daß gilt $a_0 < a_1$. Das Modell (1) bietet den Vorteil, daß die die Modellparameter die Definition und Analyse folgender Eigenschaften gestatten:

## Ordinalität der Risikovariablen

Eine Risikovariable heiße ordinal, falls stochastische Ordnung besteht, d.h.

aus $x^* < x$ folgt $pr(Y\geq i:x^*) \leq pr(Y\geq i:x)$ für $i=0,1,2$     (positive Ordnung)

Falls gilt $t_0 * t_1 > 0$, sind die Kategorien der Risikovariablen ordinal, und zwar besteht positive Ordnung für $t_0 > 0$ und $t_1 > 0$, während für $t_0 < 0$ und $t_1 < 0$ negative stochastische Ordnung vorliegt. Die Risikovariable ist nominal, falls $t_0 * t_1 < 0$ gilt.

## Unterscheidbarkeit der Risikovariablen

Zwei Kategorien $Y=0$ und $Y=1$ heißen nicht unterscheidbar, falls gilt

$p_0(x) = p_1(x)$ für alle $x=0,1,2$.

Falls $t_0 * t_1 = 0$ gilt, sind die Kategorien nicht unterscheidbar. Aus $t_0=0$ folgt, daß die Kategorien $Y=0$ und $Y=1$ nicht unterscheidbar sind und aus $t_1=0$ folgt, daß die Kategorien $Y=1$ und $Y=2$ nicht unterscheidbar sind und somit zusammengefaßt werden können.

## Zuordbarkeit

Expositions- und Risiko-Kategorien heißen zuordbar, falls die i-te Expositions-Kategorie die a-posteriori Wahrscheinlichkeit für die i-te Risiko-Kategorie maximiert, d.h.

wenn $x=i$, dann $p_i(x) \geq p_k(x)$ für $k=0,1,2$ und $i \neq k$.

Falls gilt $0 < a_0 < 1 < a_1 < 2$, besteht Zuordbarkeit, wobei 0,1 und 2 die Ausprägungen des Risikofaktors sind.

## 3. Ergebnis von Modell (1)

Die Schätzung der Modellparameter erfolgt mit Hilfe der Maximum-Likelihood-Methode. Sei $x_{ij}$ die Exposition des j-ten Probanden $(j=1,..,n_i)$ in der i-ten Kategorie $(i=0,1,2)$, dann lautet die Log-Likelihood-Funktion

$$l(\mathbf{a},\mathbf{t}) = \sum_{i=0}^{2}\sum_{j=1}^{n_i} \ln(p_i(x_{ij})) \; ,$$

die in bezug auf die Parametervektoren $\mathbf{a}=(a_0,a_1)^T$ und $\mathbf{t}=(t_0,t_1)^T$ maximiert wird.

Als Ergebnis erhalten wir eine Log-Likelihood von $l_1 = -684.8$ bei 4 Modell-Parametern sowie die Schätzung der Modellparameter, einschließlich ihrer asymptotischen Standardabweichung:

$t_0 = 1.01 \pm 0.14$, $t_1=0.17 \pm 0.13$, $a_0 = 0.97 \pm 0.12$ und $a_1 = 1.13 \pm 0.70$.

Daraus ergibt sich, daß die Eigenschaften der Ordinalität, der Unterscheidbarkeit und der Zuordbarkeit für die Parameterschätzungen formal erfüllt sind, jedoch ist an den Standardabweichungen ersichtlich, daß die Hypothese $a_o = a_1$ und $t_1 = 0$ nicht abgelehnt werden kann, d.h. die Kategorien X=1 und X=2 sind nicht zuordbar und die Kategorien Y=1 und Y=2 sind nicht unterscheidbar. Für diese Tests ist auch der Likelihood-Ratio-Test anwendbar. Das Ergebnis bedeutet, daß man ohne Informationsverlust die Kategorien 'mittel' und 'schwer' zusammenfassen könnte.

Die Erwartungswerte für das Modell (1) ergeben sich als

| Exposition | Risiko | | | |
|---|---|---|---|---|
| Hypertonie | Komplikation | | | |
| | keine | mittel | schwer | Summe |
| keine | 284.3 | 106.6 | 88.1 | 479 |
| | 59.4% | 22.2% | 18.4% | 100% |
| mittel | 37.5 | 38.7 | 37.8 | 114 |
| | 32.9% | 33.9% | 33.2% | 100% |
| schwer | 14.2 | 40.7 | 47.1 | 102 |
| | 14.0% | 39.8% | 46.2% | 100% |
| Summe | 336 | 186 | 173 | 695 |

Ein $x^2$-Anpassungstest an die Originaldaten ergibt $x^2 = 3.55$ mit df = 2 Freiheitsgraden und einem p-Wert von p = 0.17. Die Hypothese der Adäquatheit des Modells (1) kann also nicht abgelehnt werden, obgleich eine feste Skalierung des Risikofaktors vorgegeben war.

Aus den Erwartungswerten hergeleitete Risiko-Angaben wären z.B.

Schweres Risiko bei Schwer-Exponierten $p_2(2) = 46.2\%$

Schweres Risiko bei Nicht-Exponierten $p_2(0) = 18.4\%$

Relatives Risiko $p_2(2)/p_2(0) = 2.51$

Zuschreibbares Risiko $p_2(2)-p_2(0) = 27.8\%$

Appr. relatives Risiko $\exp(\,(t_o+t_1)*(2-0)\,) = 10.59$

Das approximierte relative Risiko würde mit dem relativen Risiko übereinstimmen, falls das Risiko unter Exposition $p_2(2)$ gering wäre.

## 4. Ordinalität des Risikofaktors

Wir nehmen nun an, daß die Kategorien der Exposition nominal sind und definieren die Exposition durch zwei binäre Variable.

Risiko Y=0,1,2                    Exposition  X=$(X_1,X_2)$
Komplikation                      Hypertonie
0 = 'keine '                      – keine    $X_1=0$ und $X_2=0$
1 = 'mittel'                      – mittel   $X_1=1$ und $X_2=0$
2 = 'schwer'                      – schwer   $X_1=0$ und $X_2=1$

Das saturierte logistische Regressionsmodell für den nominalen Zusammenhang lautet:

$$(2) \quad p_i(x)/p_{i+1}(x) = \exp(\, t_i*(a_i - x_1 - b_i*x_2)\, ) \text{ für } i=0,1$$

und enthält 6 Modellparameter. Falls eine ordinale Exposition vorliegt, gilt folgendes ordinale logistische Regressionsmodell mit 5 Modellparametern:

$$(3) \quad p_i(x)/p_{i+1}(x) = \exp(\, t_i*(a_i - x_1 - b*x_2)\, ) \text{ für } i=0,1$$

Es wird wiederum eine spezifische Parametrisierung verwendet und zur Modell-Identifizierung o.B.d.A. $a_0 < a_1$ vorausgesetzt.

**Ordinalität des Risikofaktors**

Die Modelle (2) und (3) stimmen überein, falls für die Regressoren $b_0$ und $b_1$ in Modell (2) gilt $b_0 = b_1$. In diesem Falle ist der Risikofaktor ordinal.

**Unterscheidbarkeit des Risikofaktors**

Die Kategorien X = 'keine' und X = 'mittel' heißen nicht unterscheidbar, falls gilt

$\quad$ pr(Y=i:'keine') = pr(Y=i:'mittel') für alle i = 0,1,2

Falls eine ordinale Expositionsvariable vorliegt (Modell 3), sind die Kategorien für b = 0 und b = 1 nicht unterscheidbar. Im ersten Fall besteht kein Unterschied zwischen der Exposition 'keine' und 'mittel'. Im zweiten Fall besteht kein Unterschied zwischen der Exposition 'mittel' und 'schwer'.

**Künftige Skalierung des Risikofaktors**

Falls die Expositions-Kategorien ordinal und unterscheidbar sind, (und falls o.B.d.A. b > 1), kann folgende Skalierung verwendet werden

$\qquad\qquad\qquad$ Exposition X = 0,1,b
$\qquad\qquad\qquad$ Hypertonie
$\qquad\qquad\qquad$ 0 = 'keine '
$\qquad\qquad\qquad$ 1 = 'mittel'
$\qquad\qquad\qquad$ b = 'schwer'

**Zuordbarkeit des Risikofaktors**

Die Expositions-Kategorien sind zuordbar, falls gilt $0 < a_0 < 1 < a_1 < b$.

<u>**5. Ergebnisse der Modelle (2) und (3)**</u>

Die Maximum-Likelihood-Methode ergibt für Modell (2):

$$p_0(x)/p_1(x) = \exp(1.34*(0.75 - x_1 - 1.32*x_2))$$
$$p_1(x)/p_2(x) = \exp(0.20*(0.99 - x_1 - 1.72*x_2))$$

mit einer Log-Likelihood von $l_2 = -683.04$ bei 6 Parametern.

Für Modell (3) ist die Log-Likelihood $l_3 = -683.06$ bei 5 Parametern und es gilt

$$t_0 = 1.32 \pm 0.23, \quad t_1 = 0.24 \pm 0.18, \quad a_0 = 0.76 \pm 0.12, \quad a_1 = 0.86 \pm 0.51,$$

und $b = 1.36 \pm 0.27$

Die Dimensions-Reduktion wird mit Hilfe des Likelihood-Ratio-Testes geprüft. Es folgt $x^2 = 2*(l_2 - l_3) = 0.04$ mit $df = 1$ einem Freiheitsgrad und einem p-wert von $p = 0.84$. Die Hypothese $H_0$: $b_0 = b_1$ kann also nicht abgelehnt werden, d.h. man kann von dem ordinalen Modell (3) ausgehen.

Für die Parameterschätzungen gilt: Ordinalität und Unterscheidbarkeit der Risiko-variablen, keine Zuordbarkeit des Risikofaktors, Ordinalität und Unterscheidbarkeit des Risikofaktors. Jedoch erkennt man an den Standardadweichungen bzw. mit einem Likelihood-Ratio-Test, daß die Hypothesen $t_1 = 0$, $a_0 = a_1$ und $b = 1$ nicht abgelehnt werden können.

Die Erwartungswerte für Modell (3) lauten:

| Exposition<br>Hypertonie | Risiko<br>Komplikation | | | |
|---|---|---|---|---|
| | keine | mittel | schwer | Summe |
| keine | 288.0 | 105.2 | 85.8 | 479 |
| | 60.1% | 22.0% | 17.9% | 100% |
| mittel | 30.1 | 41.3 | 42.6 | 114 |
| | 26.4% | 36.2% | 37.4% | 100% |
| schwer | 17.9 | 39.5 | 44.6 | 102 |
| | 17.5% | 38.8% | 43.7% | 100% |
| Summe | 336 | 186 | 173 | 695 |
| | 48% | 27% | 25% | 100% |

Der Test auf Modell-Anpassung ergibt $x^2 = 0.14$ mit $df = 1$ einem Freiheitsgrad und einem p-Wert von $p = 0.71$. Modell (3) ergibt mit 5 Parametern formal eine bessere Anpassung als Modell (1), allerdings sind die Modelle nicht vergleichbar.

## 6. Einfluß des Confounders

Wir betrachten nun den Einfluß des Confounders 'Alter' auf den Zusammenhang zwischen Hypertonie und Komplikation.

| Risiko Y=0,1,2 | Exposition | Confounder |
|---|---|---|
| Komplikation | Hypertonie $X_1$=0,1,2 | Alter $X_2$=0,1 |
| 0 = 'keine ' | 0 = 'keine ' | 0 = 'jünger als 50 Jahre' |
| 1 = 'mittel' | 1 = 'mittel' | 1 = 'mindestens 50 Jahre' |
| 2 = 'schwer' | 2 = 'schwer' | |

Das ordinale logistische Regressionsmodell wird verwendet:

$$(4)\quad p_i(x)/p_{i+1}(x) = \exp(t_i*(a_i - x_1 - b*x_2)) \quad \text{für } i=0,1$$

In diesem Regressionsansatz ist, im Gegensatz zu den üblichen Darstellungen der logistischen Regression, der Risikofaktor formal von dem Confounder unterscheidbar.

### Prüfung des Alters-Effektes

Es können folgende Hypothesen formuliert und getestet werden.

- kein Alters-Effekt:     $b = 0$
- Alters-Effekt gleich Hypertonie-Effekt:   $b = 1$

### Zuordbarkeit der Gesamt-Exposition

Man kann den Risikfaktor und den Confounder formal zu einem Score zusammenfassen (latente Variable): $z = x_1 + b*x_2$ und folgende ordinale Skalierung der Gesamt-Exposition vornehmen:

'keine' ( $z \leq a_0$ ), 'mittel' ($a_0 < z \leq a_1$ ) und 'schwer' ( $a_1 < z$ ).

Bei ordinaler Risiko-Variabler ist die Gesamt-Exposition dem Risiko zuordbar, falls $a_0 < a_1$ und falls mindestens eine Ausprägung der latenten Variablen in jedes Intervall fällt.

Als Ergebnis von Modell (4) erhalten wir eine Log-Likelihood von $l_4 = -666.2$ bei 5 Modellparametern und es ergeben sich folgende Parameterschätzer und Standardabweichungen:

$t_0 = 0.82 \pm 0.14$, $t_1 = 0.12 \pm 0.10$, $a_0 = 1.82 \pm 0.30$, $a_1 = 2.20 \pm 1.02$ und

$b = 1.19 \pm 0.30$

Es folgt, daß die Hypothese $b = 0$ abgelehnt werden muß, während die Hypothese $b = 1$ nicht abgelehnt werden kann, sodaß man davon ausgehen kann, daß der Alters-Effekt von der gleichen Größenordnung ist, wie der Hypertonie-Effekt.

Vergleicht man die Modelle (1) und (4) mit Hilfe eines Likelihood-Ratio-Testes, dann folgt $x^2 = 2*(l_4 - l_1) = 37.20$ mit $df = 1$ einem Freiheitsgrad und einem p-Wert von $p < 0.000001$. Also ist Modell (4) zu bevorzugen.

Zusammenfassend kann festgestellt werden, daß die im Titel aufgeworfene Frage, ob Hypertonie ein Operationsrisiko sei, positiv zu beantworten ist. Allerdings muß hinzugefügt werden, daß das Alter ebenfalls ein Operationsrisiko, und zwar von der gleichen Größenordnung, ist.

**Literatur**


J.A.Anderson (1984): Regression and Ordered Categorical Variables
    J.R.Statis.Soc. B46,1,1-30
U.Feldmann,H.P.Osswald,H.Johann (1984): Einsatz der logistischen Diskriminanz-
    analyse zur Prognostik perioperativer Komplikationen mit ordinaler
    Risikoskalierung.
    Medizinische Informatik und Statistik 50,268-280
U.Feldmann,H.P.Osswald,H.Lutz (1985): Computer aided methods to predict
    perioperative risks.
    In: Computer in critical care and pulmonary medicine (H.P.Osswald ed.)
    Springer, Berlin 162-183
U.Feldmann (1985): Evaluation of ordinal regression and discrimination models in
    medical prognostics.
    In: Medical decision making, diagnostic strategies and expert systems (J.Bemmel
    ed.)
    North Holland, Amsterdam, 236-240

# STATISTISCHE METHODEN ZUR BEWERTUNG DER LEBENSQUALITÄT BEI PRÄVENTIONS- UND NACHSORGEMASSNAHMEN.

## Knut M. Wittkowski

Institut für Medizinische Biometrie der Eberhard-Karls-Universität
Westbahnhofstr. 55,   D-7400 Tübingen


## 1. Einleitung

Therapieformen, die die Lebensqualität beeinträchtigen, wirken sich vor allem bei Präventions- und Nachsorgemaßnahmen negativ auf die Compliance aus. Um die Compliance zu verbessern und damit die gewünschte Reduktion der Inzidenz zu erzielen, müssen auch die Auswirkungen auf die Lebensqualität der Patienten bei der Auswahl eines Medikamentes berücksichtigt werden.

Studien zur Lebensqualität stellen besondere Anforderungen an die Methodik der Auswertung:

1) Im Gegensatz zu Therapiestudien, bei denen Erfolge meist kurzfristig meßbar sind, müssen Studien zur Lebensqualität langfristig angelegt werden.

2) Da sich "Lebensqualität" nicht anhand einer Intervall- oder Absolutskala quantifizieren läßt, wird die subjektive Bewertung von Veränderungen der Lebensqualität unter der Therapie anhand weniger Ausprägungen einer Ordinalskala angegeben.

3) Die Beurteilung der Lebensqualität durch den Patienten hängt von einer Vielzahl sozialer und medizinischer Variablen ab.

Die Konsequenzen, die sich aus diesen Anforderungen ergeben, werden im folgenden am Beispiel der Croog-Studie (Croog et al. 1986a/b) diskutiert. In dieser Studie wurden an männlichen Hypertonikern unterschiedlicher sozialer Schichten und unterschiedlicher Erfahrungen mit anderen Medikamenten die Auswirkungen von Captopril ($C$), Methyldopa ($M$) und Propranolol ($P$) auf die Lebensqualität untersucht. Von 619 Patienten konnten 485 (78%) über sechs Monaten beobachtet werden. Zu Beginn und am Ende dieses Zeitraumes wurde u.a. das allgemeine Wohlbefinden anhand von Fragebogen bewertet. Die Veränderungen unter der Therapie wurden als "Verbesserung" ($+1$), "Unverändertheit" ($\pm 0$) oder "Verschlechterung" ($-1$) klassiert.

## 2. Statistische Auswertungsverfahren für ordinale Daten

Bei ordinalen Daten ist es nicht möglich, beobachtete Veränderungen entsprechend ihrer klinischen Relevanz zu quantifizieren. Varianzanalytische Methoden (z.B. t-Tests) scheiden deshalb bei der Auswertung von Daten zur Lebensqualität aus. Auch die in der Literatur häufig verwendeten Chi-Quadrat-Unabhängigkeits-Tests entsprechen hier offensichtlich nicht der medizinischen Fragestellung. Gegenüber den besser geeigneten Rangtests (z.B. Kruskal-Wallis-Test) können sich sowohl falsch negative als auch falsch positive Resultate ergeben, d.h. entweder werden relevante Unterschiede nicht erkannt oder man erhält "signifikante" Ergebnisse, die sich bei einer korrekten Auswertung als Artefakte herausstellen (vgl. dazu Wittkowski 1987).

## 3. Gewährleistung der Vergleichbarkeit von Antworten

Die Bewertung der Lebensqualität ist nur bei Patienten mit gleicher sozialer Schicht und Prämedikation vergleichbar. Akademiker (*Aka*) und Angestellte mit leitender Funktion (*Ltd*) ohne Prämedikation könnten bereits geringere negative Auswirkungen auf die Lebensqualität kritisieren, während Büroangestellte (*Ang*) und Arbeiter (*Arb*) eine stärkere zentrale Tendenz zeigen. Nur selten lassen sich die Patienten hinsichtlich aller relevanten demographischen und klinischen Variablen gleichmäßig auf die Behandlungsgruppen verteilen. Eine geschichtete Auswertung kann zeigen, ob sich die beobachteten Ergebnisse auch bei Berücksichtigung dieser Störeinflüsse bestätigen oder auf einen Bias wegen unzureichender Randomisierung zurückzuführen sind. In Kapitel 5 werden mögliche Auswirkungen einer Schichtung auf das Versuchsergebnis am Beispiel der Croog-Studie demonstriert.

## 4. Strategien zur Behandlung fehlender Daten

Bei Langzeitbeobachtungen muß man häufiger als bei Studien mit kurzer Beobachtungszeit mit fehlenden Daten rechnen. Dabei können Patienten einerseits aus Gründen ausscheiden, die von der Behandlung (vermutlich) unabhängig sind ("drop-outs"). Andererseits können Patienten die Studie aus Gründen abbrechen, die mit der Behandlung zusammenhängen (z.B. wegen zu starker Nebenwirkungen). Diese beiden Ursachen für "fehlende Daten" müssen wegen ihrer unterschiedlichen medizinischen Bedeutung unterschiedlich behandelt werden. Drop-outs

( − ) brauchen bei ungeschichteten Auswertungen nicht gesondert berücksichtigt zu werden. Den Patienten, die die Studie wegen starker Nebenwirkungen abgebrochen haben, müssen dagegen besonders negative Merkmalsausprägungen (-2) zugewiesen werden. Diese Patienten mit den "drop-outs" gleichzustellen, kann zu einer Verfälschung der Untersuchungsergebnisse führen (vgl. Wittkowski 1988).

Bei stratifizierten Studien hängt das Ergebnis zusätzlich davon ab, ob die Anzahl $M_i$ von Beobachtungen (ohne drop-outs) im $i$-ten Block der Größe der entsprechenden Teilpopulation in der Grundgesamtheit entspricht. Der Anteil der drop-outs könnte z.B. ebenso wie die subjektive Bewertung der Lebensqualität vom sozialen Status und von der Prämedikation abhängen. In diesem Fall wären einige Teilpopulationen unterrepräsentiert, so daß die Blöcke geeignet gewichtet werden müssen. In Wittkowski (1988) werden verschiedene in der Literatur vorgeschlagene Wichtungen diskutiert. Es wird nachgewiesen, daß Faktoren $(M_i+1)/(m_i+1)$ als Gewichte für die Blöche zu konsistenten Ergebnissen führen, wenn $m_i$ die Größe eines zur $i$-ten Teilpopulation proportionalen Blocks bezeichnet.


## 5. Beispiel

Für die in Tab. 1 angegebenen Daten über die beobachtete Veränderung ergibt der (unbedingte) Kruskal-Wallis-Test ohne Berücksichtigung der 83 Patienten, die die Studie wegen Nebenwirkungen abgebrochen haben, einen p-Wert von .008 und mit Berücksichtigung dieser Patienten einen p-Wert von .001 . Um Verfälschungen des Ergebnisses durch eine unterschiedliche Verteilung der sozialen Schichten und Prämedikationen zu vermeiden, müssen die Beobachtungen (incl. drop-outs) den einzelnen Teil-Populationen zugeordnet werden. Da hinreichend

**Tab. 1:** **Verteilung demographischer und klinischer Variablen, Veränderungen in der Bewertung der Lebensqualität**

| *Therapie* | *Beruf* | | | | *Prämedikationen* | | | *Veränderung* | | | | |
|---|---|---|---|---|---|---|---|---|---|---|---|---|
| | Aka | Ltd | Ang | Arb | 0 | 1-2 | 3 | +1 | ±0 | -1 | -2 | − |
| *Captopril* | 68 | 48 | 27 | 55 | 45 | 127 | 26 | 93 | 32 | 56 | 17 | 14 |
| *Methyldopa* | 50 | 57 | 27 | 48 | 49 | 117 | 16 | 56 | 14 | 73 | 39 | 15 |
| *Propranolol* | 46 | 53 | 39 | 50 | 54 | 117 | 17 | 63 | 25 | 73 | 27 | 22 |
| p (KW-Test) | .395 | | | | .184 | | | .008 / .001 | | | | |

detaillierte Daten zur Croog-Studie auch auf Anfrage nicht zu erhalten waren, wird die Bedeutung einer Schichtung im folgenden anhand zweier fiktiver Verteilungen von Drop-outs und Störgrößen auf der Basis der a.a.O. angegebenen Daten (Tab. 1) untersucht. Bei einer ungünstigen Verteilung der Störgrößen braucht das Ergebnis noch nicht einmal zum .01-Niveau signifikant zu sein ! Bei einer günstigen Verteilung der Störgrößen erhält man dagegen noch "signifikantere" Ergebnisse als bei der ungeschichteten Auswertung.


## 6. Zusammenfassung

Bei der Auswertung von Studien zur Bewertung der Lebensqualität bei Präventions- und Nachsorgemaßnahmen wird man mit einer Reihe von Problemen konfrontiert, die sich aus ordinalen Beobachtungen, langen Beobachtungszeiträumen und vielfältigen Störgrößen ergeben. Dabei sollten Testverfahren primär danach ausgewählt werden, ob eine tendenziell überlegene Therapie ausgewählt werden soll oder z.B. die Frage unterschiedlicher Wirkungsprinzipien im Vordergrund steht. Unabhängig von dem gewählten Testverfahren (Rang- oder Unabhängigkeitstest) muß der Grund für das Ausscheiden bei der Behandlung der fehlenden Beobachtungen berücksichtigt werden. Die Annahme, bei "nicht-signifikanten" Unterschieden in den Störgrößen sei eine Blockbildung überflüssig, basiert auf einem Mißverständnis in der Bedeutung statistischer Tests. Das Beispiel zeigt, daß sogar Störgrößen mit p-Werten über 15% einen deutlichen Einfluß auf die Ergebnisse haben können. Da diese Entscheidungen auch von der aktuellen klinischen Fragestellung des Lesers einer Studie abhängen können, sollten nicht nur summarische Testergebnisse veröffentlicht werden. Auch die Originaldaten müssen zumindest auf Anfrage dem interessierten Leser zugänglich gemacht werden.


## Literaturverzeichnis

Croog SH, Levine S, Testa MA, Brown B, Bulpitt CH, Jenkins CD, Klerman GL, Williams GH (1986a/b)
  The effects of antihypertensive therapie on the quality of life. *New Engl J Med* **314**:1657-1664 / Auswirkungen antihypertensiver Therapie auf die Lebensqualität. *Münch med Wschr* **128**:616-624
Wittkowski (1987)
  Interpretation von Daten über die Auswirkungen antihypertensiver Therapie auf die Lebensqualität. *23. Wissenschaftl. Jahrestagung der Dt. Ges. für Sozialmedizin, Augsburg, 09.-12.09.87*
Wittkowski KM (1988)
  Small sample properties of rank tests for incomplete unbalanced designs. *Biometrical Journal* (im Druck)

VERGLEICH MEHRERER NEUERER ANSÄTZE ZUR BEHANDLUNG VON
RESIDUALEFFEKTEN IN CROSSOVER-STUDIEN

G. Kemmler
Institut für Biostatistik
Innsbruck

## 1. Einleitung

Beim Vergleich von zwei Therapien A und B zur Behandlung chronischer Krankheiten wird
als Versuchsplan häufig ein 2x2-Crossover-Design (CO-Design) verwendet. Die Vor- und
Nachteile dieses Designs gegenüber dem Parallelgruppendesign werden z. B. von Brown
(1980) ausführlich erörtert.

Ein Hauptproblem beim CO-Versuch stellen Residualeffekte dar, also ein Nachwirken
der zuerst gegebenen Behandlung in der zweiten Behandlungsperiode. Für eine unverzerrte Schätzung des Behandlungseffekts sind dann nur noch die Daten der ersten
Periode verwertbar, was die Idee des CO ad absurdum führt. In einigen grundlegenden
Arbeiten, z. B. Hills und Armitage (1979), wird daher geraten, immer dann, wenn ein
möglicher Residualeffekt nicht vor Versuchsbeginn ausgeschlossen werden kann, ein
Parallelgruppendesign und kein CO zu verwenden. Zu diesem eventuell zu vorsichtigen
Vorgehen sind in der biometrischen Literatur der letzten Jahre zwei Alternativen
vorgeschlagen worden: "verzerrte Schätzung des Behandlungseffekts" (Willan und Pater,
1986) und Verwendung von Designs mit mehr als zwei Perioden (u. a. Kershner und
Federer, 1981).

Ziel des Vortrags ist es, diese drei Strategien in bezug auf die Präzision, mit der
sich jeweils der Behandlungseffekt schätzen läßt, zu vergleichen.

## 2. Das Modell

Wir wollen von einem allgemeinen CO-Design mit n Patienten und p Perioden ausgehen.
In der j-ten Periode erhält der i-te Patient die Behandlung $t(i,j) \in \{1,2\}$. Die Ziel-
variable, ermittelt am i-ten Patienten in der j-ten Periode, sei mit $y_{ij}$ bezeichnet.
Dann lautet die Modellgleichung

$$y_{ij} = \mu + \pi_j + \varphi_{t(i,j)} + \lambda_{t(i,j-1)} + x_i + (x \cdot \varphi)_{i\,t(i,j)} + e_{ij} \ . \qquad (2.1)$$

Dabei ist $\mu$ das allgemeine Mittel, $\pi_j$ der Periodeneffekt, $\varphi_{t(i,j)}$ der Behandlungs- und
$\lambda_{t(i,j-1)}$ der Residualeffekt, $x_i$ der zufällige Patienteneffekt, $(x \cdot \varphi)_{i\,t(i,j)}$ die zufällige Wechselwirkung zwischen Patient und Behandlung und $e_{ij}$ der Versuchsfehler. Zur
Vereinfachung setzen wir $\varphi := \varphi_2 - \varphi_1$ ("Behandlungseffekt") und $\lambda := \lambda_2 - \lambda_1$ ("Residualeffekt").

Die angegebenen Haupteffekte sind die in der Literatur üblichen. Die zusätzlich aufgenommene Wechselwirkung Patient x Behandlung kommt vermutlich in den meisten

Therapiestudien vor – der Behandlungseffekt wird vom einen zum anderen Patienten
variieren. Während man diese Wechselwirkung bei Parallelgruppendesigns ignorieren
kann – sie wird einfach dem "Fehler" zugeschlagen –, sollte sie beim Vergleich von
CO-Designs mit unterschiedlichen Periodenzahlen berücksichtigt werden. Andernfalls
wird die Effektivität von Designs mit vielen Perioden überschätzt (vgl. 5).
Die drei zufälligen Modellterme $x_i$, $(x \cdot \varphi)_{i\ t(i,j)}$ und $e_{ij}$ sollen voneinander unabhängig sein und unabhängig identisch normalverteilt mit Erwartungswert 0 und
Varianzen $\sigma_x^2, \sigma_{x\varphi}^2$ und $\sigma_e^2$ .


## 3. Vorgehensweisen bei nicht auszuschließendem Residualeffekt

Die in §1 vorgestellten "Strategien" sollen nun genauer erläutert werden.

Strategie 1: Sofern vor Versuchsbeginn die Existenz eines Residualeffekts nicht
ausgeschlossen werden kann, wähle stets ein Parallelgruppendesign.

Strategie 2: Sofern bekannt ist, daß ein etwaiger Residualeffekt in dieselbe
Richtung zeigt wie der Behandlungseffekt, wähle ein 2x2-Design (je n/2 Patienten
erhalten die Behandlungssequenzen AB bzw. BA) und ignoriere bei der Auswertung einen
möglichen Residualeffekt.

Strategie 2 impliziert, daß man den Schätzer

$$\hat{\varphi} = (1/n) \ \left( \sum_B y_{ij} - \sum_A y_{ij} \right)$$

verwendet und einen Bias der Größe $E(\hat{\varphi}) - \varphi = - \lambda/2$ in Kauf nimmt. Auf einen Test von
$H_0 : \varphi = 0$, $H_1 : \varphi \neq 0$ hat das folgenden Einfluß. Haben $\varphi$ und $\lambda$ ungleiches Vorzeichen,
wird der Test antikonservativ, haben sie gleiches Vorzeichen, d. h. hat die Behandlung
mit der stärkeren Wirkung auch die stärkere Nachwirkung, so ist der Test konservativ.
Willan und Pater (1986) haben gezeigt, daß im letzteren Fall das 2x2-Design meist dem
Parallelgruppendesign überlegen ist: Solange $\lambda$ deutlich kleiner ist als $\varphi$ , führt das
2x2-Design zu einem Test mit größerer Power.

Strategie 3: Wähle ein geeignetes Design mit 3 Perioden (der Fall p > 3 Perioden soll
hier nicht behandelt werden).
Unter den vielen möglichen Designs mit drei Perioden wählen wir dasjenige, für das
Var $(\hat{\varphi})$ minimal wird (vgl. Laska et al., 1983):

|              | Perioden |   |   |
| ------------ | -------- | - | - |
| n/2 Patienten | A | B | B |
| n/2 Patienten | B | A | A |

Der zugehörige beste lineare unverzerrte (BLU)Schätzer $\hat{\varphi}$ ist gegeben durch

$$1/4 * \begin{pmatrix} -2 & 1 & 1 \\ 2 & -1 & -1 \end{pmatrix}$$

wobei die Matrixelemente für die Koeffizienten stehen, mit denen die Mittelwerte
der entsprechenden Kästchen zu multiplizieren sind. Der Vorteil dieses Designs gegenüber dem 2x2-Design liegt darin, daß $\varphi$ unter Verwendung der Daten aller Perioden un-
verzerrt geschätzt werden kann.


## 4. Kriterium zum Vergleich der Designs

Als Vergleichskriterium für die drei Designs wählen wir die Kosten, die benötigt
werden, um eine gewisse Präzision von $\hat{\varphi}$ zu erzielen. Genauer wählen wir das Produkt

$$K_p = k_p * n_p \qquad (p = 1,2,3),$$

wobei p die Nummer des Designs und gleichzeitig die Anzahl der Perioden bezeichnet,
$k_p$ die Kosten pro Patient und $n_p$ die Patientenzahl, die zur Erreichung eines vorgegebenen "mean squared error", MSE $(\hat{\varphi})$ = c, benötigt wird.
Für den MSE, also $E((\hat{\varphi}-\varphi)^2)$, erhalten wir mittels (2.1) nacheinander für die drei
Designs

$$\text{MSE } (\hat{\varphi}_1) = (4\sigma_x^2 + 4\sigma_{xy}^2 + 4\sigma_e^2)/n = \qquad A_1/n \qquad\qquad (4.1)$$

$$\text{MSE } (\hat{\varphi}_2) = (2\sigma_{xy}^2 + 2\sigma_e^2)/n + \lambda^2/4 \qquad\qquad (4.2)$$

$$\text{MSE } (\hat{\varphi}_3) = (2\sigma_{xy}^2 + 1.5\sigma_e^2)/n = A_3/n. \qquad\qquad (4.3)$$

Um (4.2) in die Form $A_2/n$ zu bringen und damit (4.1) bis (4.3) vergleichbarer zu machen,
legen wir $n_2$ fest: Es soll vom Versuchsansteller so gewählt worden sein, daß bei vorgegebenem $\alpha$-Fehler und vorgegebenem relevanten Behandlungsunterschied $\varphi_0$ eine Power von
$1-\beta$ für einen zweiseitigen Test auf Behandlungsunterschiede erreicht wird. Dann können
wir

$$\text{MSE } (\hat{\varphi}_2) = (\sigma_{xy}^2 + \sigma_e^2) \; (2 + 0.5*(Z_{\alpha/2} + Z_\beta)^2 \; (\lambda/\varphi_0)^2) \; / \; n = \qquad A_2/n$$

schreiben, wobei $Z_\gamma$ das obere $\gamma$-Quantil der N(0,1)-Verteilung ist. Zur Vereinfachung
sei im folgenden stets $\alpha$ = 0.05 und $\beta$ = 0.2. Für die Patientenzahlen gilt nun die
einfache Beziehung $n_1 : n_2 : n_3 = A_1 : A_2 : A_3$ .
Für die Kosten je Patient machen wir, Brown (1980) folgend, den Ansatz

$$k_p = c_1 + p\,c_2 \qquad\qquad (4.4)$$

wobei $c_1$ die Rekrutierungskosten und $c_2$ jede Periode erneut anfallende Untersuchungs-
kosten sind.

## 5. Vergleich der Strategien

Wir wollen zunächst die zweite und die dritte Strategie (2 bzw. 3 Perioden) anhand der Kosten $K_2$ und $K_3$ miteinander vergleichen. Das Verhältnis von $K_2$ und $K_3$ hängt vom Kostenverhältnis $c_2/c_1$ , vom Varianzverhältnis $\sigma^2_{xy}/\sigma^2_e$ und von der relativen Größe des Residualeffekts, $\lambda/\wp_0$ , ab. Die typische Situation ist in Abb. 1 wiedergegeben. Während die Kosten $K_3$ immer in dem durch --- abgegrenzten Streifen liegen, nimmt $K_2$ zwar für kleine $\lambda/\wp_0$ kleine Werte an, steigt aber unbeschränkt für wachsende $\lambda/\wp_0$ .

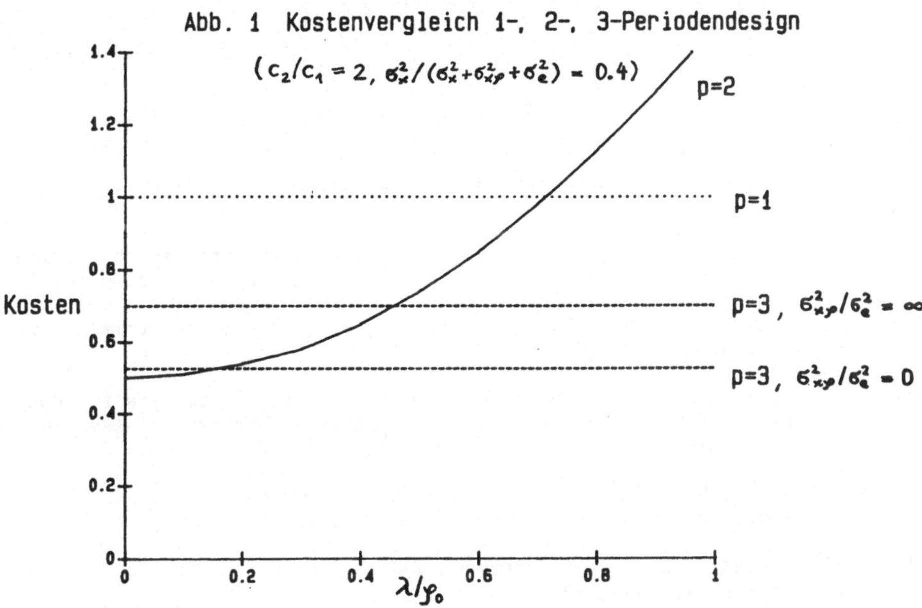



Ein etwas detaillierterer Vergleich (Tabelle 1) zeigt, daß das minimale $\lambda/\wp_0$ , für das das 3-Perioden-Design kostengünstiger als das 2x2-Design ist, meist zwischen 0.2 und 0.4 liegen dürfte und damit in einer Größenordnung, die der von Grizzle (1965) angegebene Test auf Existenz eines Residualeffekts i.a nicht entdecken kann ($\beta < 0.2$ !). Nun sei noch das 3-Perioden-Design mit dem Parallelgruppendesign verglichen. Sofern $\sigma^2_{xy} < \sigma^2_x$ ist, ist das 3-Perioden-Design stets preiswerter, falls nur $\varrho (= \sigma^2_x/(\sigma^2_x + \sigma^2_{xy} + \sigma^2_e))$ $> 1/6$ ist. Dies dürfte meistens erfüllt sein.

| $\sigma^2_{xy}/\sigma^2_e$ $c_2/c_1$ | 0 | 0.5 | 1 | 2 | $\infty$ |
|---|---|---|---|---|---|
| $\infty$ | 0.25 | 0.36 | 0.40 | 0.44 | 0.50 |
| 3 | 0.19 | 0.31 | 0.36 | 0.40 | 0.47 |
| 1 | 0.00 | 0.24 | 0.29 | 0.34 | 0.41 |
| 0 | 0.00 | 0.00 | 0.00 | 0.00 | 0.00 |

Tabelle 1

minimales $\lambda/\wp_0$ , für das das 3-Perioden-Design preisgünstiger als das 2-Perioden-Design ist

Zusammenfassend läßt sich, Modell (2.1) als adäquat vorausgesetzt, feststellen: Ist
vor Beginn einer Studie ungewiß, ob ein Residualeffekt auftreten kann und wie groß
er sein könnte, erscheint es ratsam, ein CO–Design mit drei anstatt von zwei Perioden
zu wählen. Dieses ist auch, von Situationen mit sehr kleiner interindividueller
Variabilität abgesehen, einem Parallelgruppendesign vorzuziehen. Nur wenn davon ausgegangen werden kann, daß ein etwaiger Residualeffekt im Vergleich zu einem als relevant
anzusehenden Behandlungseffekt klein ist ($\lambda \lesssim 0.3\tau$) und in dieselbe Richtung zeigt wie
dieser, ist vermutlich ein 2x2–Design vorzuziehen.



LITERATUR

BROWN, B. Wm.jr., 1980: The Crossover Experiment for Clinical Trials.
        Biometrics 36, 69–79.

GRIZZLE; J.E., 1965: The two–period change–over design and its use in clinical
        trials. Biometrics 21, 467–480 and Corrigenda in  Biometrics 30, 727.

HILLS, M., ARMITAGE, P., 1979: The two–period cross–over clinical trial. Brit. J.
        clin. Pharmac. 8, 7–20.

KERSHNER, R.P., FEDERER, W.T., 1981: Two–Treatment Crossover Designs for Estimating
        a Variety of Effects. Journal of the American Statistical Association 76,
        375, 612–619.

LASKA, E., MEISNER, M., KUSHNER, H.B., 1983: Optimal Crossover Designs in the
        Presence of Carryover Effects. Biometrics 39, 1087–1091.

WILLAN, A.R., PATER, J.L., 1986: Carryover and the Two–Period Crossover Clinical Trial.
        Biometrics 42, 593–599.

ADAPTIVE SEQUENTIELLE ENTSCHEIDUNGSSTRATEGIEN ZUR BEURTEILUNG VON
ERFOLGSWAHRSCHEINLICHKEITEN IN MEHRARMIGEN PHASE II-STUDIEN

Guido Giani

Abteilung Medizinische Statistik und Dokumentation
Technische Hochschule Aachen

## Zielsetzungen einer Phase II-Studie

Randomisierte klinische Studien der Phase II verfolgen drei Ziele. Das erste und wichtigste Ziel in dieser und natürlich auch jeder anderen Phase der Untersuchung eines Arzneimittels ist es, die Patienten so gut als möglich zu behandeln. Zum zweiten haben Phase II-Studien häufig Screeningcharakter und sollen darüber Aufschluß geben, welche von mehreren Behandlungen i $(1 \leq i < k, k \geq 2)$ für das avisierte Indikationsgebiet therapeutisch am wirksamsten sind (Simon, Wittes & Ellenberg (1985)). Das Wort "Behandlungen" steht hier stellvertretend für z.B. verschiedene neue Substanzen oder auch unterschiedliche Dosierungen eines neuen Pharmakons. Der Einbezug einer Standardbehandlung in das Versuchsdesign ist, vor allen Dingen im onkologischen Bereich, weitgehend unüblich (Pocock (1982)). Dies liegt u.a. daran, daß sich in diesem Stadium der klinischen Prüfung kein schlüssiger Überlegenheitsnachweis über eine Kontrollbehandlung führen läßt; beim Vergleich gegen eine Kontrolle würden nämlich wirksame Substanzen wegen der in Phase II allgemein üblichen geringen Stichprobenzahlen möglicherweise übersehen und von der Weiteruntersuchung ausgeschlossen. Weitere Argumente gegen das Mitführen eines Kontrollarms finden sich in der Arbeit von Simon, Wittes & Ellenberg (1985). Aus ethischer Sicht lassen sich die unkontrollierten Prüfungen in Phase II durch ein sorgfältiges Monitoring jedes einzelnen Patienten und Wechsel zur Standardtherapie bei Nichtansprechen auf die Testsubstanzen rechtfertigen. Das dritte Ziel schließlich ist es, den pharmakologischen und toxikologischen Kenntnisstand über die jeweiligen Pharmaka zu erweitern.

## Das Entscheidungsproblem

Mit Phase II-Studien läßt sich die erste Zielsetzung, eine möglichst effiziente Behandlung der Patienten, nur explorativ behandeln, während das als zweites Ziel definierte Screening konfirmatorisch evaluiert werden kann. Dies wird durch folgende Überlegung untermauert, die gleichzeitig auch als Motivation für das weiter unten formulierte Entscheidungsproblem dient: Für das Screening gibt man sich i.a. eine 0-1-Variable vor, notiert also für jeden Patienten, ob das Ereignis "Behandlungserfolg", was z.B. im onkologischen Bereich die definierte Rückbildung einer Tumorge-

schwulst  sein kann, eingetreten ist oder nicht.  Die resultierenden Erfolgsraten gestatten jedoch i.a. noch keine Rückschlüsse darüber, wie gut die Patienten  insgesamt
therapiert  wurden,  d.h. in welchem Umfang gleichzeitig auch das erste der genannten
Ziele verwirklicht wurde.  Eine hohe Erfolgsrate bedeutet nämlich nicht  zwangsläufig
auch  z.B.  eine Verlängerung  der  Überlebenszeit oder eine Verbesserung der Lebensqualität.  Neben dem Zielkriterium "Erfolgshäufigkeit" sind  weitere  wie  z.B. Dauer
des Behandlungserfolges, Verträglichkeit, Ausmaß der Tumorrückbildung, Überlebenszeit
etc.  zu berücksichtigen.  Eine hinsichtlich der Erfolgsrate "beste" Behandlung  kann
global gesehen zugunsten einer zweit- oder drittbesten in den Hintergrund treten.

Phase II-Studien erlauben  insbesondere  wegen  der  geringen  Stichprobenzahlen
keine globale Sichtweise und müssen somit eine schlüssige Evaluation zur ersten Zielsetzung schuldig bleiben.  Um diese  dann  zumindest  in  Phase III  zu  ermöglichen,
sollte  man  mit  der  für den Screeningprozeß gewählten dichotomen Zielvariablen aus
vorgenannten Gründen nicht nur auf die Auswahl einer, sondern mehrerer Behandlungen –
ihre  Anzahl  sei  s  ($1 \leq s < k$) – abzielen, um diese dann später in Phase III hinsichtlich anderer für die erstgenannte Zielsetzung relevanter  Kriterien  zu  untersuchen.
Die  Größenordnung  von s orientiert sich an der Anzahl dieser Kriterien.  Bezeichnet
man mit  $\theta_{(1)} \leq \cdots \leq \theta_{(k)}$  die Rangfolge der Komponenten des Vektors  $\theta = (\theta_1, \ldots, \theta_k)$ der
behandlungsabhängigen  Erfolgswahrscheinlichkeiten  $\theta_i$  , so besteht ein sinnvolles
Selektionskriterium in der

Auswahl einer Teilmenge  $S = (i_1, \ldots, i_s)$  von  s  Behandlungen, die die  t  ($\leq s$)
besten enthält, für die also  $\{\theta_{i_1}, \ldots, \theta_{i_s}\} \supset \{\theta_{(k-t+1)}, \ldots, \theta_{(k)}\}$  gilt.


## Die nichtsequentielle Prozedur

Ein  naheliegendes  nichtsequentielles  Verfahren  zu  dieser  Fragestellung,
welches  überdies  wünschenswerte  Optimalitätseigenschaften  besitzt  (vgl. Eaton
(1967)), basiert auf den aus  unabhängigen  Zufallsstichproben gleichen  Umfangs  n
gebildeten Erfolgsraten und entscheidet wie folgt

Prozedur P(n):  Man nehme die Behandlungen mit den  s  größten Erfolgsraten in
die Teilmenge  S  auf und randomisiere im Bindungsfall.


Der Stichprobenumfang  n  wird durch eine Wahrscheinlichkeitsforderung zur  Kontrolle
des Ereignisses "richtige Selektion" (Schreibweise: $RS_t$) festgelegt.  Nach den üblichen Formulierungen im Rahmen von Selektionsproblemen bezieht sich diese (vgl. Bech-
hofer (1954)) auf einen zu vorgegebenem  $\delta^* > 0$ durch $\mathcal{P}_r = \{\theta : \theta_{(k-t+1)} - \theta_{(k-t)} \geq \delta^*\}$ definierten, sogenannten Präferenzbereich.  Der Name "Präferenzbereich" erklärt sich,
wenn man  $\delta^*$  als den aus sachlichen Erwägungen heraus festgesetzten Mindestbetrag,
ähnlich der "klinisch relevanten Differenz", ansieht, um den sich  die  Behandlungen

mit den t größten Erfolgswahrscheinlichkeiten von den übrigen unterscheiden sollten, um eindeutig als t beste präferiert zu werden. Bechhofer wählt nun eine problemadäquate Kontrollwahrscheinlichkeit $P^*$ und legt den Stichprobenumfang n durch nachfolgende Forderung fest:

$$Pr(RS_t \,|P(n);\theta) \geq P^* \quad \text{für alle} \quad \theta\varepsilon\Omega_{Pr} \tag{1}$$

Die beiden Sonderfälle, daß S die beste Behandlung (t=1) bzw. nur beste Behandlungen (t=s) enthält, sind für die Praxis von besonderer Wichtigkeit. Wegen der für jedes n gleichmäßig über $(0,1)^k$ gültigen Beziehung $Pr(RS_1|P(n);\theta) \geq Pr(RS_s|P(n);\theta)$ ist der minimale Stichprobenumfang bei einer gemäß (1) kontrollierten Selektion für die durch t=1 gegebene Problemstellung immer kleiner als derjenige für t=s. Letzterer fällt dabei in der Regel wieder bedeutend günstiger aus als ein auf testtheoretischen Überlegungen beruhender Phase III-Stichprobenumfang. Diese Zusammenhänge unterstreichen gerade wegen der geringen Anzahl zu rekrutierender Patienten die Bedeutung von selektierenden Entscheidungsverfahren für die Phase II der klinischen Prüfung.

## Adaptive sequentielle Prozeduren

Der Entscheidungsprozeß läßt sich in natürlicher Weise durch den Einbau sequentieller Strategien, deren Anwendung aus ethischer Sicht gerade für klinische Studien von Wichtigkeit ist, verfeinern. Ist $n^*$ der aus Forderung (1) resultierende minimale Stichprobenumfang, so läßt sich bei beliebiger sequentieller Stichprobenahme bis zur Maximalzahl von $n^*$ Beobachtungen je Behandlung häufig vor Ausschöpfung aller $kn^*$ Beobachtungen schon entscheiden, welche Behandlungen die s größten Erfolgshäufigkeiten produzieren werden. Wird nämlich auf irgendeiner Stufe zum ersten Mal ein Zustand erreicht, von wo ab sich die Menge der Behandlungen mit den s größten Erfolgsraten auch bei weiterer Stichprobenahme nicht mehr ändern wird, kann die Studie abgebrochen werden (weak curtailment). Forderung (1) bleibt natürlich trotz des kleineren Gesamtstichprobenumfangs erfüllt. Eine Verschärfung dieser Aussage (strong curtailment) läßt sich mit dem Ansatz von Bechhofer & Kulkarni (1982) erreichen:

$N_{i,m}$, $S_{i,m}$ und $F_{i,m} \equiv N_{i,m} - S_{i,m}$ bezeichne die Gesamtzahl von Beobachtungen, Erfolgen und Mißerfolgen unter Behandlung i in den ersten m Stufen irgendeines symmetrischen, nicht mehr als $n^*$ Beobachtungen je Behandlung fordernden Sequentialplanes $\widetilde{P}(n^*)$ mit folgender Stop- und Entscheidungsregel:

Stopregel: Man beende die Stichprobenahme auf der ersten Stufe, auf der sich eine Menge S von genau s Behandlungen benennen läßt mit

$$S_{i,m} \geq n^* - F_{j,m} \quad \text{für alle} \quad i\varepsilon S, \; j \notin S. \tag{2}$$

Entscheidungsregel: Die Elemente von S sind die zu selektierenden Behandlungen. Gibt es mehrere Mengen S , die (2) erfüllen, randomisiere man unter ihnen.

Prozedur $\widetilde{P}(n^*)$ und natürlich, wie schon erwähnt, erst recht die zuerst beschriebene verkürzte Version der Prozedur $P(n^*)$ , die sich übrigens aus der Stopregel durch Austausch des "$\geq$"-Zeichens in ein "$>$"-Zeichen in (2) ergibt, erfüllen die Wahrscheinlichkeitsforderung (1). An dieser Stelle sei betont, daß es bei den hier vorgestellten sequentiellen Verfahren nicht auf die Art der Stichprobenregel ankommt. So lassen sich z.B. gleichermaßen Play-the-Winner- wie gruppensequentielle Strategien verwenden.

Abschließend sei noch bemerkt, daß sich sowohl für die beschriebenen sequentiellen wie nichtsequentiellen Prozeduren aus Forderung (1) Konfidenzaussagen herleiten lassen, die über dem ganzen Parameterraum und nicht nur über der Präferenzzone Gültigkeit haben. Mit Sicherheit $P^*$ sind nämlich stets t der s selektierten Behandlungen beste oder haben zumindest Erfolgswahrscheinlichkeiten, welche größer oder gleich $\theta_{(k-t+1)}-\delta^*$ sind und somit in naheliegendem Sinne als "gut" bezeichnet werden können.

Die mathematischen Details sowie umfangreiche Tabellen zu den minimalen Stichprobenumfängen $n^*$ findet man in der Arbeit von Giani (1987).


<u>Literatur</u>


Bechhofer,R.E. (1954): A single sample multiple decision procedure for ranking means of normal populations with known variances. Ann. Math. Statist. <u>25</u>, 16–39.

Bechhofer,R.E. & Kulkarni,R.V. (1982): Closed adaptive sequential procedures for selecting the best of $k\geq2$ Bernoulli populations. <u>Proceedings of the Third Symposium on Statistical Decision Theory and Related Topics</u> (Hrsg.: S.S. Gupta und J. Berger), New York, Academic Press, I, 61–108.

Eaton,M.L. (1967): Some optimum properties of ranking procedures. Ann. Math. Statist. <u>38</u>, 124–137.

Giani,G. (1987): Designing selection experiments with Bernoulli populations. Commun. Statist.-Simula. Comput. <u>16</u>, 535–549.

Pocock,S.J. (1983): Clinical trials – a practical approach. Chichester, John Wiley & Sons.

Simon,R. ,Wittes,R.E. & Ellenberg,S.S. (1985): Randomized phase II clinical trials. Cancer Treat. Rep. <u>69</u>, 1375–1381.

$$\text{EIN NEUER KOMBINATIONSTEST UND DESSEN ERWEITERUNG}$$
$$\text{ZUR IDENTIFIKATION VON ALTERNATIVEN}$$


G. Hommel[1], W. Maurer[2], B. Mellein[2]

[1]Institut für Medizinische Statistik und Dokumentation
Universität Mainz
Langenbeckstr. 1, D-6500 Mainz

[2]Firma SANDOZ AG
Klinische Forschung/Biostatistik
CH-4002 Basel


## 1. Einleitung

Gegeben seien n statistische Testprobleme mit den (elementaren) Null-hypothesen $H_1,\ldots,H_n$. $H_o = \bigcap\{H_i : i=1,\ldots,n\}$ sei die zugehörige Global-hypothese. Gelegentlich ist man nur an einer Aussage über $H_o$ inter-essiert (z.B. bei der Zusammenfassung von Studien); oft will man jedoch, sofern $H_o$ abgelehnt wurde, genauere Aussagen machen, welche der $H_i$, $i=1,\ldots,n$, unwahr sind, i.a. unter Kontrolle des multiplen Niveaus.

In der vorliegenden Arbeit werden allgemeine multiple Testprozeduren untersucht, die ausschließlich die p-Werte der Einzeltests $P_1,\ldots,P_n$ benutzen, und zwar einerseits unter Annahme der Unabhängigkeit der Teststatistiken, andererseits unter Zulassung beliebiger in der Pra-xis relevanter (stochastischer) Abhängigkeiten der Teststatistiken. Insbesondere wird untersucht, wie sich Verfahren, die für unabhängige Tests entwickelt wurden, im abhängigen Fall verhalten, wobei vor allem ein Vorschlag von Simes (1986) hervorgehoben wird.

Wir bezeichnen die geordneten p-Werte mit $P_{(1)} \leq \cdots \leq P_{(n)}$. Weiterhin sei $SP[\alpha_1,\ldots,\alpha_n]$ die schrittweise ablehnende multiple Testprozedur, die $H_{(i)}$, $i=1,\ldots,n$, genau dann ablehnt, wenn $P_{(j)} \leq \alpha_j$ für $j=1,\ldots,i$. Beispiel: Die Prozedur von Holm (1979) läßt sich mit "$SP[\alpha/n, \alpha/(n-1),\ldots,\alpha/2,\alpha]$" beschreiben.

## 2. Globaltests

Unter der Annahme der Unabhängigkeit gibt es eine Reihe von Global-tests zum exakten Niveau $\alpha$. Es seien hier zwei "klassische" und zwei neuere Tests angegeben:

(G1) Test von Fisher (1925): Lehne $H_o$ ab, wenn
$- 2 \ln (P_1 \cdot \ldots \cdot P_n) \geq \chi^2(2n; \alpha)$.

(G2) Test von Tippett (1931): Lehne $H_o$ ab, wenn $P_{(1)} \leq 1-(1-\alpha)^{1/n}$.

(G3) Test von Simes (1986): Lehne $H_o$ ab, wenn $P_{(k)} \leq k\alpha/n$ für mindestens ein k, k=1,...,n.

(G4) Test von Maurer (1987): Lehne $H_o$ ab, wenn $P_{(1)} \leq \alpha(1-P_{(n)})/(1-\alpha)$.

Unter der Annahme beliebiger Abhängigkeitsstrukturen stehen drei Tests zur Auswahl, die stets das Niveau $\alpha$ kontrollieren, aber u.U. sehr konservativ sein können:

(G5) Bonferroni-Globaltest: Lehne $H_o$ ab, wenn $P_{(1)} \leq \alpha/n$.

(G6) Test von Rüger (1978): Sei k, $2 \leq k \leq n$, fest vorgegeben. Lehne $H_o$ ab, wenn $P_{(k)} \leq k\alpha/n$.

(G7) Test von Hommel (1983): Lehne $H_o$ ab, wenn $P_{(k)} \leq k\alpha/(nC_n)$ für mindestens ein k, k=1,...,n; $C_n = 1+1/2+...+1/n$.

Eine (allerdings nicht sehr umfassende) Simulationsstudie von Simes (1986) legt die Vermutung nahe, daß bei Vorliegen gebräuchlicher multivariater Verteilungen der Teststatistiken (Normalverteilung, Gamma-Verteilungen) auch im abhängigen Fall von der Prozedur (G3) das Niveau $\alpha$ eingehalten wird; man hätte hiermit eine Verschärfung von jeder der Prozeduren (G5), (G6), (G7) zur Verfügung.

## 3. Identifikation von Alternativen

Will man auch bei den Einzeltests Aussagen treffen und das multiple Niveau $\alpha$ kontrollieren, so steht das Prinzip des Quasi-Abschlußtests (s. Hommel, 1986, Theorem 4) zur Verfügung. Die im vorigen Abschnitt beschriebenen Globaltests lassen sich hierbei als Testbausteine nutzen. Hiermit erhält man leicht folgende multiple Testprozeduren:

(M2) Tippett-Holm-Test: $SP[1-(1-\alpha)^{1/(n-j+1)}; \; j=1,...,n]$

(M5) Bonferroni-Holm-Test: $SP[\alpha/(n-j+1); \; j=1,...,n]$

(M4) Multipler Maurer-Test: Lehne $H_i$ ab, falls $P_i \leq \alpha (1-P_{(n)})/(1-\alpha)$.
Ein multipler Fisher-Test (M1) wird von Maurer/Hommel (1987), ein multipler Rüger-Test (M6) von Hommel (1986) beschrieben. Ebenso findet sich eine Beschreibung des Tests (M7) in Form eines Flußdiagramms bei Hommel (1986); hieraus läßt sich in völlig analoger Weise der multiple Simes-Test (M3) konstruieren. Will man nur Entscheidungen bezüglich der Elementarhypothesen treffen, so lassen sich die Prozeduren (M3) und (M7) wie folgt vereinfachen: Man bestimme
$j := \max \{i \in \{1,...,n\}: P_{(n-i+k)} > k\alpha/(iD_i)$ für k=1,...,i$\}$, wobei $D_i = 1$ für
(M3) bzw. $D_i = C_i$ für (M7). Falls das Maximum nicht existiert, lassen sich alle $H_i$, i=1,...,n, andernfalls alle $H_i$ mit $P_i \leq \alpha/(jD_j)$ ablehnen.

## 4. Simulationsuntersuchungen

Sowohl für den unabhängigen als auch für den abhängigen Fall wurden folgende multiplen Testprozeduren mittels Simulation auf Einhaltung des Fehlers 1. Art sowie Trennschärfe untersucht: (M2), (M3), (M4), (M5), (M7). Der multiple Fisher-Test (M1) wurde nicht betrachtet, da er nach Simulationen von Maurer/Hommel (1987) im unabhängigen Fall den anderen Prozeduren weit unterlegen ist und im abhängigen Fall offensichtlich das Niveau $\alpha$ nicht kontrolliert; auch der multiple Rüger-Test (M6) wurde wegen der Problematik des vorab zu bestimmenden k nicht einbezogen.

Folgende Testsituationen wurden betrachtet:

1.) Multivariate Normalverteilung mit unabhängigen Teststatistiken;
2.) Multivariate Normalverteilung mit abhängigen Teststatistiken, jeweils gleiche Korrelationskoeffizienten $\rho$;
3.) Alle $k(k-1)/2$ Paarvergleiche für $k=3,4,5,6$ Erwartungswerte $\mu_i$ mit $N(\mu_i,1)$-verteilten unabhängigen Schätzern $\hat{\mu}_i$. In diesem Fall wurden zusätzlich noch die modifizierten Testprozeduren im Sinne von Shaffer (1986) untersucht, die logische Abhängigkeiten (Redundanzen) innerhalb des Hypothesensystems ausnutzen und so zu Verschärfungen führen. Solche Modifikationen sind bei Shaffer für die Prozeduren (M2) und (M5) angeführt; sie sind jedoch auch für (M3) und (M7) möglich (s. Bergmann, 1987). Die Prozedur (M4) hingegen erlaubt nur für $k=3$ eine Verbesserung.

Es ist leicht einzusehen, daß (M2) strikt ablehnungsfreudiger ist als (M5), ebenso lehnt (M3) strikt häufiger ab als (M5) und (M7); es sollte jedoch auch geklärt werden, wie stark die jeweiligen Verbesserungen sind. Hauptzielkriterium war - sofern man von der Einhaltung des multiplen Niveaus ausgehen konnte - die mittlere Macht der jeweiligen Prozeduren, d.h. die durchschnittliche Anzahl abgelehnter wahrer Alternativhypothesen. Als multiples Niveau wurde $\alpha=0,05$ gewählt.

## 5. Ergebnisse

Die Prozedur (M7) stellte sich (infolge der Konstanten $C_n$) als meist sehr konservativ heraus; die Unterschiede zwischen (M2) und (M5) waren, wie zu erwarten, nur minimal.

Bei den für den unabhängigen Fall konzipierten Prozeduren ergab sich folgendes: (M2) (wie bereits bekannt) und (M3) hielten auch in den betrachteten abhängigen Situationen das multiple Niveau ein, (M4) dagegen nicht.

Bezüglich der mittleren Macht ergaben sich folgende Beziehungen:

1.) Im unabhängigen Fall waren bei wenigen wahren Alternativhypothesen (M2), (M3) und (M5) etwa gleichwertig und leicht trennschärfer
als (M4); waren viele Alternativhypothesen wahr, so wurde (M4) deutlich überlegen, (M3) war besser als (M2) und (M5).

2.) Im abhängigen Fall (multivariate Normalverteilung) fiel der Vergleich zwischen (M2), (M3) und (M5) ähnlich wie im unabhängigen Fall
aus; bei zunehmendem $\rho$ und vielen wahren Alternativen wurde (M3)
immer überlegener.

3.) Bei den multiplen Paarvergleichen schnitt (M3) fast durchwegs,
aber immer nur leicht, besser ab als (M2) bzw. (M5). Relevante und
etwa gleich große Verbesserungen ergaben sich jedoch bei allen 3
Prozeduren durch die Shaffer'schen Modifikationen (immer noch unter
Kontrolle des multiplen Niveaus!).

**Zusammenfassung:** Bei unabhängigen Tests empfiehlt es sich (sofern
kein spezielles Vorwissen vorliegt), den multiplen Maurer-Test (M4)
anzuwenden. Bei abhängigen Tests mit gebräuchlichen multivariaten
Verteilungen der Teststatistiken scheint der multiple Simes-Test (M3)
das multiple Niveau zu kontrollieren und sollte daher angewendet
werden, wenn nur Informationen über die p-Werte benutzt werden können. Redundanzen im Hypothesensystem sollten mit Modifikationen im
Sinne von Shaffer ausgenutzt werden.

## Literatur:


Bergmann, B. (1987). Multiple Testprozeduren bei redundanten Schnitt-
hypothesen - Modifikationen zur Erhöhung der Trennschärfe. Diplomarbeit, Mainz.

Fisher, R. A. (1925). Statistical Methods for Research Workers.
Oliver and Boyd, Edinburgh.

Holm, S. (1979). A simple sequentially rejective multiple test procedure. Scand. J. Statist. 6, 65-70.

Hommel, G. (1983). Tests of the overall hypothesis for arbitrary
dependence structures. Biom. J. 25, 423-430.

Hommel, G. (1986). Multiple test procedures for arbitrary dependence
structures. Metrika 33, 321-336.

Maurer, W., Hommel, G. (1986). Erweiterung klassischer Kombinations-
tests zur Identifikation von Alternativhypothesen. Vortrag beim
33. Biometrischen Kolloquium, Trier.

Rüger, B. (1978). Das maximale Signifikanzniveau des Testes "Lehne
$H_0$ ab, wenn k unter n gegebenen Tests zur Ablehnung führen".
Metrika 25, 171-178.

Shaffer, J. P. (1986). Modified sequentially rejective multiple test
procedures. J. Amer. Statist. Ass. 81, 826-831.

Simes, R. J. (1986). An improved Bonferroni procedure for multiple
tests of significance. Biometrika 73, 751-754.

Tippett, L. H. G. (1931). The Methods of Statistics. Williams and
Norgate, London.

<u>EXAKTE KOMBINATORISCHE TESTS FÜR HAUPTEFFEKTE UND WECHSELWIRKUNGEN IN
MEHRFAKTORIELLEN VOLLSTÄNDIGEN ZUFALLSPLÄNEN</u>


P. Roebruck
Institut für Medizinische Biometrie und Informatik
Universität Heidelberg

**Einführung:** Die Verwendung linearer statistischer Modelle zur Beschreibung des Einflusses eines oder mehrerer Faktoren auf eine Zielgröße hat in der Biometrie eine lange Tradition. Die in der Medizinischen Statistik meist verwendeten Modelle sind solche mit nur festen Faktoren, deren Faktorstufen z.B. unterschiedliche Behandlungen oder verschiedene Schichten einer Population darstellen, oder Modelle, die außer den festen Faktoren noch einen zufälligen Blockfaktor berücksichtigen, für dessen Stufen - die Blöcke - eine Zufallsauswahl oder/und eine Zufallszuteilung angenommen wird.

Zur Schätzung der festen Faktoreffekte stehen, auch ohne Annahme normalverteilter Zufallseffekte und -fehler, Verfahren zur Verfügung, die im allgemeinen befriedigend sind, z.B. Kleinste-Quadrat-Schätzer und asymptotische Konfidenzintervalle.

In Modellen mit Wechselwirkungen stößt das Testen derselben und der Faktoreffekte auf Probleme, wenn man keine Normalverteilungen zugrunde legt. Diese sind jedoch analog zu den von PYHEL (1978, 1980) für feste Blockeffekte angegebenen Verfahren für Modelle mit vollständigen Blöcken lösbar, und zwar durch Permutationstests für die Originalbeobachtungen. Speziell für den zweifaktoriellen vollständigen Blockplan geben MEHRA/SEN (1969) Rangtests an. Für Zweifaktor-Modelle ohne Blockeffekte - der zugrunde liegende Versuchsplan heißt dann auch vollständiger Zufallsplan -, in denen sämtliche Beobachtungen unabhängig sind, hat es einige Vorschläge für Rangtests von LEMMER/STOKER (1967), LEMMER (1980) und CONOVER/IMAN (1976) gegeben. Diese müssen gemäß HILGERS (1985) und BRUNNER/NEUMANN (1986) als unsinnig bezeichnet werden. Asymptotische Verfahren sind für den zwei-faktoriellen vollständigen Zufallsplan von BHAPKAR/GORE (1974) und speziell für den 2x2 Plan von BRUNNER/NEUMANN (1986) angegeben worden. Konservative finite Tests in 2x2-Plänen stellen BRUNNER/COMPAGNONE (1987) vor.

Aus der obigen Zusammenstellung ist leicht der Bedarf an finit exakten verteilungsfreien Testverfahren für mehrfaktorielle vollständige Zufallspläne zu erkennen. Im folgenden werden solche Tests für das Zwei-Faktor Modell vorgestellt. Die Übertragung auf mehr als zwei Fak-

toren ist möglich, soll aber der Einfachheit halber hier nicht betrachtet werden. Außerdem wollen wir uns auf Modelle mit konstanten
Zellbesetzungen beschränken, da ungleiche Stichprobenumfänge weitere
Probleme aufwerfen, die z.Z. noch nicht befriedigend gelöst werden
können.


**Das lineare Modell für den zweifaktoriellen vollständigen Zufallsplan:**
Für die Beobachtungen $y_{ijk}$ ;i=1,...,I; j=1,...,J; k=1,...,n wird als
Modell

$$y_{ijk} = \mu + \alpha_i + \beta_j + \gamma_{ij} + e_{ijk} , \qquad E(e_{ijk} = 0)$$

angenommen. Für die mittleren Effekte $\alpha_i$ bzw. $\beta_j$ der Stufen i bzw. j
der beiden Faktoren sowie für die Wechselwirkungseffekte $\gamma_{ij}$ werden
die Reparametrisierungsbedingungen

$$\sum_i \alpha_i = \sum_j \beta_j = \sum_i \gamma_{ij} = \sum_j \gamma_{ij} = 0$$

angenommen. Für die gemeinsame Verteilungsfunktion der Zufallsfehler
$e_{ijk}$ gelte

$$F(x_{111},...,x_{IJn}) = F(\pi(x_{111},...,x_{IJn})) \qquad \text{für alle } \pi \in S_N ,$$

wobei S die Gruppe aller Permutationen von N=IJn Elementen bezeichne.
Diese sogenannte Permutationsinvarianz von F kann sowohl durch eine
Zufallsauswahl von N Versuchseinheiten aus einer Population als auch
durch Zufallszuteilung von N selektierten Versuchseinheiten realisiert
werden. (Auf Kombinationen von beiden sowie auf entsprechend kleinere
Permutationsgruppen soll hier nicht eingegangen werden, obwohl Varian-
ten des angegebenen Verfahrens auch für diese einsetzbar sind.)

Konkrete Anwendungsbeispiele für obiges Modell ergeben sich z.B.
in der Arzneimittelforschung bei der Erprobung von Kombinationspräparaten. Dabei stehen die Faktorstufen für unterschiedliche Dosierungen
der Kombinationspartner. Insbesondere in Phase I und II der Arzneimit-
telprüfung ist wegen der kleineren Fallzahlen der Nutzen asymptoti-
scher Verfahren zweifelhaft, und konservative Verfahren tragen dem oft
explorativen Charakter der Untersuchungen nicht Rechnung.


**Invariante Permutationstests:** Das Problem besteht nun darin, für die
Hypothesen $\sum_i \alpha_i^2 = 0$ (analog $\sum_j \beta_j^2 = 0$ ) und $\sum_{i,j} \gamma_{ij}^2 = 0$ Tests zu finden, die
unabhängig von den jeweils nicht betroffenen Parametern sind, z.B.
sollte der Test für die Wechselwirkung nicht von der Stärke der Haupteffekte beeinflußt werden. Solche Probleme werden in der Statistik im
allgemeinen durch Invarianzreduktionen angegangen. Bei der Suche nach
exakten verteilungsfreien Tests liegt es nahe, sich auf Permutationstests für Originalbeobachtungen zu beschränken, da die Verwendung von

Rängen zusätzliche Schwierigkeiten mit sich bringt.

Ein Permutationstest $\varphi(x)$ läßt sich darstellen als Funktion $\varphi(T(x), O(T(\pi_1(x)), \ldots, T(\pi_M(X)))$ wobei $T(x)$ eine Teststatistik, $O$ die M-dimensionale Orderstatistik bezeichnen und $\{\pi_1, \ldots, \pi_M\} = S \subset S_N$ eine Permutationsgruppe der Ordnung M ist mit der Eigenschaft, daß die Verteilungen von $\varphi$ unter der Hypothese bezüglich der $\pi_i$ invariant sind, was durch die Invarianz der Verteilugen von T gesichert werden kann.

Soll nun z.B. ein Permutationstest für die Hypothese $\sum_{i,j} \gamma_{ij} = 0$ invariant bezüglich der $\alpha_i$ und $\beta_j$ sein, so ist zusätzlich zu fordern, daß $T(\pi_1(x)), \ldots, T(\pi_M(x))$ invariant hinsichtlich dieser Effekte sind. Es ist zu beachten, daß dies auch eine Einschränkung für S bedeutet und daß für den Nachweis der Permutationsinvarianz der Verteilungen von T auch die Invarianz bezüglich der $\alpha_i$ und $\beta_j$ benötigt wird. Auf diese technischen Details soll hier nicht näher eingegangen werden.

**Test der Wechselwirkungshypothese im Zwei-Faktor-Modell:** Als Beispiel soll nun die Wechselwirkungshypothese behandelt werden, Tests für die Faktoreffekte ergeben sich analog. Als Teststatistik verwenden wir nach bewährtem Muster die Zählerstatistik des parametrischen Varianzanalysetests:

$$T = \sum_{i,j} (\bar{y}_{ij.} - \bar{y}_{i..} - \bar{y}_{.j.} + \bar{y}_{...})^2 = \sum_{i,j} (\tfrac{1}{n} \sum_k (y_{ijk} - \bar{y}_{i \cdot k} - \bar{y}_{\cdot jk} + \bar{y}_{.. k}))^2$$

Man erkennt, daß die innere Klammer auf der rechten Seite invariant bezüglich $\alpha_i$ und $\beta_j$ ist, und daß dies auch der Fall ist, wenn man die i und die j für jedes k getrennt permutiert. Es resultiert eine Permutationsgruppe S der Ordnung $(I!J!)^n$. Weiter läßt sich zeigen, daß die Verteilungen von $\varphi$ unter $\sum_{i,j} \gamma_{ij}^2 = 0$ permutationsinvariant bezüglich S sind. Der Test wird in der üblichen Weise mit Hilfe der bedingten Permutationsverteilung von $T(x)$ gegeben $O(T(\pi_1(x)), \ldots, T(\pi_M(x)))$ durchgeführt.

Für den 2x2-Plan (d.h. I=J=2) ist dieser Test äquivalent zum Ein-Stichprobenpermutationstest für die (k=1,...,n)

$$x_k = y_{11k} + y_{22k} - y_{12k} - y_{21k} = 4\gamma + e_{11k} + e_{22k} - e_{12k} - e_{21k}$$

mit $\gamma = \gamma_{11} = -\gamma_{12}$. Dieser kann mit Hilfe eines schnellen Algorithmus sehr einfach ausgeführt werden (siehe z.B. STREITBERG/RÖHMEL (1986)), und eignet sich für eine Simulation zum Vergleich mit seinem parametrischen Pendant. Die folgende Tabelle zeigt die aus 2000 Wiederholungen geschätzte Power bei normalverteilten $e_{ijk}$ mit Varianz 1 für n=8 und $\gamma = 0.5, 1.0$ bei $\alpha = 0.01, 0.05$ im Vergleich zur jeweiligen Macht des F-Tests. Außerdem sind die Simulationsergebnisse für die Gleichverteilung und die Doppelt-Exponentialverteilung, beide ebenfalls mit Vari-

anz 1, aufgeführt. Die Simulation schiefer Verteilungen steht noch
aus.

|   |     |      | Power |  |  |  |
|---|-----|------|-------|--|--|--|
| n | $\gamma$ | $\alpha$ | F-Test | Permutationstest | | |
|   |     |      | NV | NV | G | DE |
| 8 | 0.5 | 0.01 | 0.534 | 0.298 | 0.275 | 0.335 |
|   |     | 0.05 | 0.779 | 0.679 | 0.672 | 0.710 |
|   | 1.0 | 0.01 | 0.997 | 0.875 | 0.887 | 0.860 |
|   |     | 0.05 | 0.9998 | 0.995 | 0.997 | 0.998 |

**Kritik und Ausblick:** Der Leser, der bis hierhin durchgehalten hat,
wird es sicher schon bemerkt haben: Im vorigen Abschnitt ist eigentlich eine ganze Schar von Tests für eine Hypothese vorgestellt worden,
da die verwendete Permutationsgruppe von der Numerierung der Beobachtungen in den Zellen abhängt. Das ist nur dann vertretbar, wenn die
Numerierung nicht beliebig ist, wie z.B. dann, wenn von jeweils einer
Gruppe von IJ aufeinanderfolgenden Beobachtungseinheiten genau eine
Beobachtungseinheit pro Faktorstufenkombinationen zugeteilt wird.

Andernfalls kann man dieses Problem umgehen, indem man eine ausge-
zeichnete Numerierung wählt, die jedoch gewährleisten muß, daß das
Testniveau eingehalten wird. Für den 2x2-Plan liegen Simulationsergebnisse ähnlich denen aus obiger Tabelle vor. Da die gewählte Numerierung bislang nicht theoretisch fundiert ist und die Übertragbarkeit
auf größere Versuchspläne noch nicht untersucht ist, wird sie hier
nicht weiter betrachtet.

Eine andere Möglichkeit besteht darin, die Permutationsverteilun-
gen für alle möglichen Numerierungen zu einer einzigen zusammenzufas-
sen. Diese entspricht der Randverteilung bezüglich des
Zusatzexperiments: "wähle zufällig (Gleichverteilung) eine Numerierung, d.h. eine der möglichen Permutationsgruppen aus." Dieses Verfahren ist natürlich sehr aufwendig, kann aber durch Monte-Carlo-
Verfahren (Teilauswahl der Permutationsgruppen) vereinfacht werden
(vgl. JÖCKEL (1982)). Diese Tests halten jedenfalls das Niveau ein.
Simulationen zur Power stehen jedoch noch aus.

Literatur:
BRUNNER, E./NEUMANN, N.: Ranktests in 2x2-designs. Statist. Neerlandica
    40 (1986) 251-71

BRUNNER, E. /COMPAGNONE, D. : Wechselwirkungen und Haupteffekte im Zwei-
    faktorplan - Ein verteilungsfreies Verfahren für kleine Stichpro-
    benumfänge. 1987, z. Z. unveröffentlicht
CONOVER, W. J. /IMAN, R. L. : On some alternative procedures using ranks for
    the analysis of experimental designs. Commun. Statist.-Theor.
    Meth. A5 (1976) 1349-68
HILGERS, R. : Rangverfahren und Grenzen ihrer Anwendung. In:
    Jesdinsky/Trampisch (Hrsg. ), Prognose und Entscheidungsfindung in
    der Medizin. Springer, Berlin 1985, 472-93
JöCKEL, K. H. : Eigenschaften und effektive Anwendung von Monte-Carlo-
    tests. Diss., Dortmund 1982
LEMMER, H. H. : Some empirical results on the two-way analysis of vari
    ance by ranks. Commun. Statist.-Theor.Meth. A9 (1980) 1427-38
LEMMER, H. H. /STOKER, D. J. : A distribution-free analysis of variance by
    ranks. S. Afr. Statist. J. 1 (1967) 67-74
MEHRA, K. L. /SEN, P. K. : On a class of conditionally distribution-free
    tests for interactions in factorial experiments. Ann. Math. Sta-
    tist. 40 (1969) 658-64
PYHEL, N. : Beiträge zur Theorie der Permutationstests mit Anwendung in
    einem linearen Modell. Diss., Aachen 1978
PYHEL, N. : Distribution-free r sample tests for the hypothesis of pa-
    rallelism of response profiles. Biom.J. 22 (1980) 703-14
STREITBERG, B. /RöHMEL, J. : Exact distributions for permutation and rank
    tests. An introduction to some recently published algorithms. Sta-
    tistical Software Newsletter 12 (1986) 10-17

N. Lack

Perinatologische Arbeitsgemeinschaft

Kassenärztliche Vereinigung Niedersachsen

3000 Hannover

# NON-PARAMETRIC DISCRIMINANT ANALYSIS

There has been a recent expanding literature on the use of discriminant analysis with categorical or mixed predictor variables. In several of these reports qualitative discriminant approaches have been compared with classical linear discrimination methods. A most comprehensive account of different methods is given by Titterington [1]. Less common approaches include the *centroid method*, 'the simplest most general discriminant rule', Moore, [2] and the *distributional distance* method as proposed by Goldstein and Dillon [3]. Whilst the centroid method is suited to any combination of variables the distributional distance method is most readily applicable to binary predictor variables. Only discrimination between two groups will be considered here. Extension of the algorithms to the case of more than two groups presents no theoretical problems but rather involves only added algebra in the derivation of the allocation rules. In the following these two less popular qualitative methods will be compared with classical linear discriminant analysis for the case of binary predictor variables and discrimination between two populations.

In the distributional distance method the maximisation of an overall measure of distance between two populations determines a unique pattern of allocation of individual discrete states to populations.

Goldstein and Dillon proposed a classification rule based on the distributional distance derived by Matusita [4]:

$$||\underline{X}_1 - \underline{X}_2||^2 = \sum_{j=1}^{n} \left( \sqrt{p_j} - \sqrt{q_j} \right)^2 \tag{1}$$

where for the two population situation $\underline{X}_1 = \{p_j\} = p_1, p_2, \ldots, p_n$ and $\underline{X}_2 = \{q_j\} = q_1, q_2, \ldots, q_n$ and $n$ is the number of discrete states for the two populations $X_1$ and $X_2$.

In the centroid method distances between individuals and the centres of gravity of each population are computed and individuals are allocated to the population resulting in the smaller distance from its centroid.

Four medical datasets are used, three relating to stillbirths and one to cesarean sections. The cesarean sections data as well as the stillbirth data are taken from obstetric records routinely collected by the *Perinatologische Arbeitsgemeinschaft Niedersachsen* (5). The datasets are divided into test and training sets.

The total misallocation error, TME, aswell as the average logarithmic score, ALS, (1) are used as separation criteria. For an individual whose true parent population is say $P_1$, his *logarithmic score*, LS, is:

$$- \log_e \left[ \Pr(P_1 | y, D) \right] = - \log_e p_1 \qquad (2)$$

say, where $y$ is the feature vector of the individual and D is the discriminant rule estimated from the training set. A large LS will indicate good separation. The ALS is determined by simply finding the average of (2) for all individuals in the test set.

The table below summarises major classification statistics of the comparison when prior probabilities are set equal to the actual sample sizes used at the training stage. Full details about methodology and results are available from the author on request (6).

<u>TME and ALS for 6-variable datasets at priors = size</u>

|  | LDF | | DISTANCE | | CENTROID | | |
|---|---|---|---|---|---|---|---|
|  | TME | ALS | TME | ALS | TME | ALS | $\pi_1$ |
| Death a.p. | .192 | .457 | .184 | .539 | .204 | .177 | .79 |
| Death s.p. | .035 | 1.665 | .027 | 1.705 | .109 | 1.786 | .97 |
| Stillbirths | .177 | .468 | .174 | .492 | .197 | .096 | .80 |
| Cesareans | .143 | 1.290 | .120 | .938 | .141 | 1.182 | .85 |

The distance method shows smallest TME for all 4 data sets and largest ALS for 2 out of 4 datasets. The centroid method shows largest TME in 3 out of 4 datasets.

The chief results of the comparison are:

The comparison clearly shows the best performance in terms of TME and ALS for the distributional distance method.

The centroid method does worst.

The distributional distance method is optimal in the sense that the probability of correct classification is greatest when compared with the other rules.

The TME is not as efficient as the ALS as a separation criterion, as may be seen by the greater degree of differentiation between the methods when ALS is used.

The results show that with binary data there are clear advantages in using the distributional distance method rather than standard linear discriminant analysis methods. In the case of continuous data, however, other methods, such as quadratic discriminant functions or the increasingly popular location model will be more appropriate.

References:


[1]  D. M. Titterington, *JRSS* (1981), **144**, (2), 145-75

[2]  M. Moore, Sheffield, BSc Appl. Statistics, (1982)

[3]  H. Goldstein and F. Dillon, *Wiley* (1978)

[4]  K. Matusita, *Am. Inst. Statist. Math.* (1954), **7**, 67-77

[5]  O. Rienhoff, *Nds. Aerzteblatt* (1980), 7

[6]  N. Lack, (1987) *unpublished manuscript*

# EIN STOCHASTISCHES SIMULATIONSMODELL DER ZELLKINETIK IN DER DARMKRYPTE

M. Loeffler, U. Paulus, J. Glatzer
Medizinische Klinik I, Josef Stelzmannstr. 9, D 5000 Köln 41



## Zusammenfassung:
Es wurde ein stochastisches Simulationsmodell der Zellkinetik und
Zellbewegung in der intestinalen Darmkrypte entwickelt. Die
Positionierung neuer Zellen in diesem zweidimensionalen Epithel folgt
streng lokal determinierten Auswahlregeln auf der Basis von
Nachbarwechselwirkungen. Dieses Gleichgewichtsmodell erlaubt ein
Verständnis der autoradiographisch gemessenen Markierungsindices und
Run-Verteilungen ebenso wie der Verteilung mitotischer Zellen vor und
während Mitoseblock. Die vorgeschlagenen Migrationsregeln erzeugen
eine stabile Altersstruktur. Die besten Simulationsergebnisse erhält
man mit 8 - 16 Stammzellen pro Krypte, 4 - 5 amplifizierenden
Zellteilungen und Zellzykluszeiten von 12 Stunden (16 - 32 Stunden
für Stammzellen).


## Biologische Fragen:
Das einschichtige Epithel der Darmschleimhaut wird alle 2 - 3 Tage
regeneriert. Die Zellen bewegen sich vom Boden der sackförmig
ausgestülpten Darmkrypten in zunehmendem Tempo auf die Darmzotten, wo
sie abschilfern. Am Boden der Krypte siedeln nicht proliferierende
Panethzellen. Darüber befindet sich eine unbekannte Zahl
ortsständiger Stammzellen. Sie bilden im steady state nach jeder
Teilung je eine neue Stammzelle und eine differenzierende Zelle. Nach
mehreren amplifizierenden Teilungsschritten (Anzahl unbekannt)
entstehen reife Zellen, von denen etwa 10 - 20 pro Stunde die Krypte
verlassen. Die Grenze zwischen den teilenden und reifen Zellen ist
relativ scharf. Eine Unterscheidung der Zellen auf Grund
mikroskopischer oder biochemischer Merkmale ist jedoch derzeit nicht
möglich. Es bestand somit die Frage, ob aus der großen Menge bereits
vorhandener Daten Schlußfolgerungen über die Charakterisierung der
verschiedenen Zellpopulationen (Anzahl und Zellzyklus) und über die
Mechanismen der Zellbewegung möglich sind. Wie kann die
makroskopische Struktur des Gewebes und die Grenze zwischen
proliferierenden und reifenden Zellen trotz des hohen Zellumsatzes
stabil bleiben?

## Biometrische Fragen:
Drei Eigenschaften sind bei der Systembeschreibung wichtig: Es
handelt sich um Geburts- und Sterbeprozesse von Zellen;
diese sind mit Migrationsvorgängen auf einer zweidimensionalen
Topologie verknüpft; die Prozesse sind nicht notwendig
deterministischer Natur (z.B. Zellzyklus). Die Auswahl des Modells
hängt wesentlich von der Art der vorhandenen experimentellen
Informationen ab. Zu bestimmten Zeiten wird Versuchstieren Tritium
markiertes Thymidin injiziert, das in der S-Phase teilungsaktiver
Zellen in die DNA eingebaut wird. Nach der Zellteilung übernehmen die
Tochterzellen diese Markierung. Zu späteren Zeitpunkten lassen sich
in Schnitten von Darmkrypten die markierten Zellen identifizieren.
Die hohe Polarisierung der Krypte erlaubt, jede Zelle durch ihre
Position im Bezug zum Kryptenboden eindeutig zu lokalisieren. Mit dem
positionsbezogenen Labelindex (LI) und der schnittbezogenen Run-

Verteilung stehen zwei Auswerteverfahren zur Verfügung.

**Modellrealisierung:**
Abb. 1 gibt ein Schema des Modells. Das Kryptenepithel läßt sich als
mit Zellen voll besetze Matrix mit zyklischen Randbedingungen
darstellen (16 Zellen Umfang, 25 Höhe). Jeder Zelle sind eindeutige
Zustandsgrößen zugeordnet: Zellgeneration (A, 1, 2, 3, 4, M),
Alter im Zellzyklus, Markierungszustand nach Thymidin (kleine,
große Ziffern). Der LI läßt sich als horizontale Auswertung des
Prozentsatzes markierter Zellen pro Kryptenposition auszählen (z.B. 31%
in Position 6). Runs werden spaltenweise ausgezählt als Anzahl von Ketten
gleich markierter Zellen. Es wird angenommen, daß Stammzellen sich

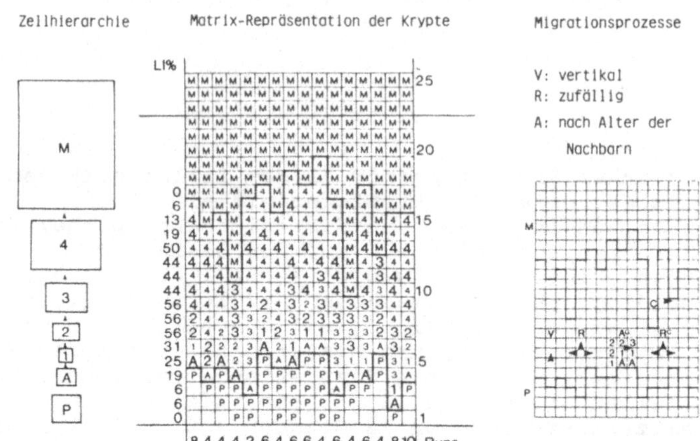

Abb.1

asymmetrisch teilen und jeweils eine Tochterzelle zur ersten
transienten Zellstufe (1) differenziert. Nach mehreren symmetrischen
Teilungsschritten enstehen in dieser Zellhierachie reife Zellen (M).
Neue Zellen können nach verschiedenen Migrationsprozessen plaziert
werden. Werden sie stets oberhalb der Mutterzelle plaziert und alle
darüberliegenden Zellen um eins nach oben geschoben, so sprechen wir
von vertikaler Migration (V). Einem zufälligen Auswählen eines von
drei Nachbarn (R) steht ein selektierter Migrationsprozeß gegenüber
(A), der in einer unmittelbaren Umgebung um die teilende Zelle nach
dem ältesten Nachbarn sucht und die neue Tochterzelle darunter
einschiebt, so daß alle darüber liegenden Zellen der betreffenden
Spalte aufwärts geschoben werden. Bei einer festen
Zellproduktionsrate am oberen Ende der Krypte von 16 Zellen pro
Stunde, verbleiben nur drei freie Parameter: die Anzahl der
Stammzellen pro Krypte, deren Zellzykluszeit und die Zahl der
amplifizierenden Zellteilungen. Verschiedene Modellszenarien werden
mit Monte-Carlo-Simulationen ausgeführt. Ein Vergleich mit den
experimentellen Daten führt auf eine optimale Wahl der Parameter und
Migrationsprozesse. Als Maß für die Altersordnung innerhalb der
Krypte wird die Anzahl der Verletzung einer monotonen Alterstruktur
gewählt (perfekte Ordnung: E=0).

**Ergebnisse:**
Ein Vergleich der Modellszenarien mit den experimentellen Befunden
ergibt eine Übereinstimmung bei folgenden Konstellationen: Die Zahl
der Stammzellen beträgt 8 - 16, ihre Zellzykluszeit beträgt 16 - 32
Stunden; es gibt 4 - 5 amplifizierende Zellteilungen mit einer
Zykluszeit von 12 Stunden; ein streng lokaler Migrationsprozeß
erklärt die beobachtete Altersstruktur konsistent. In diesem Prozeß
wird die Plazierung einer neuen Zelle neben der Mutterzelle durch das
Generationsalter der Nachbarzellen beeinfußt. Dieses nächste-
Nachbar-Kriterium impliziert etwa 60 - 80 % laterale Zellteilungen
und vermeidet das Auftreten von reifen Zellen in niedrigen Positionen
(E=62). Bei einem Zufallsmigrationsprozeß entsteht eine sehr starke

Altersunordnung, so daß eine Reproduktion der LI-Kurven nicht möglich
ist (E=99). Ein rein vertikales Migrieren hingegen erzeugt links-
verschobene Run-Verteilungen, d.h. zu lange gleichartig markierte
Ketten von Zellen (E=22). Abb. 2 zeigt einen Vergleich von
Modellsimulationen und experimentellen Daten (Dreiecke, gemessen von
Dr. C. Potten, Manchester) 1 und 12 Stunden nach Markierung. Die
vordere Kante der LI-Kurve verschiebt sich deutlich zu höheren
Positionen. Dies zeigt deutlich, daß Zellen sich aus dem oberen Ende
der Krypte herausbewegen und von unten durch neue Zellteilungen
ersetzt werden. Die Run-Verteilung zeigt keine zeitliche Veränderung,
d.h. das initial angetroffene Markierungsmuster bleibt zeitlich
stabil. Dies zeigt, daß Abkömmlinge gleich markierter Zellen
voneinander getrennt werden.

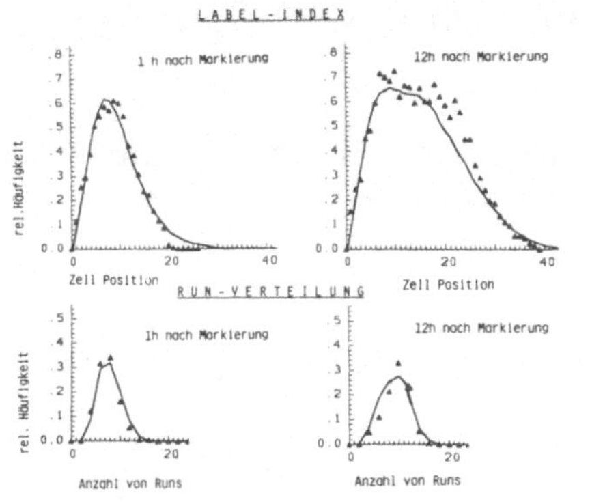


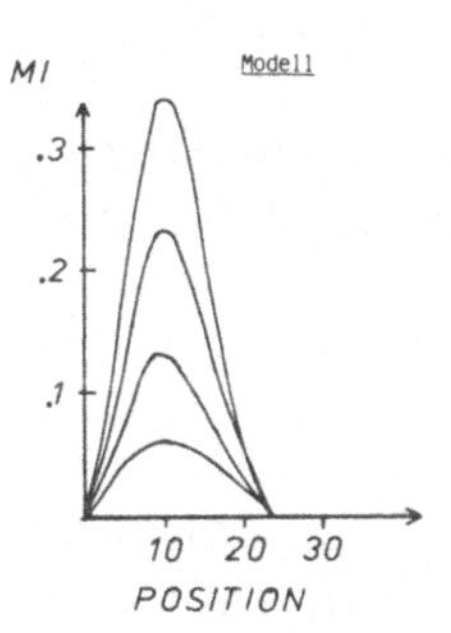


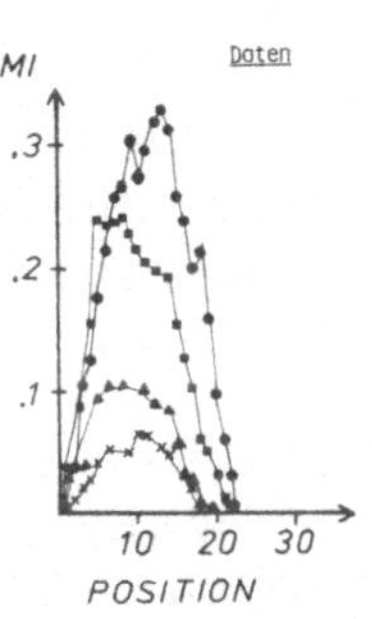


Abb.2        Abb.3

Neben den autoradiographischen Daten stehen die positionsbezogenen
Mitoseindizes (MI) zur Verfügung(Abb.3). Bei Position 10 findet man
ohne Vincristin (Kreuze) die meisten Zellen kurz vor der Zellteilung.
Gibt man Vincristin als Mitoseblocker, so akkumulieren alle neu in
die Mitosephase eintretenden Zellen in dieser Stufe. Experimentell
wurden die MI-Verteilung nach 1 (Dreieck), 2 (Viereck) und 3 Stunden
(Kreis) gemessen. Es wird deutlich, daß diese Eigenschaften in den
Modellsimulationen reproduziert werden können. Die Bewegung der MI-
Kurve zu höheren Zellpositionen kann im Modell nicht reproduziert
werden, da sich  hierbei vermutlich die Anzahl der Spalten pro Krypte
durch Ineinanderschieben verringert.

<u>Diskussion:</u>
Dieses stochastische Simulationsmodell erlaubt die Beschreibung der
Gleichgewichtszustände (siehe auch 1,2). Um jedoch die Beschreibung
von Regenerationsprozessen nach massiven Störungen zu ermöglichen,
müssen Sterbe- und Geburtsprozesse auf dynamischen Gittern
beschrieben werden. Dies wird neue analytische und numerische
Fragestellungen aufwerfen. (NRW IVB5 40205487)
(1) Löffler,M et al,Cell Tissue Kinet.(1986),19,627-645
(2) Potten,C,S.;Löffler,M. J.theor.Biol.(1987),127,381-391

# Computereinsatz in der Medizin

# Entwicklungsstadien eines dezentralen Dokumentations- und Informationssystems zur Langzeitbetreuung von Patienten mit chronischen Schmerzen

J.U. Wieding, O. Hillebrand[2], A. Weyland[3], J. Hildebrandt[3]

Klin.Neurophysiologie, Med.Informatik[2], Schmerzambulanz[3] - Universitätsklinikum - D-3400 Göttingen

### Zusammenfassung

Bessere technische Voraussetzungen in Form von preisgünstiger Hardware und leistungsfähiger Software waren Gründe für die zunehmend bessere Nutzung dezentraler Dokumentations- und Informationssysteme zur Bewältigung abteilungsspezifischer Aufgaben und bestimmten auch die Entwicklung in der Schmerzambulanz Göttingen.
Nach der Erarbeitung eines geeigneten Bogens für eine aussagekräftige handschriftliche Dokumentation entstand 1980 ein Batch-System mit Eingabe und Speicherung der in der Schmerzambulanz erhobenen Daten auf dem Host-Rechner. Mangelnde Praktikabilität, Flexibilität und ungenügender Informationsgewinn führten über eine DEC-PDP11-Mehrplatz-Anlage (BASIC-Programmierung) zu einem dBASE-System auf MS-DOS-Personal-Computern (PC). Nach dBASE-ähnlichen Programmen werden z.Zt. SQL-Datenbanksysteme und ein UNIX-Rechner sowie die PC-Vernetzung erprobt.
Hauptanwendungen des jetzigen dBASE-Systems sind neben der guten Unterstützung wissenschaftlicher Auswertungen die einfache Patienten-Wiedereinbestellung anhand verschiedener (medizinischer und organisatorischer) Kriterien verbunden mit der besseren Kontrolle von Befund- und Therapie-Daten im zeitlichen Verlauf. Von besonderer Bedeutung ist die gute Langzeit-Verlaufskontrolle vor allem bei chronischen Krankheiten.
Neben der Erfüllung spezifischer Aufgaben liegt ein wesentlicher Gewinn der dezentralen Systeme in der wachsenden Aufgeschlossenheit der Benutzer für die Möglichkeiten der Datenverarbeitung allgemein und mit den zahlreichen Installationen in einer qualitativ und quantitativ besseren Dokumentation.

### Einleitung

Die Zahl dezentraler Systeme zur computerunterstützten Dokumentation von Patienten-Daten ist in den letzten Jahren sprunghaft angestiegen. Gründe hierfür sind bessere technische Voraussetzungen in Form preisgünstiger Hardware und äusserst leistungsfähiger Software mit ausreichender Flexibilität zur Anpassung an Benutzer-spezifische Anforderungen. Unter dem MS-DOS-Betriebssystem gelang Personal-Computern (PCs) der Durchbruch zu Anwendungen, die bislang aufwendigen Rechenanlagen vorbehalten waren. Im Bereich der Dateiverwaltung nehmen heute leistungsfähige Software-Tools jahrelange Programmiertätigkeit ab. Verschiedene Entwicklungsstadien beim Aufbau eines dezentralen Dokumentationssystems in der Göttinger Schmerzambulanz sollen aufgezeigt werden .

### Entwicklungsstadien eines Dokumentationssystems in der Schmerzambulanz

Voraussetzung für eine aussagekräftige Dokumentation ist die Strukturierung des Daten-Materials mit dem Ziel einer möglichst grossen Datenqualität mit noch vertretbarem Zeitaufwand bei der Dokumentation.
Dazu entstand 1978 ein Bogen für die Strukturierung der handschriftlichen Dokumentation, der in einer mehrfach überarbeiteten Version noch immer neben dem EDV-System benutzt wird. Abgesehen von einem Feld für Freitext-Bemerkungen erfolgen alle Einträge verschlüsselt, statt der Formulierung in Text-Phrasen wird ein entsprechendes Kürzel eingetragen. Dies erleichtert spätere Auswertungen und beschleunigt den Ablauf der Dokumentation für den Geübten, der diese Kürzel kennt. Der Ungeübte hat jedoch Probleme beim Auffinden des richtigen Codes, da die Verschlüsselung und die Umsetzung von Kürzeln zurück in Freitext auch das jetzige System noch nicht unterstützt.

1980 entstand ein Batch-System mit Übermittlung der Daten zwischen Schmerzambulanz und Grossrechner. Die Krankenakten wurden aus der Schmerzambulanz in die Abteilung für medizinische Datenverarbeitung getragen, die Daten dort von dem Personal eingegeben und auf Speichermedien des Grossrechners abgelegt; schlecht lesbare handschriftliche Eintragungen und mangelnde Fachkenntnis führten zu vielen Fehleinträgen. Nach der

Rücksendung der Akten erhielt die Schmerzambulanz Fehler-Listen aufgrund von Plausibilitätskontrollen und ferner auch Listen zu spezifischen Abfragen.

Neben der Fehlerträchtigkeit stand dem unverhältnismässig grossen Aufwand im Ablauf ein mangelhafter Informationsgewinn für die Schmerzambulanz gegenüber, bedingt durch die schlechtere Verfügbarkeit der Krankenakte im Routine-Betrieb und die Verwendbarkeit der Daten nur für wenige wissenschaftliche Fragestellungen.

Deshalb entschloss man sich 1982 für den Aufbau eines dezentralen Dokumentationssytems. Da Personal-Computer noch zu wenig leistungsfähig waren, erfolgte die Installation einer DEC-PDP11-Anlage mit einer BASIC-Programmierung unter RT11/SHAREplus.

Die DEC-Anlage kam mit vier Terminals schon damals dem Wunsch entgegen, möglichst vielen Benutzern gleichzeitig den Zugang zu den Daten zu ermöglichen: die Ärzte sollten sofort nach Untersuchung eines Patienten alle Einträge sofort am Monitor direkt in das "elektronische Krankenblatt" hinein vornehmen, anstelle zunächst handschriftlicher Notizen. In zwei Jahren Programmiertätigkeit entstand ein Programm, das die Eingaben sehr komfortabel unterstützte, sich aber noch nicht gut für flexible Abfragen eignete. Dennoch konnten die Daten besser als zuvor für wissenschaftliche Auswertungen genutzt werden.

Das Ausscheiden des damaligen Programmierers verdeutlichte die Nachteile dieses Systems: Datenstruktur und Programm waren zu wenig flexibel, die Programm-Pflege schlecht durchführbar. Diese Schwierigkeiten und die hohen Kosten für zusätzlich erforderliche Hardware veranlassten die Umstellung auf einen MS-DOS-Personal-Computer (PC) unter dem Datenbanksystem dBASEIIIplus.

Sofort nach Übernahme der Daten auf den PC konnten die Daten eingesehen, editiert sowie nach bestimmten Ein-/Ausschlusskriterien abgefragt werden. Für eine komfortable Unterstützung der wichtigsten Aufgaben entstand sehr rasch ein dBASE-Programm mit ansprechenden Eingabe-Masken und Auswahl-Menues.

Jedoch ist die Nutzung der Daten in einem Mehrplatzsystem, wie schon auf der DEC-Anlage, unter dBASE z.Zt. nicht möglich. Erprobt werden hierzu gerade verschiedene Netzwerkkarten und die SQL-Datenbanksysteme INFORMIX/4GL und ORACLE auch auf dem UNIX-Rechner "IBM-6150".


**Beurteilungskriterien für Datenbanksysteme**

Bei der Entwicklung unseres Systems wurden Erfahrungen mit verschiedenen Datenbank-Systemen gesammelt (dBASEIIIplus, die dBASE-Clones FOXBASE, RBASE, CLIPPER und die SQL-Datenbanksysteme ORACLE und INFORMIX/4GL). Folgende Kriterien für die Beurteilung von "programmierbaren relationalen Datenbank-Systemen" stellten sich als besonders wichtig heraus :

- rascher Datenzugriff (z.B.ISAM-Zugriff über Index-Dateien, B-Bäume)
- Fähigkeit der Verwaltung von (mehreren) Relationen zur Datei-Verknüpfung
- Interaktives Arbeiten: Leistungsfähigkeit bei Daten-Display, -Editierung, -Selektion
  nach bestimmten Ein-/Ausschlusskriterien.
- Programmierbarkeit
  - Befehlsvorrat der Datenbank-Sprache
  - Erweiterung durch Einbinden in Hochsprache oder zusätzliche Tools
- Unterstützung des Datenschutzes: unberechtigter Zugang, unbeabsichtigtes Editieren  (Benutzer-
  spezifische Berechtigung zur Einsicht oder Veränderung von Feldern/Dateien; Sperren von Prozeduren)
- Aufbau von Multi-User-Systemen; Anschluss an andere Systeme (Host)
- Verbreitung des Datenbanksystems; Installierbarkeit auf Standard-Hardware .

Die Geschwindigkeit des wahlfreien Zugriffs auf Daten (z.B.IndexSequential-AccessMode mit Index-Dateien) ist die Voraussetzung für kurze Frage-Antwortzeiten von Datenbanksystemen und daher von wesentlicher Bedeutung. Beim interaktiven Arbeiten (bei Daten-Display, -Editierung, Selektion nach bestimmten Ein-/Ausschlusskriterien u.a.) erwiesen sich die SQL-Systeme als leistungsfähiger als dBASE oder dBASE-ähnliche Programme.

Vergleichsweise zu dBASE erfordern die SQL-Systeme einen grösseren Aufwand bei der Erstellung und Pflege von Dateien sowie bei Applikationen; jedoch erlauben sie leistungsstarke und einfache Abfragen des Datenbestandes und zugleich eine guten Schutz der Daten sowohl vor unbeabsichtigtem Editieren als auch unberechtigter Einsicht allein schon durch die benutzerspezifische Definition einer "View". Ein unberechtiger Zugang zu den Daten wird durch Passworte, die übergeordnete Vergabe von Zugangsrechten oder einfach und wirksam nur durch das Abschliessen des Systems erreicht.

Ein grosser Befehlsvorrat des Datenbanksystems erleichtert das Programmieren wesentlich; bei ORACLE wird z.B. das Einbinden in eine Hochsprache erforderlich, bei INFORMIX unterstützt das 4GL-Paket eine strukturierte Programmierung. dBASE erlaubt eine vergleichsweise einfache Programmierung durch den umfangreichen Befehlsvorrat des Interpreters und wird inzwischen durch einige Tools ergänzt; jedoch können erst mit FOXBASE (völlig dBASE-kompatibel, etwas schneller) auch Arrays benutzt werden. Kein System unterstützt Bildschirm-Graphik.

Mangelnde relationale Verknüpfbarkeit von Dateien anhand mehrerer Felder kann in dBASE zu Problemen führen. Erforderlich wäre dies z.B. beim Suchen und Ersetzen von Kürzeln für verschlüsselte Einträge durch Verknüpfung mit einer Datei mit allen verwendeten Kürzeln. Dagegen zeichnen sich SQL-Systeme durch die gute relationale Verknüpfbarkeit von Dateien aus.

Insgesamt erscheint dBASE sehr gut geeignet für kurz- bis mittelfristige Datenhaltung mit einer begrenzten Anzahl von Dateien, weniger geeignet für langfristige Fragestellungen mit hohen Anforderungen an Daten-Schutz und Daten-Sicherheit, insbesondere wenn häufig wechselnde und wenig erfahrene Benutzer unbeaufsichtigt mit dem System arbeiten. Die SQL-Systeme sind prinzipiell leistungsfähiger, aber aufwendiger in der Erstellung von Applikationen; die erprobten Systeme scheinen auch aufgrund ihrer Komplexität an ihre oder die Grenzen des MS-DOS-Systems zu stossen.
Schliesslich sichert die weite Verbreitung eines Datenbanksystems dem Anwender zahlreiche Ansprechspartner in Problemfällen.


**Einfache Patienten-Identifikation und Zugriff auf Patienten-orientierte Einträge**

Mit der Eingabe von nur zwei bis vier Anfangsbuchstaben des Patienten-Nachnamens wird der Satz-Zeiger in der alphabetisch indizierten Datei auf den ersten zutreffenden Namen gestellt und dann alle der Bedingung entspredchenden Namen mit zusätzlichen Informationen wie Vorname, Geburtsdatum, Wohnort angezeigt; dies erfolgt z.B. im DBASE 'browse'-Modus mit einem 'freeze' auf ein (1Charakter) Feld am Bildschirmrand. Damit kann der gewünschte Patient auch bei zahlreichen Geschwistern einfach ausgewählt werden. Alle weiteren Informationen zu diesem Patienten sind durch die Verknüpfung mit der Identifikations-Nummer (IdNr) zu erhalten. Dieses Vorgehen ist besser praktikabel, als die Patienten-Identifikation allein mit der ID-Nummer vorzunehmen, da diese siebenstellige abstrakte Ziffernfolge mnemotechnisch schlechter zu handhaben ist als der Patienten-Name.


**Anwendungen des Dokumentations-/Informationssystems**

Das jetzige System unter dBASE/FOXBASE unterstützt die Führung einer gut strukturierten Krankenakte mit raschem Zugriff auf alle Behandlungsdaten. Die Verfügbarkeit der Daten im Bedarfsfall hängt jedoch davon ab, ob das PC-System augenblicklich im Betrieb bzw. die herkömmliche Krankenakte sofort zur Hand ist (leider trifft oft beides nicht zu).
Die Kontrolle von medizinischen Daten in deren zeitlichem Verlauf erfolgt bislang lediglich mit einer linearen Regression; eine graphische Darstellung wird gerade realisiert, um Veränderungen von kontrollbedürftigen Befunden anschaulicher zu verdeutlichen (mangelnde Unterstützung der Graphik unter dBASE/FOXBASE).
Diese Verlaufskontrolle ist von besonderer Bedeutung in der Langzeit-Betreuung von Patienten mit chronischen Krankheiten. Denn meist erlauben nicht einzelne Werte, sondern erst deren vergleichende Beobachtung über längere Zeitintervalle eine Verlaufsbeurteilung. Neben den Befunden diagnostischer Verfahren können Anzahl und Intervalle einzelner therapeutischer Anwendungen einer Gesamtbehandlung zusätzliche Informationen zum Behandlungserfolg geben.
Eine Erleichterung stellt die Möglichkeit der computerunterstützten Patienten-Wiedereinbestellung dar: Patienten-Kollektive werden mit geringem Aufwand anhand organisatorischer und medizinischer Kriterien wie pathologische, kontrollbedürftige Befunde oder Datum der letzten Konsultation wiedereinbestellt.
Häufig werden beispielsweise nach Ablauf eines Jahres alle Patienten mit einer bestimmten Therapie angeschrieben, um die Effektivität dieser ärztlichen Massnahme durch eine Wiedervorstellung oder die Beantwortung eines Fragebogen zu kontrollieren. Der individuelle Charakter des Anschreiben erhöht dabei erfahrungsgemäss die Akzeptanz, persönliche Anrede und gute Druck-/Briefqualität tragen dazu bei.

Auswertungen des Datenmaterials werden in verschiedener Weise unterstützt: Für bekannte, d.h. definierte Standard-Abfragen sind kurze Programme direkt vom Hauptmenue aus aufzurufen. Eine universelle Möglichkeit spezifische Teil-Daten zu bearbeiten, ist die Abfrage der eingrenzenden Filterbedingungen (oberere und untere Begrenzungen) für jedes einzelne Feld über eine Maske. Zur Beantwortung spezieller Fragestellungen, meist in Vorbereitung einer Tagung, werden einfache Routinen kurzfristig programmiert. Sehr sinnvoll hat sich die Erstellung neuer Teil-Dateien mit einer Auswahl wichtiger Felder und Datensätze erwiesen, um diese auch wenig geübten Benutzern überlassen zu können, ohne Veränderungen an den Hauptdateien zu riskieren.
Die Software-Pakete SAS, SPSS, BMDP ermöglichen auf Personal-Computern umfangreiche statistische Auswertungen, die bislang Grossrechnern vorbehalten waren.

**Gewinn und Gefahren dezentraler Dokumentationssysteme**

Dezentrale Dokumentations- und Informationssysteme, d.h. autonome DV-Arbeitsplätze direkt beim Benutzer, und den individuellen Anforderungen angepasste Software führten zur
- besseren Bewältigung abteilungsspezifischer Aufgaben
- qualitativ und quantitativ besseren Dokumentation
- grösseren Akzeptanz der Anwender gegenüber der Datenverarbeitung allgemein .

Die Bereitschaft zur kontinuierlichen Datenerfassung stieg mit dem Nutzen unseres Systems, insbesondere mit der vereinfachten Patienten-Wiedereinbestellung und einem grösserem Informationsgewinn bei wiss. Auswertungen. Wenn in einem Mehrplatz-System alle Eintragungen in das Krankenblatt sofort am Monitor vorgenommen würden, spräche dies für eine hohe Eingabe-Disziplin und Akzeptanz gleichzeitig. Da die Nutzung der Daten in einem Mehrplatz-System z.Zt. noch nicht möglich ist, bleiben Fortschritte durch Vernetzung von PCs, SQL-Datenbanksysteme oder UNIX-Rechner abzuwarten.

Insgesamt bestehen Vorteile der dezentralen Datenhaltung sicherlich in grösserer Flexibilität und Unabhängigkeit im Betrieb im Vergleich mit der zentralen Datenhaltung auf dem Host-Rechner. Dabei sollten sich die Benutzer der grösseren Verantwortung für das System (Hardware, Software, Daten) bewusst sein, denn Aufgaben wie Software-Pflege und regelmässige Daten-Sicherungen werden bei zentraler Datenhaltung durch das betreuende Rechenzentrum abgenommen. Jedoch verleitet der geringe Aufwand im Aufbau dieser Systeme leicht zu einer unzureichenden Langzeit-Planung; für Daten-Strukturierung, Programme, personelle Betreuung u.a. liegt oft kein aureichend fundiertes langfristiges Konzept vor.
Gefahren dezentraler Systeme liegen ferner in der Verstreuung der Daten auf viele verschiedene DV-Plätze innerhalb einer Klinik, sodass die Bearbeitung von disziplinübergreifenden Fragestellungen unmöglich wird. Langfristig ist neben der PC-Vernetzung innerhalb einer Abteilung daher der Datentransfer zum Host-Rechner anzustreben.


**Literatur**


1.: Barnett, G.O., Winickoff, R.N., Morgan, M.M., Zielstorff, R.D.:
A computer-based monitoring system for follow-up of elevated blood pressure.
Med.Care 21 (1983) 400-409

2.: Bain, W.H., Fyfe I.C., Rodger R.A.:   Computerized system for the follow-up of patients with heart valve replacements.
Thorac.Cardiovasc.Surg. 33 (1985) 76-80

3.: Codd. E.F.:   Relational Database: A practical foundation for Productivity.
Communications of the ACM 25 (1982) 109-117

4.: Hammer, J.S., Hammond, D., Strain, J.J., Lyons, J.S.:   Microcomputers and consultation psychiatry in the general hospital.
Gen.Hosp.Psychiatry 7 (1985) 119-24

5.: Engel, J.M.:   Verlaufsbeobachtungen und Befunddokumentation bei entzuendlich rheumatischen Erkrankungen.
Med.Welt 31 (1980) 1138-1139

6.: Hildebrandt, J., Klar, R., Weyland, A., Wieding, J.U.:   A computerized Information System for a Pain Clinic.
Meth.Inform.Med. 26 (1987) 97-101

7.: Joyce, A.M., Naddaf-Dezfoli, A.R., Davenport, S.:   A medical microcomputer database management system.
Meth.Inform.Med. 24 (1985) 73-78

8.: Koenig, W., Sens, B., Rienhoff, O.:   Vergleich einer zentralen Datenhaltung (IMS)
mit einem dezentralen Konzept (dBASEIII) am Beispiel der nordwestdeutschen Therapieverlaufsstudie bei Haemophilie.
In:  Ehlers, C.T., Beland, H. (Eds.):  Perspektiven der Informationsverarbeitung in der Medizin.  Springer, Berlin 1986, 291-294

9.: Vosseler, C.R.:   Die organisierte Karzinom-Nachsorge, Anwendung eines rechnergestuetzten Tumorregisters.
Roentgenberichte 13 (1984) 195


- - - - -

# Erfahrungen beim Einsatz eines Personal-Computers zur Führung und Organisationsunterstützung des MONICA-Herzinfarktregisters

R. Engelbrecht, W. Huß, H. Löwel, J. Schwarzwälder, U. Keil
MEDIS Institut der GSF München
8042 Neuherberg

## Einleitung

Der Einsatz von Methoden der Informatik findet seinen deutlichsten Niederschlag in der Erstellung von Systemen zur Verarbeitung von Daten und dem Generieren und Präsentieren von Informationen. Im folgenden soll der Begriff "Informationssysteme" für alle datenverarbeitungs-gestützten Systeme gelten, die auf Anfrage des Benutzers Daten oder Information liefern. Die Aufgaben solcher Informationssysteme lassen sich wie folgt umschreiben:
  - Information über Fakten und Zusammenhänge
  - Integration der patientenorientierten Information aus verschiedenen Bereichen, z.B. chemisches
      Labor und Mikrobiologie im Krankenhaus
  - Kommunikation, d.h. Informationsaustausch zwischen den einzelnen Bereichen
  - Konsultation, d.h. Beratung durch das System.
Durch die Entwicklung der Hardware und Software im Bereich der Mikrocomputer sind in den letzten Jahren die Anwendungmöglichkeiten von Informationssystemen deutlich gestiegen. Gerade die Personal Computer bieten dort Lösungen wo bisher ein Einsatz der Datenverarbeitung schwer realisierbar war und deshalb manuell gearbeitet wurde. Die Vorteile dieser neuen Technologie liegen in der
  - Funktionalität, d.h. vielfältige Standardsoftwarepakete sind vorhanden,
  - leichten Erweiterbarkeit, z.B. großes Angebot an Zubehör,
  - Preiswürdigkeit der Hard- und Software,
  - Flexibilität, d.h. Anpaßbarkeit an Personen, Funktionen, usw. und
  - Datenschutzmöglichkeit durch lokale, autonome Lösungen.
Dabei kann natürlich nicht übersehen werden, daß es auch Probleme mit dieser Technologie gibt. Diese liegen vor allen Dingen in der nicht vorhandenen Mehrplatzfähigkeit, dem Ausfallrisiko und der häufig nicht professionellen Ansprüchen genügenden Betriebssystem- und betriebssystemnahen Software. Trotzdem wurde im Rahmen des MONICA Projektes auf diese Technologie zurückgegriffen und ein Informationssystem zur Unterstützung des Registers aufgebaut.

## MONICA-Projekt

Das MONICA-Projekt ist ein von der Weltgesundheitsorganisation durchgeführtes Projekt [4], an dem 40 Studienzentren international beteiligt sind. Ziel ist, Informationen über jährliche Inzidenz-Letalitäts- und Mortalitätsdaten [3] sowie verläßliche Schätzungen für das Risikoprofil des Herzinfarktes zu erhalten. Daneben sind Informationen über die medizinische Versorgung und deren Veränderung wichtig, um ihren Einfluß auf die kardiovaskuläre Mortalität abschätzen zu können. Das Projekt läuft 10 Jahre lang, in denen drei unabhängige Querschnittstudien, eine Kohortenstudie und eine Registerstudie mit jährlichem Follow-up durchgeführt werden. Im folgenden soll auf das MONICA-Herzinfarktregister eingegangen werden, da es von der Datenstruktur und von der Datenverarbeitung für die in der Medizin eingesetzten Informationssysteme typische Aspekte aufweist. Ein Register in der Medizin ist eine krankheitsbezogene patientenorientierte Sammlung medizinischer Krankengeschichten, das aufgebaut wird, um Aussagen zu bestimmten Krankheiten machen zu können.

Das Herzinfarktregister hat die Aufgabe, über einen Zeitraum von 10 Jahren vom 1.10.1984-30.9.1994, alle Herzinfarkterkrankungs- und Sterbefälle von 25-74jährigen Einwohnern der Stadt Augsburg und der Landkreise Augsburg und Aichach-Friedberg zu erfassen. Jährlich ist mit ca. 1000 Herzinfarktfällen in der Studienbevölkerung zu rechnen.

**MONICA Datenstruktur**

Die anfallenden Daten sind für die Organisation der Studie und deren Auswertung gleichermaßen wichtig. Abbildung 1 zeigt eine grobe Klassifikation der Daten mit entsprechenden Beispielen in der Tabelle 1. Die persönlichen Daten zusammen mit Teilen der medizinischen Daten und Management-Daten bilden die Basis für die ordnungsgemäße Erhebung der einzelnen Fälle; auf sie wird noch eingegangen.

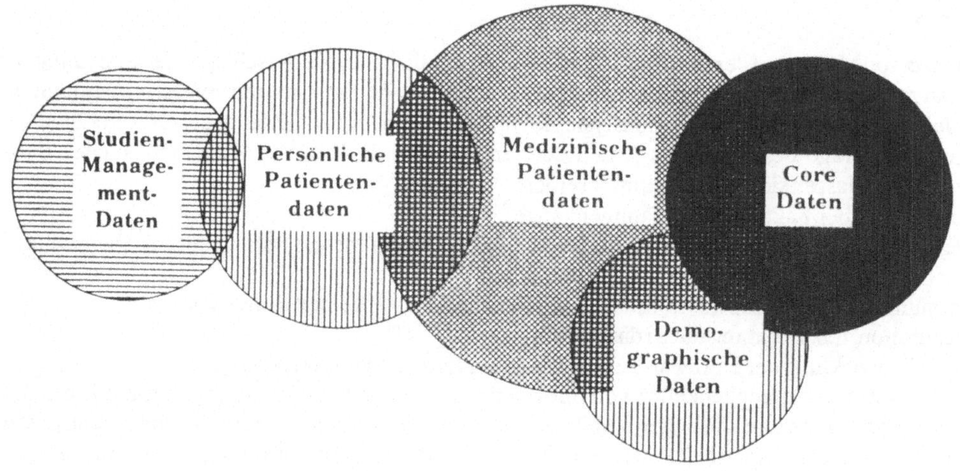


Abb. 1 Struktur des MONICA Datenkonzepts

| Studien-<br>Management-<br>Daten | Persönliche<br>Patientendaten | Medizinische<br>Patientendaten | Demographische<br>Daten der Studien-<br>population | Core<br>Daten |
|---|---|---|---|---|
| Krankenhäuser<br>Ärzte<br>...<br>... | Identifikations-Nr.<br>Name<br>Adresse<br>Geburtstag<br>...<br>... | Identifikations-Nr.<br>Diagnose<br>Anamnese<br>Arzneimittel<br>Laborwerte<br>EKG<br>...<br>... | Altersverteilung<br>Soziale Struktur<br>...<br>... | Event-Nr.<br>Diagnost. Kriterien<br>(Symptome, Enzyme,<br>EKG)<br>Diagnosekategorie<br>Medizin. Betreuung<br>(Medikamente)<br>...<br>... |

Tabelle 1: Elemente des MONICA Datenkonzepts

Dagegen sind die medizinischen und demographischen Daten und die daraus erzeugten Kerndaten (Core) das eigentliche Ziel der Studie: Erzeugung von qualitativ hochwertiger, vergleichbarer Information zum Monitoring kardiovaskulärer Erkrankungen für die Übergabe an das Datencenter der Studie in Helsinki, um internationale Vergleiche anstellen und, wenn nötig, Empfehlungen zur Verbesserung der Gesundheitsversorgung geben zu können.

| Daten | Ort | Hardware | Software |
|---|---|---|---|
| Persönliche Patientendaten Studien-Management-Daten | Studienzentrum Augsburg | IBM-PC | PC-DOS Knowledge Man (DBMS) WORD (Textverarbeitung) |
| Medizinische Patientendaten Demographische Daten | MEDIS-Institut Neuherberg | IBM-4381 | VM/CMS ADABAS/NATURAL SAS |
| Core Daten | Data Center Helsinki | VAX 11/780 | VMS |

Tabelle 2: Konzept der MONICA Informationsverarbeitung

### MONICA Informationssystem

Das Konzept für das MONICA-Informationssystem demonstriert wie moderne Computertechnologie ein integraler Bestandteil einer solchen Studie sein kann. Dabei wurden zwei Prinzipien verfolgt: die Speicherung der Daten dort, wo sie verarbeitet werden, und die optimale Berücksichtigung des Datenschutzes. Dieses Konzept spiegelt Tabelle 2 wider. Alle personenidentifizierenden Daten sind im Studienzentrum auf einem autonomen System, einem Personal-Computer (PC), gespeichert. Somit sind sie nicht von außen zugreifbar, sondern nur für das Registrierungsteam in Augsburg im Zugriff. Die medizinischen Daten werden nach vollständiger Erfassung an das Team im MEDIS-Institut übergeben.

Zur Unterstützung des Arbeitsablaufs werden für jeden Event (Herzinfarkterkrankungsfall) einer erfaßten Person weitere Falldaten im PC gespeichert. Sind die Fälle abgeschlossen und die wissenschaftlichen Daten in das MEDIS-Institut übergeben, bleiben nur die sogenannten Personenstammsätze im PC erhalten. Scheidet eine erfaßte Person aus der Beobachtung aus (Tod, 75. Lebensjahr ist erreicht), werden auch die Personenstammsätze gelöscht. Der PC erlaubt eine optimale Kontrolle von der Erfassung der Herzinfarktfälle bis zur Datenübergabe.

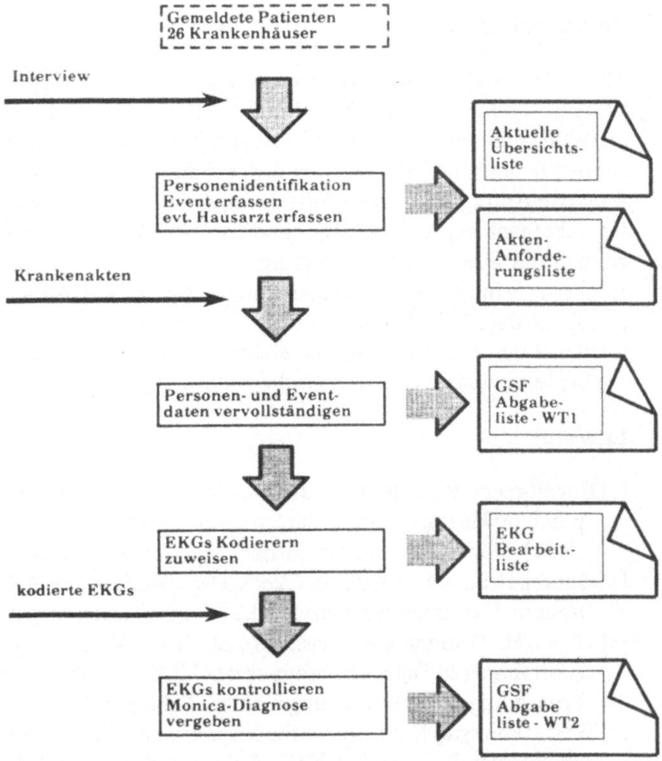

Abbildung 2: Ablauf der Datenerhebung Krankenhauspatienten

Die vollständigen wissenschaftlichen, medizinischen Daten werden zwar personenorientiert, aber dennoch anonymisiert in einer Datenbank auf einem Großrechner der GSF gespeichert. Sie stehen damit ohne Datenschutzrestriktionen für die Auswertung zur Verfügung. Verbindung zwischen dem wissenschaftlichen Datenteil und den Organisationsdaten spielt eine mit Prüfziffer versehene Fallnummer. Das Verfahren zur Ermittlung dieser Prüfziffer [2] wurde für diese Studie entwickelt und gewährleistet eine hohe Sicherheit bei der Zuordnung der Fälle zwischen den Datenbanken auf PC und Großrechner. Bei der Gestaltung des Informationssystems auf dem PC wurden die speziellen Möglichkeiten ausgenutzt [1]. Zur Erleichterung der Bedienung wird das System mit einer "Maus" gesteuert und ermöglicht so das Abrufen von Listen mit komplexer Selektion durch einfachen Tastendruck. Die so entstehenden Listen werden sofort ausgedruckt und stehen für weitere Datenerhebungen und Nachfragen als Arbeitslisten zur Verfügung. Beispielhaft ist in Abbildung 2 der Ablauf der Datenerhebung bei Krankenhauspatienten und die dabei verwendeten Kontrollisten dargestellt. Damit ist eine Steuerung der Vorgehensweise in jeder einzelnen Phase und hohe Datenqualität durch Vollständigkeitskontrolle gewährleistet.

Ein zusätzlicher Nutzen entsteht durch die Verwendung der Personal Computer als Textverarbeitungssysteme für den Schriftverkehr, die Projektdokumentation und Publikationen. Hierzu sind neben dem schnellen Matrixdrucker ein Typenraddrucker und ein Thermodrucker angeschlossen. Die vielfältige Benutzung des PCs und der damit verbundenen Auslastung machte schon im zweiten Jahr eine Kapazitätserhöhung notwendig. Diese wurde durch Beschaffung eines weiteren PCs sehr einfach erreicht. Die Funktionen wurden aufgeteilt und weitere Funktionen hinzugefügt.

## Zusammenfassung

Für das MONICA Projekt Augsburg wurde ein komplexes Informationssystem aufgebaut. Dessen wichtigste Komponente für die Erstellung des Registers wurde auf einem Personal Computer im Studienzentrum implementiert. Damit wurden die Aufgabenbereiche Registerführung, Organisationsunterstützung und Textverarbeitung optimiert und die Funktionen Falleingabe, Falländerung und interaktive Abfragen sowie die Erstellung von Listen für unterschiedliche Zwecke wie z.B. Fallkontrollen, Aktenanforderungen, EKG und EKG-Abrechnung abgedeckt. Die Erhebung der Daten erfolgt zeitnah und unter strenger Beachtung des Datenschutzes. Die Vollständigkeit der Daten ist gewährleistet durch die Integration des Informationssystems in den Ablauf und die damit verbundenen Steuerungs- und Kontrollmöglichkeiten. Es zeigt sich, daß so eine effektive Registerführung wirksam unterstützt werden kann. Die erreichten Erleichterungen haben zu einem Einsatz von Personal Computern in der begleitenden Querschnittsstudie geführt

## Literatur


[1] Engelbrecht, R., Experiences in Designing Human Computer Interfaces for Doctor's Office Computer, in: Human-Computer Communications in Health Care, Peterson, E., Schneider, W. (Eds.), North Holland, Amsterdam, New York, Oxford, 1986

[2] Gumm, H.P., A New Class of Ckeck-Digit Methods for Arbitrary number Systems, IEEE Transactions on Information Theory, Vol. IT-31, No. 1, January 1985

[3] Löwel, H., Hörmann, A., Lewis, M., Zeitlicher Verlauf der Herzinfarktsterblichkeit während der Akutphase (28 Tage) - Ergebnisse des MONICA-Augsburg-Myokardinfarktregisters 1985 -, Proceedings 32. Jahrestagung GMDS, Tübingen, 5.-7. Oktober 1987

[4] WHO (anonym) Proposal for the Multinational Monitoring of Trends and Determinants in Cardiovascular Diseases. MONICA Protocol. WHO/MNC/82.1 Rev. 1.May 1983, Cardiovascular Disease Unit, Geneva

DER EINSATZ VON MIKROCOMPUTERN IM UNTERRICHT
"BIOMATHEMATIK FÜR MEDIZINER" UND "MEDIZINISCHE INFORMATIK"
ALS TEILGEBIET DES ÖKOLOGIEKURSES

J. Michaelis, U. Stienen
Institut für Med. Statistik u. Dokumentation
Langenbeckstr. 1, 6500 Mainz

## 1. Einführung

Die Ausstattung von Kliniken und Arztpraxen mit Mikrocomputern ist in den letzten Jahren nahezu sprunghaft vorangeschritten. In wenigen Jahren wird es nur noch vereinzelt Ärzte geben, die nicht selbst unmittelbaren Kontakt zur EDV haben. Bevor die Generation derjenigen das Medizinische Staatsexamen ablegt, die bereits auf der Schule den Umgang mit Computern erlernt haben, ist es erforderlich, EDV bezogene Ausbildung in das medizinische Curriculum zu integrieren. Hierfür bieten sich die auf unserem Fachgebiet durchzuführenden praktischen Übungen "Biomathematik für Mediziner" und "Medizinische Informatik" im Rahmen des ökologischen Kurses an.

## 2. Hardware Ausstattung

Im Jahre 1985 ergab sich für unser Institut die Möglichkeit, im Rahmen des Computer Investitionsprogramms (CIP) einen Pool von vernetzten PCs für Unterrichtszwecke zu beschaffen. Wir entschieden uns im Rahmen der verfügbaren Mittel für 10 IBM PC AT02, die mit dem PC Network untereinander verbunden sind. Die Geräte sind so im Kursraum unseres Instituts aufgestellt, daß jeweils Übungsgruppen von 3 bis 4 Studenten an einem Gerät arbeiten können, eine Relation von 2 Studenten pro Gerät ist vorzuziehen und hat sich in zusätzlich angebotenen Spezialübungen sehr bewährt. Die standardmäßige Ausrüstung eines jeden Arbeitsplatzes mit einer 20 MB Festplatte ist auf die von uns eingesetzte Software abgestimmt und entlastet das Netzwerk, das nahezu ausschließlich für Programmwartung und Ergebnisausdrucke benutzt wird.
Notwendige Ergänzung zu den einzelnen Mikrocomputern ist ein Großbildprojektor, mit dem jeweils für die gesamten Übungsgruppen wichtige Programmfunktionen demonstriert werden.

## 3. Software Ausstattung

Unter dem Betriebssystem DOS 3.1 setzen wir das Programmpaket SAS für Mikrocomputer ein, von dem eine Campuslizenz beschafft wurde, daneben Demonstrationsversionen des Datenbanksystems DATAEASE, des SCHOLZ-MEDIS-ARZNEIMITTEL-SYSTEMS (SMA) sowie des Unterrichtsprogramms CASES. Der Unterricht wird so aufgebaut, daß keine DOS-Kenntnisse erforderlich sind. Das

Starten der einzelnen Programme und Übungsaufgaben erfolgt über Menüs, die mit dem Trägersystem FIXED DISK ORGANIZER erstellt wurden. Die Menüs erschweren den Zugang zum Betriebssystem, von dem nur die für den laufenden Betrieb unabdingbar benötigten Module auf den Festplatten installiert sind. Weiteren Schutz vor unerwünschten "Hacker"-Aktivitäten haben wir durch das überwiegende Anlegen von "hidden files" sowie durch Schreibschutz für alle benötigten Programm- und Datenfiles erreicht.

## 4. Kursinhalte und -durchführung

Das neue Kurskonzept wurde zu Ende des Wintersemesters 1985/86 erstmals erprobt, seit SS 1986 wurden alle Kurse auf dieser Basis durchgeführt. Die Kurse sind grundsätzlich als Praktika gestaltet, wie sie der Medizinstudent zum Beispiel vom Physikunterricht her kennt. In nahezu jeder der wöchentlichen Kursdoppelstunden muß von den einzelnen Gruppen eine Übungsaufgabe erfolgreich bearbeitet werden. Der praktische Erfolg wird vom Übungsleiter gruppenindividuell testiert, parallel dazu werden bei allen Studenten einzeln einfache Theorietestate durchgeführt, die den biometrischen Hintergrund der aktuell bearbeiteten Übungsaufgaben überprüfen. Theoretisch-biometrisches Wissen wird grundsätzlich nicht innerhalb der Übungsstunden vermittelt, hierzu werden die Studenten (erfolgreich!) auf die wöchentlich zweistündige Vorlesung verwiesen, die mit dem Praktikum synchronisiert ist, sowie auf die übliche Taschenbuchliteratur.

Nach einer Einführungsstunde in die Zielsetzung des Praktikums, die wichtigsten Bedienungsfunktionen der PCs sowie den grundsätzlichen Aufbau und die Funktionsweise des SAS-Pakets führen die Studenten einfache Editierübungen sowie die Erfassung kleinerer Datensätze durch. Hieran schließen sich folgende Übungsblöcke an:

I. Deskriptive Statistik
   1. Darstellung von Häufigkeitsverteilungen, 2. Berechnung statistischer Maßzahlen, 3. Lineare Korrelations- und Regressionsrechnung, 4. Erstellung von Kontingenztafeln, 5. Erstellung von Überlebenskurven
II. Analytische Statistik
   6. Durchführung von t-Tests, 7. Durchführung von Wilcoxon-Tests, 8. Durchführung von $\chi^2$-Tests

Alle Übungsaufgaben basieren auf Datenbeispielen früher in unserem Institut beratener Dissertationen; aus didaktischen Gründen wurden einige Datensätze geringfügig verändert. Alle Arbeitsgruppen erhalten dieselben Datensätze, hierzu jedoch unterschiedliche Übungsaufgaben. Bei der Vorstellung der Datensätze wird jeweils eine kurze Einführung in die medizinische Fragestellung gegeben.

Zu Beginn des Praktikums erhalten die Studenten ein umfangreiches Skriptum, in dem die wichtigsten Punkte des theoretischen Unterrichts zusammengestellt sind sowie eine Zusammenfassung der vom SAS-Paket im Unterricht benötigten Bedienungsfunktionen. Zu den einzelnen Übungen werden dann noch Informationen über die Datensätze und Musterlösungen der gestellten Übungsaufgaben verteilt.

Die Kurse werden in Gruppengrößen von ca. 30 Studenten abgehalten; hierbei wird jeweils ein wissenschaftlicher Mitarbeiter des Instituts als Kursleiter von einer Kursassistentin unterstützt, die – falls erforderlich – den Studenten praktische Bedienungshilfen gibt, zusätzlich Überwachungs- und Kontrollfunktionen ausübt sowie die jeweils von den einzelnen Arbeitsgruppen erzielten Ergebnisse abspeichert, um sie (wegen der Lärmbelästigung) außerhalb der Kursstunden auszudrucken. Diese Ausdrucke werden dann den Arbeitsgruppen jeweils zu Beginn der nächsten Kursstunde ausgeteilt, gegebenenfalls mit Kommentaren des Kursleiters versehen, der jedoch – wie oben erwähnt – die Richtigkeit bereits während des laufenden Kurses überprüft hat.

Im Teil "Medizinische Informatik" des Ökologiekurses werden neben einem 8-stündigen Seminar lediglich zwei Doppelstunden als PC-Übungen abgehalten. Hier arbeiten jeweils zwei Studenten an einem Gerät. In der ersten Doppelstunde wird mit Hilfe des Datenbanksystems DATAEASE eine kleine Patientendatei für eine Basisdokumentation aufgebaut. Die Studenten erstellen eine Eingabemaske mit systemgestützten Plausibilitätsprüfungen, erfassen einige Musterdatensätze und erstellen Auflistungen mit Hilfe des interaktiven Reportgenerators. In der zweiten Doppelstunde werden als Beispiele für Expertensysteme das SMA und CASES vorgestellt.


## 5. Bisherige Erfahrungen mit dem neuen Unterrichtskonzept

Die Umstellung auf das neue Unterrichtskonzept war zunächst von sehr lebhaften und zum Teil kontroversen institutsinternen Diskussionen begleitet. Aus diesen Diskussionen kristallisierte sich heraus, daß für die Studenten die Erwerbung technischer Fähigkeiten auf ein Minimum begrenzt werden sollte, um hinreichend Zeit für die Erfahrung der Anwendungsproblematik biometrischer Verfahren bei medizinischen Fragestellungen zu belassen. Daher mußte ein großer Aufwand getrieben werden, um die Übungsaufgaben möglichst benutzerfreundlich zu gestalten. Unter dem Gesichtspunkt der Benutzerfreundlichkeit ist der Einsatz von SAS für den Unterricht nach unseren Erfahrungen besonders gut geeignet, wenngleich dieses Programmpaket auch zwei Nachteile mit sich bringt: Einmal kann bei laufendem SAS die Netzwerksoftware nicht mehr betrieben werden, was sich jedoch bei unseren Anwendungen bisher noch nicht als störend erwiesen hat. Zum anderen hat SAS den "didaktischen Nachteil", daß defaultmäßig alle möglichen Berechnungen ausgeführt werden, deren Unterdrückung nur durch erheblichen Aufwand möglich ist.

Trotz unserer oben erwähnten Bemühungen, den Bedienungsaufwand der

Mikrocomputer zu minimieren, gibt es in den meisten Kursen eine oder mehrere
Gruppen, die vorwiegend mit technischen Problemen und Bedienungsfehlern
kämpfen und dadurch weniger von der Anwendungsproblematik kennenlernen.
Die Erfahrungen von mehr als drei Semestern haben bei den Kursleitern
inzwischen dazu geführt, daß auf die am häufigsten gemachten Fehler
besonders nachdrücklich hingewiesen wird. Auch die Musterlösungen erleichtern
wesentlich den Umgang mit den Programmen.

Der konsequente Verzicht auf theoretischen Unterricht während der Übungsstunden bei gleichzeitiger Einführung der Testate wurde von den Studenten
voll akzeptiert und führte zu einer erheblichen Steigerung des Vorlesungsbe-
suchs und der Beschäftigung mit der empfohlenen (und nicht empfohlenen!)
Literatur. Stricken und Zeitunglesen, früher vereinzelt als Demonstration gegen
die Anwesenheitspflicht praktiziert, wurden nach der Umstellung unseres
Unterrichtskonzeptes nicht mehr beobachtet.

In einer zum Abschluß des Sommersemesters durchgeführten Umfrage bekundeten
84 % der Studenten ein generelles Interesse am PC-Einsatz im Unterricht, 16 %
empfanden den technischen Aufwand als zu groß, 60 % als gerade richtig und
25 % als gering. Die zum Teil sehr sorgfältige Ausfüllung der Fragebogen mit
umfangreichen ergänzenden Kommentaren und konstruktiven Anregungen bildet
unseres Erachtens ein weiteres Indiz für die positive Akzeptanz.

Außerhalb der Unterrichtsstunden steht der PC-Pool Studenten und
Assistenten der Klinik zur Verfügung und wird in zunehmendem Ausmaße
genutzt.


## 6. Zusammenfassung und Ausblick

Seit Anfang 1986 ist der praktische Einsatz von Mikrocomputern integraler
Bestandteil bei den an unserem Institut durchgeführten Pflichtveranstaltungen
für Medizinstudenten.

Der Aufwand für die Erstellung des Unterrichtsprogramms und der Be-
gleitmaterialien war erheblich und ist auch noch nicht abgeschlossen, weil
immer noch neue Erfahrungen eingebracht werden müssen und auch eine
kürzlich durchgeführte Umfrage bei den Studenten weitere konstruktive
Anregungen erbrachte.

Die Akzeptanz der neuen Unterrichtsform bei den Studenten ist sehr gut, eine
deutliche Verbesserung der Lernbereitschaft gegenüber der konventionellen
Kursgestaltung ist erkennbar. Nach unserer Einschätzung erhalten die
Studenten eine wichtige Grundlage für das später auf sie zukommende Arbeiten
mit EDV-Einsatz, die in der Regel zum ersten Mal bereits bei der Erstellung
einer Dissertation zum Tragen kommt.

# MÖGLICHKEITEN UND GRENZEN VON HEUTIGEN PC-NETZEN ZUR UNTERSTÜTZUNG DER KLINISCHEN ROUTINE


U. Timmermann, E. Pelikan[2], R. Klar

Abteilung Medizinische Informatik
und Klinikrechenzentrum Universitätsklinikum Freiburg[2],
D-7800 Freiburg


## Einführung und Problemstellung

In den letzten Jahren wurden von den klinischen Abteilungen
zunehmend Personalcomputer (PC) angeschafft, die primär die
Befund-, Arztbrief- und Berichtschreibung unterstützen. Der
massive Einsatz von PCs im Bereich der Kliniken erklärt sich zum
einen durch den extremen Preisverfall, zum anderen aber auch durch
die gestiegene Softwaretechnologie, die gerade dem Benutzer von
Mikrosystemen einen bisher nicht gekannten Komfort bietet. Die
heute auf diesen Geräten betriebene Software setzt immer weniger
EDV-Kenntnisse beim Nutzer voraus und gewinnt immer stärker
Werkzeugcharakter für die Bearbeitung der täglichen Problemstellungen.
Dennoch sieht der Informatiker auch diese Flut von Mikrocomputer
und die Möglichkeiten des Einsatzes mit Skepsis, denn die bei
Multiuser-Anwendungen üblichen Datensicherheits- und besonders
auch Datenschutzmechanismen fehlen auf der Single-PC-Ebene fast
gänzlich. Auch die Betriebssoftware der PCs selber ist nach
unserer Auffassung verbesserungsbedürftig, denn es treten immer
wieder undefinierte Zustände auf, die ein RESET notwendig machen.
Gerade die Medizinische Informatik propagiert die Notwendigkeit,
die medizinischen Daten von verschiedensten Leistungsstellen
patientenbezogen zusammenzuführen und zu speichern. Diese Forderung, die zentrale Koordination erfordert, wurde bisher meist
durch zentralistische Systeme und kaum durch PC-Netze erfüllt.

## Anforderungen an EDV-Anwendungen für die klinische Routine

Die Datensicherheit ist für klinische Anwendungen von grundlegen-
der Bedeutung. Notwendig dazu sind umfangreiche Plausibilitätskontrollen und Gegenprüfungen bei der Eingabe medizinischer und
administrativer Daten. Auch während der Verarbeitung ist die

Datenintegrität durch Schutz vor Verfälschung (nur Leseberech-
tigung, Datei erweiterbar aber nicht änderbar usw.) zu gewährleisten.

Zugriffsberechtigungs- und Funktionsschutzmaßnahmen müssen von den
Systemen unterstützt werden. Gerade die sensiblen medizinischen
Daten sind vor unberechtigtem Zugriff zu sichern. Funktionsschutz
bedeutet, daß jeder nur das für seinen Aufgabenbereich notwendige
Funktionsspektrum (für Therapieangaben bleibt letztlich der
behandelnde Arzt zuständig, die MTA darf nur die für ihr Labor
zugelassenen Laborwerte eintragen usw.) benutzen darf.

Einfache und fehlertolerante Bedienung ist eine zwingende Forderung, um gute Akzeptanz der EDV-Systeme zu erreichen. Die Nutzer
der EDV im medizinischen Bereich sind zumeist nicht EDV-geschult
oder -erfahren. Deshalb ist eine leicht zu bedienende Nutzerober-
fläche notwendig, die Fehlbedienung erläutert und abfängt, aber
nicht mit Systemabstürzen bestraft. Ängste und Ressentiments
gegenüber der neuen Technologie werden so abgebaut und der Umgang
mit diesen Systemen erleichtert [4].

**Vorteile von PC-Netzen**

Gegenüber einzelnen PCs erlaubt ein PC-Netz Zugriffs- und Datenschutzmechanismen. Es können Systemmanager- sowie verschiedene
klassifizierte Nutzerberechtigungen vergeben werden, die password-
geschützt sind.

Die Arbeitseffizienz wird durch Vernetzung der PCs verbessert. Da
von jedem Arbeitsplatz auf die im Server angelegten Dateien
zugegriffen werden kann, entfallen Mehrfacherfassungen (z.B. der
Basisdaten).

Die Ausgaben für Peripheriegeräte wie z.B. Drucker werden reduziert, da solche Ressourcen gemeinsam genutzt werden können.

Für kleinere Anwendungen sind Netze gegenüber Multiuser-Systemen
sowohl in der Anschaffung von Hard- wie auch Software günstiger.

Die lokale Intelligenz ist auch bei einem Defekt des Servers
jederzeit einsetzbar, so daß es nicht zu einem Totalausfall des
gesamten Systems kommen kann.

PC-Software bietet meist eine nutzerfreundliche Bedienungsober-
fläche.

**Testerfahrungen**

Von uns wurden die folgenden Netzkonfigurationen getestet

* mit Hilfe von ProNET-10 Netzwerkadapterkarten der Firma Proteon
  (Token-Ring [3])
  - Vines 286 (Banyon)
  - Advanced Netware/286 (Novell)
  - IBM-Netzwerkprogramm mit NETBIOS-Emulation

* mit Hilfe von SK-NET Netzwerkadapterkarten der Firma Schneider &
  Koch (CSMA/CD gemäß ETHERNET [1])
  - Advanced Netware/286 (Novell)

VINES und NETWARE benötigen einen Server (AT kompatibler PC), auf
dem nur das Netzwerkbetriebssystem läuft. Dieser kann somit nicht
als PC genutzt werden. Allerdings sollte der Server auch nicht,
wie beim IBM-Netzwerk möglich, als Arbeitsplatz dienen, da neben
Performanceeinbußen auch die Fehleranfälligkeit der Netze steigt.
Perfomanceprobleme resultierten nach unserer Erfahrung bei nicht
zu großen Netzen aus der begrenzten Leistungsfähigkeit der Server
und sind nicht auf die Wahl des Netzes (ETHERNET oder Token-Ring)
zurückzuführen. Die Zeit für die Übertragung einer Datei (PC-
Server) ist klein gegenüber den Plattenzugriffszeiten.
Ausschalten eines PCs, während er über eine netzwerkfähige
Anwendung einen Datensatz des Servers im Zugriff hatte, ergab bei
VINES und NETWARE keine direkte Einschränkung für die Arbeit an
den anderen im Netz befindlichen PCs. Es blieb nur der Datensatz
bis nach dem Booten und Laden des Netzwerkprogramms gesperrt, was
bei einer Routineanwendung allerdings auch zu Problemen führen
kann. Das IBM-Netz war nach diesem Eingriff nicht mehr betriebs-
fähig.

Allgemein hatten wir den Eindruck, daß sowohl die PC-Betriebs- wie
auch die Netzsoftware nicht genügend fehlertolerant gegenüber
Fehlbedienung ist.
Die für die Installation und den Betrieb notwendige Dokumentation
enthält nicht immer alle notwendigen Angaben. Wir mußten häufig
Zusatzinformationen einholen, damit sich ein Netz installieren

ließ oder die vorhandenen Tools eingesetzt werden konnten. Zum Beispiel muß beim Einsatz von BTRIEVE/N darauf geachtet werden, daß die Softwareinterrupts nicht kollidieren.

Es muß einen EDV-geschulten und -erfahrenen Systemverantwortlichen geben, der den Einsatz und die Organisation des Netzes plant, koordiniert und leitet. Gerade bei Netzen neigt man häufig dazu, die Einzelfunktionen überzubewerten und den organisatorischen Hintergrund zu vernachlässigen.

Eine genaue Analyse der zu leistenden Aufgaben und die darauf abgestimmte Erprobung der Hard- und Softwarekomponenten sollte in jedem Fall vor Installation eines Netzes erfolgen.

**Entscheidung: PC-Netz oder Multiuser-System**

Es gibt keine Faustregel, wann PC-Netze und wann Multiuser-Systeme eingesetzt werden sollten. Diese Entscheidung muß unter Berücksichtigung der einzelnen Anforderungen an ein zu installierendes System und dem eventuell schon vorhandenen Equipment getroffen werden.

Eine Netzlösung bietet sich an, wenn primär die lokale Intelligenz der PCs vor Ort eingesetzt und genutzt wird, die gemeinsame Datenhaltung wünschenswert und nötig ist, aber nicht zu häufig Zugriffe auf diese Daten notwendig sind. Als Beispiel sei die Arztbriefschreibung einer größeren Abteilung genannt, bei der die Basisdaten des Patienten aus einer zentralen Datenbank gelesen werden, die Sekretärinnen dann mit Hilfe eines Textsystems lokal das Dokument erstellen und es dann wieder zentral speichern und über einen gemeinsamen Printer drucken können.

Auch Intensivpflege- oder OP-Dokumentationssysteme sind durch den Einsatz von PC-Netzen realisierbar.

Komplexer strukturierte Problemstellungen, wie z.B. radiologische Organisations- und Befundungssysteme, Labor- oder Blutbankanwendungen, sollten mit Hilfe von Multiuser-Systemen gelöst werden. Anwendungen also, bei denen an vielen Arbeitsplätzen kurze Eingaben notwendig sind und häufig auf die zentrale Datei zugegriffen wird, können nach Auffassung der Autoren PC-Netze heute noch nicht zufriedenstellend realisieren.

**Bewertung**

Unsere Erfahrungen haben gezeigt, daß der Einsatz von PC-Netzen
nicht ganz unproblematisch ist. Diese Auffassung wird auch von der
Zahl der installierten Netze (1986 waren in den USA erst 5% der
vorhandenen PCs vernetzt [2]), die hinter den ursprünglichen
Erwartungen zurückgeblieben ist, erhärtet. Dennoch meinen wir, daß
PC-Netze bei richtiger Anwendung ein geeignetes Mittel sind, die
für die Medizin so wichtige Kommunikation der behandelnden Stellen
untereinander zu verbessern. Allerdings brauchte und braucht es
wie bei allen Neuentwicklungen Zeit, bis Fehler eliminiert und der
Bedienungskomfort sowie Betriebssicherheit soweit gedienen sind,
daß diese Systeme zur Zufriedenheit aller Nutzer arbeiten.


Literatur:

(1)  SCHNELL, G.:  Lokale Netzwerke  für PCs.  In:  SCHUMNY, M.
     (Hrsg.): LAN Lokale PC-Netzwerke. F. Vieweg & Sohn, Braun-
     schweig 1987, 46-60

(2)  BLANKENHORN, D.: A LAN for the Rest of Us. Datamation Nr. 8
     (April 1987)  Cahners Publishing Company,  Denver/Colorado,
     52-3 - 52-8

(3)  CONRADS, D.: Der Token Ring. In: SCHUMNY, M. (Hrsg.): LAN
     Lokale  PC-Netzwerke, F. Vieweg & Sohn, Braunschweig 1987,
     61-81

(4)  SABEAN, R., SCHILLINGS, M., TIMMERMANN, U., EHLERS, C.TH.:
     Der Einfluß des Computers auf die Tätigkeit der Kranken-
     schwester in der klinischen Routine. INA Band 44, Rechner-
     gestütze Intensivpflege II, 2. Tübinger Symposium, Thieme-
     Verlag, Stuttgart 1983, 134-127.

# Langzeitkontrolle von Patienten mit Lippen-Kiefer-Gaumenspalten durch ein computerunterstütztes Dokumentations- und Informationssystem

J.U. Wieding,   R. Schwestka[2],   W. Engelke[3],   D. Engelke[3]
Kieferorthopädie[2], Kieferchirurgie[3] und Klin.Neurophysiologie
Universitätsklinikum,   D- 3400 Göttingen

In der interdisziplinären Sprechstunde für Patienten mit Lippen-Kiefer-Gaumenspalten (LKG) erfolgt nach Entwicklung eines geeigneten Dokumentationsbogens seit kurzem die Dokumentation der Befunde und übriger Daten mittels eines Personal-Computers (PC-System).   Dies stellt eine Weiterentwicklung des anderenorts bewährten Lochkarten-Systems dar und nutzt die Möglichkeiten der elektronischen Datenverarbeitung :   MS-DOS-Computer führten zur besseren Verfügbarkeit geeigneter Computer-Hardware mit Entwicklung von vergleichsweise sehr leistungsfähiger Software für vielfältige Aufgaben. So erlaubt ein programmierbares relationales Datenbanksystem mit geringem Aufwand die Dateiverwaltung sowie die Erstellung eines Programmes,  das speziell den Erfordernissen der LKG-Sprechstunde angepasst ist.

Dabei bewährte sich insbesondere FOXBASE neben dBASE und CLIPPER als leistungsfähiges Software-Tool gegenüber Programmierungen in einer Hochsprache wie PASCAL; die Anwendung von ORACLE scheiterte an der schlechten Programmierbarkeit,  obwohl die SQL-Sprache eine wesentlich komfortablere Verwaltung und Abfrage speziell von Daten aus mehrerer Dateien sowie guten Datenschutz bieten würde.

Das entwickelte System gestattet die übersichtliche Dokumentation aktueller und älterer Befunde sowie deren rasche Verfügbarkeit für verschiedene Aufgaben der medizinischen Versorgung und wissenschaftliche Fragestellungen.
Mit geringem Aufwand sind Führung und Langzeitkontrolle von LKG-Patienten möglich. So gestattet ein differenziertes Recall-System die systematische Wiedereinbestellung säumiger Patienten im Abstand von etwa 1 Jahr.
Langfristig hoffen wir,  mit der frühen Erfassung beginnender Fehlentwicklungen  den späteren Behandlungsaufwand in diesen Fällen zu verringern und insgesamt die Therapie-ergebnisse verbessern zu können.

EDV-ANWENDUNGEN IN DER LUNGENFUNKTIONSDIAGNOSTIK *

A.W. Zaiss, H. Matthys

Abt. Medizinische Informatik und  Abt. Pneumologie am
Universitätsklinikum, D-7800 Freiburg, West-Germany

Es wird ein Multiuser-EDV-System für das Lungenfunktionslabor vorgestellt, das für die klinische Routine entwickelt worden ist und sich
in den letzten fünf Jahren im täglichen Betrieb bewährt hat. Benutzt
wird ein Minirechner der PDP11-Serie unter dem Multiuser Multitasking
Realtime Betriebssystem RSX-11M (Fa. Digital Equipment). Die Software
ist zu fast 100% in FORTRAN, nur wenige Programme, wie z.B. Driver,
sind in MACRO-11 Assembler realisiert. Das System unterstützt zwei
Labors online mit eigenem Analog/Digital-Wandler, in denen Echtzeit-
messungen durchgeführt werden. Die Analogsignale werden mit einem 12-
Bit A/D-Wandler digitalisiert, wobei die Abtastrate je nach Meßpro-
gramm 50 bis 200 Hz beträgt und bis zu 16 Kanäle gleichzeitig abgefragt werden. Weiter können bis zu 13 Labors offline zur Patienten-
und Meßdateneingabe und zur Ergebnisausgabe angeschlossen werden.

Das Programmpaket ist modular aufgebaut und besteht im wesentlichen
aus folgenden Komponenten:

1. Kommandoeingabe und Meßablaufsteuerung
2. Organisationsprogrammen
3. Meßwerterfassung und Meßwertauswertung
4. Befundausgabe und Befundinterpretation.

Die **Kommandoeingabe** prüft Kommandos auf syntaktische Richtigkeit und
Zulässigkeit, steuert die Interaktionen zwischen den verschiedenen
aktiven Tasks und verwaltet den Meßablauf bei online Programmen.

Der **Organisationsteil** besteht aus folgenden Modulen:

a)   <u>Umweltdaten:</u> Ein- und Ausgabe von Temperatur, rel. Luftfeuchte
     und Barometerdruck. Berechnung von Korrektur- und Eichfaktoren.
b)   <u>Patientendaten:</u> Ein-, Ausgabe und Korrektur.

* Mit Unterstützung des BMFT: DVM 160, Matthys 79/80

c)   <u>Sollwerte:</u> Selektion von Sollwertformeln für 52 verschiedene Lungenfunktionsparameter aus einer Formelsammlung von 16 verschiedenen Autoren für Kinder und Erwachsene. Berechnung der aktuellen Sollwerte nach den gegebenen anthropometrischen Daten des Patienten (Alter, Größe, Geschlecht) und den Umweltdaten.

d)   <u>Formulare:</u> Generierung von verschiedenen Ausgabeformularen je nach Messung und Fragestellung. Variable vertikale und horizontale Formulargestaltung.

e)   <u>Datenbanksystem:</u> Speichern, Lesen, Korrektur und Löschen von Patienten- und Meßdaten sowie selektierten Originalkurven. Erstellen von Statistiken nach mannigfachen Selektionskriterien.

f)   <u>Gerätekonfiguration:</u> Freie Zuordnung von Terminals, Drucker, Plotter etc. zu den einzelnen Labors. Bei Ausfall eines Druckers kann die Druckausgabe problemlos auf einen anderen Drucker umgesteuert werden.

Die **Meßwerterfassung** und **Auswertung** erlaubt folg. Echtzeit-Messungen:

a)   <u>Eichung</u> der Anlage, Testen aller Analogkanäle
b)   <u>Spirometrie</u>, maximal forcierte Exspiration mit Fluß-Volumenkurve.
c)   <u>Ganzkörperplethysmographie</u> (GKP) zur rationellen Messung aller Lungenvolumina, Atemwegswiderstände und der Fluß-Volumenkurve.
d)   <u>CO-Diffusion</u> Einatemzugmethode
e)   <u>Ergometrie</u> (Blutgase und Atemgase unter Belastung)

Die Ergebnisse aller online Messungen können auch offline eingegeben werden. Weitere offline Messungen können bei Bedarf hinzugefügt werden, z. B. Zellzahlen der bronchoalveolären Lavage.

Die **Befunde** der Messungen können tabellarisch im Soll/Ist-Vergleich am Bildschirm oder Drucker ausgegeben werden. Für die Ganzkörperplethysmographie werden die Ergebnisse vor und nach Bronchospasmolyse nebeneinander dargestellt, um die pharmakologische Wirksamkeit des Bronchodilatators zu demonstrieren. Diese Messung wird auch graphisch im Soll/Ist-Vergleich dargestellt (vgl. Abb. 1).

Eine **Klartextbefundung** existiert für art. Blutgase in Ruhe, die CO-Diffusion und für die Ganzkörperplethysmographie. Der Befundungstext kann am Bildschirm abgerufen werden und wird unter alle Ergebnisausdrucke und Zeichnungen  gedruckt. Bei Bronchospasmolyse wird zusätzlich der Spasmolyseeffekt beurteilt.

```
Geburtsdatum    : 14.06.1922    Alter    :    64 Jahre
Groesse         : 173.0 cm      Gewicht  :  87.0 kg
Geschlecht      : weiblich      Baro     : 987.6 hPa
Diagnose        : RECURENSPARESE
Fragestellung   : KONTROLLE VOR OP
```

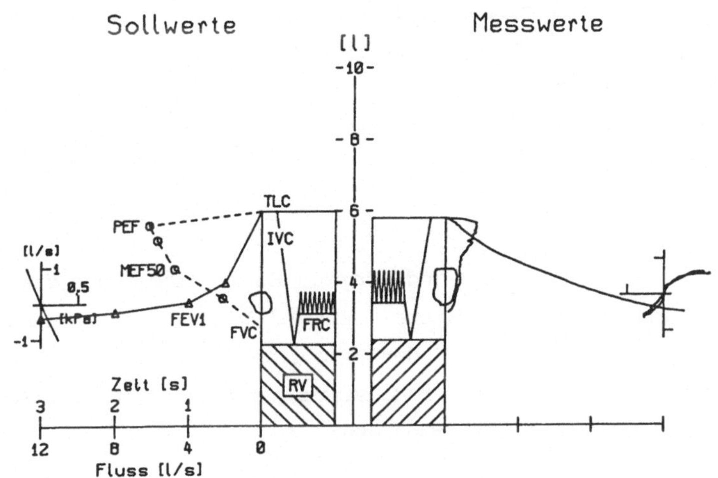


**Abb. 1:** Graphische Befundausgabe Ganzkörperplethysmographie im Soll/Ist-Vergleich mit Klartextbefundung.

Durch Einsatz dieses Systems konnte bei gleichem Personal die Anzahl der Messungen um mehr als das Doppelte gesteigert werden. Das Leistungsvolumen betrug 1986: 4671 versch. Patienten, 8297 Ganzkörperplethysmographien, 2323 CO-Diffusionen, 5972 Blutgase in Ruhe und 1146 Ergometrien.

## Literatur:


1.) EGKS: Standardized Lung Function Testing. Ed. Ph.H. Quanjer, Bull. europ. Physiopath. resp. 19, Suppl. 5 (1983)

2.) Lorino et.al.: On line Calculation of Lung Mechanics by Digital Computer. Meth. Inform. Med. 17, 261 (1978)

3.) Matthys H., Zaiss A.W., et al: Online Programm für die Ganzkörperplethysmographie. Atemw.-Lungenkrkh. 8, 268 (1982)

4.) Zaiss, A.W., et al.: Computerunterstützte Befundinterpretation von ganzkörperplethysmographischen Messungen. Atemw.-Lungenkrkh. 13, 437 (1987)

<u>PLANUNG UND EINSATZ VON ARBEITSPLATZCOMPUTERN</u>
<u>ZUR UNTERSTÜTZUNG DER OP-ORGANISATION UND OP-BERICHTSCHREIBUNG</u>

R. Salm, W. Steinbrecher, F. Heinemann
Allgemeine Chirurgie mit Poliklinik
(Direktor: Prof.Dr.E.H. Farthmann)
Hugstetterstraße 55, D-7800 Freiburg


## Zusammenfassung:

Aktuelle Transparenz, Dokumentation und Organisation eines größeren Operationsbereiches erfordern EDV-technische Hilfe. Das Konzept sieht weitgehende Unterstützungen der OP-Planung, der Ressourcenauslastung und der Information und Dokumentation vor. Die Realisierung erfolgt schrittweise unter Einsatz von vernetzten Arbeitsplatzcomputern.


## Einleitung

Der tägliche Stundenplan der Operationen eines größeren Krankenhauses wie der Chirurgischen Universitätsklinik Freiburg mit einem durchschnittlichen Tagesvolumen von mehr als 50 Operationen in verschiedenen Operationsräumen bindet eine große Zahl von Beschäftigten und benötigt eine Vielzahl technischer Geräte. Die Erstellung eines OP-Planes ist aus diesem Grunde nicht nur ein Problem optimaler Personal- und Ressourcenverteilung, sie macht überdies viele Abstimmungs- und Rückkoppelungsvorgänge nötig. Schließlich werden häufig Umstellungen des OP-Planes noch in der Phase seiner Ausführung insbesondere durch unvorhersehbare Notoperationen nötig.

Die Methoden, mit denen dieser Betriebsablauf geplant und gesteuert wird, und die dafür bereitstehenden Mittel werden seiner Komplexität nicht gerecht. Zur Steuerung dienen bisher vorwiegend Telefon und Gegensprechanlagen sowie Fernsehüberwachungsmonitore. Hilfsmittel zur Organisation beschränken sich auf "Papier und Bleistift" und eine kleine Magnettafel in der OP-Leitstelle. Die Informationsübermittlung stützt sich weitgehend auf das von Person zu Person, oft über mehrere "Schaltstellen" weitergegebene, gesprochene Wort. Damit wird das Funktionieren des Ablaufes abhängig von den mit dem täglichen Betrieb vertrauten Personen. Zwangsweise ergeben sich "Schlüsselpositionen", die im Krankheitsfall oder bei Urlaub nicht adäquat ersetzt werden können.

Die bisherige Dokumentation des OP-Ablaufes beschränkt sich auf die Führung
des OP-Buches, woraus sich beispielsweise die Belegung der Räume, Engpässe
technischer Ausstattung oder die Arbeitsbelastung des Personals nicht oder
nur unvollständig und mit hohem Arbeitsaufwand rekonstruieren lassen. Auch
die Überwachung der OP-Berichtsschreibung und der damit verbundenen
medizinischen Dokumentation bedarf der Einbindung in ein OP-Planungskonzept.


## Organisation und Einsatzplanung

In einer ersten Ausbaustufe wird die Planerstellung aufgrund der OP-Anmel-
dungen der Stationen automatisiert. Dabei werden die Verteilung der Operationen auf die Räume, die Bereitstellung der benötigten Geräte (Röntgen,
Mikroskop, Laser etc.) sowie der Zeitplan der operierenden Ärzte programm-
technisch optimiert. Es resultieren Ausdrucke von Stundenplänen der Raum-
und Gerätebelegung und der Arbeitszeiten des Personals sowie stationsadres-
sierte Listen mit den vorgesehenen OP-Zeiten sowie einer Checkliste noch zu
klärender Fragen. In dieser ersten Phase ist die Programmbedienung auf das
Sekretariat beschränkt.


In der folgenden Ausbaustufe wird die OP-Leitstelle in die Programmbedienung
eingeführt. Dadurch wird es möglich, kurzfristige Änderungen des OP-Planes
noch während der Planausführung vorzunehmen. Daten des Betriebsablaufes, die
über den Inhalt des herkömmlichen OP-Buches hinausgehen
(Leistungserfassung), werden ohne Mehraufwand registriert. EDV-technisch
unterstützt wird auch der Versand von Präparaten zur pathologischen
Untersuchung, bakteriologische Proben usw. Die Daten operierter Patienten
werden zur OP-Berichterstellung an den Schreibarbeitsplätzen zur Verfügung
gestellt. Gekoppelt mit der OP-Berichtschreibung ist die medizinische
Dokumentation.


Vorgesehen ist eine ständige Bildschirmanzeige an mehreren Stellen des
weitläufigen OP-Traktes zur Information über den aktuellen Fortschritt des
OP-Programmes. Sobald die Stationen EDV-technisch angeschlossen sind, soll
auch der Patientenabruf von den Stationen sowie der Aufruf der Operateure
und Assistenten über Terminal und nicht mehr über Telefon erfolgen. Von den
Stationen wird dann auch der Fortgang des OP-Programmes abgefragt werden
können. Die Übernahme von Patientendaten aus dem Verwaltungsdatenbestand des
Klinikrechenzentrums (KRZ) vermeidet Doppelerfassung.

<u>**EDV-technische Realisierung**</u>

Die geringen zur Verfügung stehenden Mittel lassen eine primäre Realisierung als Mehrplatzkonzept nicht zu. Das System kann nur schrittweise unter Einsatz von Arbeitsplatzcomputern (MS-DOS) eingeführt werden. Die Programmierung sieht dabei die Einbindung der einzelnen Arbeitsplätze in ein im Aufbau befindliches lokales Netzwerk vor. Die Einbeziehung der Zentralsterilisation, des Materialwesens sowie die Zugangskontrolle zum Op-Trakt ist prinzipiell konzipiert, jedoch noch nicht Gegenstand der derzeitigen Programmausführung.

Das Schema zeigt Funktionen und Kommunikationswege des OP-Organisationsprogramms.

**Chirurgische Klinik**

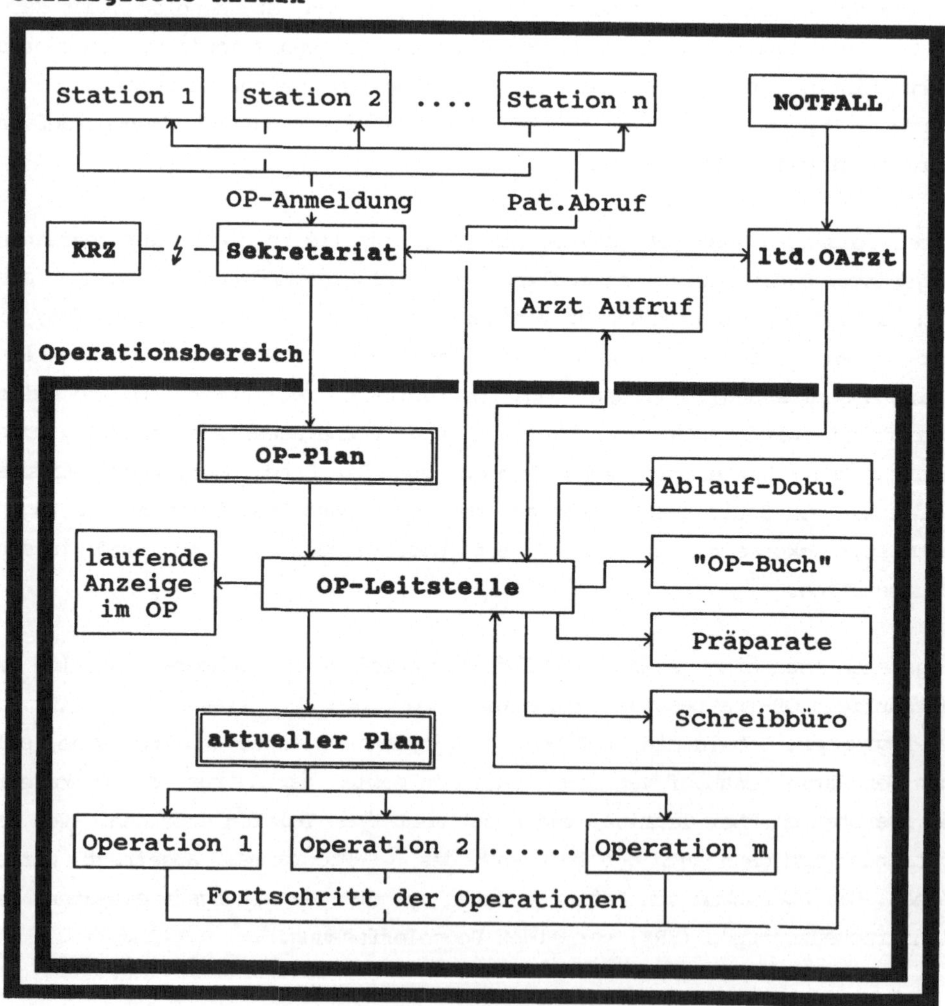

# EDV-GESTÜTZTE TUMORBASISDOKUMENTATION AM UNIVERSITÄTSKLINIKUM FREIBURG

K. Kaufmehl[1] , R. Klar[2]

[1]Tumorzentrum, [2]Abteilung Medizinische Informatik der Universität Freiburg

Zu  Beginn der achtziger Jahre wurde am Universitätsklinikum  ein klinisches Krebsregister mit folgender Zielsetzung aufgebaut:
- Speichern und Bereithalten eines standardisierten Minimaldatensatzes, der sich  an den Forderungen der  Arbeitsgemeinschaft Deutscher Tumorzentren (ADT) orientiert und Angaben zur Diagnostik , Therapie und zum Verlauf enthält, für jeden am Universitätsklinikum Freiburg behandelten Krebspatienten;
- Ausgabe statistischer Übersichten wie Verteilung der Patienten nach Alter, Diagnose (Lokalisation, Histologie und Stadium), Geschlecht, Therapie und Einzugsgebiet;
- Erleichterter  Rückgriff auf Patientendaten für einzelne Kliniken;
- Unterstützung der Nachsorgeorganisation;
- Ermöglichen des Vergleichs der Daten mit anderen Zentren;
- Möglichkeit  der Qualitätssicherung,  beispielsweise durch  Berechnung von Überlebenskurven.

Die  Datenerhebung  erfolgt  durch  den  jeweils  behandelnden  Arzt oder  durch "Dokumentationsärzte" des Tumorzentrums.  Der  Umfang der Merkmale bei den Erst-,  Folge- und Abschlusserhebungen liegt deutlich über dem der Arbeitsgemeinschaft Deutscher  Tumorzentren (ADT). Es hat sich aber gezeigt, daß dies in der Routine zur Verringerung der Akzeptanz führt. Es ist deshalb geplant, den Umfang der  zu  erfassenden Merkmale zu reduzieren,  um damit auch  eine höhere Vollständigkeit der Tumorfälle  und eine Erleichterung der Datenerhebung durch die Ärzte zu erreichen.
Von den Medizinischen  Dokumentarinnen/Dokumentationsassistentinnen  werden  die Daten auf Plausibilität und Vollständigkeit  ge-

prüft und anschließend in die TUNIS-Datenbank (Tumorzentrums-
datenbank unter UDS), die sich auf der SIEMENS-Anlage 7550-D des
Klinikrechenzentrums befindet, eingegeben.

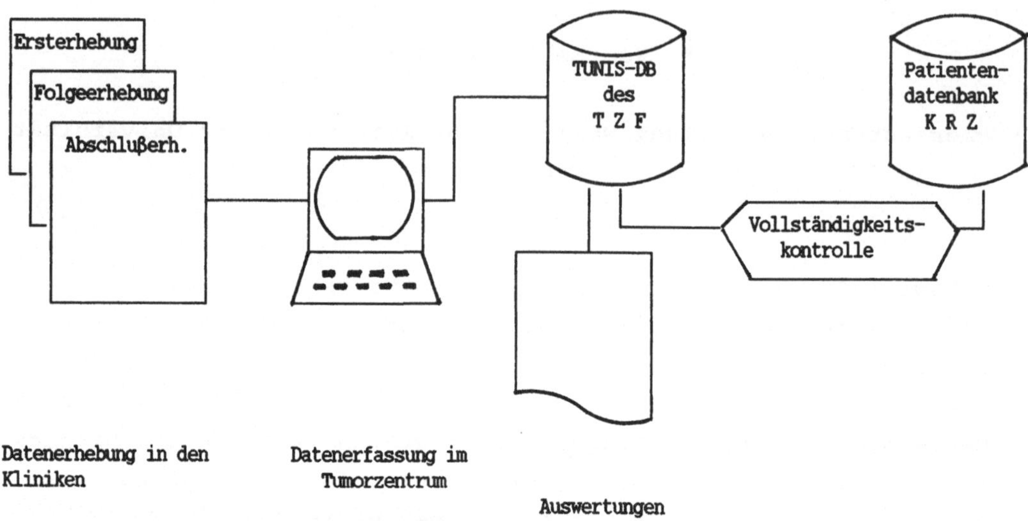


Struktur der Tumorbasisdokumentation


Eine **Vollständigkeitskontrolle** der Dokumentation erfolgt über den
Abgleich mit den Daten der Krebspatienten (ICD-9-Code 140 - 239)
aus dem Erhebungsverfahren für die Diagnosestatistik der Verwaltung, die vom Klinikrechenzentrum zur Verfügung gestellt werden. Ein hoher Vollständigkeitsgrad ist eine zentrale Forderung
für alle epidemiologisch orientierten Fragen an ein Tumorregister, wird aber in unserer TUNIS-Datenbank zur Zeit nur an
wenigen Stellen erreicht.

Für alle EDV-Arbeiten und für den anonymisierten Datenaustausch
wurden spezielle **Datenschutzmaßnahmen** getroffen. Diese wurden auf
Betriebssystemebene (BS2000), auf Datenbankebene (UDS) und in den
Anwendungsprogrammen realisiert.

Zur Zeit beteiligen sich folgende Kliniken und Abteilungen des
Universitätsklinikums an der Tumorbasisdokumentation:
Chirurgie, Urologie, Lungenchirurgie, Onkologische Ambulanz,
Medizinische Klinik I, Strahlentherapie und Gynäkologie. Von
einem externen Krankenhaus (Chirurgische Abteilung des Diakonie-
krankenhauses Freiburg) erhalten wir ebenfalls Daten.
Von 1983 bis 1987 wurden ca. 10 000 Tumorpatienten registriert.

**Auswertungen** werden für die beteiligen Kliniken in unregelmäßigen
Abständen auf Anfrage erstellt. Gewünscht werden größtenteils
nach bestimmten Kriterien selektierte Patientenlisten, wie etwa
eine Liste aller Patienten, die Knochenmetastasen haben.
In regelmäßigen Abständen werden die beteiligten Kliniken mit
Serienbriefen über den aktuellen Stand der Tumorbasisdokumentation informiert und erhalten exemplarische Auswertungen. Dabei
wird sowohl auf die differenzierten, aber hinsichtlich der
Fallzahl unvollständigen Angaben in der TUNIS-Datenbank, als auch
auf die vollständigen aber weniger genauen Daten (z.B. nur ICD-9
dreistellige Tumordiagnosen) der Diagnosenstatistik der
Verwaltung genutzt.

In einigen Bereichen werden über die Basisdokumentation hinaus
zusätzliche Daten erfaßt und biommetrisch ausgewertet.


Literatur:

F.Bodendorf, M.Wannenmacher, H.Arnold, Der Grundstein eines
klinischen Informationssystems für Tumorkranke, Ärzteblatt
Baden-Württemberg, Heft 7, Juli 1983

G. Wagner, E.Grundmann, Basisdokumentation für Tumorkranke,
3.Auflage, Springer, Berlin Heidelberg New York, 1983

# PC-NUTZUNG FÜR TEXTVERARBEITUNG UND NACHSORGEUNTERSTÜTZUNG AM UNIVERSITÄTSKLINIKUM FREIBURG

K. Kaufmehl[1], G. Teufel[2], R. Klar[3]

[1] Tumorzentrum, [2] Frauenklinik, [3] Abt. Medizinische Informatik
der Univesität Freiburg

Tumorpatienten werden aufgrund ihrer Erkrankung über einen längeren Zeitraum mehrfach stationär und ambulant behandelt. Jedesmal wird ein Arztbrief geschrieben, der zu einem großen Teil wiederkehrende Informationen enthält. Eine PC-gestützte Textverarbeitung sollte daher folgenden Forderungen gerecht werden: Wenn Patientenstammdaten und Daten zu Verlauf und Therapie gespeichert werden, müßten zur Erstellung eines Briefes nur die jeweils aktuellen Daten eingegeben werden. Die Adressaten des Briefes sollten aus einer Datenbank abrufbar sein. Die Einhaltung der Nachsorgetermine sollte geprüft werden können.

Trotz intensiver Recherchen konnte kein Softwarepaket gefunden werden, das den gestellten Anforderungen entsprach. Vom Tumorzentrum wurde deshalb ein entsprechendes Programmpaket entwikkelt. Als Programmiersprache wurde Pascal (Turbo Pascal) mit den dazugehörenden Tools zur Datenverwaltung (Turbo Database) und Textverarbeitung (Turbo Editor) gewählt. Der Vorteil dieses Verfahrens liegt in der einfachen Handhabung und der schnellen, sekretariatsgerechten Kopplung von Textverarbeitung und Datenbank. Das Programmpaket wurde modular aufgebaut, so daß problemlos einzelne Module modifiziert, ausgetauscht oder hinzugefügt werden können. Es wurde eine Schnittstelle zum Betriebssytem (MS-DOS) programmiert, die es ermöglicht, aus dem Programmsystem beliebige andere Programme aufzurufen (z.B. ein Datensicherungsprogramm). Die Benutzeroberfläche orientiert sich an den derzeitigen Softwarestandards, d.h. der Benutzer wird durch eine Menueleiste geführt und die Dateneingabe erfolgt über entsprechende Bildschirmmasken.

Zur programmgesteuerten Erstellung eines Rohbriefes werden Patienten- und Diagnosedaten sowie Adressaten aus verschiedenen Datenbeständen abgerufen. Dieser Rohbrief wird mit einem selbstentwickelten Textverarbeitungsprogramm (WordStar$^R$-ähnlich) vervollständigt. Für jeden Adressaten wird ein gesondeter Brief ausgedruckt.

Aus Datenschutzgründen wird vom Programm die Nutzungsberechtigung des Anwenders geprüft und der Benutzername sowie das Tagesdatum werden in eine Protokolldatei geschrieben.

Das Programmpaket befindet sich seit Oktober 1986 in der Universitätsfrauenklinik Abteilung II auf IBM-kompatiblen Personalcomputern im Routineeinsatz. Die Sekretärinnen, die das Programm bedienen, arbeiteten sich schnell und problemlos ein. Zum Aufbau eines Grunddatenbestandes wurden Daten der Tumorbasisdokumentation vom Großrechner auf Personalcomputer übertragen, trotzdem bedeutete der Ausbau der Datenbestände anfangs einen geringen Mehraufwand für die Sekretärinnen. Mittlerweile bewirkt das Programmpaket eine erhebliche Arbeitsentlastung und eine Beschleunigung der Arztbriefschreibung, während vor dem Einsatz des Programms Wochen zwischen Diktat und Ausgang des Briefes lagen, sind es jetzt etwa zwei Tage.
Außerdem führte das Programmpaket zu einer Verbesserung der Dokumentation und unterstützt die Nachsorgeorganisation. Für statistische Auswertungen und zur raschen Information sind die Daten stets verfügbar.

Um im Netzwerk den gleichzeitigen Zugriff von mehreren Stellen auf einen einheitlichen Datenbestand zu ermöglichen, wurde das Programmpaket modifiziert. Turbo Database wurde durch das Datenverwaltungssystem BTRIEVE/N ersetzt, das PC-Netzwerke unterstützt. BTRIEVE/N stellt Interfaces für viele gängige Programmiersprachen zur Verfügung. Als Interface zum Netzwerk bedient sich BTRIEVE/N der DOS-3.1-Funktionen, dadurch kann es hardwareunabhängig auf allen Netzwerken eingesetzt werden, die diese

Funktionen unterstütren. Das modifizierte Programmpaket wurde
bereits auf verschiedenen Netzwerkinstallationen getestet. Den
Netzwerken lagen ein Token-Ring (IEEE 802.5) bzw. das CSMA/CD
Protokoll (IEEE 802.3) zugrunde. Bei den Tests liefen alle für
die Arbeitsweise des Programms in einer Multi-User-Umgebung erforderlichen Funktionen fehlerfrei ab. Das modifizierte Programmpaket soll in den Routinebetrieb übernommen werden, sobald das
entsprechende Netzwerk installiert ist.


Literatur:

R.Salm, F.Bodendorf, E.H.Fahrtmann,
Einsatz von Arbeitsplatzcomputern für die medizinische
Basisdokumentation im Schreibdienst einer Klinik.
In: H.J.Jesdinsky, H.J.Trampisch (Hrsg.), Prognose- und
Entscheidungsfindung in der Medizin, Springer, Berlin
Heidelberg New York, 1985

P.Schmücker,
Einsatz von DV-Werkzeugen bei der Schriftguterstellung in
den Krankenhäusern der Bundesrepublik Deutschland.
In: C.T.Ehlers, H.Beland (Hrsg.), Perspektiven der
Informationsverarbeitung in der Medizin, Springer, Berlin
Heidelberg New York, 1986

# RECHNERGESTÜTZTE BASISDOKUMENTATION ZUR UNTERSTÜTZUNG
## DER QUALITÄTSSICHERUNG IN DER CHIRURGIE


J. Hedderich, J. Voigt

Abteilung Medizinische Informatik und Statistik
Abteilung Allgemeine Chirurgie
Christian-Albrechts-Universität zu Kiel


Eine rechnergestützte Basisdokumentation wird im Medizinischen Informationszentrum Kiel (MEDIK) routinemäßig für alle stationären Behandlungsfälle im Klinikum der Universität Kiel durchgeführt (ca. 40.000 Fälle pro Jahr). Während die allgemeinen, den Behandlungsfall betreffenden Daten im Rahmen des Aufnahme- und Entlassungsvorganges automatisch mitgeteilt werden, erfolgt die Verschlüsselung und Erfassung von Entlassungsdiagnosen (ICDE, Kieler Version), Operationen (O. Scheibe) und Gefährdungsfaktoren durch erfahrene Dokumentationskräfte in den Klinikabteilungen. Damit erfüllt die Basisdokumentation wichtige Voraussetzungen für eine Qualitätskontrolle; sie ist vollständig bezüglich aller Behandlungsfälle, sie ist standardisiert bezüglich der Erhebungs- und Erfassungsmethodik und sie ist in Bezug auf den Behandlungsfall identifizierbar. Die wichtigsten Daten der Basisdokumentation sind Alter, Geschlecht, Verweildauer, Wohnkreis des Patienten, Entlassungsdiagnosen, Operationen, Gefährdungsfaktoren sowie Angaben zur Identifikation des Behandlungsfalles. Der Zugang zu den Daten der Basisdokumentation wird durch die Erstellung von Fallisten nach variabler Selektion und Sortierung sowie durch statistische Übersichten (Tabellen, Häufigkeitsverteilungen) zu speziellen Fragestellungen unterstützt.

Verbesserte Operationsverfahren und Fortschritte in der Anästhesie ermöglichen größere Eingriffe bei älteren Patienten in der Allgemeinchirurgie. Hierdurch ist das Risiko von postoperativen thromboembolischen Komplikationen angestiegen. Um das primär gute Ergebnis der Operation durch eine tödliche Lungenembolie nicht zu gefährden, werden die Patienten seit 1978 durch eine generelle Thromboseprophylaxe geschützt. Der erwünschten Hauptwirkung dieser heute subkutan verabreichten Heparingabe stehen unerwünschte Wirkungen, z.B. Blutungskomplikationen gegenüber. Eine fortlaufende Kontrolle des Zielkriteriums – die Rate der postoperativen tödlichen Lungenembolien im Gesamtkrankengut – ist unbedingt erforderlich und wird durch die Basisdokumentation unterstützt.

Die Analyse des Krankengutes der Jahre 1984-1986 der Abteilung Allg. Chirurgie hat gezeigt, daß die Abteilung als Schwerpunktkrankenhaus des Landes Schleswig-Holstein besonders Patienten in extremen Altersgruppen mit schwerwiegenden Begleiterkrankungen behandelt, die wegen der Größe des zu erwartenden Eingriffs gezielt aus allen Landesteilen überwiesen werden.
Bei 9.189 stationären Aufnahmen wurde in 6.727 Fällen (73,2 %) operiert – je nach dem primären Eingriff lag die Operationsletalität zwischen 0,3 % (Mamma, Hals) und 19,8 % (Bauchhöhle).
Für die Bewertung der Todesfälle ist die Erhebung zusätzlicher Angaben erforderlich, insbesondere weil die Todesursache nicht monokausal gesehen werden darf. Über eine Falliste aus der Basisdokumentation konnten zu 398 Todesfällen ergänzende Informationen aus dem Krankenblatt, dem Operationsbericht, dem Arztbrief und dem Sektionsprotokoll (bei einer Sektionsfrequenz von 65 %) gewonnen werden. Trotz einer Vielzahl von Eingriffen bei Risikopatienten mit einer ungünstigen Altersstruktur verstarben nur 6 Patienten, die eine subkutane medikamentöse Thromboembolieprophylaxe erhalten hatten, an einer tödlichen Lungenbembolie.

Die wissenschaftliche Langzeitbetreuung und Überwachung eines anerkannten Therapiekonzeptes ist notwendig, um auch seltene Nebenwirkungen in einem großen Patientengut zu erkennen und bewerten zu können. Sie ermöglicht damit genauere Aussagen zum therapeutischen Risiko und zur Verträglichkeit. Dieser Aspekt der Qualitätssicherung in der Medizin kann effizient durch eine in der Routine eingeführte rechnergestützte Basisdokumentation unterstützt werden.

1) Hedderich, J., Sauter, K., Carstensen, K.: Die Nutzung der Basisdokumentation im Medizinischen Informationssystem Kiel (MEDIK). In: Mediz. Informatik und Statistik, 64 (Berlin, Heidelberg: Springer) 1986, S. 54-60.

2) Voigt, J., Lennert, K., Hedderich, J.: Fünf Jahre generelle medikamentöse Thromboembolieprophylaxe in der Allgemeinchirurgie. Fortschr. Med. 102 (1984)

# Bildverarbeitung

Erkennung und Segmentierung von Zellstrukturen mit morphologischen Verfahren
*Schmidt, M., Sabine Holder, J. Dengler*

Entscheidungsunterstützung in der funktionellen Neurochirurgie mit Methoden der digitalen Bildverarbeitung
*Lipinski, H.G., A. Struppler*

Digitale Radiographie in einem Allgemeinen Krankenhaus Qualitätssicherung und Technologiebewertung
*Brauer, G.W., P.D. Fisher, J.R. Moehr, G.W. Ritchie*

Einbindung eines PACS in ein existierendes Krankenhaus-Informationssystem
*Heimberg, D., H. Krause, C.-Th. Ehlers*

Erkennung und Segmentierung von Zellstrukturen mit morphologischen Verfahren

M. Schmidt, S. Holder, J. Dengler

Deutsches Krebsforschungszentrum Heidelberg
Abt. Medizinische und biologische Informatik
(Leiter: Priv. Doz. Dr. C.O. Köhler)

## 1. Einleitung und Übersicht

Ein komplexes Zellerkennungs- und -segmentierungsproblem wird beschrieben und mit Hilfe
morphologischer Verfahren gelöst. Das Ziel ist, unterschiedlich stark gefärbte Zellen unabhängig von
ihrer Anfärbung zu erkennen, um statistische Aussagen über Struktur und Anfärbung machen zu
können. Die Färbung der Zellen kann von völlig absorbierend bis schattenhaft blaß variieren. Aus
diesem Grund ist der Einsatz von Zellcountern nicht möglich.

Morphologische Verfahren bieten eine reiche Auswahl von Operationen, die Ausgangsbilder geometrischen Vorgaben entsprechend transformieren (Serra 1982). Sie erlauben somit die Filterung von
Bilddaten im Hinblick auf die vorher bekannten Form-, Größen- und Richtungsmerkmale. Ohne
möglichst alles Vorwissen über die Zellen einzubeziehen, kann die Erkennungsaufgabe nicht befriedigend gelöst werden. Morphologische Methoden bieten sich deshalb als geeignetes Werkzeug an, das
seinen Platz zwischen den linearen Vorverarbeitungsmethoden zur Kontrastverbesserung und den
statistischen Methoden zur Bestimmung des Färbunggrades auf den segmentierten Zellflächen hat.

Die Zellbilder und ihre Entstehung werden knapp beschrieben. Eine Einführung in die Methoden
der morphologischen Bildverarbeitung wird auf die für die Bildentstehung wesentlichen Eigenschaften mengenmäßiger Verknüpfung begrenzt. Am Beispiel des geometrischen Randbegriffs wird dann
die Umsetzung in morphologische Transformationen erläutert. Das im Erkennungs- und Segmen-
tierungsproblem gegebene Vorwissen wird in 6 geometrischen Kriterien formuliert, um ebenso in
morphologische Transformationen umgesetzt zu werden. Abschließend wird die Bedeutung für die
routinemäßige Auswertung der Antikörperuntersuchung bewertet und die Interaktionspunkte des
Verfahrens diskutiert.


## 2. Bildentstehung und biologischer Hintergrund

Gegenstand der biologischen Fragestellung sind immunologische Untersuchungen von Zellkulturen.
Antikörper, die sich gegen bestimmte  Oberflächenstrukturen der Zellen richten z.B. in der Zell-
membran verankerte Rezeptoren, werden an Enzyme gekoppelt, die nach der Reaktionszeit durch
Substratzusetzung eine Färbungsreaktion dort zeigt, wo sich die Antikörper an der Zelloberfläche
abgelagert haben. In der Durchlichtmikroskopie werden also diejenigen Zellen besonders abgedunkelt
sichtbar, die sich ihrer immunologischen Reaktion entsprechend gefärbt haben.
Hauptziel der Auswertung ist es, den Grad der Anfärbung zu bestimmen, d.h. den Anteil der Zellen, die überhaupt eine Färbung aufweisen. Aufgabe des Erkennungs- und Segmentierungsverfahrens
ist, die gefärbten und ungefärbten Zellen gleichermaßen zu finden und zu segmentieren. Ein anderer
Schritt ist dann die Helligkeit auf den segmentierten Zellflächen zu bestimmen und zu klassieren.

# 3. Morphologische Bildverarbeitung

## 3.1. Morphologische Transformationen als Mengenoperationen

Dieser Abschnitt soll die Methoden der mathematischen Morphologie, wie sie vor allem von Jean Serra entwickelt wurden (Serra 1982), unter dem Gesichtspunkt der ihnen zugrundeliegenden Verknüpfungen beleuchten.

Bei akustischen Signalen erfolgt die Kombination abgesehen von Phasenproblemen ausschließlich durch arithmetische Überlagerung. Daraus ergeben sich für diese Art von Signalen zwangsläufig alle Spielarten linearer Filter. Fouriermethoden, Bandpaßfilterungen, Faltungen aller Art sind die entsprechenden Werkzeuge. Sie finden sich auch im Bereich von 2D–Signalen wie der Tomographie, wo Signale sich linear überlagern.

Optische Signale verhalten sich dagegen grundsätzlich anders (Serra 1986). Wenn Sie das vor Ihnen liegende Buch in Beziehung zu anderen Gegenständen setzen, etwa dem Tisch dahinter, merken Sie, daß sich die Lichtsignale nicht linear überlagern. Das vom Buch reflektierte Licht wird dem vom dahinter liegenden Tisch reflektierten nicht überlagert, da die Buchseiten dieses vollständig absorbieren. Die im Auge abgebildete Kontur der Tischfläche ist die eigentliche Kontur minus der der Buchfläche.

Bilder oder visuelle Signale sind also aus Vereinigungen, Schnitten und Differenzen von geometrischen Mengen zusammengesetzt. Die angemessenen Verfahren für eine Beschreibung der Bildgeometrie sind daher morphologische also Mengenoperationen.

Erosion und Dilation sind die einfachsten morphologischen Operationen. Wir fassen die Bildfunktion eines Binärbildes als Indikatorfunktion der Menge B auf und die binäre Maske M als Menge von Verschiebungen. Dann ist die Erosion einer Menge B mit der Maske M der Schnitt aller Translationen von B um die Verschiebungen aus M. Die Dilation einer Menge B mit der Maske M ist ebenso die Vereinigung aller Translationen von B. Opening und Closing als die wichtigsten morphologischen Filter sind aus Erosion und Dilation zusammengesetzt. Das Opening ist eine Erosion mit anschließender Dilation, beim Closing ist die Reihenfolge vertauscht. Mit der Wahl der Maske M, die man auch strukturierendes Element nennt, wird das Kriterium des jeweiligen Filters vorgegeben, wie es im Abschnitt 5 für das Zellproblem beschrieben ist.

## 3.2. Von geometrischen Kriterien zu morphologischen Transformationen

An einem auch im Zellerkennungsverfahren benutzten, einfachen, geometrischen Begriff des 'Randes' soll demonstriert werden, wie er in eine morphologische Transformation umgesetzt wird. Es müssen alle Grenzen zwischen Objekt und Hintergrund gefunden werden. Das sind aber gerade alle Stellen im Binärbild, an denen eine '1' und eine '0' benachbart sind. Genau dies beschreibt das 'strukturierende Element' Rand. Es hat die Form:

```
 . . .
 0 1 .
 . . .
```

Die zugehörige morphologische Transformation ergibt an den Stellen eine 1, wo die Zahlen genau mit dem strukturierenden Element übereinstimmen, während das Binärbild an den durch '.' markierten Stellen einen beliebigen Wert haben kann. Offenbar muß man gerade das oben angegebene Element Rand sowie alle Rotationen um Vielfache von 90 Grad von ihm anwenden, um alle Randpunkte einer Struktur zu erhalten.

## 4. Geometrische Kriterien für das Zellerkennungsproblem

Abb. 1a zeigt eine Situation, in der viele stark gefärbte Zellen und einige schwach gefärbte zu sehen sind. Die ungefärbten sind nur an der leicht stärkeren Lichtabsorption ihrer Ränder zu erkennen. Die Zellen sind etwa kreisförmig. Sie bilden teilweise ebene Klumpen. Dort wo sie aneinander-stoßen, weichen sie z.T. deutlich von der Kreisform ab.
Wir formulieren jetzt das bekannte Wissen über die zu segmentierenden Zellen in 6 Kriterien, die im folgenden Abschnitt dann in morphologische Transformationen zu übersetzen sind. Die Kriterien umfassen dabei sowohl einschränkende Bedingungen an Merkmalseigenschaften der Zellen als auch das Fehlen solcher.

1.      Die Zellen haben unterschiedliche Färbungsintensität.
2.      Die Zellen haben etwa die gleiche Größenordnung.
3.      Die Zellen sind nur an den Zellrändern erkennbar, diese haben lokalen Kontrast zur Umgebung.
4.      Die Zellen sind etwa kreisförmig.
5.      Die Zellen können von der Kreisform abweichen, wo sie aneinanderstoßen. Bei der Modellierung mit Kreisen sollen sie sich überlappen können, die Zellen aber nur disjunkte Gebiete überdecken.
6.      Die Zellen sind konvex.

Der erste Punkt ist die eigentliche Schwierigkeit des Erkennungsverfahrens. Die Färbung dient gleichzeitig der Markierung der interessierenden biologischen Reaktion, als auch überhaupt der Visualisierung. Daher ist es schon von der Vorverarbeitung an notwendig, das Vorwissen über die Zellen auszunützen, um zu einem guten Segmentierungsergebnis zu kommen. Viele morphologische Verfahren beschränken sich darauf, eine Klasse von Objekten mit gleichen Eigenschaften zu finden, das ist hier nicht möglich.
An diesen Kriterien ist das Verfahren zu messen. Zugleich soll im Sinne der am 'Rand'–Beispiel erläuterten Übersetzung jeweils ein Modul die gewünschte Eigenschaft liefern.


## 5. Das Erkennungs- und Segmentierungsverfahren

Das Verfahren teilt sich in zwei wesentliche Schritte. Zunächst werden die dunklen Zellteile erkannt, die die Zellen als solche vom Hintergrund unterscheidbar machen. Die Menge dieser Zellteilen, die gemäß Krit. 3 wenigstens aus Teilen des Randes bestehen, wird dann mit Kreisen modelliert und eine konsistente Segmentierung erzeugt.

### 5.1. Zellteilerkennung

Zunächst ist eine Binarisierung des Grauwertbildes vorzunehmen, die die dunkleren Zellteile markiert. Aus der unterschiedlichen Intensität der Zellteile (Krit. 1) folgt, daß ein einfaches Schwellwertverfahren ungeeignet ist. Die gemeinsame Größenordnung der Zellen (Krit. 2) erlaubt eine Bandpaßfilterung, ohne wesentliche Information über die Form zu verlieren. Sie bringt bei gleichzeitiger Rauschunterdrückung die entscheidenden lokalen Kontraste heraus. Das Vorzeichen einer Laplacefilterung mit Bandfrequenz, die etwa dem Zellradius entspricht, ist in Abb. 2a dargestellt. Die Gebiete mit dem starkem lokalen Kontrast werden durch ein Closing mit kleinem Kreis über die äußeren Quartile des Histogramms in der Laplacefilterung bestimmt (Abb. 2b). Durch ein Opening mit einem Kreis in der Größenordnung der Zellen, werden die Gebiete mit lokalem Kontrast auf entsprechend große Objekte eingeschränkt. Verknüpft mit dem Vorzeichen der Laplacefilterung ergeben sich jetzt gerade die Gebiete mit lokal deutlich negativem Kontrast (Krit. 3), die auch die hinreichende Größe haben (Abb. 2c).

## 5.2. Zellsegmentierung

Die Färbungsmenge wird durch Kreise modelliert (Krit. 4). Dies geschieht durch Erosion mit den Teilen eines Kreisrandes. Mögliche Zellen sind nur dort, wo lokal am wenigsten Lücken in den Kreisrändern und nur begrenzte Überlappungen dieser Modellkreise auftreten (Krit. 5). Die Forderung der Konvexität klärt den Randverlauf bei Überlappungen dieser Modelle (Krit. 6). Wie sich das in eine morphologische Transformation umsetzt, wird in Schmidt 87b erläutert. Durch absteigende Wahl der Kreisradien können sukzessive auch verschieden große Zellen erfasst werden. Die Modellierung der Zellteilmenge durch Kreise ist in Abb. 1c dargestellt.
Eine ausführliche Darstellung, die alle Transformationen definiert und die Erkennung und Segmentierung formal beschreibt, findet sich in Schmidt 87a.


## 6. Ergebnisse und Bewertung

Abb. 1b zeigt ein Ergebnis. Die Zellsegmentierung genügt den an die Zellen gerichteten Kriterien und entspricht weitgehend der von einem menschlichen Betrachter vorgenommenen Segmentierung. Eine genauere Analyse hat gezeigt, daß die Fehlerraten in der routinemäßigen Auszählung sowohl inter- als auch intrapersonal in der Größenordnung von 1/4 der Zellanzahl liegen. Daher bringt eine automatische Erkennung neben der reduzierten Arbeitszeit auch eine erhebliche Steigerung der Reliabilität.
Das Verfahren ist nicht vollautomatisch, an zwei Stellen ist ein interaktives Eingreifen notwendig:
Die erste ist die Auswahl der Masken für das Closing und Opening auf der Menge der äußeren Quartile. Je nachdem, ob die Zellen dicht oder weit auseinander liegen, sind die zu entfernenden Löcher im kontrastreichen Gebiete größer und die Flecke im kontrastarmen Gebiet kleiner bzw. umgekehrt. Die Auswahl der Maskengrössen folgt aus der Größe von Löchern und Flecken, ist aber schwerlich automatisch zu treffen, da sie eine Entscheidung über Relevanz von Strukturen beinhaltet.
Die zweite Stelle ist die Auswahl der Kreisradien im zweiten Abschnitt des Verfahrens. Hier ist eine Automatisierung so möglich, daß selbstständig nach der häufigsten Größe von Kreisen gesucht wird. Dies führt zu einem sicheren Ergebnis, hat sich aber in der Praxis nicht bewährt, weil es zu viel Zeit kostet und der Benutzer schneller die richtige Größe schätzt, mit der das Verfahren begonnen wird.
Das Verfahren stützt sich auf schnelle lokale Binäroperationen. Es ist modular aus den vorgegebenen Kriterien aufgebaut. Die morphologischen Transformationen werden als Übersetzungstabelle benutzt, mit der die Vorgaben operationalisiert werden. Dadurch gewinnt es die für jedes komplexere Verfahren nötige Transparenz.

# 7. Literatur

Serra, J. (1982): Image Analysis and Mathematical Morphology. Academic Press London 1982.

Serra, J. (1986): From Mathematical Morphology to Artificial Intelligence. Proc. of the 8th Int. Conf. on Pattern Recognition (1986), 1336–1343.

Schmidt, M. (1987a): Morphologische Bildverarbeitung in der Zellanalyse. Tech. Rep. Nr.9/87, Deutsches Krebsforschungszentrum Heidelberg, Aht MBI.

Schmidt, M. (1987b): Erkennung komplexer Zellstrukturen mit Methoden der mathematischen Morphologie, in: E. Paulus (Ed.) Mustererkennung 1987, Proc. 9. DAGM–Symposium, Sept./Okt. 1987, Berlin, Heidelberg, New York 1987.

# 8. Abbildungen

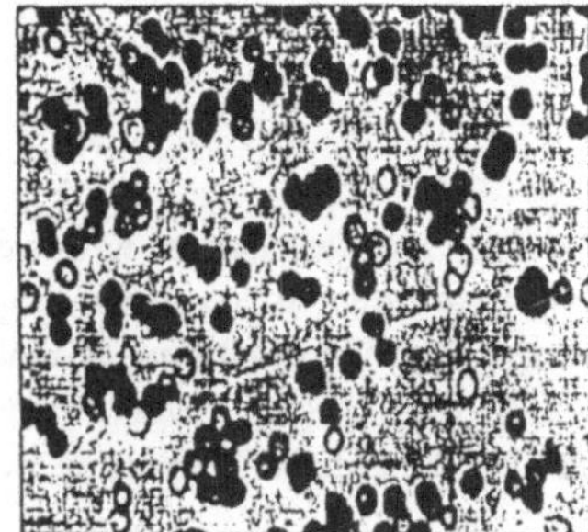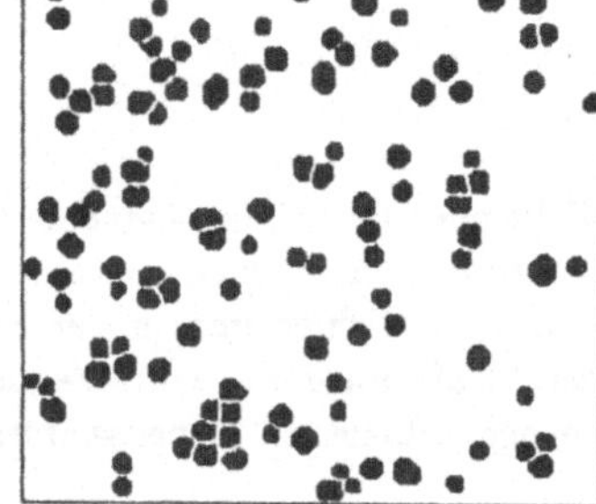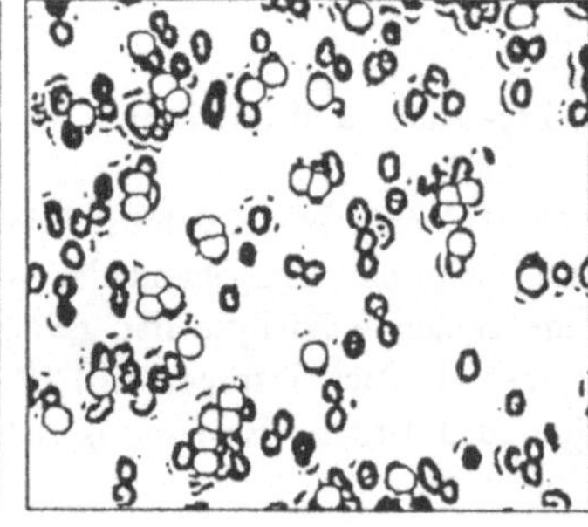

Abb. 1: a) Zellen im Durchlichtmikroskop, kontrastverstärkt.
b) Binäres Ergebnisbild nach der Zellerkennung.
c) Zwischenschritt in der Modellierung der Zellen.

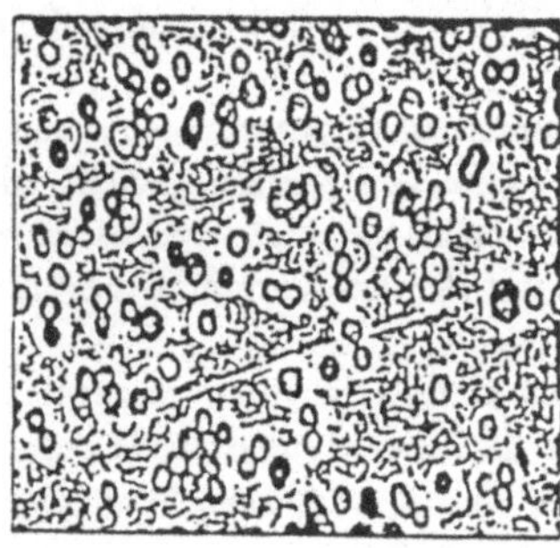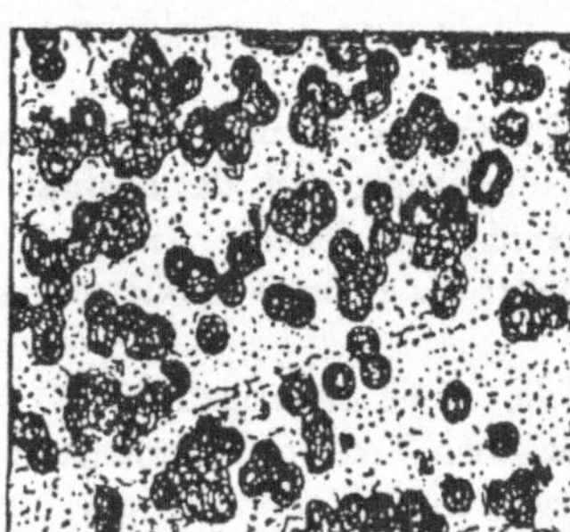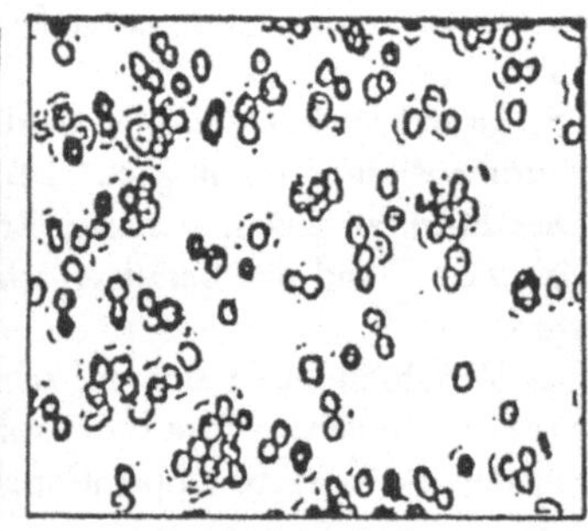

Abb. 2: a) Vorzeichen des Laplacebildes.
b) Äußere Quartile im Histogramm des Laplacebildes.
c) Auf deutliche Signalbereiche eingeschränktes Vorzeichen.

ENTSCHEIDUNGSUNTERSTÜTZUNG IN DER FUNKTIONELLEN NEUROCHIRURGIE
MIT METHODEN DER DIGITALEN BILDVERARBEITUNG


H.G. Lipinski und A. Struppler

Neurologische Klinik der Technischen Universität
München, F.R.G.


Bestimmte muskuläre Hypertonien wie Rigor und Dystonie sowie
verschiedene Tremorformen können im Falle einer medikamentösen
Therapieresistenz durch gezielte Zell- und Faserausschaltung
mittels Elektro-Thermokoagulation in einem eng umschriebenen
thalamisch-subthalamischen Areal erfolgreich behandelt werden
(stereotaktische Operation OP).Die Bestimmung des Koagulationsortes (Zielpunkt ZP) ist bei dieser Operationstechnik schwierig.
Die konventionelle Zielpunktbestimmung erfolgt anhand einer
Röntgenaufnahme des III.Ventrikels nach Kontrastmittelgabe, wobei die dadurch gut darstellbare hintere und vordere Kommissur
der ZP-Bestimmung als Referenz dienten. Das eigentliche Zielge-
biet, der Thalamus, konnte mit dieser Methode aber nicht dargestellt werden. Daher muß der ZP ohne Sichtkontrolle ausschließlich durch elektrophysiologische Methoden ermittelt werden.


Es wurden nun computerunterstützte Verfahren entwickelt /3/,die
durch eine Visualisierung des Operationsareals anhand von CT-
Bildern und digitalisierten Atlanten eine weitere Optimierung
der ZP-Bestimmung ermöglichten. Die Abbildung 1 zeigt den
Prototyp des entwickelten Stereotaxie-Rechners (DEC LSI 11/73
mit Bildverarbeitungsmodul 1024x1024x8bit, 20 MByte Winchester,
Floppy-Station (a), CIPHER-Magnetbandgerät (b)). Die mit einer

(Mikro-)Elektrode registrierte spontante Neuronenaktivität des Thalamus, intrathalamisch durchgeführte elektrische Stimulationen und die Coagulation konnten mit Hilfe eines AD/DA-Wandlers (c) rechnergesteuert analysiert bzw. ausgeführt werden. Mit Hilfe einer entwickelten Rö-Bild-Digitalisierungsanlage (d) konnten die Ventrikulogramme digitalisiert werden. Auf einem optischen Speichersystem ( SONY / 3 Gbyte Laserspeicherplatte) (e) waren alle relevanten aktuellen Daten sowie Daten füherer OPs (incl. Bilddaten) abgespeichert und standen somit während der OP jederzeit zur Verfügung.

Die große Speicherkapazität und der relativ geringe Platzbedarf des optischen Massenspeichers waren Voraussetzung für die routinemäßige Anwendung des Rechners im Operationssaal, weil nur auf diese Weise der große Datenumfang im räumliche beengten OP-raum effizient verwaltet werden konnte /4/. Zu den wichtigsten Patientendaten zählten die CT-Bilder des Thalamusareals.Vor jeder Operation wurden die Bilddaten der in 2mm Schichtabständen und -dicke routinemäßig angefertigten CT-scans dem Rechner zugeführt, aufbereitet und auf der optischen Platte abgespeichert. Um die CT-Bilder für die OP verwenden zu können, wurde im Rahmen der Bilddatenaufbereitung das Thalamusareal interaktiv segmentiert, so daß auch 3d-Darstellungen möglich wurden /2/. Darüber hinaus wurde durch ein Simulationsprozeß aus dem CT-Bildstapel die Lage der vorderen und hinteren Commissur im CT-Koordinatensystem bestimmt. Dieses erlaubte die Umrechnung der verwendeten Koordinatensysteme (CT,Atlas,OP-Rahmen). Zusätzlich standen digitalisierte Hirnatlanten /1,5/ zur Verfügung, die ebenso wie die CT-Bilder als Referenz für die Lage der Elektrode dienten.

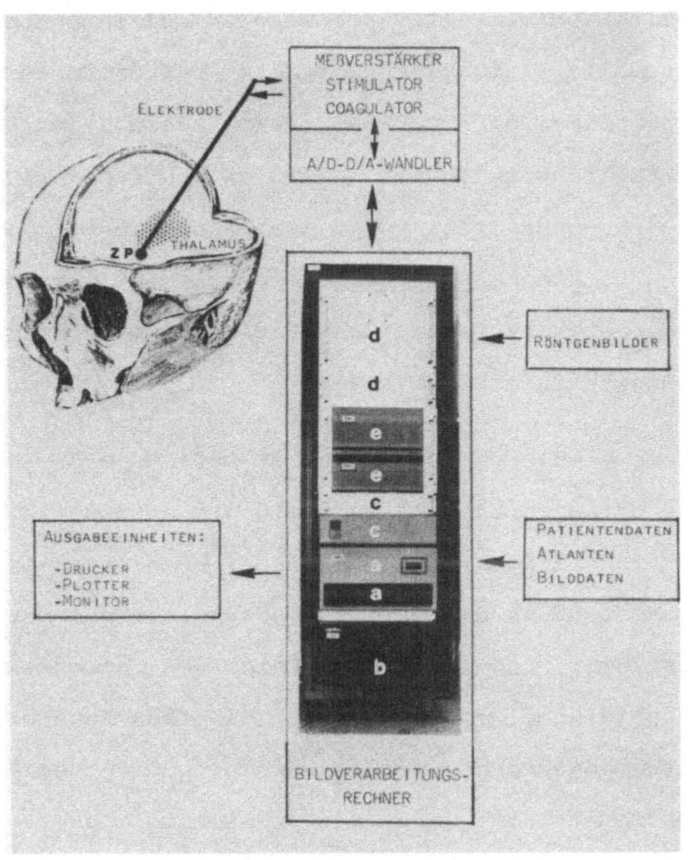


Abbildung 1: Konfiguration eines Stereotaxie-Rechners
( Basisrechner mit Bildverarbeitungsmo-
dul (a); Magnetbandgerät (b); 16-Kanal
AD/DA-Wandler (c); Rö-Bild-Digitalisierungsanlage (d); SONY 3Gbyte optischer Speicher (e) )

Eine speziell entwickelte Software ermöglichte die "on line" Darstellung aller wichtigen Parameter und Bilddaten auf einem RGB-Monitor, wobei der Operateur durch Auswahl aus einem MENUE auch die Möglichkeit hatte, auf Daten früherer Operationen jederzeit zurückgreifen und diese innerhalb von Sekunden visualisieren zu können (z.B. Lage der Effekte intrathalamischer elektrischer Stimulationen, Coagulationsorte in Bezug auf CT-Bild und digitalisierten Atlas).

Durch diese Visualiserung aktueller Daten und die Bereitstellung einer umfangreichen Datensammlung, auf die während der OP zurückgegriffen werden konnte, wurde der Entscheidungsprozeß über die Festlegung des optimalen Koagulationsortes entscheidend unterstützt, so daß eine Reihe von Operationen erfolgreich durchgeführt werden konnte, die ohne Rechnerunterstützung hätten abgebrochen werden müssen. Durch den Rechnereinsatz wurde somit eine weitere Optimierung der ZP-Bestimmung und damit des Operationsverfahrens möglich.

Danksagung: Dieses Projekt wurde durch die Deutsche Forschungsgemeinschaft (DFG; Projekt Str 11/31-1) gefördert.

Literatur:

/1/ Andrew J. and. E.S. Watkins, A stereotaxic atlas of the
    human thalamus and adjacent structures, Baltimore, 1969

/2/ Lipinski, H.G., 3d-Rekonstruktion des Thalamus des Menschen:
    Problemlösung und klinische Anwendung in der funktionellen
    Neurochirurgie. In: Paulus E. (Hrsg.), Mustererkennung 1987,
    Informatik Fachberichte 149, Springer Verlag Berlin Heidelberg New York London Paris Tokyo, 1987, p.247-251

/3/ Lipinski H.G., Birk P., Struppler A., Computerized stereotaxic neurosurgery, in: Lembke et al. (Hrsg).,Computer
    Assisted Radiology 1987, 348-352

/4/ Lipinski H.G., Struppler A., Einsatz des optischen Plattenspeichers OD 100 (3Gbyte) bei stereotaktischen Operationen
    Biomedizinische Technik 32(1987),98-99

/5/ Schaltenbrand G., Wahren W., Atlas for stereotaxy of the
    human brain, Stuttgart, 1977

<u>DIGITALE RADIOGRAPHIE IN EINEM ALLGEMEINEN KRANKENHAUS</u>
<u>QUALITÄTSSICHERUNG UND TECHNOLOGIEBEWERTUNG.</u>

G.W. Brauer[1,2], P.D. Fisher[2], J.R. Moehr[1] und G.W. Ritchie[3]
[1] School of Health Information Science, University of Victoria
[2] Technology Assessment Unit, Victoria General Hospital
[3] Greater Victoria Hospital Society


## 1. Einleitung.

In Victoria, der Hauptstadt von British Columbien, der westlichsten
Provinz von Kanada, wurde im Zuge der Eröffnung eines modernen
Allgemeinen Krankenhauses 1983 eine auf zeitgemäße Technologie aus-
gerichtete Abteilung für Medizinische Bilddiagnostik ("Medical
Imaging Department") eingerichtet.

Mit dem Entschluß zur Einführung der digitalen Projektionsradio-
graphie ist an dieser Institution ein wesentlicher Schritt hin zu
einer filmlosen 'Röntgenabteilung' gemacht. Die Entscheidung für die
Einführung der neuen Technologie erfolgte außer aus grundsätzlichen
Erwägungen im Zusammenhang mit der skizzierten Modernisierung des
Krankenhauswesens, auf Grund einer Beurteilung der bisherigen
Charakteristiken der Untersuchungen der Abteilung unter Verwendung
konventioneller Technologien und ihrer Extrapolation in die ver-
muteten Charakteristiken der neu einzuführenden Technologie. Die
Untersuchung hatte als Ergebnis, daß der Übergang zu digitaler
Technologie am hiesigen Krankenhaus zu Einsparungen in der Größen-
ordnung von ca .7 M DM jährlich an laufenden Kosten führen würde.
Diese Einsparungen werden im Bereich von Materialverbrauch sowie bei
der Verarbeitung, Speicherung und Archivierung realisiert. Die
Investitionskosten wurden in diesem Stadium noch nicht berück-
sichtigt, da sie noch zu großen künftigen Veränderungen und
Ungenauigkeiten in der gegenwärtigen Abschätzung unterworfen sind.

Der Übergang zur neuen Technologie wurde an einen Nachweis der
diagnostischen Tauglichkeit und der ökonomischen Praktikabilität
geknüpft. Deshalb wurde das Vorhaben durch ein Forschungsprojekt
begleitet. Für dieses wurden die folgenden Untersuchungskomponenten
vorgeschlagen (1):

- Physikalische Eigenschaften und ingenieursmäßige Realisierung,
- Zuverlässigkeit, Genauigkeit und klinische Effektivität,
- Abteilungsdurchsatz und Produktivität,
- Ökonomische Effizienz.

Über erste Ergebnisse dieser Untersuchungen soll hier berichtet
werden.


## 2. Untersuchungsgegenstand und Methodik.

Victoria General Hospital ist ein 500-Betten-Haus der Akutver-
sorgung. In der Radiologischen Abteilung wurden 1983 etwa 65.000
Untersuchungen jährlich durchgeführt, darunter 48.000 Röntgenunter-
suchungen. Das Untersuchungsvolumen stieg seither nur leicht an. Die
Abteilung für Medizinische Bilddiagnostik wurde 1983 zunächst mit
modernen konventionellen Geräten ausgerüstet und dabei der Übergang
zu digitaler Technologie eingeplant.

Seit 1985 steht ein Siemens Sirecon Bildverstärker mit 57 cm
Bildeingangsfenster und 10 cm Ausgangsphosphor zur Verfügung. Das
Ausgangsbild wird durch eine Videomed h 1023 Zeilen Videokamera
erfaßt und mit Glasfaser an einen Siemens Solitär Bildaufnahme- und
-darstellungsrechner übermittelt, wo jedes Bild in einen 1024 Zeilen
x 944 Pixel * 10 Bit Datensatz umgewandelt und in einem Puffer
gespeichert wird. Gleichzeitig wird das rekonstruierte Bild auf
einem Monitor dargestellt. Lokal sind begrenzte Möglichkeiten der
Fensterung und Kantenanhebung gegeben.

Das Bildaufnahme- und -darstellungsgerät wird durch eine VAX 11/750
kontrolliert, welche zur Bildarchivierung dient und weitergehende
Möglichkeiten der Bildmanipulation bietet. Die bearbeiteten Bilder
können wiederum an das Bildaufnahme- und -darstellungsgerät übertragen und dort ausgegeben werden. Alternativ können Bilder über an
die VAX angeschlossene 19 x 19,5 cm blaue Phosphor Videomonitore
dargestellt werden. Bei Bedarf können mit einem Laser-
Bildwiedergabegerät (Matrix Instrument, Inc.) auf 14"x17" infra-
rotempfindlichen Film Hardcopies mit 4000 x 5000 Pixeln bei 12 Bit
Tiefe ausgegeben werden. Die Langzeitarchivierung erfolgt derzeit
auf Magnetband und soll bei Verfügbarkeit der entsprechenden
Technologie endgültig auf optischen Medien erfolgen.

Gegenstand der bisher durchgeführten Untersuchungen war vor allem
die Zuverlässigkeit, Genauigkeit und klinische Effektivität, da die
Kenntnis derselben Voraussetzung für die Beurteilung der ökonomischen Praktikabilität und Effizienz ist. Diese ist andererseits in
hohem Maße von der endgültigen organisatorischen Einpassung der
Verfahren in das Gesamtsystem, der Geräteausstattung und den zum
gegebenen Zeitpunkt gültigen ökonomischen Parametern abhängig.
Ähnliches gilt für die physikalischen Eigenschaften und ingenieurs-
mäßigen Aspekte der Verfahren, die darüberhinaus überwiegend vom
Gerätehersteller kontrolliert und auch üblicherweise von ihm
bestimmt werden.

Bei der Wahl der Untersuchungsarten, die einer Analyse unterworfen
wurden, wurden ihre Repräsentativität für das Untersuchungsgut der
Abteilung, die Ansprüche an die Bildqualität, und bei Untersuchungen
an Patienten die Zumutbarkeit der zusätzlichen Strahlenexposition
berücksichtigt. Im letzteren Fall wurden in Frage kommende Patienten
über das Untersuchungsziel aufgeklärt und ihre Einwilligung in die
Untersuchung eingeholt. Insgesamt wurde bisher der folgende Untersuchungsplan durchgeführt:

| Untersuchung Nr. | Zeitraum: | Untersuchungsgegenstand: |
| --- | --- | --- |
| 1 | '85/'86 | ROC-Analyse von Thorax Phantombildern |
| 2 | seit '86 | ROC-Analyse von Thoraxuntersuchungen an Patienten |
| 3 | ab '87 | ROC-Analyse von CT-Bildern und Handgelenksuntersuchungen |
| 4 | ab '88 | Design des Organisationsablaufs und der Wirtschaftlichkeitsanalysen |

In Untersuchung 1 wurden konventionelle Filmbilder mit durch
verschiedene Modalitäten (positives oder negatives Videobild,
positives oder negatives Laserfilmbild, negatives 100 mm Bild des
Bildverstärkerausgangs) generierten Abbildungen der Bildmatrix

verglichen. Dazu wurden an einem humanoiden Phantom 20 runde, künstliche 'Läsionen' von 4 - 20 mm Durchmesser und 0,5 - 4 mm Dicke
erzeugt. Konventionelle und mit Digitaltechnik erzeugte Bilder
wurden neun Untersuchern (5 Röntgenologen und 4 erfahrenen Röntgen-
assistenten) in zufälliger Reihenfolge in den sechs unterschiedlichen Bildmodalitäten vorgelegt und von diesen befundet.
Dabei wurde das Vorhandensein einer Läsion in fünffacher Abstufung
der Sicherheit des Befunders und ihre Lage registriert. Die
Ergebnisse wurden einer ROC-Analyse unterzogen, wobei die Fläche
unter der ROC-Kurve (2) als Indiz für die Güte der Diskrimination
herangezogen wurde.

In der Untersuchung 2 wird gegenwärtig in analoger Weise die
Validität zur Erfassung von Thoraxbefunden an Patienten untersucht.
Patienten werden nach Art und Lage der Thoraxpathologie für die
Aufnahme in die Studie selektiert. Der 'wahre' Befund wird auf Grund
von Vorbefunden, Anamnese, unabhängigen Untersuchungen und Verlaufs-
beobachtung, jedoch ohne Berücksichtigung der zu beurteilenden
Bilder, durch ein Experten Panel festgelegt. Den beurteilenden
Radiologen werden konventionelle Bilder und mit Laser erzeugte
Negativkopien der digitalen Bilder in randomisierter Folge mit
mindestens 14-tägigem Abstand zwischen zu einem Patienten gehörenden
Aufnahmen vorgelegt. Sie registrieren Art (3 Alternativen), Lage (6
Alternativen) und Beurteilungssicherheit (5 Alternativen).

Die Übrigen Untersuchungen befinden sich erst in der Phase der
Vorbereitung.


## 3. Ergebnisse.

Die Ergebnisse der Beurteilung der Phantombilder sind detailliert an
anderer Stelle veröffentlicht (3). Es konnte zunächst an einem
separaten Satz von 23 in 10-wöchigem Abstand beurteilten Bildpaaren
ein Trainingseffekt ausgeschlossen werden. Sodann zeigte sich an den
20 in sechs Bildmodalitäten beurteilten Phantomfällen, daß trotz der
unterschiedlichen Bildformate die Signalerfassung bei positiven
Videobildern und Laserkopien nicht signifikant geringer war als bei
konventionellen Bildern. Bei negativen Video- und Laserbildern war
die Signalerfassung geringfügig schlechter. Ebenso war die Leistung
der Beurteiler auf Grund von Videobildern geringfügig, jedoch nicht
signifikant besser als bei Laserkopien. Das kann zum Teil an der
Verfügbarkeit einer Bildbearbeitungsmöglichkeit bei Videobildern
gelegen haben.

Die Ergebnisse der Beurteilung der Patientenbefunde lassen sich
gegenwärtig noch nicht im Detail übersehen. Für den weiteren Ausbau
des Projektes relevant erscheint jedoch eine gewisse Zurückhaltung
der Radiologen, die mit der digitalen Bildtechnik verfügbar
gewordenen Möglichkeiten der Bildbe- und -verarbeitung in Anspruch
zu nehmen.


## 4. Diskussion.

Der hier skizzierte Ansatz scheint zunächst deshalb bemerkenswert,
weil er helfen kann, die Nachteile einer übereilten Einführung und
Propagation, wie sie beispielsweise die Computertomographie gekennzeichnet haben (4), zu vermeiden.

Er zeigt ferner eine Möglichkeit des Ansatzes einer Untersuchung der Qualitätssicherung und Technologiebeurteilung im Bereich der bildgebenden Verfahren an einem Allgemeinen Krankenhaus.

Hinsichtlich der Entwicklung der Medizinischen Informatik erscheint mir bemerkenswert, daß hier ein Beispiel für die Entwicklung von hochspezialisierter Computertechnologie im Krankenhausbereich gegeben ist, das von prägendem Einfluß für die Weiterentwicklung unserer Krankenhausinformationssysteme sein dürfte.


Literatur:

(1)     Drummond, M.F., Cockshott, W.P., Haynes, R.B., Walter, S.D.: Guidelines for the Evaluation of Digital Diagnostic Imaging Equipment or Units. Internal Report, Department of National Health and Wellfare, Ottawa, Canada.

(2)     Hanley, J.A., McNeil, B.J.: The Meaning and Use of the Area under the Receiver Operating Characteristic (ROC) Curve. Radiology 143, 1982, 29-36

(3)     Brauer, G.W., Fisher, P.D., Hanley, J.A., Ritchie, G.W.: Signal Detection in Digital Chest Phantom Images Acquired with an Image Intensifier. Radiology, in press.

(4)     Banta, H.D., Behney, C.J., Willems, J.S.: Toward Rational Technology in Medicine. (Springer: New York, 1981)

# Einbindung eines PACS in ein existierendes Krankenhaus-Informationssystem


Heimberg, D., Krause, H., Ehlers, C.-Th.

Abteilung Medizinische Informatik, Universitätsklinikum Göttingen


In der medizinischen Diagnostik hat die Anzahl digitaler bildgebender Verfahren, wie z. B. Computertomographie (CT), Kernspintomographie (MR) und Ultraschall (US), stetig zugenommen. Zur Befundung bzw. Diagnose werden immer mehr Bilder an immer mehr Stellen benötigt. Sie müssen in geeigneten Archiven vorgehalten werden, aus denen sie in möglichst kurzer Zugriffszeit abgerufen werden können. Die Realisierung der Bildspeicherung, Bildarchivierung und Bildkommunikation wird daher mehr und mehr Kardinalfrage einer sinnvollen Koordinierung der Methoden im Rahmen einer rationellen Krankenversorgung.

Systeme, die mit Hilfe von Computerunterstützung diese geforderten Funktionen erfüllen, sind unter dem Namen PACS (Picture Archiving and Communication System) bekannt.

Während bis vor kurzer Zeit ein PACS mangels geeigneter Speichertechnologien, geeigneter Hochleistungsdatennetze und hochauflösender Bildmonitore nicht realisierbar gewesen ist, hat heute die technische Weiterentwicklung auf allen diesen Gebieten zur Bereitstellung geeigneter Komponenten geführt.

Ein PACS stellt jedoch ein sehr komplexes System dar, so daß die Verfügbarkeit technischer Einzelkomponenten alleine nur eine notwendige Minimalvoraussetzung für die Realisierung darstellt. Wesentliche Fragen zur Verwirklichung und für den Einsatz eines solchen Systems liegen in den Bereichen der Gesamtkonzeption, der Anpassung an die medizinischen Belange, der zweckmäßigen Organisationsform und der allgemeinen Einbindung in Kliniksinfrastrukturen, hierzu zählt vor allem ein bereits vorhandenes Krankenhaus-Informationssystem. Bei diesem letztgenannten Punkt liegt der Schwerpunkt der PACS-Installation in der genauen Definition und Realisierung der Schnittstellen zu weiteren EDV-Strukturen (s. u.), was letztendlich die Funktion, Effizienz und Akzeptanz des Systems entscheidend beeinflußt.

Im Universitätsklinikum Göttingen ist die Einführung eines PACS im Rahmen eines Pilotprojektes geplant, hierbei soll das PACS in Teile des klinischen Routinebetriebes eingebunden werden. Diese Einbindung in das bestehende Krankenhaus-Informationssystem soll ermöglichen, daß sowohl auf administrative als auch auf patientenbezogene Daten, die in verschiedenen Datenbanken gespeichert sind, direkt zugegriffen werden kann.

Seit 1974 wird im Klinikum ein Krankenhaus-Informationssystem entwickelt und betrieben, heute auf der Basis eines IBM 3081 D Rechners, an den z. Zt. mehr als 400 Terminals angeschlossen sind. Dieses System betreut eine Vielzahl EDV-relevanter Bereiche des klinischen Betriebes. Hierzu gehören u.a. Patientenaufnahme, ambulante Patientenannahme, Verwaltung, Labordienste, Küchendienste, Medizinische Statistiken, Freitextanalyse und Archiv, jedoch noch nicht Speicherung und Retrieval digitaler Bilder.

Zusätzlich wurde 1986 das HICOM-System der Firma Siemens installiert, welches ein eigenständiges Netz darstellt, jedoch mit dem bisherigen Kliniks-Informationssystem gekoppelt ist.

HICOM ist eine Kommunikationsanlage, die als ISDN (Integrated Services Digital Network)-System das simultane Übertragen unterschiedlicher Kommunikationsformen (Mehrfach- oder auch Mischkommunikation) in einheitlicher digitaler Struktur unter einer Rufnummer an einem Teilnehmeranschluß und über ein einziges Kupferadernpaar ermöglicht. Zu den unterschiedlichen Kommunikationsformen zählen Sprache, Text, Bild und Daten.


Im Rahmen des Pilotprojektes sollen zunächst ein Computertomograph (CT) und ein Kernspintomograph (MR), welcher augenblicklich in der Beschaffung ist, angeschlossen werden.

Andere bildgebende Geräte sollen zu einem späteren Zeitpunkt in das PACS integriert werden.

Somit wird das bisherige Krankenhaus-Informationssystem durch das PACS um eine bildgebenden Komponente zu einem umfassenden Gesamtsystem erweitert.


### Geschätzter durchschnittlicher Speicherbedarf/Tag am Beispiel der Bildraten von CT und MR

|       | Pat./Tag | Bild/Pat. | Bild/Tag | MB/Tag |
|-------|----------|-----------|----------|--------|
| CT    | 19       | 35        | 665      | 348    |
| MR    | 10       | 25        | 250      | 131    |
| Summe |          |           |          | 479    |
| $^1/_3$ |        |           |          | 158    |

CT = Computertomograph
MR = Kernspintomograph


Am CT werden durchschnittlich 19 Patienten/Tag untersucht mit einer Durchschnittsrate von 35 Bildern/Patient. Aufsummiert ergibt das durchschnittlich 665 Bilder pro Tag. Die Bilder, die vom Computertomograph produziert werden, besitzen eine Auflösung von 512x512 Punkten mit 12 Bit Bildtiefe. Insgesamt haben wir z. Zt. ein Datenvolumen von etwa 350 MB. Für das MR ergibt sich ein Bilddatenvolumen von ca. 130 MB/Tag, diese Werte wurden auf der Basis von Erfahrungen von anderen gleichwertigen MR-Geräten geschätzt. Insgesamt erzeugen die beiden Geräte eine Summe von rund 480 MB/Tag. Unter der Voraussetzung, daß nur 1/3 der Bilder diagnostisch relevant sind, bleiben noch immer etwa 160 MB/Tag an zu archivierenden digitalen Daten übrig. Diese Datenmengen können sinnvoll nur mit Hilfe optischer Platten gespeichert werden, welche z.Zt. über eine Kapazität von 2 GB pro Platte verfügen.

Der Transport dieser Datenmengen führt zu Leistungsanforderungen, die weit über denen herkömmlicher EDV-Systeme liegen.

Um sowohl den oben genannten Anforderungen, als auch den hohen Ansprüchen an die Bildqualität und Schnelligkeit beim Datentransfer gerecht zu werden, muß ein PACS 4 wichtige Grundfunktionen erfüllen:

- Datenkommunikation
- Bildpräsentation
- Bildspeicherung- und archivierung
- Kommunikation mit anderen DV-Netzen

Generelle PACS-Struktur

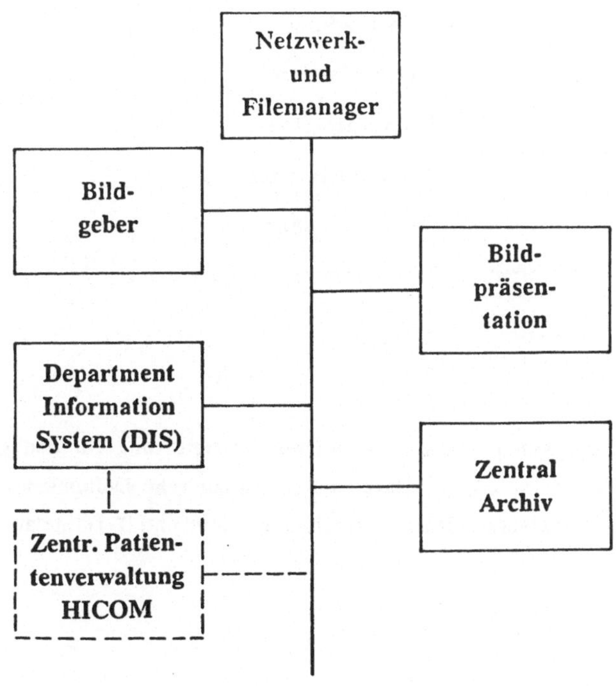

Die wesentlichen Komponenten sind das bildgebende System, der Bildarbeitsplatz, das Zentralarchiv (optische Platte), der Anschluß an ein lokales Department Informationssytem (DIS), in unserem Fall das RIS (Radiologie Informationssystem). Ferner gehört dazu ein leistungsfähiges Netzwerk und ein File- und Netzwerkmanager.

Die gestrichelte Linie zeigt die Verbindung mit anderen Krankenhaus-Netzwerken (Zentralrechnersystem, HICOM). Dieser Informationsverbund ist insofern wichtig, da hierdurch Informationen über Behandlungen der Patienten unverzüglich zur Verfügung gestellt werden können.

---

# RADIOLOGIE - INFORMATIONS - SYSTEM

---

**Medizinische Dokumentation und Statistik**

**Befundung**

**Organisation**

**Textverarbeitung**

**Abrechnungswesen**

**Terminplanung**

---

Ein Radiologie-Informationssystem bietet eine Softwareunterstützung für den gesamten Bereich der Röntgendiagnostischen Abteilung an. Dazu zählen Medizinische Dokumentation und Statistik, Befundung, Organisation, Textverarbeitung, Abrechnungswesen und Terminplanung.

Wie die Planung eines integrierten PACS-Netzwerk in unserem Klinikum aussieht, zeigt das folgende Schema:

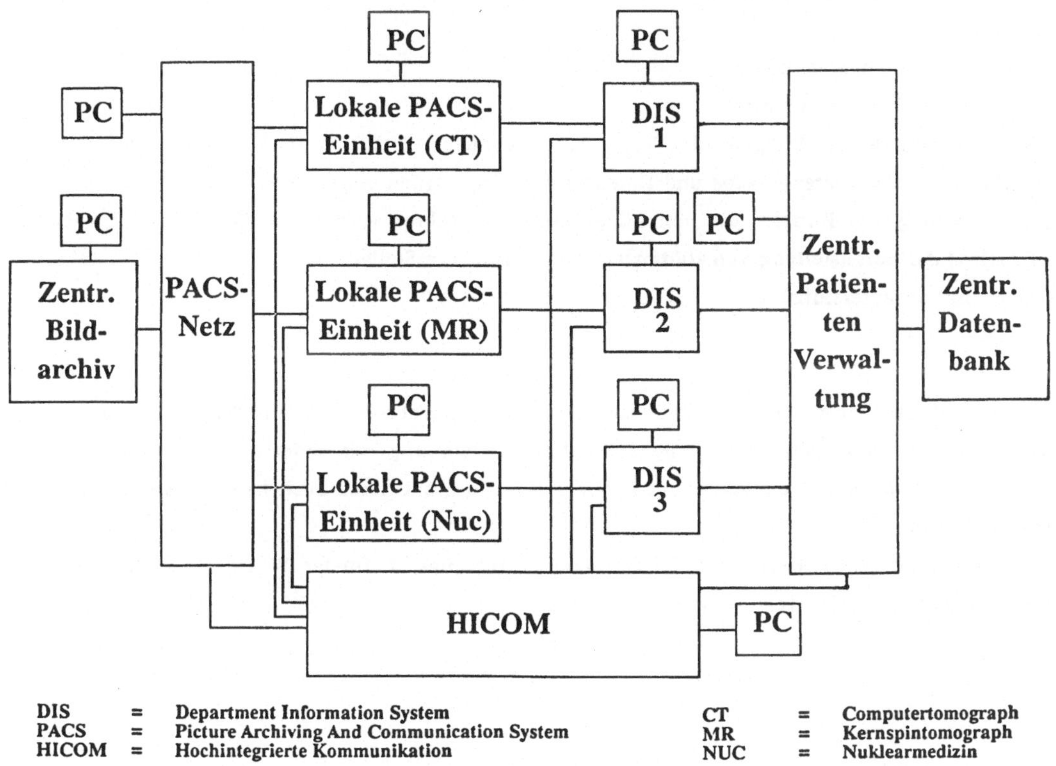


| DIS | = | Department Information System | | CT | = | Computertomograph |
| PACS | = | Picture Archiving And Communication System | | MR | = | Kernspintomograph |
| HICOM | = | Hochintegrierte Kommunikation | | NUC | = | Nuklearmedizin |

Es existiert ein untereinander gekoppeltes Netzwerk mit drei Hauptnetzen, dem PACS, HICOM und dem bereits beschriebenen Zentralrechnersystem. Zwischen diesen verschiedenen Netzen muß ein Datenaustausch erfolgen, dazu bedarf es definierter Schnittstellen und möglichst gleichartiger Datenstrukturen.

Das digitale Bildarchiv ist mit dem PACS verbunden, jeder Transfer mit niedriger Datenrate, also Informationen, die nicht sofort benötigt werden, wird mit Hilfe von HICOM getätigt. Jede Abteilung mit digitalen bildgebenden Geräten hat ihre lokalen PACS-Einheiten und ein eigenes lokales Informations- oder Organisationssystem. Die Datenkommunikation mit der Zentral-Datenbank wird durch die Verbindung mit dem Abteilungs-Informationssystem realisiert, während periphere Kommunikationsanforderungen, z.B. von Stationen, durch das HICOM erledigt werden. An jedes Netz sind verschiedene PC's gekoppelt, die lokale Datenverarbeitungsaufgaben wahrnehmen.

Als Ergebnis sind durch die Einbettung eines PACS in ein Krankenhaus-Informationssystem folgende Vorteile zu erwarten:

1. Schneller und direkter Zugriff auf bereits vorhandene Daten auch im Zusammenhang mit der Bildbefundung und Kommunikation.
Dazu zählen:
      a) Patienten-Stammdaten
      b) Administrative Daten
2. Rückführung der bei bildgebenden Verfahren gewonnenen Daten in die Patientenstammdaten
3. Mehrfache Stammdateneingabe und Datenspeicherung werden vermieden
4. Anforderung von Bildern, die von bildgebenden Verfahren erzeugt wurden, über EDV-Netze (z.B. HICOM), Bereitstellung von Bildmaterial an peripheren Stellen.
5. Organisationsunterstützung


Zum Schluß sind noch einige Aspekte zur Kostenfrage anzuführen. Allein die Realisierung eines PACS als Teilsystem geht in Millionenhöhe. Eine Verbindung mit anderen Netzen wurde bisher weder im Routinebetrieb eingesetzt noch erprobt, insofern existieren auch keine Kostenanalysen zu diesem Bereich.
Hier gilt es mit Hilfe spezieller auf das Krankenhaus zugeschnittener Wirtschaftlichkeitsanalysen diesen gesamten Bereich genauer zu durchleuchten.

# Schlagwortverzeichnis

Band 34:  C. E. M. Dietrich,  P. Walleitner,  Warteschlangen-Theorie und Gesundheitswesen. VIII, 96 Seiten. 1982.

Band 35: H.-J. Seelos, Prinzipien des Projektmanagements im Gesundheitswesen. V, 143 Seiten. 1982.

Band 36:  C. O. Köhler, Ziele, Aufgaben, Realisation eines Krankenhausinformationssystems.  II, (1-8), 216 Seiten. 1982.

Band 37: Bernd Page, Methoden der Modellbildung in der Gesundheitssystemforschung. X, 378 Seiten. 1982.

Band 38: Arztgeheimnis – Datenbanken – Datenschutz. Arbeitstagung, Bad Homburg, 1982. Herausgegeben von P. L. Reichertz und W. Kilian. VIII, 224 Seiten. 1982.

Band 39: Ausbildung in der Medizinischen Informatik. Proceedings, 1982. Herausgegeben von P. L. Reichertz und P. Koeppe. VIII, 248 Seiten. 1982.

Band 40: Methoden der Statistik und Informatik in Epidemiologie und Diagnostik. Proceedings, 1982. Herausgegeben von J. Berger und K. H. Höhne. XI, 451 Seiten. 1983.

Band 41: G. Heinrich, Bildverarbeitung von Computer-Tomogrammen zur Unterstützung der neuroradiologischen Diagnostik. VIII, 203 Seiten. 1983.

Band 42: K. Boehnke, Der Einfluß verschiedener Stichprobencharakteristika auf die Effizienz der parametrischen und nichtparametrischen Varianzanalyse. II, 6, 173 Seiten. 1983.

Band 43: W. Rehpenning, Multivariate Datenbeurteilung. IX, 89 Seiten. 1983.

Band 44: B. Camphausen, Auswirkungen demographischer Prozesse auf die Berufe und die Kosten im Gesundheitswesen. XII, 292 Seiten. 1983.

Band 45: W. Lordieck, P. L. Reichertz, Die EDV in den Krankenhäusern der Bundesrepublik Deutschland. XV, 190 Seiten. 1983.

Band 46: K. Heidenberger, Strategische Analyse der sekundären Hypertonieprävention. VII, 274 Seiten. 1983.

Band 47: H.-J. Seelos, Computerunterstützte Screeninganamese. IX, 221 Seiten. 1983.

Band 48: H. E. Wichmann, Regulationsmodelle und ihre Anwendung auf die Blutbildung. XVIII, 303 Seiten. 1984.

Band 49: D. Hölzel, G. Schubert-Fritschle, Ch. Thieme, Klinikübergreifende Tumorverlaufsdokumentation. XI, 269 Seiten. 1984.

Band 50: Der Beitrag der Informationsverarbeitung zum Fortschritt der Medizin. 28. Jahrestagung der GMDS, Heidelberg, September 1983. Herausgegeben von C. O. Köhler, P. Tautu und G. Wagner. XI, 668 Seiten. 1984.

Band 51: L. Gutjahr, G. Ferber, Neurographische Normalwerte. XI, 322 Seiten. 1984.

Band 52:  Systemanalyse  biologischer  Prozesse, 1. Ebernburger Gespräch. Herausgegeben von D. P. F. Möller. IX, 226 Seiten. 1984.

Band 53: W. Köpcke, Zwischenauswertungen und vorzeitiger Abbruch von Therapiestudien. V, 197 Seiten. 1984.

Band 54: W. Grothe, Ein Informationssystem für die Geburtshilfe, VIII, 240 Seiten. 1984.

Band 55:  K. Vanselow,  D. Proppe,  Grundlagen der quantitativen Röntgen-Bildauswertung. VII, 280 Seiten. 1984.

Band 56: Strukturen und Prozesse – Neue Ansätze in der Biometrie. Proceedings, 1982. Herausgegeben von R. Repges und Th. Tolxdorff. V, 138 Seiten. 1984.

Band 57: H. Ackermann, Mehrdimensionale nichtparametrische Normbereiche. VI, 128 Seiten. 1984.

Band 58: Krankendaten, Krankheitsregister, Datenschutz. 29. Jahrestagung der GMDS, Frankfurt, Oktober 1984. Herausgegeben von K. Abt, W. Giere und B. Leiber. VI, 566 Seiten. 1985.

Band 59: WAMIS Wiener Allgemeines Medizinisches Informations-System. Herausgegeben von G. Grabner. X, 367 Seiten. 1985.

Band 60: Neuere Verfahren der nichtparametrischen Statistik. Proceedings, 1985. Herausgegeben von G. Ch. Pflug. V, 129 Seiten. 1985.

Band 61: Von Gesundheitsstatistiken zu Gesundheitsinformation. Herausgegeben von E. Schach. XIV, 300 Seiten. 1985.

Band 62: Prognose– und Entscheidungsfindung in der Medizin. Proceedings, 1985. Herausgegeben von H. J. Jesdinsky und H. J. Trampisch. VIII, 524 Seiten. 1985.

Band 63: H. J. Trampisch, Zuordnungsprobleme in der Medizin: Anwendung des Lokationsmodells. VIII, 121 Seiten. 1986.

Band 64: Perspektiven der Informationsverarbeitung in der Medizin. Kritische Synopse der Nutzung der Informatik in der Medizin. Proceedings. Herausgegeben von C. Th. Ehlers und H. Beland. XIV, 529 Seiten. 1986.

Band 65: Methodische Aspekte in der Umweltepidemiologie. Proceedings. Herausgegeben von H.-E. Wichmann. VIII, 160 Seiten. 1986.

Band 66: Th. Tolxdorff, Ein neues Software–System (RAMSES) zur Verarbeitung NMR–spektroskopischer Daten in der bildgebenden medizinischen Diagnostik. V, 141 Seiten. 1987.

Band 67: W. Lehmacher, Verlaufskurven und Crossover. IV, 176 Seiten. 1987.

Band 68: H.-K. Selbmann, K. Dietz (Hrsg.), Medizinische Informationsverarbeitung und Epidemiologie im Dienste der Gesundheit. Proceedings, 1987. XI, 384 Seiten. 1988.